Evidenzbasierte Elektrotherapie

Pieter van Kerkhof

Evidenzbasierte Elektrotherapie

Theorie und Praxis

2. Auflage

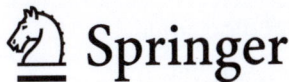

Pieter van Kerkhof
Medicine and Public Health, Physiotherapy, Occupational Therapy
Pleudaniel, Bretagne, France

ISBN 978-3-662-70731-9   ISBN 978-3-662-70732-6   (eBook)
https://doi.org/10.1007/978-3-662-70732-6

Die Deutsche Nationalbibliothek verzeichnet diese Publikation in der Deutschen Nationalbibliografie; detaillierte bibliografische Daten sind im Internet über https://portal.dnb.de abrufbar.

© Der/die Herausgeber bzw. der/die Autor(en), exklusiv lizenziert an Springer-Verlag GmbH, DE, ein Teil von Springer Nature 2022, 2025

Das Werk einschließlich aller seiner Teile ist urheberrechtlich geschützt. Jede Verwertung, die nicht ausdrücklich vom Urheberrechtsgesetz zugelassen ist, bedarf der vorherigen Zustimmung des Verlags. Das gilt insbesondere für Vervielfältigungen, Bearbeitungen, Übersetzungen, Mikroverfilmungen und die Einspeicherung und Verarbeitung in elektronischen Systemen.
Die Wiedergabe von allgemein beschreibenden Bezeichnungen, Marken, Unternehmensnamen etc. in diesem Werk bedeutet nicht, dass diese frei durch jede Person benutzt werden dürfen. Die Berechtigung zur Benutzung unterliegt, auch ohne gesonderten Hinweis hierzu, den Regeln des Markenrechts. Die Rechte des/der jeweiligen Zeicheninhaber*in sind zu beachten.
Der Verlag, die Autor*innen und die Herausgeber*innen gehen davon aus, dass die Angaben und Informationen in diesem Werk zum Zeitpunkt der Veröffentlichung vollständig und korrekt sind. Weder der Verlag noch die Autor*innen oder die Herausgeber*innen übernehmen, ausdrücklich oder implizit, Gewähr für den Inhalt des Werkes, etwaige Fehler oder Äußerungen. Der Verlag bleibt im Hinblick auf geografische Zuordnungen und Gebietsbezeichnungen in veröffentlichten Karten und Institutionsadressen neutral.

Springer ist ein Imprint der eingetragenen Gesellschaft Springer-Verlag GmbH, DE und ist ein Teil von Springer Nature.
Die Anschrift der Gesellschaft ist: Heidelberger Platz 3, 14197 Berlin, Germany

Wenn Sie dieses Produkt entsorgen, geben Sie das Papier bitte zum Recycling.

Vorwort

Schon wieder ein neues Elektrotherapiebuch. Da mag man sich fragen, ob wir das brauchen. Ist dieses Buch anders? Nun ja, ich finde schon, und zwar unter anderem insofern, als ich nicht Urgesteine wie Kowarschik und Edel als Referenzen für Behandlungen erwähnen werde. Mit allem gebührenden Respekt für das, was diese Personen für die Entwicklung der Elektrotherapie geleistet haben: Unser Wissen und Verständnis hinsichtlich der Erklärungen, wie und weshalb bestimmte Anwendungen wirken oder eben nicht, haben sich in den letzten 15–20 Jahren enorm erweitert. Namen wie Bjordal, Draper, Lundborg, Rosén, Sluka, Louw und Butler sind nur einigen wenigen „Fanatikern" bekannt, aber das wird sich bestimmt ändern.

Das Ziel dieses Buches ist, dem Leser eine solide, auf den aktuellen wissenschaftlichen Erkenntnissen basierende theoretische Grundlage zu den gängigsten Elektrotherapieverfahren zu vermitteln. Eben: angewandte Wissenschaft, „evidence-based". Von der Theorie zur Praxis, vom Labor zum Patienten. Diese Grundlagen, ergänzt durch einen gründlichen physiotherapeutischen Befund, sollen es den Lesern ermöglichen, nicht nur die für einen bestimmten Patienten richtige elektrotherapeutische Anwendung zu wählen, sondern auch die adäquate Dosierung. Außerdem sollen es die ausführlichen Literaturangaben ermöglichen, die Wahl einer bestimmten Elektrotherapieanwendung gegenüber relevanten Dritten zu rechtfertigen.

Erwarten Sie bitte kein Kochbuch! Man möge es dem Autor verzeihen, dass gelegentlich – deutlich gekennzeichnet – eine persönliche Meinung auftaucht. Man nehme diese Meinung bitte als das, was sie ist, nämlich die fast niedrigste Evidenzstufe. Dennoch: Fix und fertige Rezepte wird es keine geben.

Stufe IV: Meinungen und Überzeugungen von angesehenen Autoritäten (aus klinischer Erfahrung).

Auf SpringerLink finden Sie einige Formulare zum Download: ein Informationsblatt zur TENS-Anwendung für Patienten, Befundbögen, eine sehr kurze Zusammenfassung der Anwendungen und eine Checkliste zum Behandlungsablauf.

Auch anders an diesem Buch ist, dass auf Aspekte des Qualitätsmanagements eingegangen wird, insbesondere auf das Risikomanagement bezogen auf die Elektrotherapie. Einiges wird Ihnen bekannt vorkommen und es werden mit Sicherheit offene Türen eingerannt. Vieles machen Sie bestimmt bereits seit langem intuitiv richtig. Sie werden aber sehen, dass ein systematisches Risikomanagement große Vorteile hat! Nicht zuletzt, weil die Elektrotherapie eindeutig mit gewissen Risiken behaftet ist.

Abgesehen von den offenen Türen werden auch einige heilige Kühe das Zeitliche segnen, aber wofür gibt es denn sonst neue Bücher.

An dieser Stelle möchte ich ein großes Dankeschön aussprechen an Eva-Maria Kania und Hiltrud Wilberts vom Springer Verlag, die mir mit sehr viel Geduld und Fachkompetenz bei diesem Projekt zur Seite gestanden sind. Auch ein Dankeschön an den Kollegen Michael Seubert aus Hamburg, der mir diese Arbeit eingebrockt hat. Und selbstverständlich ein Dankeschön an meine geduldige Gattin, die eigentlich ganz froh war, dass ich während der Covid-19-Zeit etwas Sinnvolles zu tun hatte.

Ich wünsche Ihnen viel Spaß und Erfolg mit diesem Buch! Wegen der besseren Lesbarkeit wird im nachfolgenden das generische Maskulinum verwendet.

Pleudaniel/Bretagne, France Pieter van Kerkhof
März 2021

Inhaltsverzeichnis

1 Schmerz und Schmerzhemmung 1
   1.1   Etwas Geschichte 1
   1.2   Allgemeine Anmerkungen zum Schmerz 2
   1.3   Schmerzhemmung durch Information 2
   1.4   Die Spezifitätstheorie 3
   1.5   Die Intensitätstheorie 4
   1.6   Die Mustertheorie 5
   1.7   Die Gate-Control-Theorie 5
   1.8   Opioidrezeptoren 9
   1.9   Schmerzformen 10
   1.10 Schmerzleitung 13
   1.11 Zentrale und deszendierende Schmerzmodulation 14
   1.12 Diffuse Noxious Inhibitory Control (DNIC) 15
   1.13 Long Term Depression 16
   1.14 Spezieller Fall: Neuropathische Schmerzen 17
   1.15 Hemmungsmechanismen und Konsequenzen für die Elektrotherapie 21
   1.16 Ergotropes und trophotropes Tuning: die Stressreaktion und deren Einfluss auf die Therapiewahl 22
   1.17 Ablauf der Stressreaktion 23
   1.18 Konsequenzen für die Therapie 24
   Literatur 25

2 Niederfrequente Elektrotherapie 29
   2.1   Ruhemembranpotenzial 29
   2.2   Aktionspotenzial 30
   2.3   Wirkung des Aktionspotenzials am Faserende 33
   2.4   Reizung der Zielzelle 33
   2.5   Was ist Elektrotherapie? 34
   2.6   Gleichstrom 35
   2.7   Physikalische Grundlagen 37
   2.8   Spezielle physiologische Grundlagen des Gleichstroms 42
   2.9   Die neurogene Entzündung 46
   2.10 Capsaicin 51
   2.11 Allgemeine Behandlungsrichtlinien 57
   2.12 Anwendung von Gleichstrom 61

	2.13 Iontophorese.	63
	2.14 Impulsstrom	68
	2.15 Kontraindikationen.	77
	Literatur.	77
3	**Transkutane elektrische Nervenstimulation (TENS).**	**83**
	3.1 Klassische Einteilung der Elektrotherapieverfahren	83
	3.2 TENS-Arten.	84
	3.3 High Frequency TENS.	88
	3.4 Low Frequency TENS	94
	3.5 TENS in der Wundheilung.	104
	3.6 Wundheilung: Allgemeines	105
	3.7 Weitere Möglichkeiten der Elektrodenplatzierung	107
	3.8 Hochvolttherapie	113
	3.9 Microcurrent Electrical Stimulation, MES	115
	3.10 Therapie mit mittelfequenten Stromarten	116
	3.11 Indikationen und Kontraindikationen für TENS (inkl. MF, MES, HVPC)	129
	3.12 Risiken und Nebenwirkungen bei TENS-Anwendungen (inkl. MF).	130
	3.13 Patienteninformation TENS.	134
	Literatur.	137
4	**Neuromuskuläre Elektrostimulation (NMES)**	**147**
	4.1 Muskelfasertypen.	148
	4.2 Innervation.	150
	4.3 Aktivierungsablauf.	150
	4.4 Ermüdung.	154
	4.5 Muskelfasertransformation	155
	4.6 Anwendung	156
	4.7 Muskelstimulation mit mittelfrequenten Wechselströmen.	170
	4.8 Motorische Punkte oder Muskelreizpunkte	172
	4.9 Stimulation denervierter Muskeln	175
	Literatur.	183
5	**Ultraschalltherapie**	**191**
	5.1 Definition Schall	191
	5.2 Verhalten von Schall	192
	5.3 Wirkung von Ultraschall	200
	5.4 Anwendung	206
	5.5 Beschallungsort.	206
	5.6 Ankopplungsmedien	206
	5.7 Applikationstechnik.	209
	5.8 Behandlungstechnik, Dosierung	209
	5.9 Sonophorese.	222
	5.10 Ultraschall und Wundheilung.	225
	5.11 High Power Pain Threshold Ultrasound (HPPTUS)	225

	5.12 Extrakorporale Stoßwellentherapie (ESWT)	226
	5.13 Low Intensity Pulsed Ultrasound (LIPUS)	231
	5.14 Zusammenfassung Ultraschall	232
	5.15 Indikationen und Kontraindikationen	232
	5.16 Vorsichtsmaßnahmen	233
	5.17 Ein paar Zahlen	235
	Literatur	236
6	**Low-Level-Lasertherapie (LLLT), Photobiomodulation (PBM)**	**243**
	6.1 Laser	243
	6.2 Eigenschaften von Laser	244
	6.3 Wie entsteht Laserlicht?	245
	6.4 Aufbau eines Lasers	247
	6.5 Wirkung des Laserlichts auf das Gewebe	251
	6.6 Anwendung des Lasers	258
	6.7 Behandlungsparameter	258
	6.8 Risiken und Nebenwirkungen	264
	6.9 Indikationen	266
	6.10 Kontraindikationen	266
	Literatur	266
7	**Hochfrequenztherapie (HF)**	**271**
	7.1 Definition Hochfrequenztherapie	271
	7.2 Pulsieren	272
	7.3 Wärmeentwicklung	272
	7.4 Anwendung der Hochfrequenztherapie	276
	7.5 Messungen der Temperatur	278
	7.6 Indikationen	281
	7.7 Pulsierende Hochfrequenz	283
	7.8 Methodik	283
	7.9 Dosierung	286
	7.10 Kontraindikationen	289
	7.11 Vorsorgemaßnahmen, allgemeine Sicherheitshinweise	292
	Literatur	295
8	**Risikomanagement**	**299**
	8.1 Fehlerquellen	299
	8.2 Konkrete Risiken	301
	8.3 Aufbau eines Risikomanagements	303
	8.4 Praktische Durchführung	303
	8.5 Fragestellungen	305
	Literatur	308
	Stichwortverzeichnis	311

Über den Autor

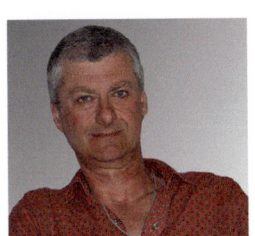

Pieter van Kerkhof
- Geboren 1957 in Arnheim, Niederlande
- Physiotherapie-Diplom in 1979, Academie voor Fysiotherapie in Arnheim, Niederlande, Bachelor-Abschluss
- Anschließend bis Ende 1980 im Dienste Ihrer Majestät
- 1981–1987 Physiotherapie Regionalspital Langenthal, Schweiz, die letzten 2 Jahre als Chefphysiotherapeut
- 1987–1994 Leitender Chefphysiotherapeut am Kantonsspital Winterthur, Schweiz
- 1994–2003 Selbstständig in eigener Praxis
- 2001–2006 Fachlehrer für Elektrotherapie an der Physiotherapieschule Stadtspital Triemli, Zürich, Schweiz
- 2007 Lehrbeauftragter für Elektrotherapie an der Physiotherapieschule der Zürcher Hochschule für angewandte Wissenschaften in Winterthur, Schweiz
- 2008–2010 Studiengang Master of Science (Physiotherapie), Philipps-Universität, Marburg, Deutschland. Masterarbeit zum Thema Risikomanagement in der Elektrotherapie
- 2005–2013 Elektrotherapie-Kurse für Physiotherapeuten und Ergotherapeuten in Deutschland und in der Schweiz

  Seit 2014 wohnhaft in der Bretagne

Schmerz und Schmerzhemmung

1.1 Etwas Geschichte

Die Elektrotherapie ist keineswegs neu!

Wir wissen, dass bereits 400 Jahre vor unserer Zeitrechnung Zitterrochen gefangen wurden und zur Behandlung von Krankheitsbildern wie Gicht oder „Blutungen" eingesetzt wurden. Der Torpedo torpedo (gefleckter Zitterrochen) zum Beispiel kommt auf 60 V/50 A. Taucher beschreiben den Schock als „sehr kräftigen Faustschlag", der Schock haut demnach einen erwachsenen Mann um. Zur Behandlung wurden die Tiere in die Nähe des schmerzhaften Körperteils gehalten (mit Körperkontakt). Die Rochen produzierten dann – als Abwehr, versteht sich, normalerweise auch, um ihre Beute zu betäuben oder zu töten – Serien von Elektroschocks, welche die Schmerzen reduzierten. Galenus erklärte, dass es nicht half, den Rochen zu essen, man müsse schon das lebendige Tier an die schmerzhafte Stelle halten, welches dann seine bioelektrische Waffe einsetze … Nichts für zarte Gemüter.

Bei den alten Ägyptern waren Zitterwelse (auch „elektrische Welse", Malapterus electricus, gut für 350 bis 500 V) bereits vor 6000 Jahren bekannt. Ob sie aber als Therapeutikum zum Einsatz kamen oder nur gegessen wurden, weiß man nicht. In manchen afrikanischen Gebieten werden die elektrischen Organe auch heute noch für Heilzwecke verwendet.

Im Jahr 46 vor unserer Zeitrechnung propagierte ein römischer Arzt, Scribonius Largus, eine Behandlungsmethode gegen Gicht. Zitat von Scribonius (Schonack 1913):

> „Gegen beide Arten Podagra (Gichtanfall im Großzehengrundgelenk, „Zipperlein", sehr schmerzhaft, Anm. des Autors.) muss man einen lebenden schwarzen Zitterrochen, wenn der Schmerz naht, unter die Füße legen, stehend nicht an einem trockenen Gestade, sondern an einem solchen, welches das Meer bespült, bis man merkt, dass der ganze Fuß und das Schienbein bis zu den Knien betäubt ist. Dies Mittel beseitigt sowohl für den Augenblick die Schmerzen als heilt auch für die Zukunft. Dadurch ist Anteros, der Freigelassene des Tiberius, der Prokurator der Erbschaften, geheilt worden."

Ja dann, das hört sich nach einer heftigen TENS-Anwendung an.

Sogar der Analprolaps oder gar auch Hämorrhoiden wurden anscheinend mit diesen Tierchen behandelt. Dies stellt damit wahrscheinlich die erste elektrische Muskelstimulation dar. Wie diese Behandlung ausgeführt wurde, überlasse ich gerne der Fantasie des Lesers.

Hier ein Zitat vom Scribonius betreffend der Behandlung von Kopfschmerzen (Schonack 1913):

> „Noch so alte und unerträgliche Kopfschmerzen beseitigt sofort und heilt für immer der schwarze Zitterrochen [Anm. des Autors: Torpedo nigra], wenn er lebend so lange auf die schmerzende

Stelle gelegt wird, bis der Schmerz aufhört und dieser Teil betäubt wird. Sobald man dies empfindet, möge man das Heilmittel entfernen, damit das Gefühl an dieser Stelle nicht zerstört werde. Man muß sich aber mehrere Zitterrochen dieser Art beschaffen, weil die Heilung bisweilen kaum bei zwei oder drei erfolgt, das heißt, die Betäubung, das Anzeichen der Heilung."

Da in den darauffolgenden 2000 Jahren keine wesentlichen Fortschritte auf dem Gebiet der Elektrizitätslehre gemacht wurden, konnte der Zitterrochen seine Position in der Therapie während dieser Zeit locker halten. Es sind sogar im Mittelalter Tische beschrieben, auf denen der Patient festgebunden wurde, wonach ihm die Ichtho-Therapie verabreicht wurde.

Im Jahre 1745 wurde durch E. von Kleist und danach im Jahre 1746 in Holland durch Pieter van Musschenbroek die „Leyden'sche Flasche" erfunden (der Vorläufer des Kondensators), und diese Flasche revolutionierte den Einsatz elektrischen Stroms: Man war nicht mehr von den launischen Fischen abhängig.

1756 behandelte der Brite Richard Lovett Ischialgien, Kopfschmerzen, Nierensteine, Gicht und „Hysterie" mit Strom.

1825 setzte der französische Arzt Sarlandière erstmals Leyden'sche Flaschen mit Nadeln verbunden zur Elektroakupunktur ein.

1799 entwickelte Volta die erste Batterie und später, um 1850, wurde die Induktionsspule erfunden und damit der Induktionsstrom.

Jetzt wurde es erst recht spannend. Man wurde mobil.

1.2 Allgemeine Anmerkungen zum Schmerz

Die International Association for the Study of Pain definiert Schmerz wie folgt: „Schmerz ist ein unangenehmes sensorisches und gefühlsmäßiges Erlebnis, das mit bereits eingetretenen oder potenziellen Verletzungen einhergeht oder als solches beschrieben wird." Schmerz ist demnach das, was der Patient als solchen empfindet, nicht das, was der Therapeut daraus macht. Wenn der Patient sagt, es sei wie 1000 Messer, dann ist es kein „stark stechender Schmerz". Es ist wie 1000 Messer, Punkt. Und wenn es dann nach der Therapie zu 50 % besser ist, sind es nur noch deren 500. Es kommt dem Kontakt mit dem Patienten sehr zugute, wenn man das gleiche Vokabular verwendet wie der Patient. Es baut Vertrauen auf.

Im Nachfolgenden wird näher auf einige wichtige Schmerztheorien eingegangen. Da es sich hier um die Vermittlung von Grundwissen handelt, kann nicht allzu sehr auf die Materie eingegangen werden. Wer tiefer in den Stoff eintauchen will, möge sich die Literaturliste am Ende des Kapitels ansehen.

1.3 Schmerzhemmung durch Information

Die Wirksamkeit der sog. Pain Neuroscience Education (PNE) bei Patienten mit chronischen Schmerzen ist erwiesen, insbesondere wenn die Methode mit herkömmlichen physiotherapeutischen Anwendungen kombiniert wird (Moseley 2002, 2003; Louw et al. 2011, 2016; Rufa et al. 2019). Die Methode reduziert nachweislich Schmerzen, Beeinträchtigungen und Schmerzkatastrophisierung und verbessert sogar die allgemeine Beweglichkeit. Im Nachfolgenden werde ich auf einzelne Elemente der PNE eingehen. Ich möchte den Leser motivieren, im Internet Namen wie Moseley, Butler, Louw und Gifford im Zusammenhang mit PNE zu suchen. Viele ihrer Publikationen sind über das Internet frei zugänglich und werden mehr Informationen über diese spannende Methode vermitteln, als ich es hier aus Platzgründen zu tun vermag. Einige Aspekte werden den Leser an die Durchführung einer sog. Rückenschule erinnern. Der große Unterschied liegt in dem dem didaktischen Konzept zugrunde liegenden Erklärungsmodell.

Die PNE hat zum Ziel, beim Patienten vorgefasste Meinungen über chronische Schmerzen zu ändern. Anders als beim biomechanisch-anatomischen Erklärungsmodell beschreibt die PNE das Schmerzerlebnis als Funktion des Nervensystems und nicht in Bezug auf eine Gewebepathologie. Das vermittelte Wissen über die Biologie und Physiologie des Nervensystems soll es dem Patienten ermöglichen, zu verstehen, weshalb ein Schmerz ohne oder mit sehr geringer struktureller Pathologie existieren kann.

Es werden Themen angesprochen wie Schmerz als Alarmsignal, Einfluss von Schmerz auf Emotionen, Reizübertragung, Einfluss von Hirnaktivität, Einfluss von gemachten Erfahrungen und Meinungen, Entkopplung von Schmerz und Pathologie, Plastizität des Nervensystems und vieles mehr.

Der Patient wird aufgefordert, sich mit seinem Problem auseinanderzusetzen. Fragen wie „Was meinen Sie, was mit Ihrem Rücken los ist?", „Was meinen Sie, was mit Ihrem Rücken geschehen soll?" und „Wo sehen Sie sich in 5 Jahren?" sollen dem Therapeuten und dem Patienten eine Grundlage für die Behandlungsplanung liefern. Ein sehr guter Einstieg in die PNE ist zum Beispiel „Hat Ihnen je jemand erklärt, weshalb Sie (noch) Schmerzen haben?". Antworten wie „Ja klar, ich habe ja eine Bandscheibenvorwölbung" sollten, wenn möglich, nicht konfrontierend beantwortet werden mit „Ja, aber wissen Sie, 40 % der Personen ohne Rückenschmerzen haben das auch und führen ein völlig normales Leben."

Es mag trivial erscheinen, aber die Aussage „Ihr Nervensystem reagiert wie eine falsch eingestellte Alarmanlage. Wenn Sie Schmerzen haben, bedeutet dies nicht, dass Sie etwas falsch machen" hat für den Patienten andere Folgen als „Sie haben eine Bandscheibenschädigung, bitte nicht mehr bücken". Hier ist die Chronifizierung bereits vorprogrammiert.

Der Vergleich des Nervensystems mit einer Alarmanlage wird im Allgemeinen gut verstanden. Speziell dann, wenn man erklärt, wie die Alarmlage zu empfindlich eingestellt sein kann und es deshalb bereits bei geringen Abweichungen zur Aktivierung der Anlage kommt. Das Behandlungsziel wäre dementsprechend das „Herunterfahren" der Empfindlichkeit der Alarmanlage. Ich überlasse es gerne den Lesern, sich weitere Analogien auszudenken, und verweise an dieser Stelle gerne auf das Buch *Schmerzen verstehen* von Butler und Moseley.

Therapeuten, die PNE anwenden, kombinieren diese mit Anwendungen wie allgemeinen Bewegungsübungen, Aerobic, manueller Therapie wie Mobilisationen und Weichteiltechniken, Mobilisation neuraler Strukturen, Elektrotherapie, Entspannungstechniken und Atemübungen. Die Instruktion eines angemessenen Heimprogrammes ist selbstverständlich.

Der Wissensstand des Patienten wird laufend überprüft, indem der Therapeut immer wieder gezielt nachfragt. Unklarheiten werden besprochen, Fragen werden beantwortet und weiteres relevantes Wissen wird dosiert vermittelt unter Zuhilfenahme von Bildern (vom Nervensystem, bitte NICHT von Diskushernien), Beispielen, Metaphern und Prospekten oder Büchern (Butler und Moseley 2016).

Dies hört sich alles nach sehr viel „Redezeit" während einer Therapiesitzung an. Die Erfahrung zeigt, dass die erste Sitzung in der Regel bis zu einer Stunde dauert, Folgesitzungen dauern rund 30 bis 40 min (Louw et al. 2016). Selbstverständlich kann vieles besprochen werden, während der Patient seine Heimübungen vorführt oder sich auf dem Ergometer aufwärmt. Manchmal wird das Wissen nicht während der Therapiesitzung vermittelt, sondern in separaten Informationsstunden.

Übrigens wirkt die Methode besser in einem 1:1-Setting als in der Gruppe (Moseley 2003).

1.4 Die Spezifitätstheorie

Diese auch „labeled line" genannte Theorie besagt, dass jede somatosensorische Modalität einen eigenen, dedizierten Signalweg hat. Nach dieser Theorie sind Schmerzen eine selbstständige Empfindung mit eigenen Sensoren, Leitungsbahnen und zentralnervösen Zentren. Diese Theorie geht auf jahrtausendealte Vorstellungen zurück und wurde im 19. Jahrhundert formell vorgeschlagen und geprüft (Mendell 2014; Moayedi und Davis 2013).

Die meisten von uns kennen die Zeichnung aus Descartes (1596–1650) posthum publiziertem Werk *Traité de l'Homme (1662)*. Diese Zeichnung illustriert mehr oder weniger die damalige Vorstellung des nozizeptorischen Systems: Partikel vom Feuer bewegen die Haut und ziehen an einem hohlen „Faden", dieser Zug öff-

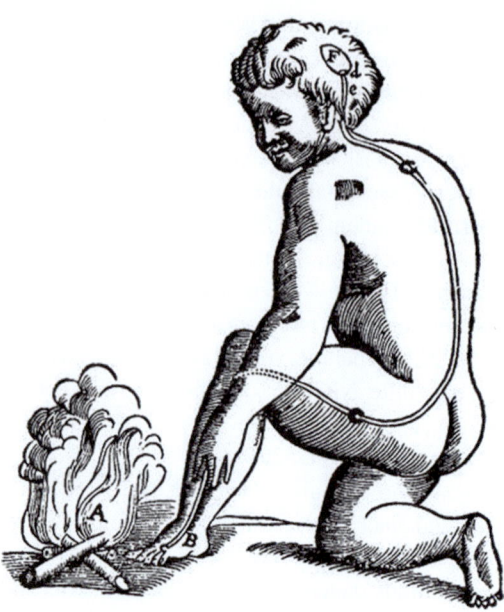

Abb. 1.1 Descartes Vorstellung von der Schmerzleitung. Wikipedia.commons. https://upload.wikimedia.org/wikipedia/commons/8/8a/Descartes-reflex.JPG

net ein „Tor" im Hirn. Durch das offene Tor kann nun ein „animalischer Geist" in den hohlen Faden hineinfließen und so die Muskeln aktivieren, damit der Fuß vom Feuer weggezogen werden kann (Abb. 1.1).

Descartes Idee war nicht neu, die Idee geht zurück auf Claudius Galenus (129–199) u.Z. Galenus, oder Galen, postulierte, dass ein Organ fähig sein muss, einen Stimulus zu empfangen, und dass es eine Verbindung zwischen dem Organ und dem Gehirn geben muss. Außerdem müsse es ein Bearbeitungssystem geben, welches den Stimulus in eine bewusste Wahrnehmung umsetzt (Ochs 2004). Dabei basierte Galen seine Theorien auf Ideen des Griechen Herophilos van Chalcedon (ca. 335–280) v.u.Z., der die Existenz von sensorischen und motorischen Nerven nachwies. Galen basierte seine Arbeit auf die Untersuchungen eines gewissen Erasistratus (ca. 305–250) v.u.Z., der nachweisen konnte, dass das Gehirn motorische Aktivitäten beeinflusst. Letzterer führte Versuche an lebenden Menschen durch, man kann sich also fragen, woher er dieses Wissen hatte.

Descartes glaubte aber auch, dass das Gehirn Informationen über die Intensität und Qualität eines Reizes bekam, je nachdem, wie am erwähnten Faden gezogen wird. Moderner ausgedrückt: Reizmuster und Reizfrequenz bestimmen die Reaktion des Gehirns.

Die Spezifitätstheorie bekam im 19. Jahrhunderts richtig Aufschwung, nachdem Pacini, Meissner, Merkel und Ruffini diverse spezifische Tastorgane in der Haut entdeckt hatten. Leider wurden bis dahin noch keine schmerzspezifischen Rezeptoren entdeckt, die Debatte darüber, was Schmerz denn eigentlich war, wurde also fortgesetzt. Schmerz wurde als Emotion betrachtet – eine Theorie, die auf Plato und Aristoteles zurückgeht – und deshalb sei Schmerz eine Eigenschaft der Seele und nicht eine körperliche Wahrnehmung.

Die Beweise für die Spezifitätstheorie häuften sich, hier seien aber nur Entdeckungen erwähnt wie der Nachweis von spezifischen Bahnen im Rückenmark durch Schiff und Woroschiloff (Rey 2005) und die vier somatosensorischen Basismodalitäten von Max von Frey (der vom Ästhesiometer): Kälte, Wärme, Schmerz und Tastsinn (Rey 2005). Erwähnenswert ist noch, dass Sherrington außer Begriffen wie Synapse und Propriocepsis 1906 viele Jahre *avant la lettre* den Begriff des Nozizeptors geprägt hat. 1967 wurden von Burgess und Perl zum ersten Mal myelinisierte afferente Nervenfasern nachgewiesen, die nur auf noxische Stimuli reagieren, 1969 entdeckten Bessou und Perl nozizeptive unmyelinisierte Fasern: polymodale Nozizeptoren und hochschwellige Mechanorezeptoren.

Die Spezifitätstheorie hat sich jahrelang als wichtigste Schmerztheorie gehalten, bis sie dann nach 1965 nach Formulierung der Gate Control Theory of Pain (Melzack und Wall) an Popularität einbüßte.

1.5 Die Intensitätstheorie

Die zweite Schmerztheorie, auf die hier eingegangen wird, ist die Intensitätstheorie (Moayedi und Davis 2013). Es war Plato, der im 4. Jahrhundert vor unserer Zeitrechnung vorschlug, dass Schmerz eine Emotion sei, die auftrete, wenn ein Stimulus stärker sei als normal. Viele Jahrhunderte später war es Erasmus Darwin (Charles'

1.7 Die Gate-Control-Theorie

Großvater), der dieses Konzept unterstützte, und 100 Jahre später schlug Wilhelm Erb vor, dass Schmerz in jedem sensorischen System auftreten könne, falls der Reiz genügend intensiv sei. Ein gewisser Arthur Goldscheider hat 1898 aufgrund von Untersuchungen von Bernhard Naunyn eine Art Summationseffekt vorgeschlagen, wobei wiederholte Stimulation Schmerz auslösen könne und wobei die Reize im Rückenmark konvergierten und summiert würden. Naunyn hatte im Jahre 1859 Experimente mit Syphilis-Patienten durchgeführt: Bei diesen Patienten war das Rückenmark geschädigt, und wiederholte subsensorische Reizung der Haut führte zu unerträglichen Schmerzen. Naunyn vermutete deshalb bereits eine Art Summationseffekt, eine Idee, die Goldscheider später weiter ausgearbeitet hat. Die Theorie wurde nie richtig populär, unter anderem deshalb, weil der damals sehr populäre Sherrington die Spezifitätstheorie kräftig unterstützte mit seiner Vermutung, dass es Nozizeptoren gäbe.

1.6 Die Mustertheorie

Die dritte Theorie, die hier Revue passiert, ist die sog. Mustertheorie (Moayedi und Davis 2013). Diese Theorie wurde 1929 vom US-amerikanischen Psychologen John Paul Nafe als „quantitative Theorie vom Fühlen" vorgeschlagen (Nafe 1929). Die Theorie ignoriert Erkenntnisse über spezialisierte Nervenendigungen und viele andere Beobachtungen, welche die Spezifitäts- und Intensitätstheorie unterstützen. Sie besagt, dass jede somästhetische Empfindung aufgrund von bestimmten zeitlichen und räumlichen Nervenleitungsmustern entsteht, welche die Empfindung bezüglich Art und Intensität kodieren.

Die Mustertheorie bildete die Grundlage für die Gate-Control-Theorie von Melzack und Wall.

1.7 Die Gate-Control-Theorie

Die Gate-Control-Theorie (GCT), welche die Schmerzforschung bis heute prägt, wurde im Jahre 1965 von Ronald Melzack und Patrick Wall formuliert (Abb. 1.2). Die Theorie akzeptiert die Erkenntnisse der Spezifitätstheorie und der Mustertheorie und schlägt ein Modell vor, das die scheinbaren Widersprüche dieser Theorien erklärt. Die GCT besagt, dass die Übertragung von Schmerz vom peripheren Nerv an das Rückenmark einer Modulation sowohl durch Neuronen im Rückenmark als auch durch das Gehirn unterliegt. Nicht mehr und nicht weniger. Und das

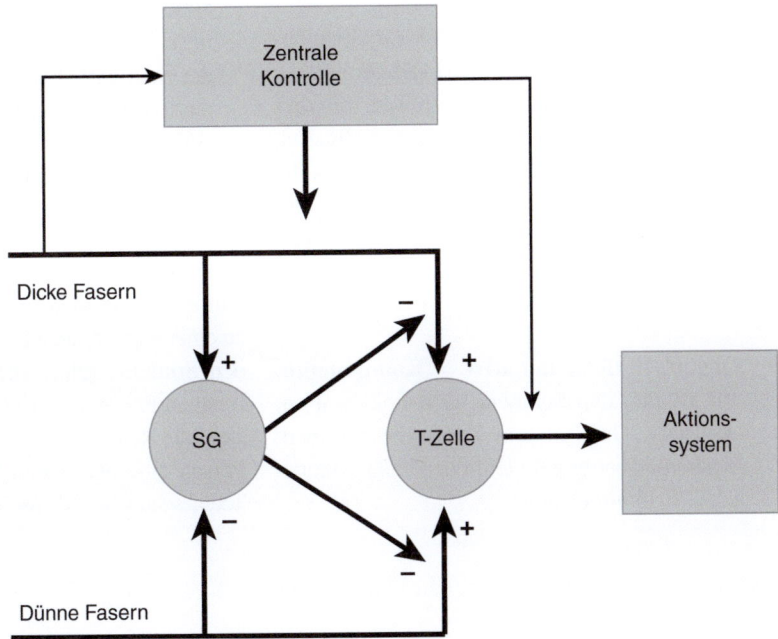

Abb. 1.2 Die erste Version der Gate-Control-Theorie

macht die Eleganz dieser Theorie aus (Melzack und Wall 1965; Dickenson 2002; McMahon et al. 2013; Mendell 2014; Moayedi und Davis 2013).

Etwas konkreter formuliert behaupteten die beiden Untersucher zunächst, dass es eine modulierende Kontrolle bei der ersten synaptischen Verbindung zwischen primären Afferenzen und Übertragungszellen (T-Zellen) in der Lamina II der Substantia gelatinosa (SG) des spinalen Hinterhorns gibt.

Die Theorie umfasst im Wesentlichen drei Aspekte:

1. Wenn die neurale Aktivität von myelinisierten, schnellleitenden nichtnozizeptiven afferenten Fasern überwiegt, hemmt dies die Aktivität der dünnen, langsam leitenden nozizeptiv-afferenten Fasern über die Aktivierung von inhibitorischen Interneuronen in der Substantia gelatinosa. Dies führt zu einer Hypoalgesie oder Analgesie.
2. Wenn die Aktivität, die durch langsam leitende, nozizeptiv-afferente Fasern vermittelt wird, überwiegt, verschlimmert es den Schmerz durch die Deaktivierung der inhibierenden SG-Interneuronen.
3. Dieser Prozess – oder: das „Gating" – wird dynamisch moduliert durch segmentale oder deszendierende zentrale Steuerung.

Melzack und Casey haben 1968 zur Verfeinerung der GCT eine multidimensionale komplexe Beschreibung von Schmerz formuliert mit drei Komponenten, die sich gegenseitig beeinflussen. Die angepasste Theorie geht davon aus, dass die körperlichen und seelischen Prozesse bei der Schmerzempfindung als Einheit verstanden werden müssen. Diese Einheit bedingt das Schmerzerleben.

- **Sensorisch-diskriminative Komponente:** Wir können den Schmerz nach Lokalisation, Intensität, Qualität und Dauer beschreiben. Diese Verarbeitung findet in den thalamokortikalen Strukturen statt.
- **Affektiv-motivierende Komponente:** Ein kaltes Bad an einem heißen Sommertag löst eine ganz andere Empfindung aus als das gleiche Bad mitten im Winter, wenn die Heizung ausgefallen ist. Zumindest in Nord- und Mitteleuropa. Eine Sinnesempfindung kann also je nach Situation lust- oder unlustbetonte Gefühle hervorrufen. Dies gilt genauso für Empfindungen mit dem Ohr, mit den Augen oder mit der Nase. Speziell ist aber, dass Schmerzen (fast) immer unser Wohlbefinden stören und die anderen Empfindungen neutral bleiben können. Die Verarbeitung findet im limbischen System statt.
- **Kognitiv-evaluierende Komponente:** Wir können Schmerzen je nach Kontext als mild, unangenehm, beunruhigend oder unerträglich u. v. m. empfinden. Bei der Schmerzbewertung vergleichen wir die aktuellen Schmerzen mit Schmerzen aus der Vergangenheit und den dabei gemachten Erfahrungen. Es gibt viele Beweise dafür, dass Schmerz dabei durch diese zentralnervös-kognitiven Vorgänge beeinflusst wird. Dazu zählen zum Beispiel Angst, Aufmerksamkeit, Antizipation, Suggestion, Placebos, Nocebos, kultureller Hintergrund, frühere Erfahrungen, Erziehung und Konditionierung. Diese Vorgänge können sowohl sensorische als auch affektive Reaktionen modulieren. Eine Person unter Hypnose fühlt einen eventuellen Schmerz, aber der Schmerz stört sie weniger. Das bedeutet, dass durch Veränderung des kognitiven Zustands durch die Hypnose die affektive Komponente geändert wurde, die sensorische Komponente aber nicht.

Diese drei Komponenten interagieren und beeinflussen das motorische System, welches dann zu einer entsprechenden motorischen Reaktion auf den Stimulus führt. Verbrennt sich jemand zum Beispiel fast an einem brennenden Streichholz, so sieht die Reaktion ganz anders aus, als wenn diese Person eine unerwartet heiße, aber sehr kostbare Teetasse aus der Ming-Dynastie aufhebt.

1.7 Die Gate-Control-Theorie

1.7.1 Periphere Schmerzwahrnehmung und segmentale Umschaltung

Außer den oben erwähnten drei Komponenten gibt es zwei weitere Funktionssysteme, welche an der Nozizeption beteiligt sind: der periphere Schmerzapparat und der segmentale Schmerzapparat im Rückenmark. In der Peripherie werden nozizeptive Reize von speziellen Rezeptoren in Haut, Muskeln, Knochen, Gelenken und in den inneren Organen aufgenommen.

In der Haut können drei Gruppen unterschieden werden:

- Hochschwellige Mechanorezeptoren, die ihre Impulse über Aδ-Fasern zum Rückenmark leiten
- Hochschwellige Thermorezeptoren, die ihre Impulse über C-Fasern leiten
- Polymodale Rezeptoren, die ihre Impulse ebenso über C-Fasern zum Rückenmark leiten

Auf der Ebene des Rückenmarks, an den Hinterhornneuronen, kommt es zur Konvergenz von zwei Fasersystemen (Handwerker et al. 1975; Todd 2010):

- Dicke (5–12 mm), myelinisierte, rasch (30–70 m/s) leitende Nervenfasern vom Typ Aβ, die von Mechanorezeptoren (z. B. Vater-Pacini-Körperchen) ausgehen und Druck-, Berührungs-, Vibrationsempfindungen zu den Hinterhornneuronen (Transmitter- oder T-Zellen = Interneuronen) in Lamina II und III leiten.

Manche Autoren bevorzugen eine numerische Einteilung. Hier entspricht der Fasertyp Aβ (nach Erlanger und Gasser) dem numerischen Typ II, Aδ entspricht Typ III und die C-Fasern entsprechen Typ IV (nach Lloyd-Hunt).

- Etwas langsamer (12–30 m/s) leitende Nervenfasern vom Typ Aδ. Es handelt sich hier um dünnere (2–5 mm) Fasern mit einer dünnen Myelinschicht. Diese Fasern leiten Impulse von Nozizeptoren aus der Haut zu den T-Zellen in Lamina I und V (Schmerz, Kälte und Tastsinn): der 1. Schmerz (siehe weiter unten); und dünne (0,4–1,2 mm), langsam leitende (0,5–2 m/s) unmyelinisierte C-Fasern, welche Informationen aus den polymodalen Nozizeptoren zu Interneuronen in Lamina II (die Substantia gelatinosa) leiten: der 2. Schmerz.

In der SG erfolgt eine Umschaltung in drei Richtungen (Price 2002; Todd 2010):

- auf den Tractus spinothalamicus, welcher die Impulse zum Thalamus leitet
- auf eine motorische Vorderhornzelle im selben Segment, von der die Impulse für Beugereflexe (Schutzreflexe) und viszero-motorische Reflexe ausgehen
- auf vegetative Nervenfasern im selben Segment, welche die vegetativen Reaktionen auf den Schmerz auslösen

Aktivität sowohl von dicken als auch von dünnen Fasern regt Interneuronen (T-Zellen) im Hinterhorn des Rückenmarks an. Impulse geleitet durch dünne Fasern hemmen inhibierende enkephalinerge Interneuronen im Hinterhorn. Hierauf folgt ein Herabsetzen der präsynaptischen Inhibierung der Interneuronen, wodurch die Information nach zentral weitergeleitet werden kann. Dies führt letztlich zur eigentlichen Schmerzwahrnehmung.

Das Hemmsystem für die in der Lamina V des Hinterhorns gelegenen Hinterhornneuronen sind die in der Lamina II und III gelegenen GABAergen Interneuronen der Substantia gelatinosa (GABA: Gamma Aminobutyric Acid). Die hemmende Wirkung dieser Interneuronen wird zum Beispiel durch Benzodiazepine wie Valium® verstärkt.

Die inhibierenden Interneuronen werden aktiviert durch Impulse, welche über die schnell leitenden Fasern geleitet werden. Diese Aktivierung der Interneuronen führt zu einer präsynaptischen Hemmung der Impulsleitung, welche letztlich zu einem „Schließen" des spinalen „Tores" (Gate) führt. Nebenbei: Die Bezeichnung „Gate" kommt wahrscheinlich gar nicht vom englischen „Tor" sondern vom Schaltbild einer altmodischen Verstärkerröhre, bei der das Gitter (eben: „gate") die Aufgabe hat, den Elektronenstrom zu modulieren.

Stimuliert man also die Aβ-Fasern, so wird durch die Einwirkung der hemmenden Interneuronen der SG der Input der langsam leitenden Schmerzfasern moduliert. Die Information, welche über die Aβ-Fasern geleitet wird, aktiviert GABAerge inhibierende Interneuronen.

1.7.2 Anpassung der GCT

Kritik an der Gate-Control-Theorie bezog sich auf die Tatsachen, dass die Rolle von zentralen, höheren Zentren nicht berücksichtigt wurde und dass die Theorie nicht erklärte, weshalb manchmal trotz Zerstörung von dünnen Nervenfasern Schmerzen auftreten. Deshalb schlugen Melzack und Casey 1968 eine Anpassung der GCT vor (Melzack und Casey 1968). Sie fügten zusätzlich die weiter oben erwähnten Systeme ein: das sensorisch-diskriminative, das motivierend-affektive und das zentrale Kontrollsystem (Abb. 1.3).

Diese zentralnervöse Modulation beeinflusst einerseits zur Schmerzäußerung die psychomotorische Komponente, wie Wehklagen und Mimik oder Verlangen nach Medikamenten, andererseits moduliert sie auch die affektive und die autonome Komponente. Beim Auftreten eines schmerzhaften Reizes treten vegetative Reaktionen auf: Die Durchblutung kann sich ändern (Vasodilatation oder Vasokonstriktion), die Herzfrequenz ändert sich, ebenso der Blutdruck und die Atemfrequenz. Die Pupillen können sich erweitern oder verengen, es kann zu verstärkter Schweißabsonderung kommen. Diese Reaktionen treten oft bei viszeralen Schmerzen (z. B. Gallenkoliken) auf und können dann noch begleitet werden von Übelkeit und Erbrechen.

Die Schmerzbewertung ist abhängig von der sozialen Situation, vom familiären Hintergrund, von der Erziehung und von der ethnischen Herkunft. Zudem ist wichtig, unter welchen Umständen ein Schmerz auftritt. Wenn wir wissen, dass wir bei einer Blutentnahme gestochen werden, ist das Schmerzempfinden ganz anders, als wenn jemand uns unerwartet mit einer Nadel sticht. Hier wirkt die Antizipation eines Schmerzes bereits schmerzunterdrückend.

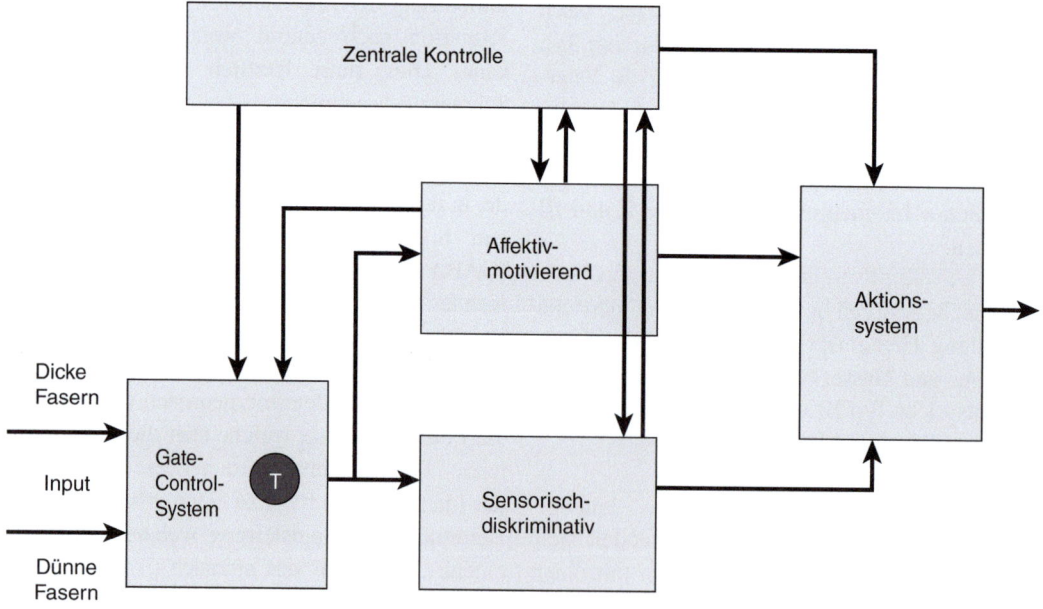

Abb. 1.3 Die erweiterte GCT

Die Gate-Control-Theorie ist nach wie vor eine allgemein akzeptierte Schmerztheorie, und man hat eine Vielzahl an Rezeptoren auf Interneuronen entdeckt, die beteiligt sind an einer prä- oder postsynaptischen Signalmodulation. Mehrere solche Rezeptoren oder Kanäle haben sich als effektive Ziele für Schmerzmedikamente entpuppt, wie zum Beispiel das Gabapentin, ein Mittel, das bei neuropathischen Schmerzen eingesetzt wird. Gabapentin bindet an einer speziellen Ca-Kanal-Untergruppe, welche aktiver wird, nachdem andauernde ektopische Aktivität von geschädigten peripheren Nerven die neurale Aktivität im Rückenmark verstärkt hat.

Diese Ca-Kanäle produzieren unter anderem Glutamat, einen wichtigen Neurotransmitter in A- und C-Fasern. Diese lokale Zunahme an Glutamat führt zur verstärkten Reizung von Glutamatrezeptoren wie dem NMDA (N-Methyl-D-Aspartat)-Rezeptor, der eine wichtige Rolle spielt bei der zentralen Sensibilisierung. Letztere bewirkt eine erhöhte Erregbarkeit von spinalen Neuronen, wodurch deren rezeptives Feld vergrößert wird und so wahrscheinlich eine wichtige Rolle bei der Entstehung einer sekundären Hyperalgesie oder einer Allodynie spielt. Da der NMDA-Rezeptor unter anderem Andockstellen für Ketamine besitzt, erklärt dies die Wirksamkeit dieses Medikamentes bei gewissen Schmerzzuständen (Dickenson 2002; McMahon et al. 2013).

So gibt es viele Untergruppen von Rezeptoren auf verschiedenen Interneuronen, die je nach Kodierung der neuralen Aktivität komplexe Prozesse auslösen (Todd 2010).

Es ist klar, dass das einfache Schema, das Melzack, Wall und Casey vorgeschlagen haben, nie der Wirklichkeit entsprechen konnte, da man zu der Zeit noch nicht über die Mittel und Möglichkeiten verfügte, wie man sie heute in den modernen Labors hat. Diese Tatsache macht die Theorie nur eleganter und prägnanter.

1.8 Opioidrezeptoren

1973 entdeckten verschiedene Untersucher unabhängig voneinander in bestimmten Hirnarealen Opioidrezeptoren (mu = μ, delta = δ und kappa = κ Opioidrezeptoren). Zuerst fand man diese Entdeckung ziemlich eigenartig: Weshalb besitzt der Mensch ausgerechnet Rezeptoren für eine Substanz, dessen Besitz zu hohen Haftstrafen führen kann?

1975 entdeckten John Hughes und Hans Walter Kosterlitz bei Schweinen im Gehirn eine Substanz mit ähnlichen Eigenschaften wie Morphin: Sie nannten es Enkephalin (das bedeutet „im Kopf"). Man meinte, mit dieser Substanz die Grundlage für eine neue Generation von Schmerzmitteln gefunden zu haben. Die schmerzhemmende Wirkung war leider nicht überwältigend, das Zeug machte aber in hohem Maße süchtig (Kosterlitz und Hughes 1975; Hughes und Kosterlitz 1983; Hughes et al. 1997).

Kurz darauf entsann sich der Chemiker Choh Hao Li von der University of California in San Francisco, dass er bereits in den 1960ern aus den Hypophysen von Kamelen β-Endorphin isoliert hatte und dass dies Enkephalin enthielt. Damals konnte er mit dieser Entdeckung nichts anfangen, jetzt stellte sich die Frage, ob dieses β-Endorphin auch an der Schmerzhemmung beteiligt sei. Er injizierte das β-Endorphin ins Gehirn und fand heraus, dass es 48-mal stärker wirkte als Morphin. Intravenös verabreicht, wirkte es 3-mal stärker als Morphin. Und es hatte auch ein hohes Suchtpotenzial (Li et al. 1977).

Damit war erstmals ein körpereigenes, zentrales Schmerzhemmsystem entdeckt. Ein nächster Schritt führte zu der außerordentlich effektiven Elektroanalgesie bei lokaler Stimulation dieser Gehirnareale (stimulation-produced analgesia, SPA) (McMahon et al. 2013).

Besonders effektiv ist die Stimulation in der periaquäduktalen Grausubstanz (PAG) und in der periventrikulären Grausubstanz sowie in bestimmten Thalamus-Regionen. Hier wurden auch die größten Konzentrationen an Endorphinen und deren Rezeptoren nachgewiesen. Inzwischen ist bekannt, dass schmerzhafte Elektrostimulation aus der Peripherie (Hyperstimulationsanalgesie, APL-TENS = Acupuncture-like TENS = Low Frequency High Intensity Electrical Stimulation) und die direkte, fokale Hirnarealreizung zu einer im Liquor cerebrospinalis nachweisbaren vermehrten Endorphinausschüttung führen. Die

Endorphine wirken durch Blockade der Übertragung der Schmerzreize auf spinaler und supraspinaler Ebene, genauso wie das Morphin und dessen Derivate.

Opiate sind jene Mittel, die Opium oder Opiumalkaloide (Morphium) enthalten. Opioide sind alle morphinähnlich wirkenden Substanzen, inklusive solcher, die der Körper selbst herstellt.

Die Bahnen, die den nozizeptorischen Input nach zentral leiten, synaptieren unterwegs mit Nuclei der Formatio reticularis. Diese Nuclei senden Impulse zur periaquäduktalen grauen Substanz. Stimulation dieser Kerne führt zur Rückkopplung der Impulse auf den Nucleus raphe magnus. Von hier aus steigen monoaminerge (Serotonin, Noradrenalin) Bahnen durch das Rückenmark ab und aktivieren auf segmentaler Ebene enkephalinerge, inhibierende Interneuronen.

Als Beweis für die Existenz dieser Mechanismen gilt unter anderem die Tatsache, dass die Wirkung der Schmerzhemmung durch Gabe von niedrigen Dosen Naloxon (ein Antagonist für µ-Opioidrezeptoren) und Naltrindol (ein Antagonist für δ-Opioidrezeptoren) aufgehoben wird. Ebenso führen eine Blockade des Serotonins (durch Gabe von Metysergid, ein 5-HT Rezeptorblocker) und die Durchtrennung der oben erwähnten Bahnen zur Abnahme der Schmerzhemmung.

Interessant ist, dass sowohl Opiate als auch die SPA-Dauerbehandlung zur körperlichen Abhängigkeit und zu Entzugssyndromen führen können. Ein vergleichbarer Effekt tritt übrigens auf bei Akupunktur, Akupressur, Hypnose und körperlicher Anstrengung. Bei der Akupunktur werden die Aδ (Pin-Prick)-Fasern stimuliert, welche am äußeren Rand des Hinterhorns Kontakt herstellen mit enkephalinergen Interneuronen. Diese Interneuronen können die Weiterleitung der nozizeptiven Information über die SG inhibieren. So kann eine Stimulation von Aδ-Fasern mit einer Frequenz von etwa 2–4 Hz eine Analgesie im behandelten Segment verursachen (Elektroakupunktur, Low Frequency TENS).

Es ist erwiesen, dass parallel zu dieser Hemmung ein zweiter Mechanismus abläuft. Aktivierung von aus dem Hirnstamm deszendierenden serotinergen Bahnen kann ebenso enkephalinerge Interneuronen aktivieren. Auf dieser Basis versucht man, die heterosegmentale Wirkung der Akupunktur und anderer Behandlungsmethoden (TENS) zu erklären. Als Beweis für diese These gilt, dass die Verabreichung von L-Tryptophan (5-HT = L-5-Hydroxytryptophan), eine Serotonin-Vorstufe, die Akupunktur-Analgesie und die schmerzhemmende Wirkung der TENS verstärkt (McMahon et al. 2013).

1.9 Schmerzformen

Alle höher entwickelten tierischen Organismen verfügen über spezielle Rezeptoren, die solch hohe Erregungsschwellen haben, dass sie normalerweise nur durch gewebeschädigende bzw. gewebebedrohende Reize (sog. Noxe, von lat. „nocere", schaden) aktiviert werden. Diese Sensoren und ihre afferenten Nervenfasern werden daher als Nozizeptoren bezeichnet. Die von Nozizeptoren aktivierten neuralen Strukturen bezeichnet man als nozizeptives System. Unter der Nozizeption versteht man hingegen die gesamte Aufnahme, Weiterleitung und die zentralnervöse Verarbeitung noxischer Signale (Handwerker 1998; McMahon et al. 2013; Schaible 2015).

- Entzündungsschmerzen **oder** Nozizeptorschmerzen: Entzündungen führen zu einer charakteristischen Schmerzsymptomatik, welche man als Allodynie und Hyperalgesie bezeichnet. Mit *Allodynie* meint man Schmerzen, die durch nichtnoxische Reize verursacht werden, die also beim Gesunden auch bei langer Anwendung niemals Schmerz verursachen würden. Wenn jemand zum Beispiel einen Sonnenbrand hat, verursacht bereits eine leichte Berührung der Haut Schmerzen. *Hyperalgesie* hingegen bezeichnet eine erhöhte Empfindlichkeit für echte noxische Reize, also potenziell schädliche Reize, die

1.9 Schmerzformen

schon rascher oder bei niedrigerer Reizstärke als beim Gesunden Schmerzen auslösen. Die Schmerzen können aufgrund traumatischer, entzündlicher oder tumoröser Gewebeschädigungen auftreten.

- Eine primäre Hyperalgesie ist eine verstärkte Reaktion auf einen normalerweise schmerzhaften Reiz an der Stelle einer Verletzung oder Entzündung. Dazu gehören auch Schmerzen aufgrund einer Muskelschädigung. Eine primäre Hyperalgesie tritt normalerweise sowohl bei thermischen als auch bei mechanischen Reizen auf und wird (zumindest teilweise) durch eine primär afferente Nozizeptorsensibilisierung verursacht. Die primäre Hyperalgesie wird also verursacht durch direkte Auswirkungen einer Verletzung von Haut- und Nervengewebe, während die sekundäre Hyperalgesie die erhöhte Schmerzempfindlichkeit des umgebenden Gewebes bezeichnet.
- Sekundäre Hyperalgesie ist definiert als eine Erhöhung der Schmerzempfindlichkeit außerhalb der Verletzungs- oder Entzündungszone. Die sekundäre Hyperalgesie ist auf eine Sensibilisierung von zentralen neuralen Strukturen zurückzuführen und erfordert zu ihrer Aufrechterhaltung einen kontinuierlichen nozizeptiven Input aus dem Bereich der primären Hyperalgesie. Die sekundäre Hyperalgesie betrifft nur eine mechanische Hyperalgesie, d. h. „Allodynie" und „Nadelstich", und keine thermische Hyperalgesie.

- **Projizierte Schmerzen:** Wenn eine Nervenwurzel zum Beispiel aufgrund einer Diskushernie komprimiert wird und entzündet ist, werden die dadurch entstandenen Impulse in den schmerzleitenden Fasern in das Versorgungsgebiet des betroffenen Nervs projiziert. Bei dieser Art Schmerz ist also der Ort des Auslösers des Schmerzes nicht identisch mit dem Ort, an dem der Schmerz empfunden wird. Das gleiche Phänomen tritt auf, wenn man den Ellbogen anschlägt und den N. ulnaris trifft: Das dadurch entstandene Kribbeln nimmt man nicht am Ellbogen wahr, sondern im entsprechenden Versorgungsgebiet an der ulnaren Handkante. Weil die auf diese Art entstandenen Impulse normalerweise nicht vorkommen, ist es für den Cortex schwer, diese zu interpretieren. Die ausgelöste Aktivität wird von unserem Bewusstsein deshalb in das Innervationsgebiet des betroffenen Nerven projiziert, weil diese Impulse normalerweise auch daher stammen. Manche Autoren ordnen die *neuropathischen Schmerzen* als Untergruppe dieser Art von Schmerzen zu. Diese entstehen durch Spontanaktivität aufgrund einer Schädigung des nozizeptiven Systems selbst und nicht durch Reizung der Nervenendigungen (Gierthmühlen und Baron 2016; Watson und Sandroni 2016; Colloca et al. 2017). Auch neuropathische Schmerzen führen häufig zu Allodynien und Hyperalgesien. Ein typisches Beispiel ist der Phantomschmerz, der in ein nicht mehr vorhandenes Körperteil projiziert wird.
- **Übertragene Schmerzen:** Das Entstehen dieser Schmerzen beruht darauf, dass die nozizeptiven Afferenzen aus der Haut, den Muskeln, den Gelenken und den Organen auf dieselben Interneuronen synaptieren. Dadurch geht die genaue Information über den Entstehungsort der Schmerzen verloren. So kann man sich erklären, dass zum Beispiel Schmerzen aufgrund eines Herzinfarktes nicht im Herzen, sondern im linken (oder gar rechten) Arm wahrgenommen werden. Auch können Axonkollateralen von primären nozizeptiven Afferenzen sich bereits im Bereich des Spinalnervs in mehrere Kollateralen aufteilen, die dann Strukturen in unterschiedlicher Tiefe innervieren. Meistens werden übertragene Schmerzen im selben Dermatom empfunden. Viele Organe benutzen immer dieselben Hautareale zur Schmerzprojektion. Diese Hautgebiete nennt man Head-Zonen oder Head'sche Zonen. Sie sind diagnostisch sowie therapeutisch interessant.
- **Zentrale Schmerzen:** Diese treten aufgrund von funktionellen Störungen oder Defekten von spinalen oder supraspinalen nozizeptiven Systemen auf, welche dann zu Spontanaktivitäten dieser Strukturen führen können. Bei-

spiele sind die Anaesthesia dolorosa beim Ausreißen der Hinterwurzeln oder der Thalamusschmerz bei Schädigung der ventralen sensorischen Thalamuskerne. Solche zentralen Schädigungen sind aber nicht immer schmerzhaft, wie man am Beispiel von Schlaganfällen und Hirntumoren sehen kann (Watson und Sandroni 2016).

- Reflektorische Schmerzen: Hiermit bezeichnet man Schmerzen, die aufgrund reflektorischer Mechanismen auftreten. Muskelverspannungen können Schmerzen auslösen, die Verspannungen können durch die Schmerzen wieder verstärkt werden usw. Auch durch unangemessene vegetative Reflexaktivität können Schmerzen auftreten, obwohl diese Art von Schmerzen eher zu den neuropathischen Schmerzen gehört.
- Psychosomatische Schmerzen: Seelische Belastungen können sich in körperlichen Beschwerden ausdrücken. Solche Schmerzen können beeinflusst werden durch Änderung des Lebensstils oder psychotherapeutische Verfahren.

Manche Autoren unterscheiden beim Nozizeptorschmerz (nS) zwischen dem physiologischen Nozizeptorschmerz (pNS) und dem neuropathischen Schmerz. Der pNS entsteht aufgrund einer Erkrankung oder Schädigung eines Organs, der nS durch Schädigung von Nervenfasern selbst.

Zu den verschiedenen Schmerzarten sollte man auch die angeborene Schmerzunempfindlichkeit zählen. Bei einem Teil dieser Fälle lässt sich kein Defekt des Nervensystems nachweisen, manchmal fehlen aber entweder die peripheren Nozizeptoren oder die primären nozizeptiven Afferenzen. Die Patienten empfinden keine Schmerzen, und die vielen aus diesem Grund auftretenden Verletzungen führen zu Verstümmelungen und Infektionen und fast immer zu einem frühen Tod.

Schmerzen aus der Haut werden durch Nozizeptoren vermittelt, die besonders auf schmerzhafte mechanische Reize und Hitzereize ansprechen. Viszerale Nozizeptoren werden u. a. durch Kontraktion und Dehnung von Organen erregt. Schmerzen im Bewegungsapparat werden durch Nozizeptoren in Muskeln, Sehnen, Gelenken, Knochen und Periost übertragen. Außer im Nervensystem kommen im menschlichen Körper in Haut und Skelettmuskulatur, Sehnen und Gelenken Nozizeptoren vor, die sowohl auf mechanische (Nadelstich, Quetschung) als auch auf chemische (z. B. Bradykinin, Prostaglandin) und thermische (Hitze, Kälte) Reize reagieren und deshalb als „polymodal" bezeichnet werden, obwohl der Name etwas irreführend ist: Sie reagieren im Prinzip nur auf Gewebeschädigung. Man hat übrigens festgestellt, dass die polymodalen Nozizeptoren auch nichtschmerzhafte Sensationen leiten können. Statt von polymodalen Nozizeptoren spricht man heute eher von CMH-Rezeptoren: C für chemisch, M für mechanisch und H für „heat" (Wärme) (Handwerker 1998).

Neben der direkten Reizung der Nozizeptoren beeinflussen viele körpereigene Stoffe die Schmerzwahrnehmung. Diese Stoffe werden freigesetzt von Gefäßendothelzellen, Immunzellen (einschließlich Mastzellen), Leukozyten und Thrombozyten und zudem von Zellen des peripheren Nervensystems (Neuropeptide).

Im gesunden Gewebe liegen die Reizschwellen für Nozizeptoren unterschiedlich hoch. Sobald eine pathophysiologische Veränderung im Gewebe auftritt, wie etwa durch eine Entzündung, werden alle Nozizeptoren sensibilisiert, ihre Schwellen also gesenkt. Das führt dazu, dass normalerweise nichtschmerzhafte Reize nun als schmerzhaft wahrgenommen werden, man spricht von einer Hyperalgesie. Diese Sensibilisierung erfolgt durch Einwirkung dieser Substanzen. Wichtige Entzündungsmediatoren sind Bradykinin, Serotonin (welches die Nozizeptorantwort auf Bradykinin verstärkt) und Arachnidonsäure-Metaboliten (Prostaglandine, Thromboxan, Leukotrine). Die Hemmung der Prostaglandin-Produktion durch Gabe von Cyclooxygenase-Hemmern (COX-Hemmer, zum Beispiel Aspirin®) bewirkt eine Abnahme der entzündungsbedingten Schmerzen und ist die Basis für die Therapie mit nichtsteroidalen Antirheumatika (NSAR).

Die Freisetzung von Neuropeptiden aus den Endigungen der polymodalen Nozizeptoren führt zur sog. neurogenen Entzündung. Dieser Prozess ist für die Schmerzentstehung von großer Bedeutung. Das Thema wird in Kap. 2 ausführlich besprochen.

1.10 Schmerzleitung

Die Aδ- und C-Fasern treten über die Hinterwurzel in das Rückenmark ein. Das Rückenmark ist aus mehreren Laminae aufgebaut, wobei die oberflächlichste Schicht als Lamina I bezeichnet wird (Alles und Smith 2018). Die meisten Aδ-Fasern (= Typ II) synaptieren mit Interneuronen in Lamina I und V, die meisten C-Fasern (= Typ III) mit Interneuronen in Lamina II. Hier finden auch die Verschaltungen zu motorischen und vegetativen Efferenzen statt. Hierdurch werden Fluchtreflexe und sympathische Reaktionen beeinflusst. Aβ-Fasern enden hauptsächlich in Laminae III–VI. An den Verschaltungen sind verschiedene Zellen beteiligt. Es gibt schmerzspezifische Zellen, die nur mit C- und Aδ-Fasern synaptieren, und solche, die nur mit Aβ-Fasern synaptieren. Das am häufigsten vorkommende, mit allen drei Typen verbundene Interneuron ist das sog. Wide Dynamic Range Neuron (WDR). Diese Zellen reagieren auf sämtliche Reize, also von leichten Berührungen bis zu starken Schmerzen, verursacht durch Druck, Hitze oder chemische Veränderungen. WDR-Neuronen entladen sich je nach Reizstärke graduiert und zeigen ein sog. Wind-up, eine Art kurzfristige Neuroplastizität. Während des Wind-ups nimmt die Entladungsfrequenz des WDR-Neurons mit jeder weiteren Stimulation zu. WDR-Neuronen sind sehr wahrscheinlich an der Entstehung neuropathischer Schmerzen beteiligt.

Außer den erwähnten Neuronen finden sich im Rückenmark exzitierende (glutamaterge) und inhibierende (GABAerge) Interneuronen, welche die Reaktionen der oben erwähnten Neuronen beeinflussen können. Diese Interneuronen stehen unter Einfluss von deszendierenden Schmerzmodulationsmechanismen.

Die meisten, aber nicht alle langsam leitenden Hautafferenzen sind nozizeptiv. Unter den Aδ-Afferenzen gibt es eine klar definierte Gruppe von empfindlichen Sensoren für Kälte und unter den C-Fasern empfindliche Sensoren für Warmreize. Andere Aδ- und C-Fasern sind empfindliche Mechanosensoren.

Die Leitungsgeschwindigkeit der C-Fasern ist so langsam, dass man die Impulsleitung in Aδ- und C-Fasern subjektiv unterscheiden kann, zumindest wenn die Hand oder der Fuß gereizt werden, weil dann die Impulse über eine längere Strecke geleitet werden müssen, bevor sie das ZNS erreichen. Ein Nadelstich vermittelt das sog. Doppelschmerz-Phänomen: Der Stich (Aδ) wird praktisch sofort wahrgenommen, nach einem kurzen, schmerzfreien Moment folgt dann der 2. Schmerz, oft eher brennend oder bohrend von Charakter (C). Man nennt diese Schmerzen 1. und 2. Schmerz (first and second pain).

Aδ-Fasern haben über enkephalinerge Interneuronen in Lamina II und III eine inhibierende Verbindung mit Interneuronen der Substantia gelatinosa. Die C-Fasern synaptieren wahrscheinlich direkt auf die SG in Lamina II und haben hier eine exzitierende Wirkung. Aufgrund dieser Schaltung erklärt man sich die segmentale schmerzhemmende Wirkung der Akupunktur: Die Aδ-Rezeptoren werden durch den Akupunkturstich stimuliert und hemmen dadurch, über eben dieses Interneuron, die afferente C-Faser-Information. Die Afferenzen von den schnellleitenden Aβ-Fasern (Berührungs- und Temperatursensoren) treten in Lamina IV ein und sind über (wahrscheinlich GABAerge) inhibierende Interneurone mit der SG verbunden. Diese Schaltung entspricht dem Bild des Gate-Control-Mechanismus.

In Lamina I und V treten Schmerzfasern (Aδ) von verschiedenen Strukturen (Haut, Muskeln, Organe usw.) ein. Diese Afferenzen synaptieren hier teilweise mit denselben Neuronen. Dadurch geht die Information über die Herkunft des Schmerzsignals teilweise verloren.

Dies ist vermutlich der Grund für die manchmal unerwartete Schmerzlokalisierung. Ebenso erklärt dies das Auftreten von Symptomen in Strukturen, die über dasselbe Segment geschaltet werden, in dem eine andere Struktur symptomatisch ist.

Die 2. Neurone kreuzen zur kontralateralen Seite und ziehen über den Tractus spinothalamicus (TST) nach zentral. Der TST hat auf dem Weg zum Thalamus Verbindungen mit der Formatio reticularis im Hirnstamm. Hierdurch können Schmerzen das Atem- und Kreislaufzentrum beeinflussen. Zudem werden über zusätzliche Verbindungen zum aufsteigenden retikulären aktivierenden System (Ascending Reticular Activating System, ARAS) Wachheitsgrad und Aufmerksamkeit beeinflusst (für mehr Informationen über die Stressreaktion und deren Konsequenzen für die Therapie siehe Abschn. 1.15).

Wichtige Thalamus-Verbindungen bestehen u. a.
- zum primären somatosensorischen Cortex. Hier findet vor allem im somatosensorischen Cortex, im Gyrus postcentralis, die Schmerzlokalisation statt.
- zum limbischen System (z. B. das PAG und die Amygdala). Hier wird die affektiv-emotionale Komponente des Schmerzes wahrgenommen. Die Projektion von Schmerzfasern in das limbische System kann als Basis für die unmittelbare Wirkung von Schmerzen auf das allgemeine Befinden betrachtet werden. Umgekehrt hat das limbische System auch Einfluss auf die Schmerzwahrnehmung und kann die subjektive Wahrnehmung abschwächen oder verstärken. Die Amygdala (Mandelkern) ist für die Stabilisierung der Gemütslage, für Aggression und Sozialverhalten die entscheidende Schaltstelle im Gehirn.
- zum Hippocampus. Dieser spielt eine zentrale Rolle bei der Bildung und Verarbeitung von Erinnerungen.
- zum Hypothalamus. Dieser ist das grundlegende Kontrollzentrum für biologische Grundfunktionen, wie z. B. Angriffs- und Verteidigungsverhalten („fight or flight"). Der Hypothalamus kontrolliert die Hypophyse und damit besonders die hormonale Stressreaktion (die vegetative Ausrichtung, siehe auch „Alarmphase") (Abschn. 1.16).

1.11 Zentrale und deszendierende Schmerzmodulation

Impulse von Aδ- und C-Afferenzen lösen über den Thalamus die Aktivierung des hypothalamisch-hypophysären Funktionskomplexes aus (Price 2002; Sapolsky 2004; Leung 2012; McMahon et al. 2013). Im Hypothalamus wird Proopiomelanocortin (POMC) gespalten und es entsteht u. a. β-Endorphin. Dieses β-Endorphin wirkt direkt auf das periaquäduktale Grau (PAG) ein. Die Hypophyse produziert ebenso POMC, und dieses wird in zwei Phasen in adrenocorticotropes Hormon (ACTH = Adrenocorticotropin), β-Endorphin, Methionin-Enkephalin und verschiedene andere Produkte aufgespalten.

Dieses β-Endorphin kommt zu einem geringen Teil in die Zirkulation. Der größere Anteil bindet im PAG an μ-Opioidrezeptoren und verursacht dort eine ausgeprägte zentrale Schmerzhemmung. Das ACTH löst an der Nebennierenrinde die Ausschüttung von Cortisol aus. Das kombinierte Einwirken von Cortisol und β-Endorphin ist der Grund für die primäre Schmerzunterdrückung in einer akuten Stressreaktion.

Das PAG projiziert zudem auf den Raphekern (Nucleus raphe magnus (NRM) in der Medulla oblongata, und der NRM wird nun seinerseits durch das PAG erregt durch Enthemmung eines inhibierenden Interneurons. Der Raphekern projiziert über den monoaminergen (der Neurotransmitter hier ist 5-Hydroxytryptamin = Serotonin) Tractus dorsolateralis auf enkephalinerge Interneuronen, sog. Stalked Cells, in der Lamina II der Substantia gelatinosa. Diese Verschaltung bewirkt eine präsynaptische Hemmung der Aδ- und C-Afferenzen und wahrscheinlich eine postsynaptische Hemmung des 2. (Tractus spinothalamicus) Neurons.

Diese Hemmungsmechanismen werden nach wenigen Minuten aktiviert durch Low Frequency TENS, Elektroakupunktur und Akupunktur, wobei die Nadel manuell, also mechanisch, mit einer niedrigen Frequenz stimuliert wird (Chiang 1974; Li et al. 1977; Han et al. 1991; Le Bars und Willer 2002; Leung 2012). Diese Stimulationen bewirken eine Freisetzung von met-Enkephalin, Endomorphin-2 und β-Endorphin.

Als Beweis für die Endomorphin-2- und β-Endorphin-Beteiligung gilt, dass die Analgesie durch Naloxongabe aufgehoben wird. Naloxon ist ein Antagonist für die Endomorphin-2- und β-Endorphin-Andockstellen: die µ-Opioidrezeptoren. Die Analgesie durch High Frequency TENS (100 Hz) wird nicht durch Naloxon, sondern durch Naltrindole (Antagonist für δ-Opioidrezeptoren, hier docken die Enkephaline an) und durch Serotonin-Antagonisten aufgehoben. Dies bedeutet, dass bei dieser Anwendung kein Endomorphin-2 und β-Endorphin beteiligt sind, sondern Dynorphin (dockt an κ-Opioidrezeptoren an), Enkephaline und die Monoamine Serotonin und Noradrenalin (Han et al. 1991; Han 2004). Ebenso führen eine Blockade des Serotonins (durch Gabe von Methysergid, 5-HT-Rezeptorblocker) und die Durchtrennung der oben erwähnten Bahnen zur Abnahme der Schmerzhemmung.

1.12 Diffuse Noxious Inhibitory Control (DNIC)

Hippokrates wusste es bereits, als er sprach „Wenn ein Patient zwei gleichzeitig auftretenden Schmerzen an verschiedenen Stellen seines Körpers ausgesetzt ist, stumpft der stärkere den anderen ab." Oder so etwa in der Art.

Diffuse Noxious Inhibitory Control(s), auch „Counterirritation" und „bulbospinale Schmerzkontrolle" genannt, bezieht sich auf einen hemmenden Mechanismus, der nichtsegmental durch schmerzhafte Reize an einer willkürlichen Körperstelle gesteuert wird. Deshalb bezeichnet man die Reizung als „heterotop", auch „dystop" oder „ektopisch", also an atypischer Stelle liegend. Es ist wahrscheinlich das evolutionär älteste Schmerzhemmungssystem und sorgt dafür, dass der Organismus sich auf den stärksten, also wichtigsten Schmerz konzentriert.

Die Theorie beschreibt eine Inhibition von multirezeptiven Neuronen (wide dynamic range = WDR-Neuronen) im Rückenmark durch schmerzhafte Reize in einem Bereich außerhalb der betroffenen Rezeptorfelder (Villanueva und Le Bars 1995; Le Bars et al. 1992; Le Bars 2002). Die Hemmung funktioniert nur bei intakten Hirnstammfunktionen und man hat eine Beteiligung des endogenen Opioidsystems festgestellt: Der Effekt wird reduziert durch Naloxon-Gabe (Bing et al. 1990, 1991).

Paradox scheint die Tatsache, dass eine kleine Dosis Morphin die Wirkung herabsetzt. Dies erklärt man sich dadurch, dass das Morphin den afferenten Teil der DNIC blockiert. Dadurch wird der Input in das System zu gering und es wird nicht aktiviert. Der Reiz soll wehtun, damit der Mechanismus funktioniert.

Welche Zentren beteiligt sind, ist ziemlich genau bekannt. Als gesichert gilt die Beteiligung des Subnucleus reticularis dorsalis (SRD) in der kaudalen Medulla, weil Läsionen dieser Struktur die DNIC stark unterdrücken. Der SRD projiziert über den Funiculus dorsolateralis auf die Substantia gelatinosa im Hinterhorn aller Rückenmarksegmente, also dort, wo auch die afferenten Aδ- und C-Fasern synaptieren. Die Gabe von Serotonin-Antagonisten führt zu einer Reduktion der Hemmung, die deszendierenden Bahnen im Funiculus dorsolateralis sind serotonerg, diese sind demnach wahrscheinlich für die Leitung verantwortlich. Sehr wahrscheinlich ist die Beteiligung des Locus coeruleus (LC), entweder direkt über den Tractus spinothalamicus oder indirekt über den Nucleus paragigantocellularis. Der LC projiziert noradrenerg inhibierend auf die Substantia gelatinosa.

DNIC funktioniert nur, wenn der gesetzte Reiz tatsächlich schmerzhaft ist – dies im Gegensatz zur Schmerzhemmung über den GCT, wobei Aβ-Fasern nicht schmerzhaft gereizt werden. Der DNIC-Mechanismus ist ziemlich sicher an der Wirkung des Low Frequency TENS, auch Acupuncture-like TENS (APL), beteiligt, wobei Aδ- und C-Fasern gereizt werden und eine intensive, aber gut auszuhaltende Sensation ausgelöst wird. Außerdem gilt die Beteiligung an der durch Akupunktur verursachten Analgesie als gesichert (Bing et al. 1990, 1991; Le Bars und Willer

2002). Ebenso können mit dem Mechanismus schmerzlindernde Effekte von starken Wärme- und Kälteapplikationen erklärt werden (Le Bars und Willer 2002).

Die Theorie besagt, dass Hinterhornneuronen im Rückenmark gehemmt werden durch einen an einer willkürlichen Stelle am Körper gesetzten schmerzhaften Reiz. Deshalb wird jeder schmerzhafte Reiz (wie z. B. eine Akupunkturnadel) in extrasegmentalen Bereichen Schmerzen lindern können. Dieser Mechanismus funktioniert sowohl bei peripheren als auch bei zentralen Hemmungssystemen. Das periphere System funktioniert über Aδ- und C-Fasern, und tatsächlich ist die Ausbreitung des sog. De-Qi-Gefühls ein Zeichen für die Aktivierung der Aδ-Fasern (Leung 2012). Das De-Qi-Gefühl (auch Deqi, Teh Chi) ist ein relativ unangenehmes dumpfes Gefühl von Schwere, das während der Akupunktur ausgelöst wird. Wenn dieses Gefühl durch eine lokale intramuskuläre Injektion von Procain unterdrückt wird, ist die Akupunktur wirkungslos (Chiang 1974). Mehr über das De-Qi-Gefühl unter TENS (Abschn. 1.12 und 3.4.2.).

Vorsicht: Falle

Der DNIC-Mechanismus könnte für uns Physiotherapeuten ein Problem darstellen. Das nachfolgende Beispiel möge dies erläutern.

Nehmen wir an, ein Patient hat laterale Ellbogenschmerzen bei einer bestimmten Bewegung. Der Therapeut untersucht den Ellbogen, die Schulter und sehr wahrscheinlich auch die Halswirbelsäule. Nehmen wir an, dass der Befund am Ellbogen nicht gerade eindeutig ist, aber dass unser Therapeut an der HWS bei einer gezielten lokalisierten Bewegung vorne auf C5/6 einen ziemlich unangenehmen lokalen Schmerz auslöst und etwas Ausstrahlung im betroffenen Arm: Juhu, etwas gefunden! Und es würde ja fast passen.

Nachdem unser Therapeut diese schmerzhafte Bewegung auf C5/6 einige Zeit ausgeführt hat, fordert er nun den Patienten auf, die schmerzauslösende Bewegung (für den Ellbogen) nochmals auszuführen und siehe da: Der Schmerz hat abgenommen.

Darf der Kollege hier nun zwingend einen kausalen Zusammenhang postulieren?

Keineswegs! Womöglich war der lokale Schmerz an C5/6 stark genug, um den DNIC-Mechanismus zu triggern. Lediglich der weitere Behandlungsverlauf wird zeigen, inwiefern eventuell andere Strukturen am Ellbogenproblem beteiligt sind.

Es wäre unvernünftig, sich aufgrund einer solchen Reaktion nur auf die HWS zu konzentrieren. Natürlich wird jeder seriöse (Manual-) Therapeut seine Hypothese auf mehr basieren, als hier jetzt etwas überspitzt dargestellt wurde, aber trotzdem: Schmerzhemmungsmechanismen haben so ihre Tücken. ◀

1.13 Long Term Depression

Es ist nicht ganz klar, ob die LTD ein eigenständiges Schmerzhemmungsphänomen ist oder ob sie einen Teil der DNIC darstellt (Sandkühler et al. 1997). Untersuchungen an Primaten, Katzen und Ratten (Wagman und Price 1969; Handwerker et al. 1975; Sandkühler et al. 1997; Liu et al. 1998; Nilsson und Schouenborg 1999; Nilsson et al. 2003) haben gezeigt, dass eine niederfrequente elektrische Reizung von Aδ-Fasern (0,1–0,5 ms, 15 min) zu einer bis zu 2 h andauernden Hemmung von C-Fasern in der Substantia gelatinosa führt, welche nicht über GABAerge Interneurone vermittelt wird. Eine Blockade der NMDA-Neuronen hob die Wirkung auf. Die Autoren sprechen von einer *Long Term Depression* (LTD). Als Ursache postuliert Sandkühler eine langandauernde Desensibilisierung von postsynaptischen Rezeptoren (wahrscheinlich NMDA, siehe DNIC) aufgrund einer erhöhten postsynaptischen Ca-Konzentration in der Substantia gelatinosa. Mit der LTD kann man sowohl die schmerzlindernde Wirkung von Akupunktur (durch das Stechen werden Aδ-Fasern gereizt), von APL-TENS sowie auch die Wirkung von Thermotherapien (Eis, Wärme), bei denen thermosensitive Aδ-Fasern gereizt werden, erklären. Die LTD würde sich schön in dem Mechanismus der DNIC einfügen.

1.14 Spezieller Fall: Neuropathische Schmerzen

Bei nozizeptorvermittelten Schmerzen ist das periphere und zentrale nozizeptive System intakt. Diese Art von Schmerzen tritt normalerweise aufgrund einer Entzündungsreaktion auf, z. B. nach einer Verletzung oder Überbelastung. Bei Chronifizierung kann es auf verschiedenen neuralen Ebenen zu funktionell-plastischen Veränderungen kommen. Normalerweise sprechen diese Schmerzen gut auf NSAR oder Glucocorticoide an. Bei der Behandlung von Patienten mit primär nozizeptiven Schmerzen können wir davon ausgehen, dass die verschiedenen Schmerzhemmungssysteme auf allen Ebenen funktionieren (Ausnahme siehe „Stressreaktion", Abschn. 1.16).

Die Behandlung von neuropathischen Schmerzen stellt ein besonders schwieriges Problem dar. Diese Schmerzen treten auf, wenn Strukturen des peripheren oder zentralen Nervensystems selbst geschädigt sind. Durch die Nervenverletzung kann es zu strukturellen und anatomischen Veränderungen im Nervensystem kommen, welche häufig irreversibel sind. Die auftretenden Schmerzen sind ziemlich charakteristisch: Es handelt sich meistens um brennende Dauerschmerzen, häufig kombiniert mit einer Hyperalgesie oder Allodynie, Parästhesien oder Dysästhesien, oder um neurologische Ausfälle, wie Hypästhesie oder Hypalgesie (Gilron et al. 2015; Gierthmühlen und Baron 2016; Baron et al. 2016; Watson und Sandroni 2016; Colloca et al. 2017; Alles und Smith 2018; St John Smith 2018).

Neuropathische Schmerzen sprechen schlecht oder gar nicht auf NSAR, Glucocorticoide und Opiate an. Bei dieser Art von Schmerzen werden deshalb andere Medikamente eingesetzt, wie trizyklische Antidepressiva, SSRI (Selective Serotonin Reuptake Inhibitors) oder Antikonvulsiva, manchmal Opiate wie Tramadol (Tramal®) oder GABA-Rezeptorantagonisten u. v. m. (Sawynok 2001; Alles und Smith 2018; Otto et al. 2019).

Ein großes Problem bei der Anwendung dieser Mittel ist aber das Auftreten von Nebenwirkungen und die Tatsache, dass die Schmerzen sehr unterschiedliche Ursachen haben können. Man geht heute davon aus, dass in einem Patienten mehrere, einander gegenseitig beeinflussende Mechanismen für die Schmerzentstehung verantwortlich sind. Deshalb ist es nicht möglich, verbindliche Behandlungsvorschriften aufzustellen.

Im Nachfolgenden wird kurz auf diese Ursachen eingegangen, und es werden die eventuellen Konsequenzen für die Elektrotherapie erörtert.

- Durch die Schädigung eines peripheren Nerven und die darauffolgende Wallersche Degeneration wird eine Entzündungsreaktion ausgelöst. Es werden Zytokine ausgeschüttet (Interleukine, TNF-α) und es entstehen Entzündungsmediatoren wie Bradykinin und Prostaglandine (Handwerker 1998). Dies führt zu einer Sensibilisierung der noch intakten Nozizeptoren, und diese schütten in der Folge vermehrt Neuropeptide aus (Substance P und CGRP). Es entsteht eine neurogene Entzündung, welche die Sensibilisierung noch verstärkt (Weber et al. 2001; Sommer et al. 2018). Diese Sensibilisierung führt in der Regel zur Wärmehyperalgesie und zu einer mechanischen Hyperalgesie (Druckhyperalgesie). Die neurogene Entzündung spricht teilweise auf die Gabe von NSAR an, diese hemmen nämlich die Cyclooxygenase und dadurch die Bildung von Prostaglandin. Ebenso sprechen die Schmerzen an auf die Behandlung mit Capsaicin-Salbe und -Pflaster. Das Capsaicin desensibilisiert die für die brennenden Schmerzen verantwortlichen C-Fasern über denselben Mechanismus, wie die entsprechenden Rezeptoren im Mund von regelmäßigen Chili-Konsumenten desensibilisiert werden (Winter et al. 1995; Simone et al. 1998; Anand und Bley 2011). Eine niederfrequente Elektrotherapie mit hyperämisierenden Strömen wie Gleichstrom oder diadynamischem Strom ist hier indiziert, weil sie über eine Entspeicherung der Neuropeptide die Sensibilisierung herabsetzen kann (Schnizer et al. 2003) (Capsaicin-artige Wirkung von der Gleichstromkomponente). Zu beachten ist, dass es in den ersten Behandlungen durch die erzwungene Neuropeptidfreisetzung zu einer Verstärkung der

Schmerzen kommen kann und dass die Behandlung in kurzen, zu Beginn täglichen, Intervallen durchgeführt werden muss, um ein Wiederauffüllen der Neuropeptidspeicher zu verhindern. Nach jeder Folgebehandlung kann es zu einer kurzen Schmerzzunahme kommen, da jedes Mal wieder erneut die vorhandenen Neuropeptide ausgeschüttet werden. Wegen des reflektorischen neurogenen Reflexes können vorübergehend Beschwerden auf der gegenüberliegenden Seite auftreten. Der Patient ist deshalb besonders gut über die Behandlung aufzuklären.

- Aufgrund kontinuierlichen nozizeptiven Inputs aus der Peripherie werden sekundär nozizeptive Hinterhornneurone sensibilisiert. Durch diese Erregbarkeitssteigerung reagieren diese Neurone auf afferente Reize mit einer gesteigerten Entladungsfrequenz. Deshalb werden normalerweise nichtschmerzhafte Reize als schmerzhaft wahrgenommen (= Allodynie). Durch die segmentale Freisetzung u. a. von Glutamat und Substance P wird die Erregbarkeit der Hinterhornneurone weiter gesteigert, was zu einer Vergrößerung der rezeptiven Felder in der Peripherie führt, mit anderen Worten: Das Schmerzgebiet vergrößert sich. Für die Elektrotherapie bedeutet dies, dass Therapien, welche normalerweise als nicht schmerzhaft empfunden werden, bei diesen Patienten schmerzhaft oder gar unerträglich sein können. Dem ist natürlich bei der Parameterwahl Rechnung zu tragen. Bei der Anwendung von TENS müssen deshalb (sehr) kurze Impulse, kombiniert mit hohen Frequenzen, und niedrige Dosierungen gewählt werden. Die häufig auftretende Allodynie oder Hyperalgesie kann es verunmöglichen, lokal zu behandeln, weil bereits leichte Berührungen sehr schmerzhaft sein können. Hier bieten sich segmentale oder nichtsegmentale Anwendungen an, Anwendungen über spezielle Punkte (Akupunkturpunkte, Nervenpunkte usw.) oder Anwendungen auf der kontralateralen Seite.
- Aufgrund einer peripheren Nervenläsion können sowohl die segmentale als auch die zentrale Schmerzhemmung herabgesetzt werden. Es kommt zu einer Reduktion der μ- und δ-Opioidrezeptoren. Zusätzlich nimmt die GABA-Produktion ab und reduziert sich der Anzahl der dazugehörenden Rezeptoren. Die GABAergen Interneurone sind beteiligt am Gate-Control-Mechanismus. Nach einer peripheren Nervenläsion kommt es zur vermehrten Ausschüttung von Cholecystokinin (CCK) (Wiesenfeld-Hallin et al. 1999, 2002). Dies führt (zumindest bei Ratten) zu einer zentralen und peripheren Abnahme der μ-Opioidrezeptoren (die Andockstellen für β-Endorphine), und auch die δ-Opioidrezeptoren (für die Enkephaline) werden durch CCK antagonistisch beeinflusst (Heinricher und Neubert 2004; Hebb et al. 2005; Reynolds et al. 2011). In der Folge kommt es zu einer reduzierten Wirkung von Opiaten – der Grund, weshalb diese Medikamentengruppe bei dieser Art von Schmerzen oft unwirksam ist. Für die Physiotherapie bedeuten diese Tatsachen, dass bei manchen Patienten möglicherweise weder die segmentale noch die zentrale Schmerzhemmung optimal aktiviert werden kann. Es besteht dennoch die Möglichkeit, die monoaminerge deszendierende Hemmung (NRM und NRG) und (vielleicht) die DNIC zu aktivieren.
- Eine Verletzung von C-Fasern kann zu einer Degeneration dieser Fasern im Rückenmark in Lamina II führen (Devor und Wall 1978; Woolf et al. 1992). Dies löst ein sog. Sprouting aus von Aβ-Fasern aus Lamina III und IV in Lamina II hinein. Normalerweise nichtschmerzhafte afferente Aβ-Faser-Information wird nun als schmerzhaft interpretiert. Möchte man nun in der Elektrotherapie, zum Beispiel mit einer High-TENS-Anwendung, gezielt Aβ-Fasern reizen und damit eine segmentale Hemmung bewirken, kann es sein, dass diese Therapie als (äußerst) schmerzhaft empfunden wird und keine oder gar eine gegenteilige Wirkung erzeugt. In diesem Falle ist es wahrscheinlich besser, die noch intakten C-Fasern und Aδ-Fasern zu reizen, damit die zentralen und deszendierenden Hemmungsmechanismen aktiviert werden.

1.14 Spezieller Fall: Neuropathische Schmerzen

- Ein vergleichbares Phänomen tritt auf mit sympathischen Nervenfasern. Mehrere Untersucher haben beobachtet, dass nach einer peripheren Nervenläsion sympathische Fasern in das spinale Ganglion einwachsen (Ramer et al. 1999; García-Poblete et al. 2003). Diese Fasern bilden sog. Körbchen (Baskets) um dickmyelinisierte Fasern herum und bilden zudem synapsenartige Strukturen an den Zellkörpern aus. Dies führt möglicherweise dazu, dass sympathische Aktivität diese A-Fasern reizt (Sympathetically Maintained Pain, CRPS1). Nach einer Sympathektomie wurde das Sprouting unterbunden, was eine Bestätigung dafür ist, dass es sich um postganglionäre sympathische Fasern handelte. Der zugrunde liegende Mechanismus ist unklar. Man vermutet die Beteiligung von Zytokinen und Nerve Growth Factor. Für die Therapie bedeutet dies, dass sich sympathisch wirksame Interventionen auf das Schmerzverhalten auswirken können. Die Arbeit von B. Kaada bestätigt diese Annahme, ebenso die Wirksamkeit einer Blockade des Ganglion stellatum (siehe dazu den Abschnitt über die Kaada-Stimulation im Kap. 3).
- Normalerweise wird eine Nervenfaser nur durch adäquater Reizung erregt. Es entstehen keine Aktionspotenziale, wenn die Reizschwelle nicht überschritten wird. Man hat aber beobachtet, dass es nach einer Nervenläsion häufig zu spontanen Entladungen kommt (Han et al. 2000; Devor 2009; North et al. 2018). Diese Entladungen bezeichnet man als „ektope" Reizbildung (ektop = nicht an typischer Stelle liegend). Die Entladungen entstehen teilweise im Neurom (wenn sich eines gebildet hat), wurden aber auch im Ganglion spinale und im Verlauf des Nerven beobachtet. Durch ektope Entladungen können auch benachbarte, intakte Nervenfasern gereizt werden, wodurch das sog. „Cross-Talk" oder „Signal-Jumping" oder Ephapsis (gr. „ephapse" = Berührung) entsteht. Man meint hiermit das Überspringen von Signalen von einer Nervenfaser zu einer anderen, parallel im selben Bündel verlaufenden Faser. Hierdurch wird der Effekt von einzelnen ektopen Entladungen verstärkt. Cross-Talk wurde auch im Ganglion spinale zwischen A- und C-Fasern nachgewiesen. Sowohl geschädigte als auch intakte Nervenfasern können ektope Aktivität entwickeln. Die ektope Aktivität entsteht durch vermehrte Expression von verschiedenen Typen der Na- und Ca-Kanäle an der Membran und in einem eventuellen Neurom. Die Ursache für die vermehrte Expression ist unklar, man geht davon aus, dass NGF eine Rolle spielt. Die Zunahme der Anzahl dieser Kanäle bewirkt eine erhöhte Reizbarkeit der Nervenfaser. Für die Elektrotherapie bedeutet dies, dass besonders vorsichtig und niedrig dosiert werden muss. Solange aber zum Beispiel ein milder High TENS läuft, ist die Nervenfaser nicht in der Lage, gleichzeitig ektope Entladungen zu leiten, die Leitung ist sozusagen besetzt.

1.14.1 Medikamente zur Behandlung von neuropathischen Schmerzen

Siehe auch Alles und Smith 2018; Otto et al. 2019.

- Trizyklische Antidepressiva (TZA, TCA) gehören zur älteren Generation der Antidepressiva. Wegen der Nebenwirkungen setzt man heute lieber die neueren sog. selektiven Serotonin-Wiederaufnahmehemmer (SSRI) ein. Nebenbei erwähnt haben diese Medikamente selbstverständlich auch ihre Nebenwirkungen, diese äußern sich lediglich anders. Die TZA blockieren die Wiederaufnahme der monoaminergen Neurotransmitter im Rückenmark und im ZNS, und zwar effektiver als SSRI. Die deszendierenden Bahnen aus der NRM benutzen ebendiese Monoamine als Neurotransmitter, und aufgrund des Wirkungsmechanismus dieser Mittel wird die Verfügbarkeit dieser Transmitter verbessert. Zudem interagieren Antidepressiva mit dem endogenen Opioidsystem: Eine Schmerzlinderung wird durch Gabe von Naloxon aufgehoben. Zudem wurde eine hemmende Wir-

kung auf Na-, Ca-, Histamin- und Acetylcholin-Rezeptoren nachgewiesen. Die bei neuropathischen Schmerzen üblicherweise verabreichte Dosis liegt unter der antidepressiven Dosis. Das bedeutet, dass die Schmerzabnahme nicht aufgrund einer antidepressiven Wirkung zustande kommt.
- Hochdosis-Capsaicin-Pflaster (8 %) bewirken eine reversible Degeneration von nozizeptiven Nervenfasern in der Haut und können dadurch eine etwa 3- bis 5-monatige Schmerzlinderung bewirken. Das Pflaster wird 1 h lang auf die schmerzhafte(n) Stelle(n) geklebt, manchmal nach einer Vorbehandlung mit einem Lidocain-Pflaster, damit die Capsaicin-bedingten brennenden Schmerzen unterdrückt werden (Backonja et al. 2008; Clifford et al. 2012; Irving et al. 2012). Eine Metaanalyse aus dem Jahre 2017 zeigte, dass die Wirkung des Pflasters vergleichbar ist mit der Wirkung von Medikamenten wie Gabapentin und Pregabalin, allerdings ohne die unangenehmen Nebenwirkungen wie Schläfrigkeit, Schwindel und Müdigkeit (van Nooten et al. 2017). Die Ergebnisse der erwähnten Studien sind mit Vorsicht zu genießen, da einige der Untersucher beim Hersteller der Pflaster angestellt waren.
- Antikonvulsiva wie Gabapentin, das an Calciumkanäle der Interneurone in der Substantia gelatinosa bindet, Pregabalin, das an Calciumkanäle auf peripheren Nerven bindet, und Carbamazepin, das an Natriumkanäle bindet. Die Antikonvulsiva setzen die Reizbarkeit der Membran herab und unterdrücken dadurch ektope Erregungsbildung. Ihr Hauptanwendungsgebiet ist die Behandlung der Epilepsie, wobei Carbamazepin auch bei Alkoholentzug, bei akuten Manien und als Dauertherapie von bipolaren affektiven Störungen eingesetzt wird. Kein Wunder also, dass manch ein Patient verunsichert ist, nachdem er die Packungsbeilage gelesen hat.
- Gemäß den deutschen Richtlinien werden Opiate nur als Zweit- oder Drittlinienmedikament empfohlen (Otto et al. 2019). Tramadol ist ein schwacher Agonist am µ-Opioidrezeptor und hat zudem eine Noradrenalin- und Serotoninwiederaufnahmehemmende Wirkung. Bei der diabetischen Neuropathie und chronischen Rückenschmerzen mit einer neuropathischen Komponente wird mit Erfolg Tapentadol eingesetzt. Patienten, die mit solchen Opiaten behandelt werden, sprechen nicht oder nur sehr schwach auf Low Frequency TENS an (Chandran und Sluka 2003). Léonard et al. (2010) sehen die Ursache dafür in der Tatsache, dass Endomorphin-2, β-Endorphin und Opioide an denselben Rezeptor andocken, den µ-Opioidrezeptor. Bei diesen Patienten wird deshalb High TENS empfohlen.

Es ist wichtig, dass Physiotherapeuten sich zumindest ansatzweise mit der Wirkungsweise dieser Medikamente auskennen. Es kursieren leider Missverständnisse über den Einsatz und die Wirkungsweise dieser Medikamentengruppe. Aussagen bezüglich Antidepressiva wie „Sie haben mit diesen Medikamente zwar immer noch Schmerzen, es ist Ihnen dann aber eher egal" oder „Sie bekommen dann etwas mehr Distanz zu den Schmerzen" sind nicht hilfreich und sollten vermieden werden. Patienten werden selbstverständlich immer darüber aufgeklärt, dass es sich bei diesen Mitteln um Psychopharmaka handelt und dass deren Einsatz nicht bedeutet, dass der Patient „nur ein psychisches Problem hat". Wir alle wissen aber, dass manches, was man erklärt, trotzdem nicht immer verstanden wird. Hier kann der informierte Therapeut einen Beitrag zur Aufklärung liefern und dadurch die Compliance und das Ergebnis der Therapie verbessern.

1.14.2 Allgemeines zur Behandlung

Generell muss man feststellen, dass neuropathische Schmerzen schwer zu behandeln sind. Der gleiche Schmerz kann bei verschiedenen Patienten durch unterschiedliche Mechanismen entstehen, und der gleiche Mechanismus kann unterschiedliche Schmerzen verursachen. Ebenso kann ein bestimmter Schmerz bei einem Patienten mehrere unterschiedliche Ursachen haben, die sich womöglich gegenseitig beeinflussen.

Es steht uns eine Vielzahl von Behandlungsmöglichkeiten zur Verfügung, die nicht unversucht bleiben dürfen. Wichtig ist die Bereitschaft des Therapeuten, diese Methoden systematisch anzuwenden, ohne den Patienten den Eindruck zu vermitteln, man wisse nicht, was man tue, und der Patient sei ein „Versuchskaninchen". Wenn der Therapeut versteht, welche Mechanismen an der Schmerzentstehung beteiligt sein können, wird es ihm leichter fallen, dies dem Patienten zu erklären und ihn zur Mitarbeit zu motivieren.

Jede Anwendung sollte, je nach Reaktion des Patienten, mindestens 4- bis 6-mal zum Einsatz kommen, damit man die Wirkung abschätzen kann. Auch geringste Verbesserungen sind wichtig und müssen berücksichtigt werden. Wenn bei der medikamentösen Behandlung eine 30- bis 50 %ige Besserung als realistisches Ziel gilt, sollten wir bestimmt nicht mehr erwarten (Otto et al. 2019). Wenn der Patient dank unserer Anwendungen mit etwas weniger Medikamenten über die Runden kommt, ist das bereits ein Erfolg.

Eine anfänglich erfolgreiche Therapieanwendung kann im Verlauf einer Behandlung ihre Wirkung verlieren (siehe Kap. 3). Auch hier kann man nur durch systematisches Überprüfen versuchen, die Effektivität der Behandlung zu steigern, indem man zum Beispiel die Elektrodenplatzierung ändert oder die Stimulationsfrequenz variiert.

Am Schluss sei noch darauf hingewiesen, dass neuropathische Schmerzen auch kombiniert mit nozizeptiven Schmerzen auftreten können. Man geht heute davon aus, dass zum Beispiel das Postnucleotomie-Syndrom (failed back syndrome), die Spinalstenose und das komplexe regionale Schmerzsyndrom (CRPS1) aufgrund solcher Kombinationen entstehen (Baron et al. 2016). Für diese Kombinationen verwendet man den Ausdruck „Mixed-Pain-Syndrom" oder „Mixed-Pain-Konzept".

1.15 Hemmungsmechanismen und Konsequenzen für die Elektrotherapie

Die effektivste Schmerztherapie ist zweifelsohne die Therapie, bei der man alle drei Hemmsysteme aktiviert (Abb. 1.4):

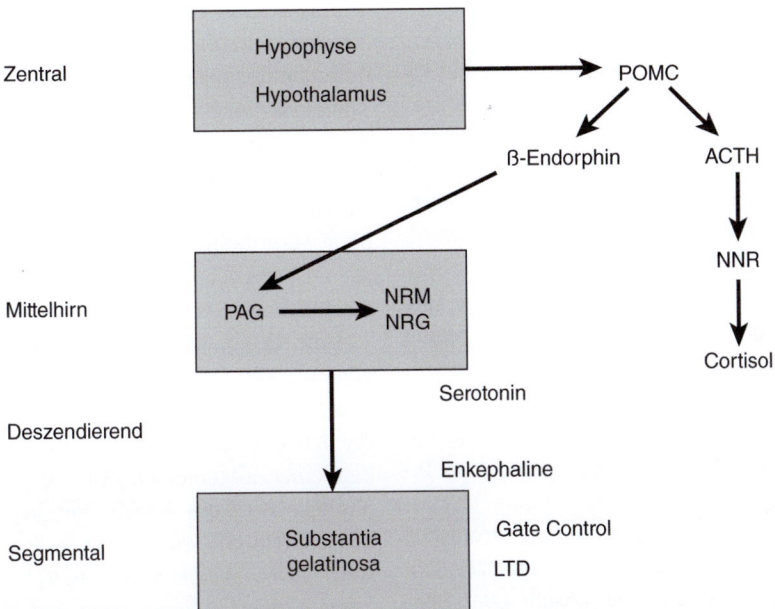

Abb. 1.4 Schematische Darstellung der Schmerzhemmungsmechanismen. POMC: Pro-Opio-Melano-Cortin; ACTH: adrenocorticotropes Hormon; NNR: Nebennierenrinde; PAG: periaquäduktales Grau; NRM: Nucleus raphe magnus; NRG: Nucleus raphe gigantocellularis; LTD: Long Term Depression

- Segmentale Hemmung (Long Term Depression) durch Reizung von Aδ-Fasern mit relativ langen Impulsen und niedrigen Frequenzen (2–4 Hz). Die Aδ-Fasern werden gereizt mit Impulsen zwischen 15 und 100 µs, die C-Fasern mit Phasendauern ab etwa 150 µs und länger. Die Reizung der C-Fasern ist hier zu vermeiden.
- Deszendierende segmentale Hemmung über das PAG mit den gleichen Reizparametern.
- Zentrale (asegmentale) Hemmung über Reizung der Aδ-Fasern mit den gleichen Parametern benötigt bei gesunden Probanden mindestens 20 min Stimulation, bis die β-Endorphin-Produktion angelaufen ist (Salar et al. 1981). Bei Patienten kann bereits nach wenigen Minuten eine Schmerzlinderung eintreten.
- Die Auslösung von Muskelkontraktionen während der Behandlung ist Bedingung für die Wirkung der Low Frequency TENS. Hierdurch werden zusätzlich die intramuskulären Aδ-Fasern stimuliert. Die Reizung dieser Fasern scheint für das auftretende eher unangenehme Schweregefühl verantwortlich zu sein, welches man auch von der Akupunktur und EAP kennt, das De-Qi-Gefühl (Chiang 1974).

Die TENS-Methode der Wahl wäre somit Low Frequency TENS (= APL-TENS).

Wenn man aus Gründen, wie sie unter „Alarmphase" (Abschn. 1.16) dargelegt werden, diese Hemmungssysteme nicht aktivieren kann, besteht die Möglichkeit, über den Gate-Control-Mechanismus die Schmerzen zu beeinflussen. Hier werden höhere Frequenzen benötigt (um 100 Hz) und kürzere Impulse, bis zu 75 µs, damit nur die Aβ-Fasern gereizt werden. Muskelkontraktionen sollten vermieden werden. In diesem Fall setzt man die sog. Conventional TENS = High TENS = High Frequency Low Intensity TENS ein.

Eine bessere Wirkung durch elektronische Tricks, wobei niedrige und hohe Frequenzen sich auf fantasievolle Weise abwechseln oder über zwei separate Kanäle zugeführt werden, wurde bis heute bis auf eine Ausnahme nicht bewiesen. Mehr dazu im Kap. 3.

1.16 Ergotropes und trophotropes Tuning: die Stressreaktion und deren Einfluss auf die Therapiewahl

Die Wahl, welches Schmerzhemmungssystem man aktivieren möchte, hängt davon ab, wie die Aktivität des Nervensystems ausgerichtet ist. Befinden sich das vegetative Nervensystem, und damit der Patient, in der sog. Alarm- oder Orientierungsphase, ist das sympathische Nervensystem aktiviert, und es überwiegen *ergotrope* Funktionen. Diese Funktionen sind auf Kampf und Flucht („fight or flight") ausgerichtet. Aufgrund der Aktivität des Ascending Reticular Activating System (ARAS) ist das Bewusstsein gesteigert, damit alle Informationen aufgenommen werden können. Es tritt keine Inhibition von Afferenzen auf, weil jedes bisschen Information für das Überleben des Individuums von Bedeutung sein könnte.

Das ARAS besteht aus einem System von Nervenfasern, die ihren Ursprung in der Formatio reticularis haben und über Verbindungen zum Thalamus und Cortex einen relativ unspezifischen aktivierenden Einfluss auf weite Teile des Neocortex ausüben und die Wirkungen auf das autonome Nervensystem und den Bewegungsapparat vermitteln. Das ARAS wird deshalb auch als unspezifisches sensorisches Subsystem bezeichnet.

Eine Erregung des ARAS bewirkt eine allgemeine Aktivierung des Organismus, ein sog. Arousal. Damit scheint es verantwortlich zu sein für den Übergang vom wachen Ruhezustand in den einer allgemeinen Aufmerksamkeit. Morphologisch ist das ARAS, wie die gesamte Formatio reticularis, nur schwer zu fassen. Zwar lassen sich biochemisch und morphologisch definierte Gebiete differenzieren, jedoch lassen sich keine spezifischen Funktionen der Kerne, sondern nur eine Zugehörigkeit zu bestimmten Systemen (z. B. Motorik) feststellen.

1.17 Ablauf der Stressreaktion

Der Ablauf der Stressreaktion ist wie folgt: Hat die Amygdala eine Situation als bedrohlich eingestuft, wird der gesamte Organismus in Alarmbereitschaft versetzt. Im vegetativen Nervensystem überwiegt in der Folge die Aktivierung des Sympathikus (ergotrope Ausrichtung) (sehr ausführlich und absolut empfehlenswert: Sapolsky 2004). Es werden sofort Epinephrin (Adrenalin), Norepinephrin (Noradrenalin) und Dopamin (alle drei zusammen sind sog. Katecholamine) ausgeschüttet und ganz wenig später auch Corticotropin-Releasing Hormone (CRH; veraltet: CR-Factor = CRF) aus dem Hypothalamus, welches die Hypophyse dazu veranlasst, adrenocorticotropes Hormon (ACTH, auch Corticotropin genannt) auszuschütten. ACTH wird mit mehreren anderen Hormonen (LPH: lipotropes Hormon, MSH: Melanocyten-stimulierendes Hormon) sowie β-Endorphin und Methionon-Enkephalin durch Proteolyse aus einem gemeinsamen Precursor (Vorläuferprotein), dem Proopiomelanocortin (vollständig: Pro-opiomelano-cortico-tropin = POMC) gebildet. Das ACTH stimuliert die Nebennierenrinde zur Produktion von Glucocorticoiden, zum Beispiel Cortisol, siehe auch Abb. 1.4.

Die Glucocorticoide beeinflussen den Stoffwechsel und das Immunsystem. Cortisol erhöht den Blutspiegel metabolisierbarer Moleküle, also von Glucose, Aminosäuren, Fettsäuren und Glycerin, zur Bereitstellung von Energielieferanten. Der Organismus braucht ja Energie zur Flucht (oder zum Kampf, je nach persönlicher Einstellung).

Die Effekte von Adrenalin und Glucagon werden verstärkt und verlängert, es kommt zur Steigerung von Gluconeogenese und Glycogenabbau in der Leber, von Proteolyse und Lipolyse in der Peripherie. Cortisol sowie synthetische Glucocorticoide (z. B. Prednison, Dexamethason, Triamcinolon) unterdrücken die Immunantwort und Entzündungsprozesse. Das geschieht durch die Reduktion der Produktion von entzündungsauslösenden und erhaltenden Zytokinen, durch Verminderung der Zellmigration und insbesondere durch Hemmung der Synthese von Eicosanoiden (Entzündungsmediatoren wie Prostaglandine und Leukotrine). Cortisol wirkt auch auf das Bindegewebe, es hemmt die Kollagensynthese und Wundheilung und vermindert die Calciumresorption.

Dies alles führt primär zu einer Aktivierung der zentralen Schmerzhemmung und u. a. zu folgenden Reaktionen:

- erhöhte Aufmerksamkeit, erhöhte Verarbeitungsgeschwindigkeit des Gehirns bei gleichzeitiger Fixierung auf die schmerzauslösende Situation
- empfindlichere Wahrnehmung (Pupillen weiten sich – Mydriasis durch Anspannung des M. dilatator pupillae –, Seh- und Hörvermögen werden gesteigert)
- erhöhte Muskelanspannung, erhöhte Reaktionsgeschwindigkeit
- erhöhte Herzfrequenz, Zunahme der Kontraktionskraft, gesteigerter Blutdruck
- flachere und schnellere Atmung, Erschlaffung der Tracheal- und Bronchialmuskulatur
- Vasokonstriktion der Haut- und Schleimhautgefäße (man wird blass)
- verminderte Speichelproduktion (trockener Mund)
- verminderte Aktivität im Gastrointestinaltrakt, Sphinkterkontraktion
- Energiebereitstellung in Muskeln und Nervenzellen: vermehrte Glycogenolyse und Gluconeogenese in der Leber, dazu Abnahme der Insulinproduktion
- vermehrte Lipolyse in den Fettzellen

Die Erhöhung der Aktivität im Cortex hat u. a. folgende Auswirkungen:

- Sie legt die Grundlage für eine Erregungszunahme im Sinne eines Arousals.
- Sie verstärkt die Aufnahme und Weiterleitung sensorischer und motorischer Signale zum Cortex; zu diesem Zweck werden diverse Hemmungsmechanismen unterdrückt.

Abb. 1.5 Ablauf einer normalen Stressreaktion

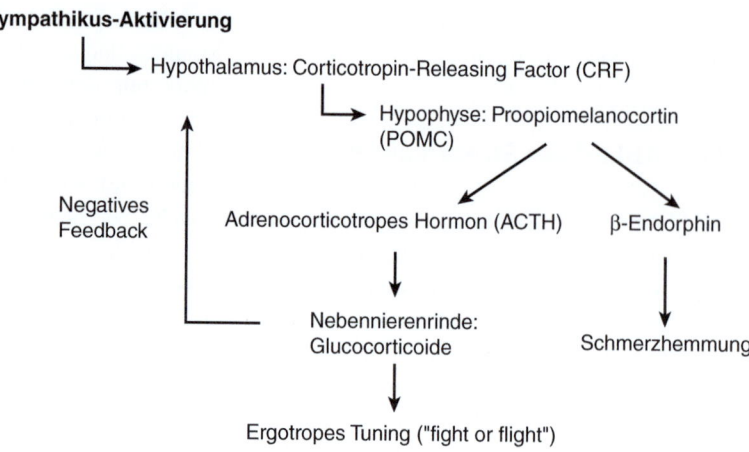

Diese sinnvollen Reaktionen klingen normalerweise nach Ende der bedrohlichen Situation relativ schnell wieder ab. Bei länger andauerndem Stress, wie er beim sog. modernen Menschen häufig vorkommt, führt die vermehrte Cortisol-Produktion über eine negative Rückkopplung zur Abnahme der ACTH-Produktion und somit zur Abnahme der β-Endorphin-Produktion: Die zentralen Schmerzhemmungsmechanismen funktionieren nicht oder ungenügend. Der Metabolismus bleibt katabol, die Herz-Kreislauf-Aktivität bleibt gesteigert, die Verdauungsaktivität nimmt ab. Es findet kein Gewebeaufbau (Wundheilung!) statt. Bei maximaler Verbrennung aller Reserven können verschiedenste körperliche und psychische Veränderungen auftreten (Sapolsky 2004) (Abb. 1.5).

1.18 Konsequenzen für die Therapie

In einer solchen fixierten ergotropen Situation ist die fast schmerzhafte Stimulation von Aδ- und C-Fasern mit zentral wirkenden TENS-Formen sinnlos und wahrscheinlich sogar kontraproduktiv. Man bedenke, dass diese TENS-Formen eine gewisse Aggressivität vorweisen, weil man ebendiese Aδ- und C-Fasern reizt. Der Patient (sein ZNS) kann nicht unterscheiden, ob diese Reize zum Guten oder zum Bösen angewendet werden. Im ARAS bleibt nämlich die Reizspezifität nicht erhalten, sodass zwischen einzelnen Sinnesmodalitäten gar nicht unterschieden wird. Jede Art Reiz, der über Aδ- und C-Fasern nach zentral geleitet wird, kann als bedrohlich für den Organismus interpretiert werden und so den ergotropen Zustand erhalten oder gar verstärken. Bei diesen Patienten kann man aber sehr wohl High TENS einsetzen, wobei es sinnvoll erscheint, die Dosierung schrittweise zu erhöhen, bis man die gewünschte Intensität „deutlich spürbar, aber gerade noch nicht schmerzhaft" erreicht hat.

Erst wenn das ZNS in der sog. Anpassungs- oder Abwehrphase wieder selektiv funktioniert und trophotrop arbeitet (parasympathische Aktivität, ausgerichtet auf anabole Funktionen, also Erholung, Ruhe, Aufbau = *Wundheilung*, „rest and digest"), wird auch wieder nichtrelevante Information inhibiert. Das supraspinale Schmerzmodulationssystem kann aktiviert werden über Aδ- und C-Fasern, es werden Endomorphine und β-Endorphine produziert, und die Übertragung von nozizeptorischen Afferenzen wird unterdrückt.

Eine ausführliche Anamnese, die auch Aspekte wie Familiensituation, Situation am Arbeitsplatz, Freizeitaktivitäten usw. umfassen soll, gibt erste Hinweise auf eine eventuelle psychosoziale Überbelastung. Es geht dabei um Themen wie Arbeitslosigkeit, Scheidung, Todesfall in der Familie, Bau eines Eigenheims u. v. m. und wie der Patient damit umgeht.

Diese Erkenntnisse sollte man unbedingt in der Wahl seiner Therapie mit einbeziehen. Zudem könnte hier eine mögliche Ursache dafür liegen, dass bestimmte Therapieformen manchmal funktionieren und manchmal eben nicht.

Für sehr ausführliche Information über den Einfluss von chronischem Stress auf den menschlichen Organismus sei das Buch *Why zebras don't get ulcers* von Robert Sapolsky (Professor für Biologie und Neurologie an der Harvard Universität, USA) empfohlen. Lassen Sie sich bitte nicht vom eigenartigen Titel täuschen! Der Mann ist ein solider Wissenschaftler und ein guter Erzähler.

Literatur

Alles SRA, Smith PA (2018) Etiology and pharmacology of neuropathic pain. Pharmacol Rev 70:315–347

Anand P, Bley K (2011) Topical capsaicin for pain management: therapeutic potential and mechanisms of action of the new high-concentration capsaicin 8% patch. Br J Anaesth 107(4):490–502

Backonja M, Wallace MS, Blonsky ER, Cutler BJ, Malan P Jr, Rauck R, Tobias J (2008) NGX-4010 C116 Study Group. NGX-4010, a high-concentration capsaicin patch, for the treatment of postherpetic neuralgia: a randomised, double-blind study. Lancet Neurol 7(12):1106–1112

Baron R, Binder A, Attal N, Casale R, Dickenson AH, Treede RD (2016) Neuropathic low back pain in clinical practice. Eur J Pain 20(6):861–873

Bing Z, Villanueva L, Le Bars D (1990) Acupuncture and diffuse noxious inhibitory controls: naloxone-reversible depression of activities of trigeminal convergent neurons. Neuroscience 37(3):809–818

Bing Z, Cesselin F, Bourgoin S, Clot AM, Hamon M, Le Bars D (1991) Acupuncture-like stimulation induces a heterosegmental release of Met-enkephalin-like material in the rat spinal cord. Pain 47(1):71–77

Butler DS, Moseley GL (2016) Schmerzen Verstehen, 3. Aufl. Springer, Berlin/Heidelberg, ISBN-13: 978-3662486573

Chandran P, Sluka KA (2003) Development of opioid tolerance with repeated transcutaneous electrical nerve stimulation administration. Pain 102(1–2):195–201

Chiang C (1974) A physical theory of acupuncture anesthesia. Physiol Chem Phys 6(1):85e86

Clifford DB, Simpson DM, Brown S, Moyle G, Brew BJ, Conway B, Tobias JK, Vanhove GFA (2012) Randomized, double-blind, controlled study of NGX-4010, a capsaicin 8% dermal patch, for the treatment of painful HIV-associated distal sensory polyneuropathy. J Acquir Immune Defic Syndr 59(2):126–133

Colloca L, Ludman T, Bouhassira D, Baron R, Dickenson AH, Yarnitsky D, Freeman R, Truini A, Attal N, Finnerup NB, Eccleston C, Kalso E, Bennett DL, Dworkin RH, Raja SN (2017) Neuropathic pain. Nat Rev Dis Primers 3:17002

Devor M (2009) Ectopic discharge in Aβ afferents as a source of neuropathic pain. Exp Brain Res 196(1):115–128

Devor M, Wall PD (1978) Reorganisation of spinal cord sensory map after peripheral nerve injury. Nature 276(5683):75–76

Dickenson AH (2002) Gate control theory of pain stands the test of time. Br J Anaesth 88(6):755–757

García-Poblete E, Fernández-García H, Moro-Rodríguez E, Catalá-Rodríguez M, Rico-Morales ML, García-Gómez-de-las-Heras S, Palomar-Gallego MA (2003) Sympathetic sprouting in Dorsal Root Ganglia (DRG): a recent histological finding? Histol Histopathol 18:575–586

Gierthmühlen J, Baron R (2016) Neuropathic pain. Semin Neurol 36(5):462–468

Gilron I, Baron R, Jensen T (2015) Neuropathic pain: principles of diagnosis and treatment. Mayo Clin Proc 90(4):532–545

Han HC, Lee DH, Chung JM (2000) Characteristics of ectopic discharges in a rat neuropathic pain model. Pain 84(2–3):253–261

Han JS (2004) Acupuncture and endorphins. Neurosci Lett 361:258–261

Han JS, Chen XH, Sun SL, Xu XJ, Yuan Y, Yan SC, Hao JX, Terenius L (1991) Effect of low- and high-frequency TENS on met-enkephalin-arg-phe and dynorphin a immunoreactivity in human lumbar CSF. Pain 47(3):295–298

Handwerker HO (1998) Einführung in die Pathophysiologie des Schmerzes. Springer Verlag, Berlin/Heidelberg, ISBN-13: 978-3540627982

Handwerker HO, Iggo A, Ogawa H (1975) Dorsal horn neurones responding to cutaneous afferent input. J Physiol 244(1):1P–2P

Hebb ALO, Poulin JF, Roach SP, Zacharko RM, Drolet G (2005) Cholecystokinin and endogenous opioid peptides: interactive influence on pain, cognition, and emotion. Prog Neuro-Psychopharmacol Biol Psychiatry 29:1225–1238

Heinricher MM, Neubert MJ (2004) Neural basis for the hyperalgesic action of cholecystokinin in the rostral ventromedial medulla. J Neurophysiol 92:1982–1989

Hughes J, Kosterlitz HW (1983) Opioid peptides: introduction. Br Med Bull 39(1):1–3

Hughes J, Kosterlitz HW, Smith TW (1997) The distribution of methionone-enkephalin and leucine-enkephaline in the brain and peripheral tissues. Br J Pharmacol 120(4 Suppl):428–436; discussion 426-7

Irving G, Backonja M, Rauck R, Webster LR, Tobias JK, Vanhove GF (2012) NGX-4010, a capsaicin 8% dermal patch, administered alone or in combination with systemic neuropathic pain medications, reduces pain in patients with postherpetic neuralgia. Clin J Pain 28(2):101–107

Kosterlitz HW, Hughes J (1975) Some thoughts on the significance of enkephalin, the endogenous ligand. Life Sci 17(1):91–96

Le Bars D (2002) The whole body receptive field of dorsal horn multireceptive neurones. Brain Res Rev 40(1–3):29–44

Le Bars D, Willer JC (2002) Pain modulation triggered by high-intensity stimulation: implication for acupuncture analgesia. In: Sato A, Li P, Campbell J (Hrsg) Acupuncture – is there a physiological basis? International congress series, Bd 1238. Elsevier, Amsterdam, S 11–29

Le Bars D, Villanueva L, Bouhassira D (1992) Willer. Diffuse Noxious Inhibitory Controls (DNIC) in animals and in man. JC Patol Fiziol Eksp Ter 4:55–65

Léonard G, Goffaux P, Marchand S (2010) Deciphering the role of endogenous opioids in high-frequency TENS using low and high doses of naloxone. Pain 151(1):215–219

Leung L (2012) Neurophysiological basis of acupuncture-induced analgesia – an updated review. J Acupunct Meridian Stud 5(6):261–270

Li CH, Yamashiro D, Tseng LF, Loh HH (1977) Synthesis and analgesic activity of human beta-endorphin. J Med Chem 20(3):325–328

Liu XG, Morton CR, Azkue JJ, Zimmermann M, Sandkühler J (1998) Long-term depression of C-fibre-evoked spinal field potentials by stimulation of primary afferent Aδ-fibres in the adult rat. EJN 10(10):3069–3075

Louw A, Diener I, Butler DS, Puentedura EJ (2011) The effect of neuroscience education on pain, disability, anxiety, and stress in chronic musculoskeletal pain. Arch Phys Med Rehabil 92:2041–2056

Louw A, Zimney K, O'Hotto C, Hilton S (2016) The clinical application of teaching people about pain. Physiother Theory Pract 5:385–395

McMahon S, Koltzenburg M, Tracey I, Turk DC (2013) Wall & Melzack's textbook of pain. W B Saunders Co Ltd, 6th Revised Edition, ISBN: 9780702040597

Melzack R, Casey KL (1968) Sensory, motivational, and central control determinants of pain. In: Kenshalo DR (Hrsg) The skin senses. Thomas, Springfield, S 423–443

Melzack R, Wall P (1965) Pain mechanisms: a new theory. Science 150:3699

Mendell LM (2014) Constructing and deconstructing the gate control theory of pain. Pain 155(2):210–216

Moayedi M, Davis KD (2013) Theories of pain: from specificity to gate control. J Neurophysiol 109:5–12

Moseley L (2002) Combined physiotherapy and education is efficacious for chronic low back pain. Aust J Physiother 48:297–302

Mosely L (2003) Unraveling the barriers to reconceptualization of the problem in chronic pain: the actual and perceived ability of patients and health professionals to understand the neurophysiology. J Pain 4:184–189

Nafe JP (1929) A quantitative theory of feeling. J Gen Psychol 2(2–3):199–211

Nilsson HJ, Schouenborg J (1999) Differential inhibitory effect on human nociceptive skin senses induced by local stimulation of thin cutaneous fibers. Pain 80:103–112

Nilsson HJ, Psouni E, Schouenborg J (2003) Long term depression of human nociceptive skin senses induced by thin fibre stimulation. Eur J Pain 7(3):225–233

van Nooten F, Treur M, Pantiri K, Stoker M, Charokopou M (2017) Capsaicin 8% patch versus oral neuropathic pain medications for the treatment of painful diabetic peripheral neuropathy: a systematic literature review and network meta-analysis. Clin Ther 39(4):787–803

North RY, Lazaro TT, Dougherty PM (2018) Ectopic spontaneous afferent activity and neuropathic pain. Neurosurgery 65(1):49–54

Ochs S (2004) A history of nerve functions: from animal spirits to molecular mechanisms. Cambridge University Press, Cambridge, ISBN 052124742X

Otto J, Forstenpointner J, Binder A, Baron R (2019) Pharmakologische Therapie chronischer neuropathischer Schmerzen. Internist 60:711–723

Price DD (2002) Central neural mechanisms that interrelate sensory and affective dimensions of pain. Mol Interv 6:392–403

Ramer MS, Thompson SW, McMahon SB (1999) Causes and consequences of sympathetic basket formation in dorsal root ganglia. Pain Suppl 6:S111–S120

Rey R (2005) A history of pain. Harvard University Press, Cambridge, MA, ISBN 0674399676

Reynolds J, Bilsky EJ, Meng ID (2011) Selective ablation of mu-opioid receptor expressing neurons in the rostral ventromedial medulla attenuates stress-induced mechanical hypersensitivity. Life Sci 89(9–10):313–319

Rufa A, Beissner K, Dolphin M (2019) The use of pain neuroscience education in older adults with chronic back and/or lower extremity pain. Physiother Theory Pract 35(7):603–613

Salar G, Job I, Mingrino S, Bosio A, Trabucchi M (1981) Effect of transcutaneous electrotherapy on CSF β-endorphin content in patients without pain problems. Pain 10:169–172

Sandkühler J, Chen JG, Cheng G, Randić M (1997) Low-frequency stimulation of afferent Adelta-fibers induces long-term depression at primary afferent synapses with substantia gelatinosa neurons in the rat. J Neurosci 17(16):6483–6491

Sapolsky R (2004) Why zebras don't get ulcers, 3. Aufl. Holt paperbacks, Ney York, ISBN-10: 0805073698

Sawynok J (2001) Antidepressants as analgetics: an overview of central and peripheral mechanisms of action. J Psychiatry Neurosci 26:21–29

Schaible HG (2015) Pain control. Springer, Heidelberg, ISBN 978-3-662-46449-6

Schnizer W, Kröling P, Claussen A, Magyarosy I (2003) Die Abschwächung (Desensibilisierung) des Galvani-

schen Erythems durch wiederholte Gleichstromreizung. Phys Rehab Kurort Med 13(3):145–148
Schonack W (1913) (Übersetzer) Die Rezepte des Scribonius Largus (Scribonii Largi Compositiones). Gustav Fischer, Jena
Simone DA, Nolano M, Johnson T, Wendelschafer-Crabb G, Kennedy WR (1998) Intradermal injection of capsaicin in humans produces degeneration and subsequent reinnervation of epidermal nerve fibers: correlation with sensory function. J Neurosci 18(21):8947–8959
Sommer C, Leinders M, Üçeyler N (2018) Inflammation in the pathophysiology of neuropathic pain. Pain 159(3):595–602
St John Smith E (2018) Advances in understanding nociception and neuropathic pain. J Neurol 265(2):231–238
Todd AJ (2010) Neuronal circuitry for pain processing in the dorsal horn. Nat Rev Neurosci 1(12):823–836
Villanueva L, Le Bars D (1995) The activation of bulbospinal controls by peripheral nociceptive inputs: diffuse noxious inhibitory controls. Biol Res 28(1):113–125
Wagman IH, Price DD (1969) Responses of dorsal horn cells of M. mulatta to cutaneous and sural nerve A and C fiber stimuli. J Neurophysiol 32(6):803–817
Watson JC, Sandroni P (2016) Central neuropathic pain syndromes. Mayo Clin Proc 91(3):372–385
Weber M, Birklein F, Neundörfer B, Schmelz M (2001) Facilitated neurogenic inflammation in complex regional pain syndrome. Pain 91(3):251–257
Wiesenfeld-Hallin Z, de Araújа LG, Alster P, Xu XJ, Hökfelt T (1999) Cholecystokinin/opioid interactions. Brain Res 848(1–2):78–89
Wiesenfeld-Hallin Z, Xu XJ, Hökfelt T (2002) The role of spinal cholecystokinin in chronic pain states. Pharmacol Toxicol 91:398–403
Winter J, Bevan S, Campbell EA (1995) Capsaicin and pain mechanisms. Br J Anaesth 75(2):157–168
Woolf CJ, Shortland P, Coggeshall RE (1992) Peripheral nerve injury triggers central sprouting of myelinated afferents. Nature 355:75–78

Niederfrequente Elektrotherapie

Nerven leiten Aktionspotenziale und übermitteln auf diese Weise Information. Im Nachfolgenden wird erklärt, wie ein Aktionspotenzial entsteht und wie es weitergeleitet wird. Wer's ganz genau wissen möchte, möge sich eines der nachfolgenden Physiologie-Bücher zu Gemüte führen: Pape et al. (2019), Schmidt et al. (2011) oder Urry et al. (2016).

2.1 Ruhemembranpotenzial

Zwischen der intrazellulären und extrazellulären Flüssigkeit besteht ein Unterschied in der Art elektrisch geladener Teilchen (Ionen) und deren Konzentrationen. Die K^+-Ionen-Konzentration ist intrazellulär etwa 40× so hoch wie extrazellulär. Bei Na^+ sieht das anders aus: Intrazellulär ist die Konzentration von Na^+-Ionen etwa 10-mal niedriger als extrazellulär. Es besteht also ein Konzentrationsgefälle für beide Ionen: für K^+ von innen nach außen und für Na^+ von außen nach innen.

Auch die Anionen sind ungleich verteilt: Die extrazelluläre Cl-Konzentration ist etwa 50× höher als intrazellulär, sogenannte Protein-Anionen finden sich nur intrazellulär, weil sie die Membran nicht passieren können.

Ergänzende Information Die elektronische Version dieses Kapitels enthält Zusatzmaterial, auf das über folgenden Link zugegriffen werden kann [https://doi.org/10.1007/978-3-662-70732-6_2].

Aufgrund dieser Konzentrationsunterschiede diffundieren fortlaufend K^+-Ionen aus der Zelle heraus und Na^+-Ionen in die Zelle hinein. Diese Teilchenbewegung findet über sog. Natrium- und Kaliumkanäle statt. Damit die Konzentrationsgefälle dennoch erhalten bleiben, transportieren aktive Pumpmechanismen, sog. Na-K-Pumpen oder Na^+/K^+ATPase, dauernd die eingedrungenen Na^+-Ionen aus der Zelle heraus und K^+-Ionen in die Zelle hinein.

Diese Pumpmechanismen verbrauchen bei ihrer Arbeit Adenosintriphosphat (ATP). Pro Durchlauf werden drei Na-Ionen hinaus- und zwei K-Ionen hineingepumpt – ein Vorgang, der sich pro Sekunde etwa 30-mal wiederholt. Eine kleine Nervenzelle zum Beispiel hat gewöhnlich 1 Mio. Na-K-Pumpen, die pro Sekunde 200 Mio. Ionen hinaus- und hineinpumpen – ein Prozess, der etwa 70 % des Energieverbrauchs einer solchen Zelle verschlingt.

Aufgrund der selektiven Membranpermeabiliät und der Pumpmechanismen ist die Verteilung von geladenen Teilchen über die Membran nicht gleichmäßig. Die intrazelluläre Flüssigkeit enthält hohe Konzentrationen an K^+-Ionen und Anionen und niedrige Konzentrationen an Na^+ und Cl^-. Das extrazelluläre Milieu hingegen enthält niedrige Konzentrationen an K^+ und hohe Konzentrationen an Na^+ und Cl^-. Die Durchlässigkeit der Zellmembran und das Konzentrationsgefälle für K^+-Ionen ist besonders ausgeprägt. Deshalb wandern viele dieser K^+-Ionen aus der Zelle heraus. Zu jedem positiv geladenen K$^+$-Ion gehört aber ein negativ geladenes Protein-Anion, welches die Zelle nicht verlassen kann. An der Membran werden also positiv und negativ geladene Ionen getrennt, sodass schließlich auf der Innenseite der Membran ein Überschuss an negativer Ladung gegenüber einem Überschuss an positiver Ladung auf der Außenseite der Membran entsteht.

Ein solcher Ladungsunterschied (Ladungsgefälle) wird als elektrischer Spannungsunterschied oder als Potenzialdifferenz bezeichnet. Da sich dieser Spannungsunterschied an der Zellmembran zeigt, spricht man vom Membranpotenzial oder Ruhepotenzial.

- K$^+$-Ionen intrazellulär 100.000, extrazellulär 2000
- Na$^+$-Ionen intrazellulär 10.000, extrazellulär 108.000
- Cl$^-$-Ionen intrazellulär 2200, extrazellulär 110.000
- Proteine (−) intrazellulär 107.800, extrazellulär 0

Ursache des Ruhepotenzials ist also die ungleiche Verteilung der Ionenarten innerhalb und außerhalb der Zelle. Das Ruhepotenzial beträgt für Muskelgewebe etwa −90 mV und für Nervengewebe etwa −75 mV.

2.2 Aktionspotenzial

Die Na- und K-Kanäle in der Membran erlauben die Diffusion dieser Ionen zellein- und -auswärts. Normalerweise sind diese Kanäle geschlossen, und die Diffusion ist nicht sehr ausgeprägt. Aber die Kanäle können unter bestimmten Bedingungen geöffnet werden. Es gibt *spannungsgesteuerte* Kanäle (z. B. an Nervenzellen), welche sich bei einer bestimmten Membranspannung öffnen (Schwellenwert oder Schwellenpotenzial). Es gibt aber auch *chemisch oder ligandengesteuerte* Kanäle, die sich öffnen nach der Einwirkung eines bestimmten chemischen Stoffes (= Ligand), wie z. B. ein Neurotransmitter mit seinem Rezeptor (z. B. Kanäle an einer Synapse) (Abb. 2.1 und 2.2).

Ein Reiz, z. B. ein von außen angebrachter negativer Stromstoß, führt zu einer (relativen) Zunahme der positiven Ladung im Zellinneren (die Außenseite wird weniger positiv). Dies führt zu einem Herabsetzen des Ruhepotenzials, die elektrische Spannung an der Membran nimmt ab. Man spricht von einer Depolarisation der Membran. Wenn ein bestimmter Schwellenwert erreicht wird, wirkt diese Depolarisation als Signal auf die spannungsgesteuerten Na-Kanäle.

Diese öffnen sich nun schlagartig und Na-Ionen können nun, ihrem Konzentrationsgefälle folgend, in die Zelle eindringen. In Membrannähe werden diese Na-Ionen an die sich dort befindenden Protein-Anionen gebunden. Dadurch wird die Membran weiter depolarisiert, und das Membranpotenzial nimmt weiter ab. Zu einem bestimmten Zeitpunkt erreicht das Membranpotenzial 0 mV, da die Anionen auf der Membraninnenseite durch die einströmenden positiv geladenen Na-Ionen neutralisiert werden.

Es strömen aber immer noch Na-Ionen in die Zelle hinein, sodass das Zellinnere gegenüber dem Zelläußeren sogar bis zu 30 mV positiv wird. Dabei wird die Membran-Außenseite negativ. Es hat also eine Ladungsumkehr stattgefunden: Die Membran wurde an dieser Stelle *umpolarisiert* (Abb. 2.3).

Nun werden die Na-Kanäle wieder geschlossen und es öffnen sich die K-Kanäle. Dadurch fließen die K-Ionen (auch ihrem Konzentrationsgradienten folgend) aus der Zelle heraus. Hierdurch nimmt die positive Ladung an der Membraninnenseite wieder ab, bis sie schließlich negativ wird. Die Außenseite wird entsprechend positiv und der Normalzustand hat sich wieder eingestellt. Die Membran hat sich *repolarisiert* (Abb. 2.4).

Da der K-Ausstrom zuerst über sein Ziel hinausschießt, wird die Spannungsdifferenz für kurze Zeit (0,5–1 ms) etwas größer als das Ruhepotenzial. Man spricht von einer Hyperpolarisation der Membran. Durch die Tätigkeit

2.2 Aktionspotenzial

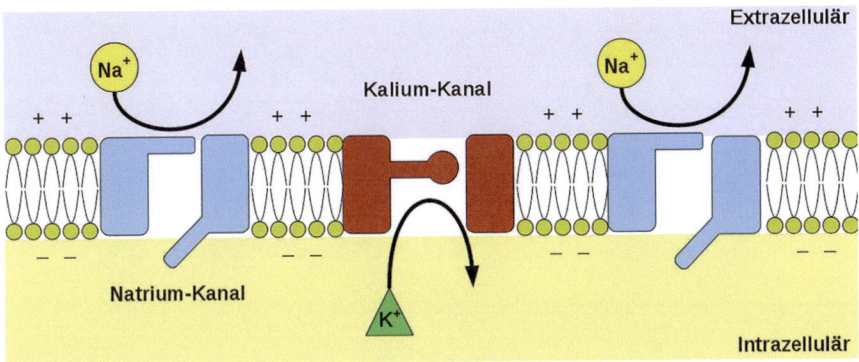

Abb. 2.1 Aktionspotenzial, Ruhephase. Die Na-Kanäle sind aktiviert, aber geschlossen

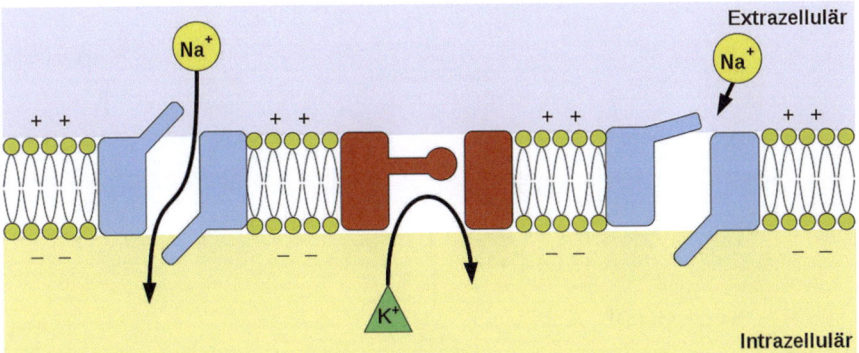

Abb. 2.2 Aktionspotenzial, bevor der Schwellenwert erreicht wird. Einige Na-Kanäle öffnen sich

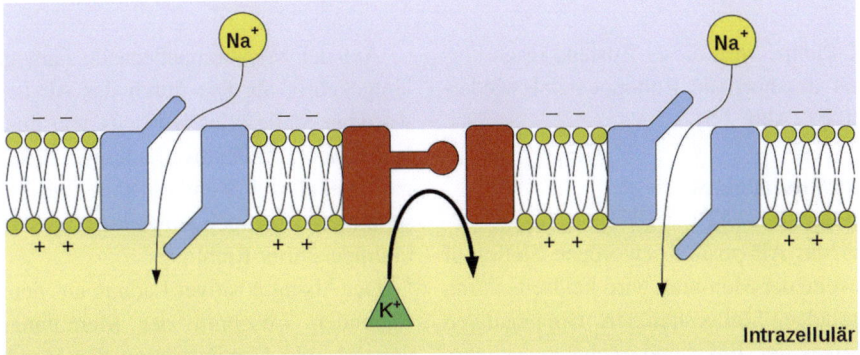

Abb. 2.3 Aktionspotenzial, Depolarisationsphase. Der Schwellenwert wurde überschritten, alle Na-Kanäle (lokal) öffnen sich

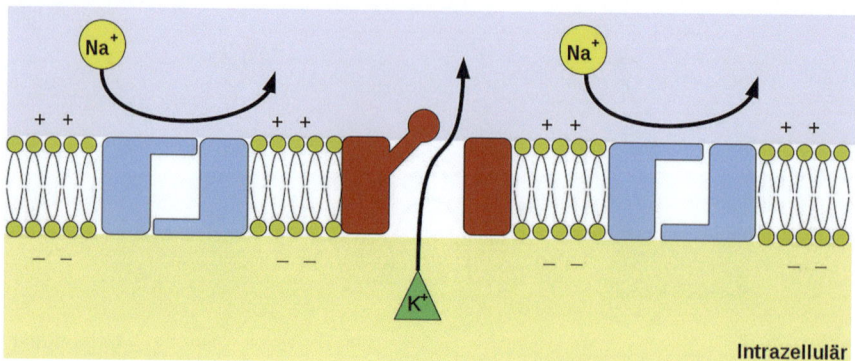

Abb. 2.4 Aktionspotenzial, Repolarisationsphase. Die Na-Kanäle sind geschlossen und deaktiviert. Die Membran ist absolut refraktär

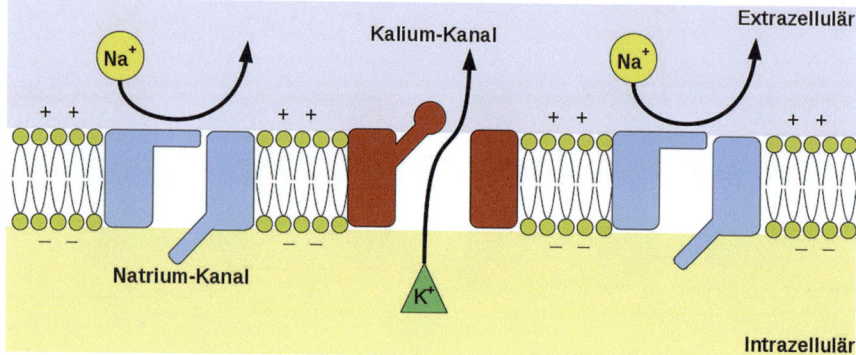

Abb. 2.5 Aktionspotenzial, Ende der Repolarisationsphase. Die Na-Kanäle sind geschlossen, aber aktiv. Die Membran ist relativ refraktär

der Na-K-Pumpe wird dieser Zustand rasch korrigiert, bis das normale Ruhepotenzial wiederhergestellt ist (Abb. 2.5).

Die Weiterleitung eines Aktionspotenzials (AP)

Die durch das AP positiv gewordene Stelle auf der Innenseite der Membran wird beidseits durch negativ geladene Stellen flankiert. Die negativen Protein-Ionen der links und rechts gelegenen, noch negativ geladenen Stellen ziehen jetzt Na-Ionen an, welche zu diesen negativ gelegenen Stellen wandern. *Es fließt also ein elektrischer Strom.* Dadurch werden nun diese Stellen positiver (neutralisiert), wodurch die Membran sich neu depolarisiert.

Auf der Membranaußenseite läuft genau das Umgekehrte ab. Die durch das AP negativ gewordene Stelle wird beidseits von positiven K-Ionen flankiert. Positive Ladungen fließen zur negativ geladenen Membranstelle, auf der Außenseite fließt also auch ein elektrischer Strom, aber in umgekehrter Richtung.

Der Abzug positiver Ladung aus dem dem AP folgenden Abschnitt der Membranaußenseite verstärkt die Depolarisation der Membran. Sobald der Schwellenwert erreicht wird, entsteht an dieser Stelle ein Aktionspotenzial: Die Na-Kanäle öffnen sich, die Membran wird umpolarisiert.

Dieser Ablauf wiederholt sich entlang der ganzen Nervenfaser. Ein an einer Stelle aus-

2.4 Reizung der Zielzelle

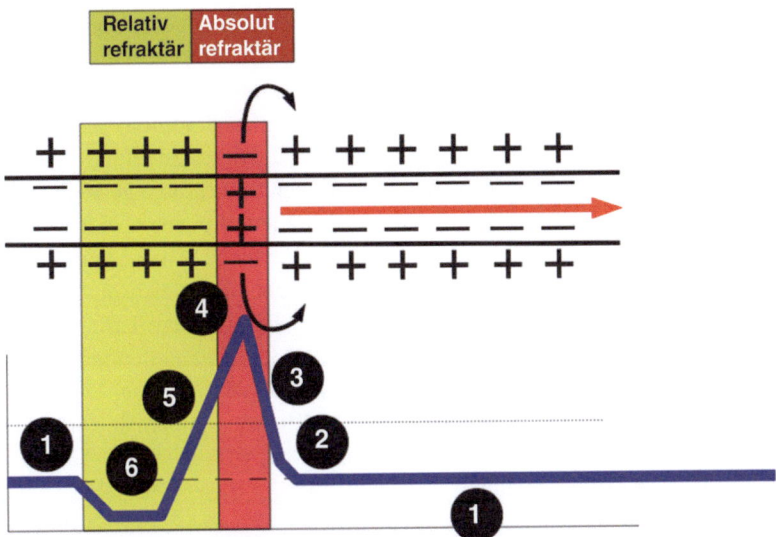

Abb. 2.6 Die Fortleitung eines Aktionspotenzials. 1 = Ruhepotenzial, 2 = Schwellenpotenzial, 3 = Depolarisationsphase, 4 = Overshoot, 5 = Repolarisationsphase, 6 = Undershoot. Das AP läuft nach rechts. Punktierte Linie = 0 mV

gelöstes AP löst also in seiner unmittelbaren Nachbarschaft ein zweites AP aus, dieses ein drittes usw. So wandern Aktionspotenziale (fortgeleitete Impulse) vom Nervenzellkörper über die Nervenfaser (Neurit) bis zu den Endbläschen.

Ein AP wird immer dann ausgelöst, wenn der Schwellenwert (das Schwellenpotenzial) erreicht wird, egal wie. Das ganze Geschehen läuft immer nach dem Alles-oder-Nichts-Gesetz ab (Abb. 2.6).

2.3 Wirkung des Aktionspotenzials am Faserende

Da, wo die Neuriten mit ihren Zielzellen in Verbindung treten, an der sog. präsynaptischen Endigung oder Terminale, sind die Nervenzellen besonders gestaltet. Man spricht von einem Endkopf. In diesem Endkopf befinden sich kleine synaptische Bläschen oder Vesikel, die einen Überträgerstoff (Neurotransmitter) enthalten. Die Vesikel können den Neurotransmitter nach außen entleeren, indem sie sich gegen die Membran bewegen und dort mit ihr verschmelzen. Der dazu notwendige Impuls wird durch ein AP ausgelöst.

Sobald nämlich das AP die Membran am synaptischen Endkopf erreicht hat, bewirkt es dort die Öffnung von spannungsgesteuerten Calciumkanälen. Ca^+-Ionen, welche extrazellulär eine viel höhere Konzentration aufweisen als intrazellulär, strömen in die Zelle hinein und bewirken dort die Entleerung der Vesikel.

Zwischen Endkopf und Zielzelle (= Synapse) befindet sich ein Spalt von etwa 10–50 nm (n = nano = 1 Milliardstel), der sog. synaptische Spalt. Vonseiten der Nervenfaser wird er von der präsynaptischen Membran gebildet, vonseiten der Zielzelle von der postsynaptischen (genauer: subsynaptischen) Membran.

2.4 Reizung der Zielzelle

Das AP im Neurit löst an der präsynaptischen Membran die Entleerung der Vesikel aus. Der Neurotransmitter (z. B. Acetylcholin) wird in den synaptischen Spalt ausgeschüttet und gelangt über den Spalt an die post- oder subsynaptische Membran der Zielzelle. Diese trägt spezifische Rezeptoren, welche mit dem Neurotransmitter wie Schloss und Schlüssel zusammenpassen. Sobald die Transmittermoleküle sich an ihren Rezeptor gebunden haben, löst dieser Kontakt in der

Zielzelle eine Reaktion aus. Im Falle der Muskelfaser öffnen sich Na-Kanäle, sodass die Muskelfasermembran depolarisiert wird. Diese Depolarisation bewirkt schließlich eine Kontraktion des Muskels.

Die Bewegung des Transmitters über den Spaltraum zu seinem Rezeptor dauert nur Bruchteile einer Millisekunde. Auch der Kontakt des Transmitters mit seinem Rezeptor kann nur kurze Zeit dauern, da sonst die Zielzelle dauererregt würde, also zwischen zwei AP keine Repolarisation mehr möglich wäre. Im Falle des Acetylcholins sorgt das Enzym Cholinesterase (= Acetylcholinesterase), das im synaptischen Spalt enthalten ist, für eine sofortige Spaltung des Acetylcholins am Rezeptor in Essigsäure (Acidum aceticum) und Cholin. Dadurch wird es unwirksam und wird wieder aufgenommen von der präsynaptischen Membran. Im Endköpfchen wird es dann wieder zu aktivem Acetylcholin zusammengesetzt.

Ein synaptisches Vesikel enthält etwa 4000 Moleküle Acetylcholin. Diese Menge wird als Quantum bezeichnet. Ein einziges Quantum kann über eine entsprechende Zahl Rezeptoren an der subsynaptischen Membran auf einer Membranfläche von 1 μm^2 über 2000 Na-Kanäle öffnen. Nach dem Ca-Ionen-Einstrom, ausgelöst durch ein eintreffendes AP, entleeren sich viele hundert Vesikel gleichzeitig.

Die Übertragung an den Synapsen kann durch chemische Substanzen (Gifte und Medikamente) beeinflusst werden, z. B. Botulin, Curare, Atropin.

Die niederfrequente Elektrotherapie betrifft den Bereich von 0–1000 Hz. Es ist der Bereich der sog. periodensynchronen Stimulation, so bezeichnet, weil jeder Impuls – oder jede Periode – ein Aktionspotenzial auslöst. Nun ja, fast jeder Impuls. Eigentlich weiß es keiner so genau. Auf Anfrage hatten mehrere Spezialisten keine Antwort auf die Frage, was denn wohl die maximale Depolarisationsfrequenz eines menschlichen peripheren Nerven sei. Ausgehend von einer absolut refraktären Phase von 1 ms und einer relativ refraktären Phase von 2 ms kommt man rein rechnerisch auf eine maximale Depolarisationsfrequenz von etwa 330 Hz. Altmeister Edel hat der Zweiteilung vom Über-Altmeister Kowarschik die Mittelfrequenz hinzugefügt und daraus eine Dreigliederung gemacht, wobei ihm 1000 als Abgrenzung wohl als schöne runde Zahl zugesagt hat. Diese Einteilung hat sich bis heute im deutschen Sprachraum gehalten.

Zur Niederfrequenz zählt man ziemlich viele unterschiedliche Anwendungen, die in diesem Buch nicht alle gleich ausführlich besprochen werden. Die Gründe dafür werden in den entsprechenden Kapiteln dargelegt. Ehe wir zu den Anwendungen kommen, wird sich der Leser etwas Theorie zu Gemüte führen müssen. Ohne geht es halt wirklich nicht. Auf geht's.

2.5 Was ist Elektrotherapie?

Ganz einfach gesagt ist Elektrotherapie die therapeutische Anwendung von Strom.

Dies umfasst den Einsatz von Gleichstrom und Impulsströmen in verschiedenen Formen. Elektrotherapieverfahren im Niederfrequenzbereich (= NF-Bereich) bezeichnet man auch als Reizstromtherapie-Verfahren.

Durch die Einwirkung von elektrischen und elektromagnetischen Kräften werden mit einem therapeutischen Ziel im Körper physikalisch-chemische Prozesse ausgelöst und/oder neurophysiologische Mechanismen in Gang gesetzt.

Alle Zellen im menschlichen Körper besitzen ein Membranpotenzial. Dieses Membranpotenzial kann durch die Einwirkung von elektrischen Strömen beeinflusst werden. Da es sich hier um einen elektrischen Reiz handelt, kann man in diesem Fall von einer adäquaten Reizung sprechen. Dies gilt speziell für Strukturen, die auf die Bildung und Leitung von Erregungen (Aktionspotenzialen) spezialisiert sind, wie Nervenzellen, verschiedene Rezeptoren und Muskelzellen.

Die Wirkung der niederfrequenten Elektrotherapie basiert nachweislich auf folgenden physiologischen Phänomenen:

- Reizung von 80 % der C-Fasern und 30 % der Aδ-Fasern führt zu einer Erythembildung, zur Desensibilisierung und reversiblen Zerstörung

dieser Fasern und konsekutiv zu einer Schmerzhemmung.
- Reizung von Aβ-Fasern führt zu einer segmentalen und deszendierenden Schmerzhemmung.
- Reizung von Aδ-Fasern führt zur segmentalen, deszendierenden und zentralen Schmerzhemmung.
- Reizung von C-Fasern führt zur deszendierenden und zentralen Schmerzhemmung.

2.6 Gleichstrom

Ein Gleichstrom ist ein Strom von Ladungsträgern, der während der Flusszeit sowohl seine **Richtung** als auch seine **Stärke** nicht verändert. In einem technischen Leiter wie einem Metall handelt es sich dabei um einen Elektronenstrom, beim Menschen hingegen, wie bei einer Lösung in einem Gefäß, um einen Ionenstrom. Man bezeichnet ein Metall als „Leiter 1. Ordnung" oder „1. Art", „1. Klasse" und den Menschen, genauso wie eine Flüssigkeit, als „Leiter 2. Art". Ein Transport von geladenen Teilchen (egal welcher Art) wird als elektrischer Strom bezeichnet.

Statt von einem Gleichstrom spricht man häufig von einem galvanischen Strom, Luigi Galvani zu Ehren. Der lebte von 1737 bis 1798 und war ein italienischer Anatom und Geburtshelfer. Er wird durch seinen Froschschenkelversuch nicht ganz zu Recht als Begründer der Elektrophysiologie betrachtet. Beim Sezieren eines auf einer Metallunterlage liegenden toten Frosches beobachtete er, dass, wenn er (oder sein Assistent, hier gibt es mehrere Versionen) mit seinem Skalpell den Froschschenkel berührte, dieser Schenkel zuckte. Muskelaktivität hatte also irgendwie mit Elektrizität zu tun. Er glaubte, dass Tiere in ihrem Körper Elektrizität erzeugen und dass eine Flüssigkeit in ihren Nerven Elektrizität zu den Muskeln transportiert und dadurch Bewegung verursacht. Er glaubte auch, dass Zitteraale zusätzliche Mengen dieser Flüssigkeit aufbauen und sie zur Abgabe von Elektroschocks verwenden könnten. Auf die Idee muss man mal kommen. Mary Shelley hat dann 1817 diese Erkenntnis als Grundlage für ihre Geschichte über einen gewissen Victor Frankenstein benutzt. Als eigentlichen Begründer der Elektrophysiologie müsste man Alessandro Graf von Volta betrachten, denn der erfand 1799–1800 die Voltaische Säule, den Vorläufer der Batterie. Voltas Batterie ermöglichte zum ersten Mal überhaupt die Anwendung eines konstanten elektrischen Stroms. Die Batterie von Volta war eine absolut entscheidende Erfindung in der Entwicklung unserer technologiebasierten Zivilisation. Voltas Säule bestand aus in Reihen geschalteten Zink-Kupfer-Plättchen, mit Filzscheiben dazwischen, die in Kochsalzlösung oder Lauge getränkt waren (das Elektrolyt) (Abb. 2.7).

Befestigt war die elegante Konstruktion an in Holz eingelassenen Glasstäben. Im Laufe der folgenden Jahre verbesserte Volta seine Batterie, indem er als Elektrodenmaterial zunächst Zinn, Messing oder Silber verwendete. Die besten Ergebnisse bekam er mit den Metallpaaren Silber-

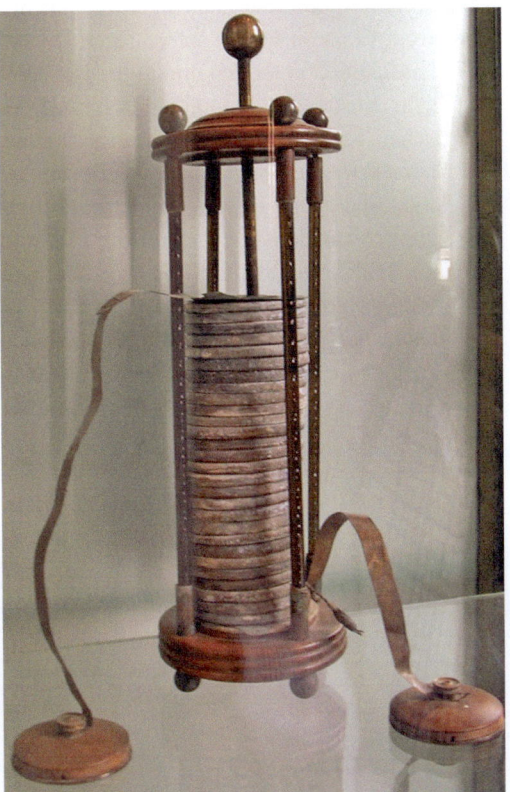

Abb. 2.7 Voltas Säule

Zink und Kupfer-Zink. Volta fand zudem heraus, dass sich der Energiefluss umkehren ließ, anders gesagt, dass die Säule durch Stromzufuhr wieder aufgeladen werden konnte. Er hatte also mit seiner Säule nicht nur die elektrische Zelle, sondern auch die Batterie (mehrere elektrische Zellen im Verbund) und den Akkumulator (wiederaufladbare Batterie) erfunden. Der große Vorteil seiner Erfindung lag darin, dass jeder, der über ein Paar Silber- oder Kupfermünzen und etwas Zink verfügte, seine eigene Batterie basteln konnte. Um Voltas Beitrag zur Wissenschaft zu ehren, wurde dann im Jahre 1881 beschlossen, die Einheit für elektrisches Potenzial „Volt" zu nennen.

Was passiert da denn eigentlich?
Der Autor wurde während eines Kurses von einem Teilnehmer darauf hingewiesen, dass eine Hüftendoprothese eine Kontraindikation sei für eine Zweizellenbad-Anwendung an beiden Beinen. Schauen wir uns das mal genauer an. Es fließen beim Menschen keine Elektronen von der Kathode zur Anode und auch nicht umgekehrt: Jedes freie Elektron würde sofort durch ein Ion einverleibt. Direkt unter den und in der Nähe der jeweiligen Elektroden kommt es aufgrund der elektrischen Kräfte zu einer Ionenverschiebung. Die Anionen wandern einige wenige Zentimeter zur Anode und geben da ihr(e) Elektron(en) ab. Die Kationen wandern zur Kathode und bekommen da ein Elektron (oder mehr, je nach Ladung). Die Anode stößt zudem die positiven Ionen ab, an der Kathode passiert dies mit den negativen Ionen (Abb. 2.8). Es fließt also immer ein Ionenstrom in zwei Richtungen. Das Konzept eines absteigenden oder aufsteigenden Stromes ist also physikalisch unsinnig.

Weshalb ist es denn nicht zu empfehlen, direkt über oder ganz in der Nähe von Metall einen Gleichstrom zu applizieren? Nun, das elektrische Feld wirkt sich auf alle Ladungsträger in seinem Einflussbereich aus. Die Elektronen im implantierten Metall werden durch die Anode angezogen und von der Kathode abgestoßen. So kommt es im Metall in der Nähe der Elektroden zu einer Ladungsverschiebung durch Influenz, das ist die räumliche Verschiebung elektrischer Ladung durch die Einwirkung eines elektrischen Feldes. Und diese am Implantat konzentrierte Ladungsverschiebung kann im umliegenden Gewebe zu unerwünschten elektrochemischen Prozessen führen. Es ist bei der Elektrotherapie nämlich nicht der Strom an sich, der Probleme macht, sondern die durch den Strom verursachten chemischen Reaktionen. (Nebenbei: Thermische Schädigungen aufgrund nichttherapeutischer Anwendungen werden hier nicht erörtert.) Die chemischen Reaktionen führen zu einer pH-Wert-Veränderung, und das ist potenziell gewebeschädigend. Darüber später mehr. Das elektrische Feld ist tatsächlich außerordentlich schwach. Sämtliche Autoren von Elektrotherapiebücher sind sich dennoch darüber einig, dass Metall, welches sich im direkten Behandlungsfeld oder in der *Nähe* von zwei Elektroden befindet, eine Kontraindikation für Gleichstromanwendungen darstellt. Wie nun aber „in der Nähe" definiert werden soll, wurde leider nie genau bestimmt.

Abb. 2.8 So fließen Ionen im menschlichen Körper. Schwarz: Anionen, rot: Kationen

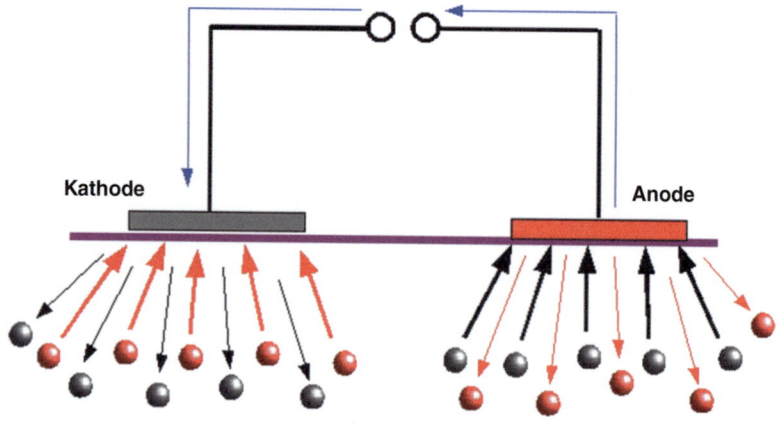

5 cm? 10 cm? Von der Iontophorese wissen wir, dass Ionen nach 40-minütiger Anwendung nur etwa 2 cm durch das Gewebe transportiert werden (Panus et al. 1999). Dies deutet an, dass der Einfluss eines solch schwachen elektrischen Feldes sich auf wenige Zentimeter entfernt von den Elektroden beschränkt. Die oben erwähnte Situation (Zellenbad-Hüftendoprothese-Kontraindikation) ist also völlig harmlos. Messungen betreffend, wo und wann tatsächlich Schädigungen auftreten, gibt es leider keine.

Hier ist der gesunde Menschenverstand gefragt.

Befindet sich bei einer lokalen Anwendung von Gleichstrom oder eines Impulsstromes mit einem Gleichstromanteil (= nichtkompensierter Impulsstrom) Metall im Behandlungsareal, so ist dies unbedingt eine Kontraindikation für eine solche Anwendung. Mit „lokal" ist eine Anwendung z. B. an einem Knie gemeint, wobei die Elektroden medial und lateral des Knies platziert werden. Wenn sich bei diesem Knie z. B. in der Tuberositas tibiae nach einer Tuberositasversetzung eine Schraube befindet, ist hier eine Gleichstromanwendung (oder Behandlung mit einer Stromform mit einem Gleichstromanteil) absolut kontraindiziert.

Hat der Patient kein Metall im Knie, sondern eine Hüftendoprothese, ist dies *keine* Kontraindikation für eine Behandlung am Knie. Wird ein Patient wegen Vorfußproblemen lokal am Vorfuß behandelt und hat er eine Schraube im lateralen Malleolus (am selben Bein, versteht sich), ist dies *keine* Kontraindikation für die Fußbehandlung. Befindet sich bei diesem Patienten eine Elektrode am Vorfuß und die andere an der Wade, wird's spannend: Wer kann schon mit Sicherheit sagen, was 15–20 cm von den Elektroden entfernt passiert? Es gibt aber zum Glück genügend andere therapeutische Optionen, also lassen wir uns vorsichtshalber etwas anderes einfallen.

2.7 Physikalische Grundlagen

Zum besseren Verständnis der Vorgänge wird nachfolgend ausführlich auf verschiedene physikalische Grundlagen eingegangen.

2.7.1 Elektrolyse

Unter Einfluss von Strom können Stoffe gespalten werden. Diesen Prozess nennt man Elektrolyse, und er ist für uns vor allem wegen seiner potenziell schädigenden Wirkung von Interesse. In den wässrigen Lösungen von Salzen, Säuren und Basen findet eine elektrolytische Dissoziation in Ionen statt. Das bedeutet, dass ein Salz, wie zum Beispiel NaCl, in einer Lösung nicht als NaCl vorkommt, sondern als Na^+-Ion und als Cl^--Ion. Dies gilt für Lösungen in einem Gefäß und genauso für Lösungen im menschlichen Körper. Beim Anlegen eines Gleichstroms von ausreichender Stärke kommt es in einer solchen Lösung (und im Körper) zu einer Ionen-Wanderung (ist eigentlich doppelt gemoppelt, da „ion" im Altgriechischen „Gehendes, Wanderndes" bedeutet). Die positiv geladenen Na-Ionen werden unter Einfluss dieses Gleichstromes Richtung Kathode (negativer Pol) wandern, deshalb nennt man sie Kationen. Die negativ geladenen Cl-Ionen wandern zur Anode (positiver Pol) und heißen deshalb Anionen.

Nebenbei: Das kommt auch wieder aus dem Griechischen: kata = hinunter/herab, hodos = Weg, also der Weg hinunter, ana = hinauf, also der Weg hinauf.

Der Mensch ist elektrisch betrachtet ein Leiter 2. Ordnung. Das bedeutet, dass ein Strom im menschlichen Körper nicht von Elektronen, sondern von Ionen getragen wird. Anders formuliert: Elektrische Ströme im menschlichen Körper sind immer Ionenströme. Die Ladungen werden beim Gleichstrom in technischen Systemen definitionsgemäß vom positiven Pol (Anode) zum negativen Pol (Kathode) transportiert, von plus nach minus. Aber: Die Kathode hat einen Elektronenüberschuss, die Anode einen Elektronenmangel, deshalb fließen in einem Leiter 1. Ordnung die Elektronen in Wirklichkeit von der Kathode zur Anode. Diesen Widerspruch gibt es, weil man früher die tatsächliche Bewegungsrichtung der Elektronen nicht kannte – für uns unwichtig, es ist aber etwas verwirrend.

Nun zur Elektrolyse: Unter Elektrolyse versteht man also die Aufspaltung eines Stoffes unter Einfluss von elektrischem Strom. Wenn

Strom mittels Elektroden durch reines Wasser geleitet wird, kommt es zur Bildung von Sauerstoff und Wasserstoff und zu pH-Veränderungen. Genau die gleichen Reaktionen treten auf, wenn man Strom am Menschen appliziert, und die pH-Veränderungen sind potenziell gefährlich, weil dadurch das Gewebe lokal geschädigt werden kann.

Die Reaktionen laufen im verwendeten Schwamm und teilweise im Gewebe unter den Elektroden ab. Deshalb wird im Nachfolgenden ziemlich ausführlich auf diese Reaktionen eingegangen. Die Reaktionen, die im Gewebe während einer Gleichstromapplikation ablaufen, sind außerordentlich komplex. Dies speziell in Situationen, bei der aufgrund entzündungsartiger Prozesse der Gewebe-pH bereits niedriger ist. Es ist also anzunehmen, dass außer den beschriebenen Reaktionen noch viele andere Reaktionen ablaufen.

2.7.2 Elektrolyse von Wasser

Reines Wasser besteht nicht nur aus H_2O. Eins von 10.000.000 Wassermolekülen ist dissoziiert (zerfallen) gemäß der Gleichung $2\,H_2O = H_3O^+ + OH^-$

Aus diesem Grund ist Wasser ein Leiter 2. Ordnung (elektrolytischer Leiter). Wenn nun über zwei Elektroden an einem Wassergefäß ein elektrischer Strom angelegt wird, wandern die H_3O^+-Ionen zur Kathode und die OH^--Ionen zur Anode. An den Elektroden treten die im Nachfolgenden beschriebenen Reaktionen auf. Die Elektrolyse wird beschrieben, wie diese in getrennten Kammern auftritt, weil dies der Situation bei der Elektrotherapie entspricht, wobei ja zwei getrennte Elektroden verwendet werden.

2.7.2.1 Kathode
Die Kathode ist (selbstverständlich nur, wenn eine Spannung angelegt ist) negativ geladen aufgrund des bestehenden Elektronenüberschusses. Wassermoleküle nehmen an der Kathode Elektronen auf und es entstehen Wasserstoff und Hydroxid-Ionen (OH^-). Die zur Kathode gewanderten H_3O^+-Ionen (= Hydronium-Ionen; „nackte" Protonen kommen praktisch nicht vor) nehmen an der Kathode ein Elektron auf und werden zu H-Atomen reduziert. Diese H-Atome verbinden sich sofort zu H_2-Molekülen (Wasserstoff) und steigen an der Kathode als Gasbläschen auf. Die Hydroxid-Ionen bleiben zurück, deshalb wird die Lösung zunehmend alkalisch (= basisch), der pH-Wert steigt an.

Gleichungen:

$$4H_3O^+ + 4e- \rightarrow 2H_2 + 4H_2O$$

und

$$4H_2O + 4e- \rightarrow 2H_2 + 4OH^-$$

2.7.2.2 Anode
An der Anode herrscht ein Elektronenmangel. Wassermoleküle geben Elektronen ab, und es entstehen Sauerstoff und Hydronium-Ionen. Die zur Anode gewanderten OH^--Ionen (Hydroxid-Ionen) geben ihr Elektron ab und werden zu OH oxidiert. Vier solche OH-Verbindungen bilden sofort Wassermoleküle und Sauerstoffatome. Diese Sauerstoffatome verbinden sich zu O_2-Molekülen, und diese steigen an der Anode als Gasbläschen auf. Das H_3O^+ bleibt zurück, die Lösung wird zunehmend sauer, der pH-Wert nimmt ab.

Gleichungen:

$$6H_2O \rightarrow O_2 + 4H_3O^+ + 4e^-$$

und

$$4OH^- \rightarrow O_2 + 2H_2O + 4e^-$$

Wenn diese Reaktionen in einem Gefäß mit getrennten Kammern auftreten, bleiben die OH^--Ionen an der Kathode und die H_3O^+-Ionen an der Anode in der Lösung. Mit der Zeit reichern sie sich hier an und es kommt zu einer pH-Wert-Veränderung. An der Kathode steigt der pH-Wert an, umso mehr, da die H_3O^+-Ionen aus der Lösung verschwinden: Die Lösung wird deshalb zunehmend alkalisch. An der Anode sinkt der pH-Wert, analog zur Reaktion an der Kathode: Aus diesem Grund wird die Lösung hier zunehmend sauer. Aus den Gleichungen ist ersichtlich, dass an der Kathode doppelt so viele Bläschen entstehen wie an der Anode. Diese Tatsache kann man ausnutzen, wenn man nicht weiß, welche Elektrode die Kathode ist. Beide Elektroden in ein Glas mit Wasser hängen, Gleichstrom einstellen, Strom aufdrehen. Da, wo's die meisten Bläschen gibt, ist die Kathode.

In einer Kochsalzlösung finden sich H_2O, H_3O^+ und OH^-, Na^+ und Cl^-. Setzt man diese Mischung unter Strom, läuft die oben erwähnte Kathoden-Reaktion genau gleich ab. Da Wasserstoff edler als Natrium ist, nimmt es „bereitwilliger" ein Elektron auf. Anders ausgedrückt: Das H_3O^+ lässt sich leichter reduzieren als Na^+. Es entsteht also kein Natrium, zum Glück.

An der Anode hingegen kann außer Sauerstoff etwas Chlorgas entstehen. Befinden sich in einer Lösung mehrere Anionenarten, die oxidiert werden können, werden zuerst diejenigen oxidiert, die in der Redoxreihe am nächsten am Spannungsnullpunkt liegen, also ein schwächeres positives Normalpotenzial besitzen. Das Normalpotenzial von O beträgt + 1,23, das von Cl + 1,36. Da diese Potenziale sehr nahe beieinander liegen, kann an der Anode neben Sauerstoff etwas Chlorgas entstehen. Dieses Chlorgas reagiert mit Wasser und es entsteht zusätzliches H_3O^+.

2.7.2.3 Gerät abgestellt, Patient spürt trotzdem Strom

Kurz nach Abschaltung des Stromes bei einer Elektrolyse kann man mit einem Ampèremeter einen Stromausschlag in die andere Richtung feststellen. In dieser kurzen Phase setzt der umgekehrte Prozess der Elektrolyse ein, nämlich die Bildung einer galvanischen Zelle. Hierbei wird nicht Strom verbraucht, sondern es wird kurzzeitig Strom erzeugt. Patienten nehmen dieses Phänomen als Kribbeln wahr, nachdem der Strom abgeschaltet wurde, zum Beispiel nach einer Iontophorese. Und so mancher Kollege hat schon befürchtet, das Gerät sei defekt …

2.7.3 Verätzung

Gehen wir mal davon aus, dass die Elektrolyse nun nicht in einem Behälter, sondern in einem Schwamm auf und in der Haut eines Patienten während der Elektrotherapie stattfindet.

Die OH^-- und H_3O^+-Ionen können, falls sie in genügender Konzentration vorkommen, eine sog. *Verätzung* verursachen: eine hässliche, schmerzhafte Schädigung der Haut. Die durch die Lauge unter der Kathode verursachte Verätzung nennt man Kolliquationsnekrose (das verätzte Gewebe ist relativ feucht). Die unter der Anode aufgetretene Verätzung (durch die Säure) heißt Koagulationsnekrose. Hier bleibt das Gewebe fester, die Haut trocknet etwas aus.

Eine Verätzung ist immer ein Kunstfehler. Punkt.

Sie tritt nur auf, wenn die benutzten Schwämme nicht genügend nass sind, wenn die Intensität zu hoch aufgedreht wird oder wenn die Elektroden direkt mit der Haut Kontakt haben. Sehr häufig tritt sie auf bei Patienten mit Sensibilitätsstörungen, trophischen Störungen der Haut bei Diabetikern oder wenn der Patient meint, das bisschen Schmerz könne man schon aushalten. Sofortmaßnahmen bei einer Verätzung sind Spülungen, Wundversorgung und ggf. Konsultation eines Arztes. Zur Dokumentation sollte die Stelle fotografiert werden. Eine Entschuldigung beim Patienten ist auch angebracht (Abb. 2.9).

Dieses Phänomen tritt nicht nur auf bei Gleichstrom-Anwendungen auf, sondern kann auch bei Impulsstromverfahren wie diadynamischem Strom auftreten. Je länger der Impuls dauert, umso ausgeprägter die chemische Reaktion, umso größer die Verätzungsgefahr. Bei den sehr kurzen kompensierten Impulsen beim Mittelfrequenz-Verfahren oder bei den kompen-

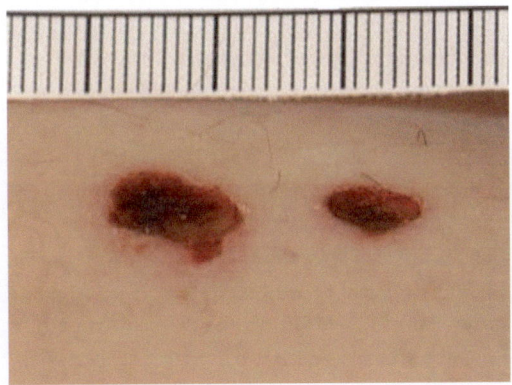

Abb. 2.9 Verätzung

sierten TENS-Impulsen sieht das anders aus. Da die Polarität der Elektroden dauernd wechselt, werden die chemischen Veränderungen, die während einer Phase abgelaufen sind, in der nächsten Phase kompensiert; somit ist auch die Verätzungsgefahr hier fast, aber nicht ganz, gleich Null. Gewebeschädigungen können trotzdem auftreten (siehe Abb. 2.9). Mehr dazu im Kap. 3.

2.7.4 Gleichstromanteil oder galvanische Komponente

Technisch gesehen entspricht ein nichtkompensierter Impulsstrom einem kompensierten Impulsstrom (Wechselstrom), überlagert von einem Gleichstrom, da sich jeder Impulsstrom in einen Wechselstromanteil und einen Gleichstromanteil zerlegen lässt. Unter „Gleichstromkomponente" oder „Gleichstromanteil" (auch „galvanische Komponente") versteht man also die Differenz zwischen einem nichtkompensierten Impulsstrom und einem kompensierten Impulsstrom gleicher Form, auf Neudeutsch „AC current with DC offset". Da also jeder nichtkompensierte Impulsstrom einen Gleichstromanteil besitzt, tritt auch im Gewebe eine entsprechende Wirkung wie bei normalem Gleichstrom auf. Je länger die Phasendauer eines Impulsstromes, umso ausgeprägter ist diese gleichstromähnliche Wirkung. Ein Impulsstrom mit einer Frequenz von 100 Hz wie diadynamischer Strom mit einer Phasendauer von 10 ms wird eine größere gleichstromähnliche Wirkung erzielen als mit einer Phasendauer von 2 ms wie beim Ultrareizstrom. Da bei Letzterem aber deutlich höhere Intensitäten verwendet werden, ist das Risiko einer Verätzung nicht geringer.

2.7.5 Definitionen

Die Stromstärke I ist die Menge an transportierten Ladungsträgern Q innerhalb einer bestimmten Zeit t. Formel: I = Q/t. Einheit C/s = Ampère A. „C" steht für Coulomb = $6,24 \times 10^{18}$ Elektronen.

Die *elektrische Leistung in Watt* ergibt sich aus dem Produkt von Spannung (in Volt) und Stromstärke (in Ampère) also: 1 W = 1 V × 1 A (1 VA)

Der Widerstand wird in Ohm (Ω) ausgedrückt. Der Hautwiderstand ist nicht konstant und wird u. a. beeinflusst durch die Dicke der Epidermis, das subkutane Fettgewebe, die Feuchtigkeit und die Durchblutung der Haut und die Trophik. Außerdem beeinflussen die Impulsdauer, die Impulsform und die Frequenz den Widerstand. Die Fachliteratur spricht von etwa 500 Ω bis 1,3 kΩ.

Die Maßeinheit für die *Stromstärke* ist Ampère und wird mit „A" abgekürzt, während die *Spannung* in Volt, d. h. „V", angegeben wird. In der Elektrotherapie wird mit Milliampere (mA) gearbeitet.

Die Spannung in Volt ist die Kraft, die aufgewendet werden muss, um einen Strom fließen zu lassen.

Es gibt eine Beziehung zwischen Widerstand, Spannung und Strom. Diese Beziehung wird beschrieben durch das Ohmsche Gesetz: Die Stärke des durch ein Objekt fließenden elektrischen Stroms ist proportional der elektrischen Spannung.

In einer Formel: R (Widerstand) = U (Volt) : I (Ampere) = Konstant

2.7.6 Stromkonstant und spannungskonstant

Anhand des Ohmschen Gesetzes lässt sich eine bestimmte Einstellung vieler Klinikgeräte erklären: die stromkonstante und spannungskonstante Leistung, auf Neudeutsch Constant Current bzw. Constant Voltage, abgekürzt CC bzw. CV. Ein Beispiel: Man macht eine Iontophorese und stellt eine Intensität von 3 mA ein. Zu Beginn hat die Haut einen bestimmten hohen Widerstand. Nach wenigen Minuten Behandlung nimmt wegen der veränderten Hautdurchblutung der Widerstand ab. Das Ohmsche Gesetz sagt, dass die Beziehung zwischen R, U und I konstant bleiben muss. Nimmt also der Widerstand ab, so muss

2.7 Physikalische Grundlagen

entweder die Spannung (in Volt) oder der Strom (in mA) im Gerät angepasst werden. Hätte man eine spannungskonstante Einstellung gewählt (was an europäischen Geräten für eine Ionto gar nicht möglich ist, es geht hier aber ums Beispiel), dann würde bei abnehmendem Widerstand der Strom, also die Intensität, in mA ansteigen. Und das ist sehr unerwünscht, da dies zu Schädigungen führen könnte. Das Gerät stellt also automatisch auf stromkonstante Leistung um (CC). In der Folge bleibt die Einstellung von 3 mA gleich. Es sieht anders aus, wenn man eine Anwendung benutzen möchte, wobei man eine Elektrode verschieben möchte, oder gar behutsam abheben und wieder aufsetzen will, zum Beispiel bei der Triggerpunktbehandlung oder bei der Muskelstimulation, wenn man mit einer kleinen Reizelektrode arbeitet. Hier wählt man die spannungskonstante Einstellung am Gerät (CV). Wenn man nun bei fließendem Strom die Elektrode behutsam abhebt und dadurch die Kontaktfläche kleiner wird, misst das Gerät einen zunehmenden Widerstand. R geht also hoch, etwas muss runter. Wenn am Gerät die Spannung in Volt konstant bleibt (CV), muss die Intensität (in mA) runter. Folglich bekommt der Patient (fast) keinen Schock. Die Möglichkeit zur Einstellung eines CC- oder CV-Betriebs ermöglicht die Suche nach Bereichen, wo der Hautwiderstand niedriger ist. Dies nennt man eine Galvanopalpation.

2.7.6.1 Galvanopalpation oder Elektropalpation zur Schmerzpunktsuche

Irgendwo am Körper befestigt man eine große, indifferente Anode. Die Stromstärke stellt man für die Such-Elektrode leicht spürbar ein. Die Stromform ist egal, am angenehmsten sind TENS-Ströme. Das Gerät wird auf Constant Voltage eingestellt, damit die Intensität (Current) zunimmt, wo der Hautwiderstand niedriger ist.

An vermuteten Schmerzpunkten fährt man mit einer kleineren Kathode (weil die Kathode je nach Impulsform etwas stärker reizt) gleichmäßig und langsam über die Haut. Am besten geht dies mit einer Leitgummi-Elektrode, entweder mit etwas Ultraschall-Kontaktgel oder in einer nassen Schwammtasche. Begegnet man nun einem Schmerzpunkt (Triggerpunkt, Akupunkturpunkt), wird der Patient, falls der Hautwiderstand geringer ist, aufgrund der konstanten Spannung lokal ein intensiveres Stromgefühl empfinden. Ziel erreicht: Punkt gefunden. Die Methode ist zwar etwas umständlich, man kann aber die auf diese Weise gefundenen Punkte anschließend sofort weiterbehandeln.

Bei *stromkonstanten* (Constant Current, CC) Geräten oder CC-Einstellungen funktioniert diese Methode nicht, da die Intensität (Current in mA) bei Widerstandsschwankungen konstant gehalten wird. Bei diesen Geräten ist aber eine gleichbleibende Ladung am zu reizenden Gewebe gewährleistet, was speziell bei der Iontophorese wichtig ist. Wenn während der Iontophorese die Intensität ansteigt (wegen des abnehmenden Widerstandes aufgrund der Durchblutungsverbesserung), dann wäre die Gefahr einer Verätzung und einer Elektrolyse des Medikamentes größer. Allgemein kann man also sagen: bei statischer Behandlung: Constant Current, bei dynamischer Behandlung: Constant Voltage.

Es gibt noch eine zweite Methode, Bereiche mit niedrigerem Hautwiderstand zu suchen. Die Methode ist für Studierende nicht ohne Spaßfaktor, aber trotzdem sehr lehrreich. Oder vielleicht auch deshalb. Folgendes Beispiel bezieht sich auf eine Untersuchung am Rücken.

- Man wählt eine eher angenehme Stromform wie High TENS und platziert eine große, indifferente Elektrode an einer bequemen Stelle, sagen wir, bei einer Schulter.
- Man schaltet das Gerät auf Constant Voltage (CV), damit im Bereich des niedrigeren Hautwiderstandes die Intensität (der Strom) ansteigt.
- Die differente Elektrode (die Kathode bei asymmetrisch kompensierten Impulsen) kommt an den eigenen Vorderarm, an der

Seite, womit man palpiert. Also beim Therapeuten und NICHT beim Patienten.
- Nun benetzt man die Finger der palpierenden Hand und man berührt den Patienten irgendwo da, wo man anschließend nicht suchen wird.
- Während man mit den palpierenden Fingern Kontakt mit dem Patienten behält, regelt man die Intensität langsam hoch, bis man den Strom in den (eigenen!) Fingerspitzen spürt. Keine Angst! Es passiert schon nichts.
- Nun fährt man langsam den Rücken hoch oder runter. An den Stellen, wo der Hautwiderstand niedriger ist, steigt die Intensität etwas an, und das spürt nun der Therapeut in den eigenen Fingerspitzen. Tataaa!

2.7.6.2 Allgemeines

Man kann sich die Kenngrößen am einfachsten dadurch vorstellen, indem man den Vergleich mit einem Wasserrohr macht. Die Stromstärke beschreibt die Menge der durchfließenden Elektronen pro Zeiteinheit, in diesem Vergleich also die durchfließende Wassermenge pro Zeiteinheit.

Die Spannung beschreibt in diesem Vergleich, unter welchem Druck das Wasser steht. Wie beim Wasser auch, kann eine hohe Spannung vorhanden sein (= hoher Wasserdruck), ohne dass ein Strom fließt (= Hahn zugedreht). Andererseits kann bei einem schon sehr geringen Druck eine sehr hohe Wassermenge pro Zeiteinheit fließen, wie es bei einem breiten Fluss der Fall ist.

Beim elektrischen Strom ist das genauso: Eine 9-Volt-Batterie kann einen derart starken Strom fließen lassen, dass damit problemlos kräftige Muskelkontraktionen ausgelöst werden können. Nur ist das Ding dann rasch leer.

Wenn die Elektronen nur in eine Richtung fließen, spricht man von Gleichstrom (galvanischer Strom). Am besten bekannt sind Gleichstromquellen wie Batterien und Akkumulatoren, aber auch sog. Netzgeräte.

Beim **Wechselstrom** ändert sich die Stromrichtung in einem bestimmtem Rhythmus (= Frequenz). Eine Frequenz von zum Beispiel 50 Hz (Netzstrom) bedeutet, dass der Strom 100-mal pro Sekunde seine Richtung wechselt (50-mal hin und zurück).

Ein Wechselstrom hat immer einen Mittelwert = 0, es fließt also netto kein Strom. Der oft gehörte Ausdruck „kompensierter Wechselstrom" ist falsch. Wäre der Wechselstrom asymmetrisch, also nicht kompensiert, dann wäre das ein „AC current with DC offset".

Bekanntestes Beispiel für eine Wechselstromquelle ist die Steckdose, die Teil einer 230-Volt-Installation ist. Auf den ersten Blick scheint es unsinnig, Strom mal in die eine und kurz darauf in die andere Richtung zu schicken. Dies ist aus technischer Sicht aber erforderlich, weil man nur bei Wechselstrom Spannungen einfach transformieren kann. Überlandleitungen arbeiten z. B. mit 380.000 V (= 380 kV), während Hauptverteilungsstränge in der Stadt mit 10.000 oder 20.000 V (= 10 kV bzw. 20 kV) und im „Lichtnetz" mit 230 V betrieben werden. Diese Spannungen muss man ineinander umwandeln, was bei Wechselstrom leicht und fast verlustlos mit einem Transformator erfolgen kann, bei Gleichstrom in direkter Form aber überhaupt nicht möglich ist.

2.8 Spezielle physiologische Grundlagen des Gleichstroms

2.8.1 Relevante Untersuchungen

Gleichstrom wurde (und wird) traditionell für einer Vielzahl von Indikationen eingesetzt. Nicht ohne Grund, denn die Erfahrung und Untersuchungen zeigen, dass der Einsatz in gewissen Fällen durchaus erfolgreich ist. Weshalb eine Wirkung eintritt, wird meistens auf relativ einfache Weise erklärt: Aufgrund „komplexer Vorgänge" erzielt man eine Durchblutungsverbesserung und eine Schmerzlinderung. Die Kathode erhöht lokal die Erregbarkeit über das Herabsetzen des Membranpotenzials, dies nennt man den Katelektrotonus. Die Anode bewirkt das Gegenteil. Eine sog. Längsdurchflutung, wobei die Kathode proximal liegt, bezeichnet man traditionell als aufsteigende Galvanisation, welche erregend wirken soll. Liegt die Anode proximal,

2.8 Spezielle physiologische Grundlagen des Gleichstroms

spricht man von einer absteigende Galvanisation, welche beruhigend wirken soll. Das Problem bei dieser Behauptung ist, dass die zugrunde liegenden Untersuchungen an Fischen, Fröschen und Würmer gemacht wurden. Holzer und Scheminsky haben 1942/1943 Untersuchungen an Menschen durchgeführt. Die Untersucher stellten fest, dass der Patellarsehnenreflex nach einer aufsteigenden Stangerbad-Anwendung (Kathode am Kopf) verstärkt war und nach einer absteigenden Anwendung (Anode am Kopf) abgeschwächt (Falkenbach und Wendt 1993).

Eine Untersuchung an gesunden Probanden durch Falkenbach und Wendt (1993) konnte bezüglich Einfluss auf den Sympathikus (Butdruck und Herzfrequenz), auf die Konzentrationsfähigkeit, die Reaktionszeiten und auf das subjektive Wohlbefinden keinen Unterschied feststellen zwischen einer aufsteigenden oder absteigenden Anwendung vom Stangerbad. Die Autoren halten als positives Ergebnis ihrer Untersuchung fest, dass Autofahren nach einer deszendierenden Behandlung gefahrlos sei. Trnavsky hat die Auswirkung einer absteigenden Gleichstromanwendung auf den Hoffmann-Reflex am M. triceps surae untersucht und keine Veränderung festgestellt (Trnavsky 1984). Mehr dazu im Abschnitt zum Thema Stangerbad.

Die Durchblutungsverbesserung ist allerdings evident, vor allem unter der Kathode kommt es nach wenigen Minuten zu einer sehr deutlichen Rötung. Die Schmerzlinderung tritt nach Edel (1977) während der Behandlung unter der Anode auf, weil hier eine Hyperpolarisation vorübergehend eine Leitungsblockade verursacht, der sog. Anelektrotonus. Interessanterweise tritt eine Schmerzlinderung auch unter der Kathode auf, und dies lässt sich traditionell mit der Durchblutungsverbesserung erklären, weil deshalb vermehrt Entzündungsmediatoren ausgeschwemmt würden. Wagner (1995) widerspricht dem, er hält die Kathode für die wirksamere Elektrode bei der Schmerzlinderung und setzt diese in Relation zur Hyperämie. Der Gleichstrom bringt leider als sehr großen Nachteil die Gefahr einer Verätzung mit. Da wären doch die kompensierten TENS-Ströme viel bequemer anzuwenden und können

erst noch zu Hause eingesetzt werden. Außerdem gibt es für TENS mittlerweile eine Menge Publikationen, welche die Wirksamkeit belegen, ein Muss in Zeiten der EBM. Sollten wir deshalb den Gleichstrom abschreiben? Keineswegs!

Im Nachfolgenden folgt eine auf wissenschaftlicher Literatur basierende Rehabilitation für den Gleichstrom. In den 1990er-Jahren des vorigen Jahrhunderts haben mehrere Autoren bereits auf die Capsaicin-artige Wirkung von Gleichstrom hingewiesen, aber der Autor hat den Eindruck, dass sich diese Idee nie so richtig durchgesetzt hat. Schauen wir uns zuerst die Literatur an.

- Schnizer et al. (1993) haben nachgewiesen, dass eine Vorbehandlung mit Capsaicin das Gleichstromerythem unterdrückt. Parameter: Elektroden 30 cm^2, 0,1 mA/cm^2, 10 min. Die Eryhteme nach einer Wärmebehandlung und CO_2-Bad blieben unverändert. Die Autoren vermuten beim Entstehungsmechanismus des Erythems eine neurogene Beteiligung, vermutlich Capsaicin-artig.
- Berliner hat mit einer Doppler-Flowmetrie nachgewiesen, dass bei gesunden Probanden die Hautdurchblutung unter der Kathode 700 % vom Ausgangswert betrug, unter der Anode 120 %. Der Gleichstrom wurde mittels ein Zweizellenbad appliziert, 14 min, 7–18 mA (Berliner 1997).
- Schöps et al. (1998a, b) haben in einem Versuch zur Objektivierung der Durchblutungsverbesserung während einer Gleichstromanwendung am Rücken bei gesunden Probanden mit Laser-Doppler-Flussmessung den Verlauf der Entwicklung der Eryhteme in die Haut unter den Elektroden gemessen. Parameter: selbstklebende, leitfähige Gummielektroden (56 × 56 mm), 0,1 mA/cm^2, 30 min. Das Kathodenerythem war bereits nach 15 min maximal und betrug 1200 % vom Ausgangswert. Das Anodenerythem war nach 30 min auf einen Wert von 871 % angestiegen, Tendenz steigend. Die Autoren vermuten als Ursache der unterschiedlichen Erythementwicklung die verschiedenen Reizbedingungen

im Gewebe wegen der polabhängigen Veränderung des Ionenmilieus.
- Schöps et al. haben in einer anderen Untersuchung an gesunden Probanden Bereiche am Rücken mit Emla®-Creme anästhesiert und hier anschließend Gleichstrom appliziert (15 min, 0,05 mA/cm²). Gleichzeitig wurde der Strom zur Kontrolle an nicht vorbehandelten Stellen appliziert. An den anästhesierten Stellen war das Erythem fast nicht sichtbar und betrug maximal 27 % des Kontrollerythems. Die Autoren gehen davon aus, dass die Gleichstrombehandlung neurale Strukturen des Axonreflexes beansprucht, wie bei einer Capsaicin-Anwendung (Schöps et al. 1998a, b).
- Fietz-Rubusch hat an 26 gesunden Probanden zwei Methoden zur Schmerzunterdrückung mit dem Zweizellenbad untersucht (Fietz-Rubusch 2000). Sie hat eine Anwendung mit 10 min Behandlungsdauer, deutlich spürbar, aber nicht schmerzhaft, verglichen mit der doppelten Dauer, also 20 min, und dafür mit der Hälfte der vorher benutzten Intensität, subsensorisch. Anhand der gesteigerten Ischämietoleranzzeiten konnte sie nachweisen, dass die längere Anwendung mit halber Intensität und doppelter Dauer trotz gleicher Stromdosis signifikant effektiver war. Sie nimmt einen primär neurogenen Mechanismus an im Zusammenhang mit dem ausgeprägteren Kathodenerythem und stellt die schmerzlindernde Wirkung der Anode infrage (Rusch et al. 1988; Wagner 1995). Hierfür spricht auch die Tatsache, dass ein Capsaicin-Erythem durch vorherige Gleichstromanwendung gehemmt wird (Rusch et al. 1988; Schnizer et al. 1993). Die bessere Wirkung bei den längeren Behandlungszeiten erklärt Fietz-Rubusch mit der effektiveren Entspeicherung der in den C-Fasern befindlichen Neuropeptide. Bis die Vesikeln sich ihrer Inhalte entledigt haben, dauert es halt.
- Wallengren und Sundler (2001) haben mit einer speziellen Anwendung, mit der gezielt C-Fasern gereizt werden (Cutaneous Field Stimulation, mehr dazu später), am Menschen nachgewiesen, dass nach 5 Wochen Anwendung die Dichte der Nerventerminalen in der Haut signifikant abgenommen hat (0,8 mA, 20 min, 1-mal täglich, 5 Wochen). Das Ergebnis ist vergleichbar mit dem Ergebnis von Nolano et al. (1999). Diese Autoren haben bei gesunden Probanden Capsaicin (0,075 %) während 3 Wochen auf die Haut appliziert und ebenso Biopsien entnommen. Nach 3 Tagen war bereits eine 74 %ige Reduktion von Nervenfasern in der Epidermis nachweisbar, nach 3 Wochen betrug sie 82 %. Dies ging einher mit einer reduzierten Empfindlichkeit für Hitzereize und Druckschmerzen. Nach 6 Wochen war die Sensibilität wieder fast normal.
- Schnizer und Kröling haben gezeigt, dass das Erythem unter der Anode pH-abhängig ist, das Kathodenerythem nicht (0,15 mA/cm², 20 min) (Schnizer und Kröling 2001). Wird der pH-Wert konstant gehalten, tritt das Anodenerythem nicht auf. Da das Kathodenerythem unverändert bleibt, muss es einen anderen Entstehungsmechanismus haben.
- Schnizer et al. (2003) haben mittels Doppler-Flowmetrie festgestellt, dass eine täglich wiederholte Gleichstromanwendung nach 7 Behandlungen zu einer etwa 50 %igen Abnahme des Kathoden- und Anodenerythems führt (0,15 mA/cm², 15 min). Eine Behandlungsserie von 9-mal am selben Tag, alle 2 Stunden, führte zum gleichen Ergebnis. Nach einer Pause von 10 Tagen war wieder ein normales Erythem auslösbar. Die Autoren im O-Ton: „Das Phänomen der Abschwächung kann im Sinne einer Desensibilisierung auf der Basis einer Entspeicherung und Verarmung von vasoaktiven Mediatoren interpretiert werden."

Schlussfolgerungen:

- Beim Gleichstrom löst die Kathode das stärkere Erythem aus.
- Die Kathode hat die stärkere schmerzunterdrückende Wirkung.
- Das Gleichstromerythem kommt neurogen zustande und beruht auf der Freisetzung von

2.8 Spezielle physiologische Grundlagen des Gleichstroms

gefäßaktiven Neuropeptiden, vergleichbar mit der Wirkung von Capsaicin.
- Eine wiederholte Gleichstromanwendung führt zu einer lokalen Abnahme der erwähnten Neuropeptide durch eine Entspeicherung der Neuropeptidvorräte in den beteiligten Nervenfaser-Terminalen.
- Eine wiederholte Gleichstromanwendung führt zu einer Desensibilisierung (auch Defunktionalisierung genannt) der beteiligten Nervenfasern und schließlich zu deren reversibler Zerstörung.

Nun werden wir die Hintergründe und die klinischen Konsequenzen dieser Ergebnisse ausführlich erörtern.

2.8.2 Hyperämisierende Wirkung

Hierbei handelt es sich um die therapeutisch bedeutsamste Wirkung des Gleichstroms (Abb. 2.10). Diese Wirkung ist nicht an einen der beiden Pole gebunden, obwohl das Erythem unter der Kathode ausgeprägter ist und rascher auftritt (Schöps et al. 1998a, b). Ein solches Erythem tritt nicht nur beim klassischen Gleichstrom auf, sondern auch bei sog. nichtkompensierten Impulsströmen, welche einen Gleichstromanteil aufweisen, wie diadynamischer Strom, Ultrareizstrom und nichtkompensierte TENS-Ströme.

Als Reaktion auf die elektrische Reizung des TRPV1-Rezeptors (Transient Receptor Potential Vanilloid), der sich auf vielen C- und einigen Aδ-Fasern befindet, und auf den potenziell schädlichen Reiz (die durch den Strom verursachte pH-Veränderung) werden Substanzen freigesetzt, die einen Einfluss auf die lokale Durchblutung und das Zellwachstum haben. Die Reaktion ist bekannt unter den Namen „neurogene Entzündung". Der Mechanismus ist ziemlich genau bekannt und es wird weiter unten ausführlich darauf eingegangen.

Schnizer et al. (2003) haben gezeigt, dass das Gleichstromerythem sowohl unter der Kathode als auch unter der Anode im Verlauf einer Behandlungsserie deutlich abnimmt (0,15 mA/cm^2, 15 min, nach 7 Applikationen weniger als 50 % des Ausgangswertes). Das Phänomen ist reversibel: Nach einer Behandlungspause von weniger als 10 Tagen ist wieder ein normales Erythem auslösbar. Dieses Phänomen tritt nicht nur bei kontinuierlichem Gleichstrom auf, sondern auch bei Impulsstrom mit einem Gleichstromanteil (Pierau und Szolcsányi 1989: 2 Hz, 200 μs; Wallengren and Sundler 2001: 4 Hz, 1 ms). Man nimmt an, dass dies auf einer Erschöpfung der in den Nerventerminalen gespeicherten Neuropeptide basiert. Zudem wurden in diesem Zusammenhang eine Desensibilisierung der beteiligten Rezeptoren und eine reversible Zerstörung der C-Faserterminalen (und eines Teils der Aδ-Terminalen) nachgewiesen. Es handelt sich hierbei um eine Wirkung, wie man sie von der Anwendung von Capsaicin kennt (Ainsworth et al. 1981; Wall und Fitzgerald 1981; Serra et al. 1998; Simone et al. 1998; Nolano et al. 1999; Ringkamp et al. 2001; Sasamura and Kuraishi 1999; Fattori et al. 2016).

Wenn man die Haut mit Capsaicin vorbehandelt und anschließend einen Gleichstrom appliziert, kommt es zu einer Abschwächung des Gleichstromerythems. Umgekehrt hemmt eine Gleichstromvorbehandlung das durch Capsaicin verursachte Erythem (Rusch et al. 1988). Wenn man die Haut anästhesiert und anschließend einen Gleichstrom appliziert, wird nur ein schwaches Erythem ausgelöst (Schöps et al. 1998a, b). Diese Tatsachen werden als Beweis dafür betrachtet, dass das Gleichstromerythem neurogen durch Capsaicin-sensitive Afferenzen ausgelöst wird.

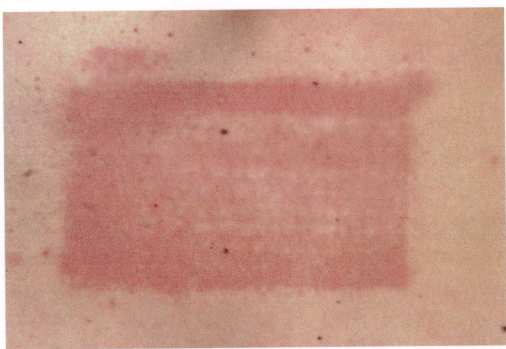

Abb. 2.10 Kathodenerythem

Wenn nun ein Strom mit einem Gleichstromanteil nach wiederholter Anwendung tatsächlich wie Capsaicin die neurogene Entzündung hemmt, liegt hierin eine Erklärung der Wirksamkeit von gewissen Elektrotherapieanwendungen, gerade von solchen, welche heute nicht mehr so populär sind. Auch zeigt dies, dass es nicht immer sinnvoll ist, mit kompensierten Impulsströmen zu arbeiten, wie dies heute bei den üblichen TENS-Anwendungen der Fall ist. Diese Stromformen lösen wegen der fehlenden Gleichstromkomponente kein Erythem aus und wirken deshalb möglicherweise weniger auf Prozesse ein, an denen eine neurogene Entzündung beteiligt ist.

Interessanterweise entsteht das Erythem unter der Anode teilweise auf eine andere Weise als unter der Kathode. Schnizer und Kröling (2001) haben gezeigt, dass das Erythem unter der Anode pH-abhängig ist, das Kathodenerythem nicht: Bleibt der pH-Wert unter den Elektroden konstant (durch Verwendung einer NaCl-Lösung in den Schwämmen unter den Elektroden), tritt nur unter der Kathode ein Erythem auf, das Anodenerythem bleibt nahezu vollständig aus. Wenn nämlich demineralisiertes oder normales Leitungswasser benutzt wird, entstehen unter der Anode durch Elektrolyse H_3O^+-Ionen. Verwendet man hingegen eine NaCl-Lösung, übernehmen die Na^+-Ionen an der Anode den Stromtransport. Die Reaktion $2\ Cl^- \rightarrow Cl + 2e^-$ versorgt die Anode mit Elektronen. Es entsteht kaum H_3O^+, also bleibt der pH-Wert relativ konstant.

Das Erythem unter der Anode lässt sich durch die Einnahme von Acetylsalicylsäure (Aspirin®) abschwächen bzw. komplett unterdrücken (Berliner 1997). Das Kathodenerythem wird etwas abgeschwächt, tritt aber trotzdem auf (Durand et al. 2002a, b). Aspirin hemmt die Cyclooxygenase (COX), also impliziert die Hemmung der Erythembildung unter der Anode eine Beteiligung von Prostaglandinen. Eine einmalige 1000 mg-Dosis (1 Tablette Aspirin hat normalerweise 500 mg) kann die Erythembildung unter der Anode bis zu 7 Tage lang hemmen (Durand et al. 2002a, b). Eine Vorbehandlung mit Capsaicin und eine Lokalanästhesie verhindern die Entstehung des Kathoden- und des Anodenerythems (Durand et al. 2002a, b). Das Erythem ist demnach abhängig von einer intakten Innervierung und von einem Aspirin-sensitiven Mechanismus.

Das Gleichstromerythem liegt unter den Elektroden, ist aber meistens nicht scharf begrenzt. Wegen des Axonreflexes (siehe weiter unten Abschn. 2.9.1.) kommt es im ganzen Innervationsareal der gereizten Nerven zu einer Neuropeptidausschüttung, und diese Innervationsareale liegen nicht immer direkt unter der Elektrode. Das Erythem kann noch stundenlang nach der Behandlung sichtbar sein. Es wird manchmal von Flares (engl. für „Fackeln") in der Nähe der Elektroden begleitet. Ein abgeschwächtes oder verschwundenes Erythem kann, als Zeichen einer Sensibilisierung, nach der Behandlung bei Kälte- oder Wärmeeinwirkung (Duschen, Sonneneinwirkung oder sogar Aufregung → Mastzellen können auf Stress reagieren) wieder verstärkt werden.

Die verbesserte Durchblutung ist in der Haut einfach nachweisbar und beträgt unter der Kathode je nach Behandlungsdauer über 700 bis 1200 % und unter der Anode immerhin noch 120 bis 871 % (Berliner 1997; Schöps et al. 1998a, b). Ebenso tritt eine konsensuelle Durchblutungsverbesserung auf der nichtbehandelten Seite ein (Lissner 1963). Die sich hartnäckig haltende Behauptung, dass außerdem eine Durchblutungsverbesserung in tieferen Geweben (Muskulatur) auftritt, wurde bis heute nicht bestätigt (Schnizer und Manert 1980).

2.9 Die neurogene Entzündung

Es ist über ein Jahrhundert her, seit man festgestellt hat, dass die Aktivierung von Hinterhornganglia eine Vasodilatation verursachen kann. Diese Beobachtung deutet darauf hin, dass die beteiligten Nervenfasern nicht nur afferente Information leiten, sondern auch efferente (Bayliss 1901). Seither haben sich die Beweise dafür gehäuft, dass die Reizung von bestimmten peripheren Nervenendigungen zu einer Ausschüttung von bioaktiven Substanzen an den Nerventerminalen führt (Chal 1988; Koltzenburg und Handwerker 1994; Herbert and Holzer 2002a, b; Richardson und Vasko 2002; Yaksh und Di Nardo 2018). Diese Substanzen wirken auf Zellen ein

2.9 Die neurogene Entzündung

wie Mastzellen, Immunzellen und Muskelzellen in der Gefäßwand und verursachen eine Entzündungsreaktion. Diese Reaktion kennzeichnet sich durch Rötung und Erwärmung (sekundär an der Vasodilatation), Schwellung (sekundär an der Plasmaextravasation) und einer gesteigerten Empfindlichkeit (sekundär an Veränderungen in der Erregbarkeit von gewissen Nervenfasern): Rubor, Calor, Tumor und Dolor, die klassischen Zeichen einer Entzündung (Kowalski und Kaliner 1988; Herbert and Holzer 2002a, b).

Diese Neuropeptid-vermittelte Reaktion bezeichnet man als „neurogene Entzündung". Der Begriff „neurogen" wird benutzt, weil die Reaktion von neurogenen Strukturen ausgeht und nur in Geweben mit einer intakten Innervation auftritt. Entzündung ist hier gemeint als Sammelbezeichnung für die komplexen unspezifischen Abwehrmechanismen des Organismus gegen Schädigungen (Handwerker 1999; Scott et al. 2004).

Das Erythem findet sich an der Reizstelle und wird oft begleitet von einem sog. Flare-Response. Dies ist ein Erythem, das sich mehr oder weniger weit in die Umgebung ausdehnt und zum Beispiel oft bei der Elektrotherapie als Rötung um die Elektroden herum sichtbar ist und bei der Akupunktur und beim Dry Needling als unregelmäßige Rötung um der Nadel auftritt (Serra et al. 1998).

Beteiligt sind mit Sicherheit die Neuropeptide Calcitonin Gene-Related Peptide (CGRP) und Substanz P (SP). Die Beteiligung von anderen Neuropeptiden ist noch unklar, vermutet wird auch die Freisetzung von Glutamat und ATP (Adenosintriphosphat). In den Terminalen der beteiligten Nervenfasern wurden bis jetzt CGRP, VIP (Vasoactive Intestinal Peptide), Substanz P, Somatostatine, Bombesin, Galanin, PACAP (Pituitary Adenylate Cyclase-Activating Peptide) und Neurokinin-A nachgewiesen (Levine et al. 1993; Richardson und Vasko 2002; Herbert and Holzer 2002a, b). Diese Neuropeptide werden in den Zellkörpern nozizeptiver C-Fasern synthetisiert und mit dem schnellen axoplasmatischen Fluss mit einer Geschwindigkeit von etwa 40 cm pro Tag in die peripheren Nerventerminale transportiert. Dort werden sie in Vesikeln gespeichert und bei Stimulation freigesetzt. Einzelne Ganglienzellen können zwei bis vier dieser Neuropeptide in den unterschiedlichsten Kombinationen enthalten (Yaksh und Di Nardo 2018) (Abb. 2.11).

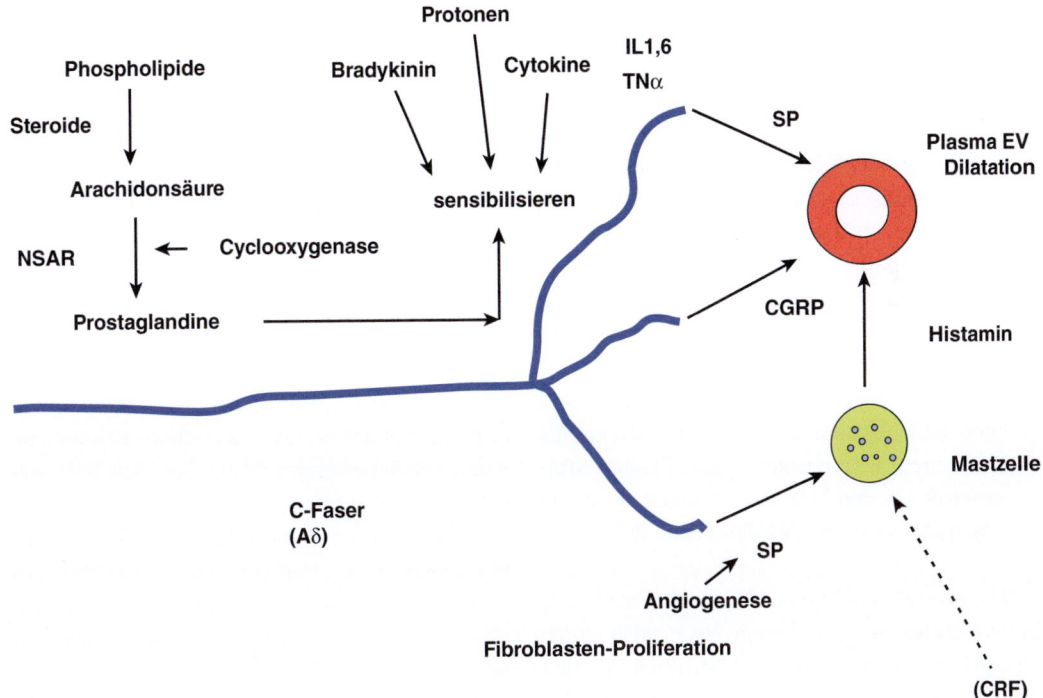

Abb. 2.11 Neurogene Entzündung

Nach dem gegenwärtigen Kenntnisstand wird die frühe Phase der Extravasation durch direkte Wirkung von SP ausgelöst. In der späten Phase sind auch sekundär freigesetzte Mediatoren wirksam wie Histamin, Serotonin, Prostaglandine und Leukotrine. Ratten und Menschen zeigen, wenn die Haut elektrisch gereizt wird, unterschiedliche Reaktionen (Sauerstein et al. 2000). Bei Ratten wird zum Beispiel mit einer Stimulation mit 1 Hz, 0,5 ms, 80 mA, 30 min, vor allem CGRP freigesetzt und nur wenig SP. Außerdem tritt eine Proteinextravasation auf. Beim Menschen führt eine 4 Hz-Stimulation (0,5 ms, 30 mA, 30 min) zur Freisetzung von CGRP und SP und zu einer ausgeprägten Flare-Reaktion. Beim Menschen tritt aber durch elektrische Reizung keine Proteinextravasation auf. Diese unterschiedlichen Reaktionen zeigen, dass Versuche an Nagern sich nicht eins zu eins auf den Menschen übertragen lassen.

Diese Neuropeptidfreisetzung dient der Gewebeerhaltung und -protektion (Levine et al. 1993):

- Tachykinine (Substanz P, Neurokinin A und B) stimulieren die Proliferation von Fibroblasten, SP und CGRP haben eine fördernde Wirkung auf die Angiogenese und beschleunigen die Wundheilung (Scott et al. 2004). Deshalb treten Trophikstörungen bei Neuropathien auf, bei denen v. a. die dünnen Nervenfasern geschädigt sind und daher die Neuropeptidsekretion vermindert ist, bei Diabetikern eine bekannte Komplikation (Oerstavik et al. 2006).
- Die Freisetzung von CGRP bewirkt v. a. eine Dilatation der terminalen Arteriolen und damit eine Durchblutungszunahme.
- Die Freisetzung von SP bewirkt direkt und über die Entspeicherung von Mediatoren aus Mastzellen (u. a. Histamin) eine Plasmaextravasation aus den Venolen, aber erst in relativ hohen Dosierungen (Weidner et al. 2000).

Die Freisetzung kann auf verschiedene Weise hervorgerufen werden: durch H_3O^+, also durch eine pH-Veränderung im Gewebe, durch Reizung der Axonterminale mit Capsaicin, durch mechanische und thermische Reize und mit UV-Licht, und nachweislich durch elektrische Reizung mit einer Reizstärke, die ausreicht, um C- und Aδ-Fasern zu stimulieren. Deshalb können auch kompensierte TENS-Impulse eine lokale Hyperämie auslösen. Wenn die C-Fasern im Falle einer Entzündung sensibilisiert wurden, kann auch Low TENS mit seinen langen Impulsen (250 µs oder länger) eine Neuropeptidausschüttung bewirken. Eine eventuelle Rötung nach Low TENS bedeutet also nicht immer, dass der Patient allergisch auf die Elektroden reagiert.

2.9.1 Der Axonreflex

Die Neuropeptide werden nicht nur lokal durch direkte Reizung der C- und Aδ-Fasern freigesetzt. Auch ein *antidrom, also entgegen der normalen Leitungsrichtung,* über Abzweigungen des stimulierten Nerven zu den Terminalen geleiteter Reiz kann eine Freisetzung im *Innervationsareal des gereizten Nerven* bewirken. Dies nennt man den Axonreflex (Chal 1988; Sorkin et al. 2018). Diese Reaktion präsentiert sich als unregelmäßige Rötung um das eigentlich stimulierte Areal herum, der erwähnte Flare.

2.9.2 Der Hinterwurzelreflex

Ein wichtiger Mechanismus, der zur neurogenen Entzündung beiträgt, ist der Dorsal Root Reflex, auf Deutsch: der Hinterwurzelreflex (Willis 1999; Peng et al. 2001; Sorkin et al. 2018). Durch Reizung peripherer Nozizeptoren erzeugte Aktionspotenziale werden nach Umschaltung über Interneurone auf spinaler Ebene, durch die Hinterwurzeln, über eigentlich afferente Neurone auf derselben Körperseite wieder nach peripher geleitet. Aus den Terminalen dieser Neuronen werden in der Peripherie ebenfalls Neuropeptide freigesetzt, die zur Rötung mehr oder weniger weit *außerhalb des Innervationsareals der primär gereizten Nervenfaser(-n)* beitragen. Der Axonreflex hingegen führt zur Rötung im Innervationsareal des gereizten Nerven.

2.9.3 Die gekreuzte neurogene Entzündung, Reflex Neurogenic Inflammation

Eine neurogene Entzündung kann außerdem reflektorisch auf der *kontralateralen* Körperseite eine gleiche Reaktion auslösen (Levine et al. 1985; Peng et al. 2001; Kelly et al. 2007; Sorkin et al. 2018). Diese zweite Entzündungsreaktion kann innerhalb weniger Stunden nach der ersten Entzündung an einer symmetrischen Stelle auftreten. Levine hat nachgewiesen, dass auch diese Reaktion neurogen über segmentale Verbindungen vermittelt wird und nicht über durch den Kreislauf transportierte Entzündungsmediatoren (Levine et al. 1985). Ein zentral wirksamer Mechanismus konnte dabei nicht ausgeschlossen werden (Gjerstad et al. 1999; Peng et al. 2001), eine Sympathektomie reduziert den Schmerz und die Schwellung auf beiden Seiten. Levine bezeichnet die Reaktion als *Reflex Neurogenic Inflammation*, also „reflektorische neurogene Entzündung". Zur besseren Unterscheidung vom Hinterwurzelreflex zieht der Autor die Bezeichnung „gekreuzte neurogene Entzündung" vor. Der Hinterwurzelreflex ist nämlich ebenso ein reflektorisches Phänomen, welches segmental abläuft, also eigentlich auch eine Art „reflektorische neurogene Entzündung" (Abb. 2.12).

Die gekreuzte neurogene Entzündung ist eine plausible Erklärung für das beidseitige Auftreten von bestimmten Problemen am Bewegungsapparat (Leis et al. 2004; Kelly et al. 2007). Außerdem könnte dies erklären, weshalb manche Patienten nach einer Therapieanwendung auf der kontralateralen (nichtbehandelten!) Seite manchmal leichte Beschwerden bekommen. Dies wird dann meistens erklärt mit der Begründung, man habe ja das Gelenk auf der gesunden Seite auch überprüft. Ein „normales" Gelenk sollte aber auf eine Untersuchung nicht mit Schmerzen reagieren, ein aufgrund des beschriebenen Mechanismus sensibilisiertes Gelenk wird das schon.

Eine neurogene Entzündung geht nicht immer mit Schmerzen einher. Aber: Mediatoren, die nicht primär mit der neurogenen Entzündung in Verbindung stehen, können die Symptome verstärken. Entzündungsmediatoren, welche durch Zellen des Immunsystems und Mastzellen produziert werden (Zytokine wie Interleukin-1, Tumornekrosefaktor-α = TNF-α), interagieren mit Neuropeptiden und sensibilisieren die beteiligten Rezeptoren auf den C- und Aδ-Fasern. Dies führt dann zum Beispiel dazu, dass ein Rezeptor wie der TRPV1-Rezeptor nicht wie vorge-

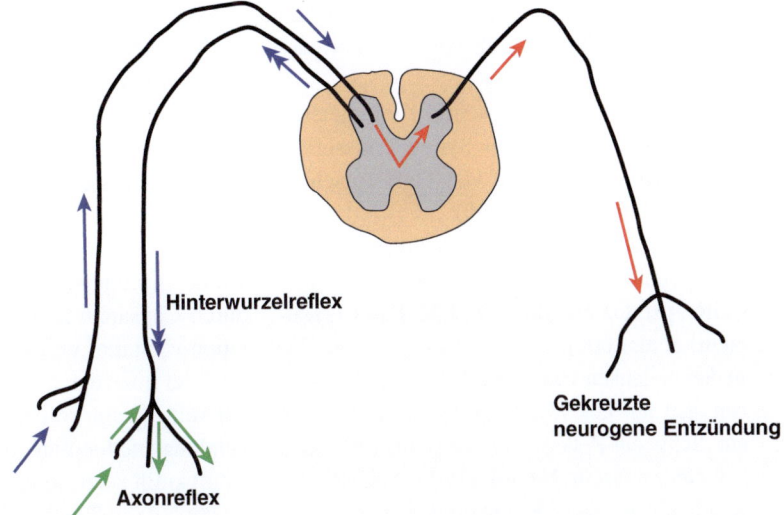

Abb. 2.12 Eine neurogene Entzündung kann an verschiedenen Lokalisationen auftreten

sehen auf Temperaturen über 43 °C reagiert, sondern bereits bei 37 °C feuert. Der Patient hat in der Folge Schmerzen bei Körpertemperatur, es handelt sich hierbei um den bekannten pochenden Ruheschmerz bei einer Entzündung.

Manche Autoren (Herbert and Holzer 2002a, b) erklären die schlechte Wirksamkeit von NSAR und Glucocorticoiden bei manchen Syndromen (wozu viele chronische Schmerzsyndrome am Bewegungsapparat gehören, wie Periarthritiden „PHS", Epikondylopathien, Tendopathien, Tendosynovitiden, Inscrtionstendinopathien und Spondylarthropathien) dadurch, dass hier zusätzlich andere Mediatoren an der Entstehung der Entzündungszeichen und Schmerzen beteiligt sind als die, deren Synthese und Wirkung durch die NSARs gehemmt wird. Dies wurde in Tierexperimenten und beim Menschen bereits mehrfach belegt. Nur zum Beispiel:

- Bei Patienten mit sog. Tennisellenbogen wurde bei immunohistochemischen Analysen des M. extensor carpi radialis brevis die Beteiligung von Substanz P und CGRP nachgewiesen (Ljung et al. 1999; Uchio et al. 2002).
- Bei Patienten mit Arthritiden wurden im Plasma, in der Synovialflüssigkeit und im Synovialgewebe neben CGRP und SP auch Interleukin-1, Prostaglandine und TNF-α nachgewiesen (Malone et al. 1986; Marshall et al. 1990; Balblanc et al. 1991; Westermark et al. 2001).
- Bei Patienten mit chronischen Kiefergelenkproblemen wurden in der Synovialflüssigkeit erhöhte Konzentrationen von TNF-α nachgewiesen (Nordahl et al. 2000).
- In den Gelenkkapseln von zervikalen Zygapophysealgelenken fanden sich SP- und CGRP-produzierende C- und Aδ-Fasern (Kallakuri et al. 2004).
- In den Gelenken von Coxarthrosepatienten fanden sich auf der Wand von venösen Gefäßen, auf Schwann-Zellen von Nervenbündeln und auf Nervenfasern Neurokinin-1 (NK1-R)-Rezeptoren (über diese Rezeptoren werden die Effekte von SP vermittelt) (Saxler et al. 2005).
- In den Gelenken von Gonarthrosepatienten fanden sich vor allem im medialen Kompartiment viele SP-produzierende Nervenfasern (Tomoyuki 2003; Saito 2003).
- Überhaupt scheint der Entzündungsprozess an der Basis der Entstehung von Arthrosen und Tendinosen zu stehen (Decaris et al. 1999; Nissalo et al. 2002; Konttinen et al. 2006; McDougall 2006; Fredberg and Stengaard-Pedersen 2008; Harden et al. 2013; Walsh et al. 2015; Raney et al. 2017; Dobson et al. 2018).

Eine besondere Rolle in diesem Zusammenhang spielen die Mastzellen. Man weiß, dass Mastzellen in Gelenken von einigen rheumatoiden Arthritis-Patienten Rezeptoren für Corticotropin Releasing Factor (CRF) exprimieren. Bei Patienten, bei denen dies der Fall war, verstärkten die Arthritissymptome sich unter Stress (Theoharides et al. 1998). Das bei einer Stressreaktion freigesetzte CRF löst bei den Mastzellen eine Ausschüttung von vasoaktiven Substanzen wie Histamin, VIP, Zytokinen (u. a. Interleukine) und TNF-α aus, und diese Substanzen beeinflussen wiederum den entzündlichen Prozess. Vergleichbare Mechanismen spielen sich ab bei andere Pathologien, bei denen man die Beteiligung der Mastzellen vermutet: Migräne, Asthma, Fibromyalgie, Colon irritabile, verschiedene Hautkrankheiten, sogar Multiple Sklerose – allesamt Krankheitsbilder, bei denen die Symptome unter Stress zunehmen können (Littlejohn und Guymer 2018; Kempuraj et al. 2019; Theoharides and Cochrane 2004).

Eine Schmerzzunahme könnte zudem durch eine Sensibilisierung der an der bestehenden Entzündung beteiligten Nozizeptoren durch Zytokine verursacht werden. In Tierexperimenten wurde nachgewiesen, dass Interleukin-1 die durch Capsaicin induzierte neurogene Vasodilatation verstärkt, und zwar über eine Sensibilisierung der nozizeptiven Afferenzen. Diese Sensibilisierung hängt von der Wirkung weiterer Entzündungsmediatoren wie Prostaglandinen ab. Bradykinin setzt, je nach Konzentration, die Erregbarkeit des TRPV1-Rezeptors für Wärmereize deutlich unter die Körpertemperatur herab.

2.10 Capsaicin

Capsaicin (trans-8-methyl-N-vanilly-6-nonenamide = (E)-N-(4-hydroxy-3-methoxybenzyl)-8-methylnon-6-enamide) ist ein Stoff, der in vielen Paprikasorten (Chilis) vorkommt und deren scharfen Geschmack verursacht. Er wird im Labor beim Standardverfahren zum Auslösen einer neurogenen Entzündung benutzt: Das Ausbleiben einer Reaktion auf einen bestimmten Reiz nach Capsaicin-Vorbehandlung bestätigt die Beteiligung der polymodal nozizeptiven C-Fasern und gewisser Aδ-Fasern an dieser Reaktion.

Capsaicin hat eine spezifische exzitatorische Wirkung auf diesen Fasern, deshalb werden diese manchmal eben auch als „Capsaicin-sensitive Afferenzen" bezeichnet. Bei längerer oder hoch dosierter Anwendung von Capsaicin auf der Haut tritt zuerst eine reversible Desensibilisierung auf. Bei längerer Anwendung oder sehr hoher Dosierung folgt eine sog. Defunktionalisierung dieser Fasern, genauer gesagt vom TRPV1-Rezeptor (Nolano et al. 1999; Simone et al. 1998; Anand und Bley 2011). Diese Defunktionalisierung ist auf eine Reihe von Effekten zurückzuführen, zu denen der vorübergehende Verlust des Membranpotenzials gehört, sowie auch die Unfähigkeit, neurotrophe Faktoren zu transportieren, und die reversible Retraktion der epidermalen und dermalen Nervenfaserenden – de facto eine Zerstörung der Fasern. Diese können sich im Verlauf von Tagen bis Wochen wieder regenerieren. Deshalb vertragen regelmäßige Chili-Konsumenten schärfere Speisen als Menschen, die daran nicht gewöhnt sind. Appliziert man Capsaicin direkt auf C-Fasern, kommt es nach wenigen Minuten zu einer völligen Blockade der Nervenleitung dieser Fasern (Ainsworth et al. 1981; Fattori et al. 2016).

Aber: Nicht alle C-Fasern sind Capsaicin-sensitiv: Etwa 20 % dieser Fasern reagieren nicht auf Capsaicin. Genau so wenig sind alle Aδ-Fasern Capsaicin-*in*sensitiv. Von diesen Aδ-Fasern sind etwa ein Drittel Capsaicin-sensitiv, nämlich die Typ-II-AHM-Fasern (A für A-Faser, H für Heat und M für Mechanic): Diese Aδ-Fasern reagieren auf Hitzereize unter 50°. Die HTM-Fasern (High Threshold Mechanic) und die Typ-I-AMH-Fasern (diese reagieren auf Hitzereize über 50°) werden nicht durch Capsaicin desensibilisiert. Deshalb verschwinden nicht immer alle brennenden Schmerzen bei der Anwendung von Capsaicin-Salbe, und deshalb gewöhnt man sich auch nie ganz an scharfen Speisen. Für eine ausführliche Beschreibung siehe Magerl et al. 2001.

Der Wirkungsmechanismus ist ziemlich genau bekannt (Anand und Bley 2011):

- Capsaicin wirkt auf den TRPV1-Rezeptor (Transient Receptor Potential Vanilloid = Vanilloid-Rezeptor = VR1, ein Wärmerezeptor, Mitglied der großen TRPV-Familie) ein und löst einen starken Ca- und Na-Influx aus. Der Ca-Influx triggert die Exozytose (Ausschüttung) von Neuropeptiden und Glutamat an den Terminalen und segmental im Hinterhorn.

  Die sog. stimulierte Exozytose läuft wie folgt ab: Die Vesikeln bewegen sich aufgrund eines bestimmtes Reizes in Richtung Zellwand, legen sich gegen die Wand und verschmelzen (fusionieren) damit. Die Zellwand öffnet sich und der Inhalt des Vesikels tritt aus der Zelle heraus in den Extrazellularraum hinein.

- Durch eine wiederholte Ausschüttung dieser Substanzen kommt es zu einer Erschöpfung der Neuropeptidvorräte und folglich zu einer Abnahme der Gewebereaktion auf der erwähnten Ausschüttung: Die lokale neurogene Entzündung tritt folglich weniger stark auf, die Schmerzen nehmen ab. Zudem wird die segmentale Übertragung der nozizeptiven Information reduziert, was die Schmerzhemmung bei tieferliegenden Schmerzen erklärt (Fietz-Rubusch 2000). Die Tatsache, dass Naloxon die Schmerzen nach einer Capsaicin-Anwendung beim Menschen verstärkt, deutet auf die Aktivierung eines zentralen Hemmungsmechanismus hin (Anderson et al. 2002).

- Die wiederholte Aktivierung des TPRV1-Rezeptors führt über Second-Messenger-Prozesse, an denen u. a. wahrscheinlich cAMP und mit Sicherheit Calcium beteiligt sind, zur Inhibition von spannungsabhängigen Na-

Kanälen und wahrscheinlich auch des Rezeptors selbst. Dies führt zu einer Abnahme der Reizbarkeit der Zelle (die erwähnte Defunktionalisierung). Bei höheren Capsaicin-Dosen werden auch K- und Ca-Kanäle inhibiert. Der genaue Prozess ist noch nicht bekannt, vermutet wird die Beteiligung eines intrazellulären „Schlüsselproteins" (wahrscheinlich Calcineurin) oder des Rezeptors selbst.
- Der verstärkte Kationen-Influx und die damit verbundene Zunahme der intrazellulären Cl-Konzentration führen zur Veränderung der osmotischen Verhältnisse mit konsekutiver Schädigung und Zerstörung der Zelle, unter anderem durch Schwellung der Mitochondrien. Die erhöhte Ca-Konzentration kann zudem über Enzymreaktionen zur Zellschädigung führen. Diese Zerstörung ist reversibel.

Die desensibilisierende/defunktionalisierende Wirkung wird bei verschiedenen Schmerzsyndromen erfolgreich zur Schmerzlinderung eingesetzt. Dabei wird Capsaicin als Creme (0,025–0,075 %) 3- bis 4-mal täglich über einen längeren Zeitraum (2–6 Wochen) auf die Haut aufgetragen (Rains und Bryson 1995; Dubner 1991). Auch werden dazu aufklebbare Pads mit einer höheren Konzentration (8 %) verwendet, zum Beispiel bei der Behandlung der diabetischen Neuralgie (Simpson et al. 2017; Tenreiro Pinto et al. 2018). Dies führt dann über den oben erwähnten Prozess zu einem reversiblen Funktionsverlust der schmerzleitenden Fasern (Malmberg et al. 2004). Leider bewirkt erst die häufig wiederholte Anwendung der Creme die gewünschte Desensibilisierung und damit eine Schmerzlinderung. Zuerst wird dabei die unangenehme „reizende" Wirkung von Capsaicin wahrgenommen, aus diesem Grund brechen viele Patienten die Therapie vorzeitig ab. Daher forscht die Pharmaindustrie fieberhaft nach Alternativen, welche die gleiche Wirkung wie das Capsaicin haben, ohne zusätzliche Schmerzen auszulösen. Die erwähnten Pads sollen diese reizende Wirkung nicht haben und eine einmalige Anwendung kann die Schmerzen einige Monate unterdrücken (Mankowski et al. 2016).

Angewandt wird die Capsaicin-Creme bei z. B. postherpetischen Neuralgien, diabetischen Neuropathien, Polyneuropathien, Arthritiden, rheumatoider Arthritis, Meralgia paraesthetica, Trigeminusneuralgie, Fibromyalgien, Ansatztendinosen und myofaszialen Schmerzen. Im Prinzip unser täglich Brot.

Die Wirksamkeit der Capsaicin-Behandlung bei diesen Schmerzsyndromen bestätigt die Beteiligung der Capsaicin-sensitiven Afferenzen und dass von diesen Afferenzen eine neurogene Entzündung ausgeht, welche eine Rolle spielt in der Pathogenese dieser Syndrome.

Nebenbei: Das sog. Chili-High nach ausgiebigem Chili-Genuss entsteht aufgrund einer β-Endorphinausschüttung. Unser Gehirn hält die Schmerzen im Mund für einen Verbrennungsschmerz und möchte diesen unterdrücken. Die Reizung der TRPV1-Rezeptoren führt so zu einer Ausschüttung von β-Endorphin, was zu einem gesteigerten Glücksempfinden führen kann: eine milde Euphorie, welche in einer geselligen Runde fälschlicherweise meistens dem den Chili begleitenden Bierkonsum zugeschrieben wird. Experten bezeichnen diesen Zustand als „Pepper-High". Das Ganze ist natürlich völlig harmlos und sollte einen nicht vom Chili-Konsum abhalten. Da das Capsaicin lipophil ist, wirkt ein Glas Milch zur Linderung der brennenden Schmerzen. Es ist ebenso lösbar in Ethanol, Bier und Wein helfen also auch.

2.10.1 Cutaneous Field Stimulation (CFS)

Die Hautarealstimulation wird eingesetzt zur Schmerzlinderung und zur Behandlung von chronischem Juckreiz (Nilsson und Schouenborg 1999; Nilsson et al. 1997, 2003, 2004; Wallengren und Sundler 2001). Bei der CFS werden spezielle Elektroden verwendet. Die indifferente Elektrode ist eine handelsübliche. Die differente Elektrode hingegen besteht aus einem flexiblen Gummigemisch mit 16 darin eingebetteten kleinen spitzen Nadelelektroden, welche die Hornhaut etwa 0,3 mm penetrieren, die Spitzen reichen also etwa bis in die Dermis-Epidermis-

Grenze hinein. Die Elektroden sind i. d. R. 8 × 8 cm und 8 × 2 cm groß. Es wird stimuliert mit monophasischen (also nichtkompensierten) Impulsen mit einer Phasendauer von 1 ms, einer festen Frequenz von 4 Hz und Intensitäten bis 1 mA. Weil die Stromdichte an den Elektrodenspitzen hoch ist, kommt es in den ersten Minuten der Behandlung zu relativ unangenehmen Sensationen (Brennen). Diese Sensationen nehmen aber nach wenigen Minuten fast vollständig ab. Es wird empfohlen, die Intensität in den ersten Minuten in kleinen Schritten zu steigern, damit der Strom besser toleriert wird. Mit dieser Methode werden gezielt Aδ- und C-Fasern stimuliert, es tritt ein Erythem auf, welches um die Reizelektrode herum von einem Flare begleitet wird. Dies deutet klar auf einen Axonreflex hin. Es wurde mit Biopsien nachgewiesen, dass nach einer Behandlungsserie von 5 Wochen, 20 min täglich, 0,8 mA, die Anzahl C-Fasern in die Haut abgenommen hatte. Nach einer leider nicht genau definierten Zeitdauer fand eine Reinnervation statt: Die Zerstörung der Nervenfasern ist also wie bei einer Capsaicin-Anwendung reversibel.

Aufgrund der Untersuchungsergebnisse bezüglich der CFS ist es sehr wahrscheinlich, dass die Abschwächung des Gleichstromerythems und die Schmerzlinderung zumindest teilweise durch die Zerstörung der beteiligten Nervenfasern erklärt werden können.

2.10.2 Konsequenzen für die Therapie

Der Autor ist sich der Tatsache bewusst, dass es für die nachfolgenden Ausführungen außer starken Indizien keine handfesten Beweise gibt. Das vorgeschlagene Behandlungsmodell gilt nicht nur für den kontinuierlichen Gleichstrom, sondern auch für Stromformen mit einem mehr oder weniger großen Gleichstromanteil wie diadynamischen Strom, Ultrareizstrom und nichtkompensierte (monophasische) TENS-Ströme.

Die Ausgangslage (sämtliche Referenzen finden sich weiter oben):

- An vielen Krankheitsbildern des Bewegungsapparates, speziell bei Tendinosen, Insertionstendopathien und Arthritiden, ist eine neurogene Entzündung beteiligt.
- Diese Pathologien sprechen erfahrungsgemäß häufig nicht oder nur vorübergehend auf Therapien mit NSAR und Glucocorticoiden (Cortison) an. Dies bedeutet, dass zusätzlich andere Entzündungsmediatoren an der Pathologie beteiligt sein müssen als die, die auf Medikamente aus diesen Gruppen ansprechen.
- Nach wiederholter Anwendung von hyperämisierenden Stromformen (Gleichstrom, monophasischer Impulsstrom) zeigt sich eine deutliche Abnahme des Gleichstromerythems. Diese reversible Abnahme wird sehr wahrscheinlich verursacht durch eine Entspeicherung der an der Erythembildung beteiligten Neuropeptide, durch eine Defunktionalisierung der beteiligten Nervenfasern und durch deren Zerstörung. Diese Wirkung ist vergleichbar mit der Reaktion nach wiederholter Capsaicin-Anwendung.
- Eine Entspeicherung, Defunktionalisierung und/oder Schädigung der beteiligten Nervenfasern führt zu einer Entzündungshemmung und Schmerzlinderung, weil nicht genügend Entzündungsmediatoren zur Verfügung stehen. Eine Schädigung der Terminale und eine Desensibilisierung der Rezeptoren setzen die Reizbarkeit herab. Dies wird durch die Resultate bei der Behandlung mit Capsaicin-Salbe und die Cutaneous Field Stimulation bestätigt.
- Die Hemmung von Schmerzen aus tieferliegenden Strukturen kann erklärt werden durch die Aktivierung von deszendierenden und zentralen Schmerzhemmungssystemen durch die Reizung der polymodalen Nozizeptoren. Möglicherweise spielt zusätzlich eine Rückkopplung über den Hinterhornreflex eine Rolle.
- Die Ausprägung des Erythems wird bestimmt durch die Stromdosis und nicht durch eine hohe Stromintensität. Das bedeutet, dass die Gesamtmenge der verschobenen Ladung und die damit verbundene Reaktion im Gewebe

die Erythembildung bestimmen. Bei ausreichend langer Anwendung führt auch eine unterschwellige Intensität zu einem Erythem und einer Schmerzlinderung. Konkret: ½ sensibler Schwellenwert, 20–30 min Behandlungszeit. Die längere Stromeinwirkung bewirkt wahrscheinlich eine effizientere Entspeicherung, die Vesikeln benötigen ja eine gewisse Zeit, sich zu entleeren.
- Die Abnahme der Ausprägung eines Erythems nach wiederholter Gleichstromanwendung hängt ab von der Behandlungsfrequenz. Mehrmals tägliche Anwendungen führen zu einer raschen Erschöpfung der Neuropeptidreserven in den Nozizeptoren. Längere Unterbrechungen zwischen den Behandlungen ermöglichen einen vollständigen Wiederaufbau des Neuropeptidvorrats in den Nerventerminalen. Die Geschwindigkeit des Axontransports von den im Zellkern produzierten Neuropeptiden beträgt etwa 40 cm pro Tag. Das bedeutet, dass zum Beispiel bei einer Behandlung am Knie die verbrauchten Vorräte wahrscheinlich nach etwa 2 Tagen wieder aufgefüllt sind, am Fuß dauert es bis zu 4 Tage. Je nach Körpergröße, versteht sich.
- Die schmerzhemmende Wirkung ist von der Ausprägung des Erythems abhängig. Die stärkere Erythembildung findet unter der Kathode statt. Unter der Anode tritt ein Herabsetzen der Reizbarkeit auf, dies aber nur so lange, wie der Strom angelegt ist. Die Entspeicherung der Neuropeptide führt zu einer längerdauernden Schmerzlinderung. Die Behauptung, dass die stärkere analgetische Wirkung unter der Anode auftritt, stimmt in diesem Fall nicht.

2.10.3 Vorschlag für ein Behandlungsprotokoll

Die Behandlungsziele sind die Hemmung der lokalen Entzündungsreaktion und eine Schmerzlinderung.

- Die Behandlung soll
  - die Neuropeptidvorräte in den Terminalen der beteiligten Aδ- und C-Fasern erschöpfen,
  - die TRPV1-Rezeptoren defunktionalisieren und
  - die beteiligten C- und Aδ-Faserterminale vorübergehend zerstören.
  - Folglich werden die lokalen (C- und Aδ-Faser) Schmerzen reduziert, und die neurogene Entzündungsreaktion wird unterdrückt.
  - Letztendlich sollen die reduzierte Entzündungsreaktion und die Schmerzlinderung zu einer Normalisierung der lokalen Situation führen.
- Indikationen: Alle Krankheitsbilder am Bewegungsapparat, die mit einer neurogenen Entzündung und/oder C- und Aδ-Faserschmerzen einhergehen und mit der Anwendung erreicht werden können – demnach eher oberflächlich lokalisierte Pathologien wie Enthesopathien („PHS", „Tennisellenbogen", „Golferellenbogen", „Jumpers Knee" usw.), Arthritiden wie bei der chronischen Polyarthritis (cP), bei aktivierten Arthrosen (bei gut zugänglichen Gelenken wie Kniegelenk, Finger- und Zehengelenken, Sprunggelenk), Triggerpunkte, „Sehnenscheidenentzündungen", chronische Fehl- und Überbelastungsprobleme, „RSI", Neuralgien wie die postherpetische Neuralgie und die Meralgia paraesthetica. Man sollte bei allen chronischen, sog. therapierefraktären Problemen einen Behandlungsversuch machen.
- Schnizer (2003) erreichte in einer nachgestellten klinischen Situation nach 7 Gleichstromanwendungen (15 min, 0,1 mA/cm^2) in 2 Wochen bereits eine 50- bis 60 %ige Abschwächung des Gleichstromerythems. In einer Klinik kann man zur rascheren Erschöpfung mehrmals täglich behandeln.
- Die gleichzeitige Anwendung von Capsaicin-Salbe kann die Behandlung unterstützen, solange deren Anwendung keine starken Hautirritationen auslöst.
- Die Intensität wird sensibel unterschwellig eingestellt (halber sensorischer Schwellenwert), dies bei einer Behandlungsdauer von 20–30 min. Also: Intensität aufdrehen, bis der Patient gerade etwas spürt, und anschließend entweder etwas unter diese Intensität (wenn der sensorische Schwellenwert sehr niedrig

ist) oder die Intensität halbieren (wenn der sensorische Schwellenwert hoch ist).
- Die Anzahl der Behandlungen ist selbstverständlich individuell. Schnizer hatte nach 7 Behandlungen in 1- bis 2-tägigen Abständen bereits eine etwas über 50 %ige Abnahme des Gleichstromerythems festgestellt, nach 12 Behandlungen war die Abnahme nur geringfügig mehr. Da ein normaler Heilungsprozess bestimmt länger dauert, ist also mit einer 2. Behandlungsserie zu rechnen, welche dann als „Unterhaltsdosis" betrachtet werden kann. Nach eigener Erfahrung genügen dafür 2–3 Behandlungen pro Woche. Da die Behandlung meistens bei chronischen Patienten angewandt wird, sind die Überweiser erfahrungsgemäß sehr kooperativ, wenn es um das „Verlängern" geht.
- Eine Behandlungspause führt dazu, dass die Neuropeptidspeicher wieder aufgefüllt werden und dass die defunktionalisierten Nervenfasern sich erholen können. Dies entspricht nicht den Zielen dieser Anwendung.
- Es gibt kleine kostengünstige Geräte zur Heimbehandlung mit Iontophorese. Diese Geräte können bei geeigneten Patienten eingesetzt werden. Dazu müssen meistens die Elektrodenanschlüsse etwas angepasst werden, eine kleine Bastelarbeit für den geneigten Kollegen oder den Technischen Dienst.
- Selbstverständlich sind die Patienten außerordentlich gut zu instruieren und kontrollieren!

Folgendes ist zu beachten:

- Es sind alle Vorschriften zur Anwendung hyperämisierender Stromformen zu beachten, speziell die Kontraindikationen und alle Maßnahmen zur Verhinderung einer Verätzung.
- Gleichstrom ist aggressiv. Die Haut wird sich unter beiden Elektroden nach einigen Behandlungen vorübergehend leicht verändern, speziell unter der Anode wird sie im Verlauf der Behandlung etwas trocken. Der Patient darf die Haut selbstverständlich pflegen, fettige Cremes sind aber vor der Therapie gründlich zu entfernen.
- Statt Gleichstrom kann man als 2. Wahl diadynamischen Strom einsetzen, der DF Diphasé fixe, siehe Abschn. 2.14.4. hat die größte gleichstromähnliche Wirkung und ist deshalb am effektivsten. Ultrareiz wirkt nach eigener Erfahrung in diesem Falle am wenigsten.
- Die Kathode löst das stärkere Erythem aus und wird auf die symptomatische Stelle platziert. Falls zum Beispiel bei einem Kniepatienten das ganze Knie symptomatisch ist, kann man nach 15 min umpolen oder pro Sitzung die Polarität wechseln.
- Die Elektroden sollten so groß wie möglich sein und selbstverständlich sehr nass. Da die Elektroden während der langen Behandlungszeit etwas austrocknen, müssen sie nachgefeuchtet werden. Beim Fixieren der Elektroden ist auf eine gleichmäßige Druckverteilung zu achten.
- Bei (Vorder-) Arm-, Hand-, Unterschenkel- oder Fußproblemen kann man das Zellenbadzubehör sinnvoll einsetzen.
- Es kann anfänglich nach der Behandlung zu einer in der Regel leichten Exazerbation der bestehenden Symptome kommen. Dies lässt sich durch die erzwungene Neuropeptidausschüttung erklären. Diese Reaktion nimmt nach einigen Behandlungen normalerweise ab.
- Auch kommt es manchmal zu leichten Symptomen auf der kontralateralen Seite, speziell wenn da bereits Probleme bestehen oder bestanden haben. Dies wahrscheinlich aufgrund der gekreuzten neurogenen Entzündung. Diese Symptome klingen ebenso rasch ab. Der Patient muss vorher hierüber aufgeklärt werden.
- Wegen der langen Behandlungszeit ist es empfehlenswert, dem bequem gelagerten Patienten etwas zu lesen zu geben. Eine Tasse Kaffee oder Ähnliches wird in der Regel außerordentlich geschätzt. Koffein hat keinen nachweisbaren Einfluss auf die Erythembildung.

Eine Herausforderung für die Elektrotherapie? Idee für eine Doktorarbeit? Jedenfalls eine Motivation, sich wieder mal näher mit den „guten alten" Stromformen zu befassen.

2.10.4 Analgetische Wirkung

Die schmerzlindernde Wirkung des Gleichstromes ist schon lange bekannt und wurde früher, bevor uns die ebenfalls sehr wirkungsvollen Impulsströme zur Verfügung standen, viel benutzt. Heute weiß man, dass es aufgrund der C- und Aδ-Faser-Reizung zu einer deszendierenden und zentralen Schmerzhemmung kommt, deshalb hält eine Schmerzlinderung auch nach der Anwendung noch an. Während der Strom fließt, tritt unter der Anode eine Hyperpolarisation der Zellmembran von sensorischen Nerven auf; damit wird die Reizschwelle heraufgesetzt, wodurch eine Schmerzlinderung auftreten kann. Dies hat aber keine anhaltende Wirkung.

Die schmerzlindernde Wirkung bringt man heute vor allem mit den oben erwähnten Mechanismen und mit dem Erythem in Zusammenhang: je stärker die Rötung, umso ausgeprägter die Schmerzlinderung. Weil das stärkere Erythem unter der Kathode auftritt, bezweifeln manche Autoren heute die schmerzlindernde Wirkung der Anode.

2.10.5 Trophikverbessernde Wirkungen

Es hat sich gezeigt, dass Gleichstrombehandlungen mit sehr niedrigen Intensitäten und langen Behandlungszeiten (mehrere Stunden täglich) bei chronischen Hautulcera zu einer verbesserten Wundheilung führen können. Dieses Thema wird im Kap. 3 ausführlich besprochen.

2.10.6 Erregbarkeitsbeeinflussende Wirkung auf das ZNS

Wenn der erregende Pol (die Kathode) sich bei einer Behandlung im Vollbad in Kopfnähe befindet und die Anode am anderen Ende (= sog. aufsteigende Stromrichtung), kommt es im Tierversuch zu interessanten Phänomenen. Frösche geraten bei genügend hohen Intensitäten in einen Elektrokrampf (Elektrotetanus), Würmer ziehen sich zusammen und Fische werden unruhig und versuchen, den Kopf in Richtung der Anode zu drehen (Falkenbach und Wendt 1993). Beim Menschen sollen bei dieser Elektrodenposition die Patellarsehnenreflexe gesteigert sein. Eine Erklärung für diese Phänomene gibt es nicht. Platziert man die Anode am Kopfende und die Kathode am anderen Ende (absteigende Stromrichtung), kommt es bei den erwähnten Tieren zu einer „Galvanonarkose". Fische schlafen sogar angeblich ganz ein und Würmer werden länger, wegen der Entspannung, angeblich. Oder weil die Ringmuskeln stimuliert werden, wodurch der Wurm länger wird (Anmerkung einer Biologin). Bei Menschen zeigte sich eine verminderte Reflexaktivität (PSR). Auch dieses Phänomen lässt sich nicht erklären. Trnavsy hat 1984 keinen Einfluss auf den H-Reflex feststellen können und Falkenbach und Wendt haben am Menschen die verschiedenen Wirkungen nicht bestätigt. Trotzdem sollen diese Effekte den Einsatz von absteigenden oder ansteigenden Gleichstromanwendungen begründen. Die Bezeichnungen „aufsteigend" und „absteigend" sind unglücklich gewählt, da im menschlichen Körper der Ionenstrom immer in beiden Richtungen erfolgt.

2.10.7 Wärmegefühl

Wenige Sekunden, nachdem man die Intensität genügend hoch aufgedreht hat, empfindet der Patient ein Wärmegefühl unter den Elektroden. Dieses Wärmegefühl entsteht durch direkte Reizung von bestimmten Rezeptoren auf C- und Aδ-Fasern und nicht wegen eines Temperaturanstieges; dazu ist der Strom zu schwach. Die gereizten TRPV1-Rezeptoren vermitteln dem Gehirn lediglich den Eindruck eines Temperaturanstieges (vgl. Chili-Konsum). Der Temperaturanstieg unter den Elektroden, der von Ulrich und Graßhoff (1994) nach einer TENS-Anwendung gemessen wurde, ist zurückzuführen auf die hyperämisierende Wirkung langer monophasischer Impulse (bis zu 750 μs) und ist keine spezifische wärmende Wirkung von TENS. Tatsächlich ist die Erwärmung vernachlässigbar, was folgendes Rechenbeispiel verdeutlichen soll.

Physiker und ähnlich gebildete Spezialisten mögen die Vereinfachung verzeihen. Der Autor ist sich bewusst, dass gewisse Faktoren nicht berücksichtigt werden: der kapazitive Widerstand der Haut, der aufgrund der Durchblutungsverbesserung abnehmende Ohmsche Widerstand, ein eventueller ungleichmäßiger Druck usw. Es würde ja alles nur dazu führen, dass *noch* weniger Wärme produziert wird. Zudem wird dadurch die Berechnung zu kompliziert.

Also:

$$P = U \times I \quad (P \text{ ist die Leistung in Watt})$$
$$\text{und} \quad U = I \times R$$

Also ist $P = I^2 \times R$

Gehen wir mal aus von einem durchschnittlichen Hautwiderstand von 1000 Ohm, einer Intensität von 0,2 mA/cm² und einer Elektrodenfläche von 50 cm² (d. h.,10 mA am Gerät eingestellt).

Dann ist $P = 100 \times 1000 = 100$ mW $= 0,1$ W.

Wenn dieser Strom 15 min (900 sec) läuft, beträgt die geleistete Arbeit in Joule $900 \times 0,1 = 90$ J.

Um 1 kg Wasser um 1 K zu erwärmen, benötigt man etwa 4200 J. Mit den erzeugten 90 J kommt man also nicht gerade weit. Schon gar nicht, wenn man realisiert, dass der Kreislauf als Kühlsystem funktioniert und dass in der Elektrotherapie meistens mit Impulsströmen gearbeitet wird, wobei der durchschnittliche Strom ja noch viel geringer ist. Es sieht natürlich ganz anders aus, wenn man statt 10 mA/50 V einmal 2 A/2000 V auf das Gewebe loslässt. Da werden dann etwa 4000 W geleistet, und wenn das während einiger Minuten mehrmals passiert, werden 100 kg Gewebe (etwa 75 kg Wasser) rasch 20 °C wärmer.

2.10.8 Elektrotonus

Unter Elektrotonus versteht man die Veränderung des Membranpotenzials, das durch den Stromfluss bei der Reizung einer Zelle mit einem gleichbleibenden Strom ausgelöst wird. Solche unterschwelligen Reizungen lösen kein Aktionspotenzial aus, sie beeinflussen je nach Polung das Ruhepotenzial „anodisch" oder „kathodisch". Unter der Anode tritt eine Hyperpolarisation (Anelektrotonus) auf. Die Reizschwelle wird erhöht und damit die Erregbarkeit herabgesetzt. Der Grund ist, dass K-Ionen von der Membranaußenseite abwandern und dadurch die Diffusion von K-Ionen aus dem Zellinnern verstärkt wird. Hierdurch wird das Ruhemembranpotenzial erhöht. Unter der Kathode kommt es zu einer lokalen Depolarisation (Katelektrotonus). Die Kathode bewirkt ein Herabsetzen des Ruhepotenzials und damit eine Steigerung der Erregbarkeit. Dauert dieser Katelektrotonus aber längere Zeit an, kommt es zu einer Behinderung der Na^+/K^+-ATPase, der sog. Natrium-Kalium-Pumpe. Die Na-Trägersysteme werden durch den Katelektrotonus deaktiviert und sind dann nicht mehr zu dem für die Erregung notwendigen Na^+-Einstrom in der Lage. Dies führt schließlich ebenso zu einer Abnahme der Erregbarkeit.

2.11 Allgemeine Behandlungsrichtlinien

Es folgen allgemeine Richtlinien zur praktischen Ausführung einer Elektrotherapiebehandlung zur Hyperämisierung oder Schmerzlinderung. Diese Maßnahmen gelten für sämtliche Anwendungen aus dem Nieder- und Mittelfrequenzbereich. Der Behandlung geht selbstverständlich eine gründliche Befundaufnahme voraus.

Jede Stromanwendung hat ihre spezifischen Eigenarten. Diese werden in den jeweiligen Abschnitten ausführlich besprochen. Dass der Autor womöglich hier und da offene Türen einrennt, möge man ihm verzeihen.

2.11.1 Allgemeine Maßnahmen vor der 1. Behandlung

- Das benötigte Material wird bereitgelegt. Das Gerät wird so platziert, dass der Therapeut gleichzeitig das Gerät und den Patienten im Auge behalten kann. Es schadet nichts, wenn der Patient das Gerät auch sieht.
- Man sollte sich mit dem Gerät auskennen und glaubwürdigkeitshalber aus Selbsterfahrung wissen, wie sich die zur Behandlung vorgesehene Stromform anfühlt.

- Das Vorhandensein allfälliger Kontraindikationen sollte bereits geklärt sein, die Frage wird aber spätestens jetzt gestellt.
- Man klärt den Patienten auf verständliche Weise über die Behandlung auf. Manche Kliniken verlangen eine vom Patienten unterschriebene Einverständniserklärung. Im Rahmen eines Qualitäts- bzw. Risikomanagements betrachtet, ist das gar nicht so abwegig!
- Die Haut wird auf eventuelle Wunden inspiziert. Kleine Wunden und Pusteln können mit Vaseline abgedeckt werden. Lippenpomade tut's auch, hält aber weniger lang. Falls zur Hand, kann man spezielle wasserfeste Pflaster benutzen.
- Die Sensibilität im Behandlungsgebiet wird spätestens jetzt überprüft: warm-kalt (C und Aδ) und stumpf-spitz (Aβ und Aδ).
- Speziell bei älteren Geräten ist darauf zu achten, dass vor dem Einschalten die Intensität auf 0 mA heruntergeregelt ist.
- Da bei (ur)alten Geräten möglicherweise die Kondensatoren sich nicht vollständig entladen haben, sollte man die Elektroden kurz zusammenhalten, da es sonst beim Anschließen dem Patienten „einen putzt".
- Patientenkabel müssen immer auf ihre Isolation und auf Brüche kontrolliert werden.
- Moderne Geräte führen nach dem Einschalten einen Selbsttest durch: Es klickt und piepst während einiger Sekunden. Im Falle einer Fehlfunktion handelt es sich meistens um ein defektes Netzkabel, ein gebrochenes Patientenkabel oder eine durchgebrannte (Geräte-)Sicherung. Auch soll es vorkommen, dass man vergisst, das Netzkabel einzustecken, speziell in Prüfungssituationen.
- Die richtige Elektrodengröße wird gewählt. Die meisten Klebeelektroden können auf das richtige Maß zugeschnitten werden, dabei aber Stecker und Kabel beachten!
- Der Patient muss bequem gelagert werden und wird zugedeckt, um eine Abkühlung zu vermeiden. Faustregel: Wer bereits liegt, kann nicht umkippen.
- Die Elektroden und nichtisolierte Stecker oder Klemmen dürfen wegen der Verätzungsgefahr nie direkt die Haut berühren. Die Kabel sind so zu führen, dass sie nicht unter Zug stehen. Achtung beim Hochfahren oder Runterlassen der Behandlungsliege, es werden immer wieder Kabel eingeklemmt!
- Ältere gelockerte Steckverbindungen können sich ohne großen Zug während der Behandlung lösen.
- Die Elektroden werden entweder in eine Schwammtasche gesteckt oder sie werden mit einem Schwamm (etwa 1–1½ cm dick) oder einem genügend dicken Tuch unterpolstert (Frottierstoff, Waschlappen, i. d. R. 4- bis 8-mal gefaltet). Eine solche Unterlage muss die Elektrode auf jeder Seite mindestens 1–2 cm überragen.
- Die Unterpolsterung wird mit handwarmem Leitungswasser gut durchfeuchtet. Da die Unterlagen während der Behandlung austrocknen, müssen diese ggf. nachgefeuchtet werden. Dazu sollte man eine große Injektionsspritze oder Spritzflaschen aus dem Laborzubehör vorbereiten. Die Polsterung darf aber nicht zu nass sein, da es je nach Platzierung zu einem Kurzschluss durch tropfende Schwämme kommen könnte.
- Normale Elektroden werden mit Gummi- oder Velcrobändern fixiert. Die Bänder dürfen nicht schnüren, da ungleichmäßiger Druck zu ungleichmäßiger Stromverteilung führt. Bei Velcrobändern kommt die weiche Seite auf die Haut.
- Blei- oder Zinnelektroden sollten nun also wirklich nicht mehr verwendet werden, es sei denn, man möchte eine Schwermetall-Iontophorese verabreichen.
- Eventuell können zur Fixierung, besonders am Rücken, Sandsäcke oder Gewichtsmanschetten benutzt werden; diese dürfen aber nicht verrutschen. Notfalls können Klebestreifen (Tape) oder Heftpflaster verwendet werden, diese sind aber i. d. R. nicht wasserfest und halten ungenügend. Kalte Gewichtsmanschetten nicht einfach so draufklatschen.
- Praktisch sind sog. Vakuum-Elektroden (Vacotron®, Vaco Gymna®, Vacumed Bosch® usw.). Die Saugkraft darf nicht zu stark eingestellt werden, da es sonst rasch zur hässli-

2.11 Allgemeine Behandlungsrichtlinien

chen Hämatombildungen kommt. Wegen der schlechteren Durchblutung unter den Saugglocken kann es bei den hyperämisierenden Strömen rascher zu einer Verätzung kommen. Auch trocknen die Schwämme sehr rasch aus, wiederum Verätzungsgefahr bei den erwähnten Stromformen! Bitte die Anmerkungen zur Hygiene im Zusammenhang mit diesen Geräten im Kapitel Mittelfrequenz beachten (3.10).

- Klebeelektroden sind bei hyperämisierenden Strömen (Gleichstrom, monophasische nichtkompensierte Impulsströme) wegen der Verätzungsgefahr **absolut ungeeignet**!
- Die am Körper fixierten Elektroden werden am Gerät angeschlossen. Bei der Anwendung monophasischer und asymmetrisch kompensierter Impulsströme ist die Polarität zu beachten. Die Kathode kommt, weil diese am stärksten reizt, auf die schmerzhafteste Stelle.
- Merke: Normalerweise ist die Kathode schwarz und die Anode rot (Eselsbrückchen: **schwarze KAT**ze; **KNAP**: Kathode Negativ Anode Positiv). Die Kathode kann in Deutschland auch schon mal blau sein. Und wenn der Technische Dienst gerade kein Schwarz oder Rot auf Lager hatte, sind selbstverständlich auch andere Farben möglich.
- Die Stromform und die Behandlungszeit werden eingestellt.
- Der Patient wird über die zu erwartenden Gefühle aufgeklärt (deshalb die Bemerkung weiter oben zur Selbsterfahrung). Achtung: Wenn der Therapeut eine bestimmte Stromart nicht mag, bedeutet dies nicht, dass der Patient das Gleiche empfindet!
- Dosierung bei einer *konventionellen Gleichstromanwendung maximal 0,1–0,3 mA/cm²* bei etwa 15 min Behandlungsdauer; der Patient muss ein leichtes bis mäßiges Prickeln spüren. Ob diese Art zu dosieren sinnvoll ist, sei dahingestellt. Es darf beim Gleichstrom jedenfalls niemals so hoch dosiert werden, dass Schmerzen auftreten.
- Der Autor zieht es bei einer solchen hyperämisierenden Anwendung vor, zuerst den sensorischen Schwellenwert zu bestimmen und danach die Intensität entweder zu halbieren oder gerade subsensorisch zu behandeln. Die Behandlungszeit ist bei halber Intensität zu verdoppeln. Möchte man zur Behandlung einer neurogenen Entzündung als Alternative DF benutzen, macht man es genauso: Zuerst die sensorische Schwelle bestimmen und danach runter mit der Intensität bei entsprechend verlängerter Behandlungsdauer.
- Es darf nie deutlich brennen, das deutet auf eine Überdosierung hin. Punktuelles Brennen deutet meistens auf eine Pustel hin.
- Je nach Behandlungsziel sollte der Patient beim diadynamischen Strom ein deutliches Vibrieren oder Surren spüren, bei der Ultrareizstromtherapie einen Druck, darüber später mehr. Auf die Einstellungen für die verschiedenen TENS Anwendungen wird ausführlich in Kap. 3 eingegangen. Bei einer Schmerzbehandlung sind (sehr) unangenehme Empfindungen i. d. R. zu vermeiden.
- Die Intensität wird rasch, aber behutsam hochgeregelt. Während des Hochregelns ist der Blick auf den Patienten gerichtet und nicht auf das Gerät.
- Beachten Sie, dass das Stromempfinden beim Patienten sehr unterschiedlich sein kann. Ältere Personen haben ein anderes Stromempfinden als jüngere Semester. Ein Patient, der gerade aus der Kälte kommt, hat wegen seines erhöhten Hautwiderstandes ein anderes Empfinden, als wenn er in der warmen Praxis vor der Behandlung auf dem Ergometer gestrampelt hat. Das Empfinden ist zudem abhängig von der Tageszeit (zwischen 14 und 15 Uhr soll man am unempfindlichsten sein) und bei Frauen von der jeweiligen hormonellen Situation. Die Schmerzwahrnehmung scheint während des Menstruationszyklus genau dann am höchsten zu sein, wenn der Östrogenspiegel am niedrigsten ist. Andere Untersucher behaupten das Gegenteil. Zählen Sie also nicht darauf.
- Das Stromempfinden ist zudem abhängig vom jeweiligen Zustand des Problems: Im Falle einer Besserung sind die schmerzleitende Fasern weniger sensibilisiert, und deshalb ist auch das Stromempfinden herabgesetzt. In so einem Falle wird eine bestimmte, vorher be-

nutzte Intensität weniger stark wahrgenommen. Aus demselben Grund sollte der Therapeut über den (Schmerz-)Medikamentengebrauch des Patienten informiert sein.
- Das Gegenteil tritt auf bei einer Verschlimmerung: Durch die verstärkte Sensibilisierung der Nervenfasern wird bereits eine niedrigere Intensität als üblich womöglich deutlich gespürt. Das Gleiche gilt für die Phasendauer. Sehr schmerzhafte Probleme verlangen wegen der erhöhten Reizbarkeit eine kurze Phasendauer (z. B. High TENS 10–20 µs). Im Verlauf einer Behandlungsserie wird man bei einer Besserung die Phasendauer verlängern müssen, um die erwünschte Reaktion auslösen zu können.

2.11.2 Maßnahmen während der Behandlung

- Die Stromstärke wird eingestellt. Die Intensität wird subjektiv anhand der Angaben des Patienten bestimmt oder entsprechend den für die Anwendung spezifischen Richtlinien.
- Beachte, dass bei der Ultrareizstromtherapie, bei Diadynamischen-Strom (DD-Strom) und TENS-Anwendungen die Intensität im Falle einer Adaptation nachgeregelt werden muss. Dies kann man nach entsprechender Instruktion und Kontrolle gewissen Patienten selbst überlassen. Dazu gibt es praktische Fernbedienungen. Wenn man keine solche besitzt, muss man das Gerät in bequemer Reichweite positionieren. Wenn der Patient bei einer Behandlung am Rücken auf dem Bauch liegt, ist zu beachten, dass eine Anspannung der Rückenmuskulatur zu veränderten Druckverhältnissen bei den Elektroden führt. Dies kann das Stromempfinden unangenehm beeinflussen.
- Regelmäßig wird gefragt, wie und wo der Patient den Strom fühlt, eventuell wird die Intensität nachgeregelt. Der Therapeut darf sich nie außer Hörweite begeben.
- Bei längerdauernden Behandlungen schätzen es die meisten Patienten sehr, wenn man ihnen etwas zu lesen gibt oder ein Getränk offeriert.

- Nachdem die eingestellte Behandlungszeit verstrichen ist, regeln moderne Geräte die Intensität selbst herunter. Wenn nicht, macht dies der Therapeut selbst rasch, aber behutsam.
- Die Elektroden werden vom Körper entfernt und das Gerät wird ausgeschaltet.

2.11.3 Maßnahmen nach der Behandlung

- Die Haut wird kontrolliert und vorsichtig abgetrocknet.
- Bei etwas Irritation wird der Patient angehalten, sich auf keinen Fall zu kratzen, da die Haut speziell bei hyperämisierenden Anwendungen aufgeweicht ist.
- Man erklärt dem Patienten, dass eine eventuell aufgetretene Rötung noch einige Zeit andauern kann und dass sie bei erneuter Reizung (wenn der Patient duscht, an die Sonne geht oder sich aufregt) wieder aufkommen kann. Das ist völlig normal.
- Das Material wird gründlich gereinigt und aufgeräumt. Die Polsterung muss gut ausgespült werden. Schwämme dürfen zum Trocknen nicht aufeinander liegen.
- Klebeelektroden müssen nach Gebrauch gut verschlossen aufbewahrt werden, da sonst die Klebeschicht austrocknet. Gute Klebeelektroden können bis zu 20-mal (oder öfter) wiederverwendet werden. Diese Elektroden dürfen selbstverständlich nie für andere Patienten verwendet werden und sind deshalb mit dem Namen des Patienten zu versehen.
- Die Reaktion des Patienten und die Behandlungsparameter werden protokolliert.

2.11.4 Elektrodentechnik

- Die Elektrodengröße sollte an die Größe der zu behandelnden Fläche angepasst sein. Großflächige Schmerzen sind deshalb auch großflächig zu behandeln, eventuell mit der sog. Zweikanal- oder 2 + 2-Technik. Beinahe alle moder-

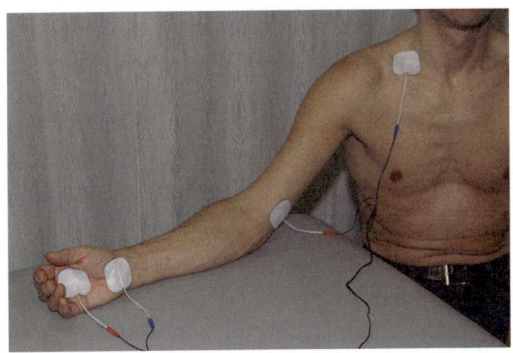

Abb. 2.13 2 + 2 Anwendung, hier beim CTS. Ein Paar Elektroden lokal (links im Bild), ein Paar im Verlauf des N. medianus

nen Geräte erlauben eine Anwendung mit zwei Kanälen, sodass mit zwei Elektrodenpaaren gleichzeitig gearbeitet werden kann (Abb. 2.13). Man sollte diese Applikationstechnik nicht mit der überholten tetrapolaren Anwendung des Interferenzstromes verwechseln (siehe dazu „Therapie mit MF-Strömen" Abschn. 3.10).

- Die Platzierung der Elektroden richtet sich nach der Lokalisation des Problems (siehe für eine ausführliche Beschreibung den Abschnitt „Elektrodenplatzierung" Abschn. 3.3.2). Es steht eine Vielzahl von Möglichkeiten zur Verfügung: lokal großflächig oder punktuell, transregional, „quer" oder „längs" usw., wobei zu beachten ist, dass da nichts quer oder längs fließt, die Reizung passiert unter den Elektroden.
- An der Wirbelsäule können die Elektroden bei symmetrischen Beschwerden links und rechts von der Mitte platziert werden, unilateral bei einseitigen Schmerzen, oder man kann beide Elektroden bei Schmerzen in der Mitte zentral über die Wirbelsäule platzieren. Bei einseitigen Schmerzen mit Ausstrahlungen in das Gesäß oder das Bein hinein kann eine Elektrode am Rücken und eine distal im Dermatom platziert werden oder ein Paar Elektroden an der Wirbelsäule und ein zweites Paar distal im entsprechenden Dermatom (2 + 2). Gelenkschmerzen können lokal „transregional" behandelt werden, wobei die lokale Behandlung mit einer segmentalen Behandlung kombiniert werden kann. Dazu wird zum Beispiel bei einer Kniebehandlung ein Paar Elektroden medial und lateral des Kniegelenkes platziert und das zweite Paar unilateral auf der Höhe von L3/4. Vergleichbare Anwendungen sind bei allen peripheren Gelenken möglich.
- Eine weitere Möglichkeit ist die Kombination einer lokalen Behandlung mit einer allgemein wirksamen Anwendung wie die Stimulation nach Kaada.
- Eine Therapie, egal ob es sich nun um eine Trainingstherapie, eine Mobilisation oder eine Elektrotherapieanwendung handelt, muss immer so gezielt wie möglich ausgeführt werden. Das bedeutet, dass, wenn eine Besserung eintritt und der Schmerzbereich kleiner wird, die Elektrodengröße anzupassen ist. Anstelle einer großflächigen transregionalen Platzierung wird man zu einer Stimulation spezifischer Reizpunkte übergehen. Ebenso sollte die Elektrodenplatzierung einer veränderten Schmerzlokalisation angepasst werden. Solange eine Anwendung erfolgreich ist, wird man sämtliche Parameter belassen.
- Man sollte im Verlauf einer Besserung auch die Behandlungsmethode anpassen. Wenn man zum Beispiel bei einem Schmerzpatienten anfänglich mit eher milden High TENS hat arbeiten müssen (siehe Abschn. 1.16, „Stressreaktion"), wird man mit der Zeit versuchen, zum Einsatz einer aggressiveren, aber länger wirksamen TENS-Anwendung wie Burst TENS oder Low TENS zu wechseln.

2.12 Anwendung von Gleichstrom

Gleichstrom kann auf zwei Weisen appliziert werden:

- konventionell, mittels unterpolsterter Elektroden, direkt am Patienten („trocken", traditionell auch stabile Galvanisation genannt),
- über ein Teil- oder Vollbad, bei der sog. Hydrogalvanisation (Zellenbad, Stangerbad).

Die erwähnten elektrolytischen Phänomene lassen bei der konventionellen Gleichstrombehandlung nur relativ niedrige Stromstärken zu. Dadurch wird der Wirkungsbereich auf oberflächliche Strukturen begrenzt, bei 1–2 cm liegt wahrscheinlich die Grenze. Tiefer gelegene Muskelgruppen und Gelenke wie das Hüftgelenk und das Schultergelenk sind nicht direkt zugänglich. Eine in tieferliegendem Gewebe auftretende Schmerzlinderung hängt wahrscheinlich mit der Aktivierung von deszendierenden und zentralen Schmerzhemmungsmechanismen zusammen.

Bei der Gleichstromanwendung im Voll- oder Teilbad (siehe unten) sind theoretisch höhere Intensitäten möglich, da hier die Verätzungsgefahr natürlich viel geringer ist. Wegen der unangenehmen Sensationen ist aber trotzdem die Toleranzgrenze rasch erreicht. Eine tiefere Wirkung ist deshalb auch bei höheren Einstellungen nicht zu erwarten, da im Vollbad das meiste am Patienten vorbeigeht.

Zellenbad, Stangerbad
Beim Zellenbad werden eine, zwei oder gar alle Extremitäten in ein Wasserbad mit großen Elektroden darin eingetaucht, und es wird eventuell eine große Plattenelektrode (200–300 cm²) lumbal oder zervikal platziert. Ob es sinnvoll ist, die Polung „absteigend" oder „ansteigend" zu wählen, ist fraglich. Die wirksamere Elektrode ist die Kathode. Deshalb wird man zum Beispiel bei einem Patienten mit einer CRPS (Complex Regional Pain Syndrome, eine Pathologie, bei der man die Beteiligung einer neurogenen Entzündung vermutet; Cheshire und Snyder 1990; Bennett 2001; Weber et al. 2001; Birklein und Schmelz 2008) die Wanne für die betroffene Extremität kathodisch polen (Fietz-Rubusch 2000). Das Anlegen einer Nacken- oder Rückenelektrode ist umständlich. Im erwähnten Fall ist es deshalb einfacher, die andere Extremität in einer zweiten, anodisch gepolten Wanne zu platzieren oder eine große Elektrode am ipsilateralen Oberarm zu fixieren.

Das Wasser sollte eine angenehme Temperatur von etwa 36–37 °C haben. Höhere Wassertemperaturen erlauben eine höhere Intensität, da im warmen Wasser das Stromgefühl weniger stark ist. Ob eine höhere Intensität sinnvoll ist, ist fraglich. Fietz-Rubusch (2000) hat gezeigt, dass es beim Gleichstrom auf die Stromdosis an-

kommt und nicht auf die Intensität und dass eine länger dauernde unterschwellige Anwendung effektiver ist als eine übliche. Salopp gesagt: Länger wenig ist besser als kurz viel.

Die Verätzungsgefahr ist im Zellenbad wesentlich geringer (außer natürlich bei der eventuellen Rücken- oder Nackenelektrode!). Der Patient muss aber dazu angehalten werden, seine Extremitäten regelmäßig ein wenig zu bewegen, da es sonst an der Wasserlinie zu unangenehmen Reizungen kommen könnte. Er darf die Elektroden selbstverständlich nicht berühren, lokaler Schmuck ist zu entfernen.

Das Stangerbad oder hydroelektrische Vollbad wurde 1866 erstmals beschrieben. Der Reutlinger Gerbermeister J.J. Stanger benutzte ein solches galvanisches Vollbad mit Lohbrühe (ein Gerbmittel) als Badezusatz zur Behandlung seines Rheumaleidens. Er ließ sich dieses Bad als „elektrisches Lohtanninbad" patentieren. Sein Sohn H. Stanger, ein Ingenieur, verbesserte in den 1930er-Jahren die Konstruktion. Deshalb spricht man auch heute meistens vom Stangerbad.

Bei dieser Anwendungsform liegt der Patient im Vollbad. Die Wanne ist mit 8 Elektroden bestückt: je eine Elektrode am Kopf- und Fußende und 3 je Seite. Manchmal kommt eine 9., lumbale Elektrode zum Einsatz. Die Elektroden können unterschiedlich gepolt werden: sog. Längsdurchflutungen (aufsteigend: Kathode am Kopf angeblich eher anregend, oder absteigend: Anode am Kopf, angeblich eher beruhigend) oder sog. Querdurchflutungen. Auch können z. B. auf einer Seite 3 Elektroden und auf der anderen 1 Elektrode eingeschaltet werden, um eine (relative) Lokalwirkung zu erreichen (zum Beispiel die Hüftregion auf einer Seite).

Dieses Bad erlaubt die Anwendung von hohen Stromstärken. Wenn Badezusätze benutzt werden, kann man meistens die Intensität noch höher einstellen, weil das Wasser dann besser leitet. Da der Strom aber den Weg des geringsten Widerstandes wählt, geht das meiste leider am Patienten vorbei.

Die Wirkung eines solchen Bades ist unbestritten komplex. Die Effekte des Stromes treten neben der entspannenden Wirkung des warmen Wassers und eventuellen Badezusätzen auf. Der

Placeboeffekt dieser aufwendigen Therapie ist vermutlich sehr groß. Die Einwirkung auf eine eventuell vorhandene neurogene Entzündung scheint dennoch plausibel, diese Problematik ist aber auch mit weniger Aufwand behandelbar. Falkenbach und Wendt (1993) haben die Wirkungen des Stangerbads nicht bestätigt.

2.13 Iontophorese

Die Anwendung von Gleichstrom setzt Ionen in Bewegung. Diese Ionenverschiebung kann man ausnutzen bei der Einführung von ionisierten Medikamenten durch die Haut. Dies basiert auf dem Prinzip, dass gleiche Pole sich abstoßen. Bringt man eine in Wasser aufgelöste chemische Substanz unter den Elektroden an, zum Beispiel auf Filtrierpapier, werden unter der Kathode die negativ geladenen Ionen vermehrt durch die Haut geschleust und unter der Anode die positiv geladenen Ionen. Heute werden dazu auch spezielle Elektroden verwendet. Diese bestehen aus einer Art Kammer, in die das aufgelöste Medikament gespritzt wird.

Die Methode, manchmal auch Ionophorese genannt, ist nicht gerade neu. Angeblich hat ein gewisser Pivati bereits 1747 Arthritis mit Iontophorese behandelt. Genauere Angaben und Referenzen dazu fehlen leider, aber dies müsste prä-Volta mit Leyden'schen Flaschen stattgefunden haben und scheint deshalb eher unwahrscheinlich. Den durchschlagenden Beweis für die Wirkung hat der Bretone Stéphane Leduc (1853–1939) 1900 mit seinem berühmten Kaninchenpärchen erbracht (Abb. 2.14). Er brachte bei einem Kaninchen unter der Kathode und beim anderen Kaninchen unter der Anode eine Strychnin-Lösung an (rot im Bild). Das positiv geladene Strychnin wird von der Anode abgestoßen und wandert durch die Haut. Das zweite Kaninchen (Strychnin unter der Anode, links) ging den Weg allen Fleisches (Edel 1977). Leduc war nicht der erste, der dieses Experiment durchführte, diese Ehre geht an Herman Munk (1839–1912), der hatte rund 1870 bereits ähnliche Versuche durchgeführt.

Dies zeigte zugleich, dass die benutzte chemische Substanz (das Medikament) nicht nur lokal

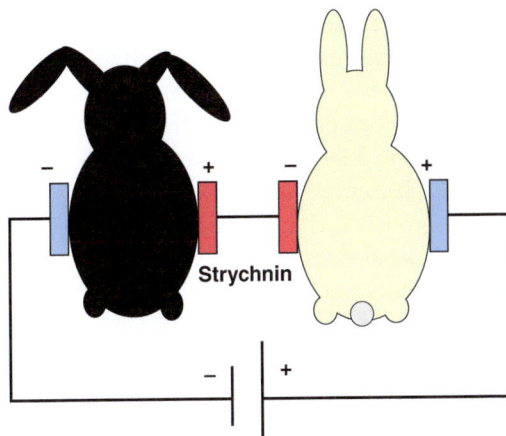

Abb. 2.14 Die Bunnies von Leduc

wirkt, sondern auch eine systemische Wirkung entfaltet. Die Substanz wird nämlich direkt unter der Elektrode in die Blutzirkulation aufgenommen und weiter transportiert. Der Vorteil dieser Methode besteht darin, dass ein Medikament lokal, ohne die Haut zu verletzen, appliziert werden kann und nicht schon sehr früh die Leber passiert, wo es abgebaut wird.

Ein Teil der Substanz bleibt angeblich als Depot im Gewebe liegen und könnte so über längere Zeit seine Wirkung entfalten. Eine wesentliche lokale Tiefenwirkung ist dennoch nicht zu erwarten. Panus et al. haben gezeigt, dass bei einer Ketoprofen-Iontophorese das Medikament auf 1–2 cm Tiefe in der (Schweine-)Muskulatur nachweisbar war, immerhin die Tiefe, in der viele Pathologien am Bewegungsapparat lokalisiert sind (Panus et al. 1999). Die mit Iontophorese eingeschleuste Menge auf 1 cm Tiefe war größer, als wenn die Salbe „passiv" benutzt wurde, also ohne Ionto. Parameter von Panus: 0,28 mA/cm^2, 40 min (4 mA insgesamt), Ketoprofen unter der Anode. Das Mittel wurde allerdings speziell für die Untersuchung zubereitet, es entsprach also nicht einer handelsüblichen Substanz (300 mg/mL in einer mit Phosphat gepufferten physiologischen Kochsalzlösung mit 20 % Ethanol, 2,5 mL im Applikator). Die speziellen Zubereitungen, die in manchen Studien benutzt werden, sind ein Problem, da es unmöglich ist, die Studienergebnisse auf den therapeutischen Alltag zu übertragen. Bei der Penetrationsfähigkeit eines Medikamentes kommt es nämlich sehr auf die Zusammensetzung an, allfällige Veränderungen bei den chemischen Komponenten im Vergleich zu den handelsüblichen Präparaten können diese Fähigkeit stark beeinflussen (Allen Jr 2002a, b).

Ein großer Nachteil der Iontophorese in der Therapie ist die schwierige Dosierbarkeit. Der im Therapiealltag wichtigste Parameter bei der Dosierung ist die Behandlungsdauer. Die Angaben gehen auseinander, aber unter 30 min ist bei den meisten Medikamenten keine signifikante Wirkung zu erwarten (Ammer 2001). Behandlungszeiten von 40–60 min sind da schon realistischer (Pratzel et al. 1986a, b, c; Ebel und Dittrich 1986).

Die Konzentration des Medikamentes in der Lösung spielt eine eher untergeordnete Rolle, da pro Zeiteinheit nur eine bestimmte Menge des Medikamentes die Haut passieren kann. Dazu kommt, dass Therapeuten die Konzentration ohnehin nicht erhöhen können.

Die Intensität (Stromstärke) kann nicht wesentlich variiert werden, da bei zu hoher Intensität nicht nur die Verätzungsgefahr sehr groß wird, sondern auch eine Elektrolyse des Medikamentes auftreten kann, wodurch dieses unwirksam wird. Als allgemeiner Hinweis gilt **0,03 bis maximal 0,2 mA pro cm^2** Elektrodenfläche, Panus war also recht großzügig mit seinen Schweinen. Bei einer Elektrodenfläche von 5 cm^2 bedeutet das, dass man maximal 5 × 0,2 = 1 mA einstellen kann.

Ein allgemeiner Hinweis: Viele komplexe Verbindungen sind negativ geladen, diese werden also unter der Kathode angebracht. Wenn man bezüglich der Polarität nicht sicher ist: Hersteller anrufen!

Unter die Kathode kommen

- Contractubex® zur Narbenbehandlung
- Dexamethason: entzündungshemmend, ein Corticoid
- Diclofenac (Voltaren®): entzündungshemmend, ein NSAR
- Dolo-Arthrosenex®: entzündungshemmend, ein NSAR (Hydroxyethylsalicylat, Achtung bei Patienten mit einer Aspirin®-Allergie)
- Forapin (Bienengift): stark hyperämisierend (ALLERGIKER!!)
- Kaliumiodid-Lösung 1 % zur Narbenbehandlung
- Mobilat®: entzündungshemmend (enthält Salicylat, Achtung Aspirin®-Allergie)

Unter die Anode kommen

- Hyaluronidase zur Narbenbehandlung
- Ketoprofen (ein NSAR), entzündungshemmend
- Lidocain, Novocain, Procain, Scandicain, Lignocain, alle 1–5 %ige Lösungen zur Lokalanästhesie
- Prednisolon, Hydrocortison zur Entzündungshemmung

2.13.1 Iontophorese als Therapie

Die Iontophorese ist eine etablierte Anwendung in der pharmakologischen Grundlagenforschung. Sie wird als diagnostischer Test bei der zystischen Fibrose eingesetzt, zur Beurteilung der Mikrozirkulation bei verschiedenen Krankheitsbildern und bei neurophysiologischen Experimenten. Die Wirkung einer Lidocainiontophorese zur raschen Lokalanästhesie (Strout et al. 2004) und zur Verabreichung von Schmerzmitteln wie zum Beispiel Fentanyl (Skledar et al. 2015) gilt als bestätigt. Auf Anwendungen kosmetischer Art wird hier nicht eingegangen.

Die Anwendung wird therapeutisch am Bewegungsapparat eingesetzt, am häufigsten bei Patienten mit oberflächlichen Ansatztendinosen wie Tennis- und Golferellenbogen, Schulterproblemen und Plantarfasziitis. Die Untersuchungsergebnisse variieren stark und sind oft widersprüchlich. Die Tinnitus-Behandlung liegt nicht im physio- oder ergotherapeutischen Bereich, sei hier aber trotzdem erwähnt, da auch bei dieser Behandlung die Studienergebnisse einander diametral gegenüberstehen und sie trotzdem als erfolgreich angepriesen wird.

Nachfolgend eine Übersicht. Untersuchungen, bei denen Medikamente mit einer nicht handelsüblichen Konzentration eingesetzt wurden oder bei denen die Behandlungsparameter nicht eruierbar sind, wurden nicht berücksichtigt.

- Li et al. haben 1996 an 10 Patienten mit einer rheumatoiden Arthritis am Kniegelenk eine Dexamethason-Iontophorese durchgeführt (4 mA, 20 min, differente Elektrode 40 cm^2, 20 Behandlungen). Im Vergleich zu einer „üblichen" Gleichstrombehandlung hatten die Patienten in der Ionto-Gruppe einen signifikant geringeren Ruheschmerz. Druckschmerz, Bewegungsausmaß und Bewegungsschmerz waren in beiden Gruppen gleich.
- Demirtaş und Oner fanden 1998, dass eine Diclofenac-Ionto zur Behandlung eines Tennisellenbogens effektiver war als eine Ionto mit Salicylat. Die Schmerzen bei der Handgelenkextension gegen Widerstand und der lokale Druckschmerz waren nach maximal 18 Behandlungen reduziert. Parameter: Diclofenac unter der Kathode, 6–11 mA, Elektroden 4,5 × 8 cm (36 cm^2), 20 min, 1-mal/Tag, 5-mal/Woche, maximal 18 Behandlungen.
- Laffrée et al. fanden 1989 bei 40 Tinnitus-Patienten nach einer Lignocain-Iontophorese keine Besserung. In den Blutproben der Patienten waren nach der Anwendung weder Lignocain noch dessen Metaboliten nachweisbar. Bei dieser Anwendung wird das Lokalanästhetikum direkt im Gehörgang auf das Trommelfell appliziert. Danach wird die Elektrode eingeführt. Die indifferente Elektrode befand sich am kontralateralen Arm. Ihre Parameter: Lignocain 2 % im Gehörgang, Anode im Ohr, 0,7–2 mA, 10 min, 1-mal/Tag, 4 Tage.
- Zeuner et al. haben 1989 eine Untersuchung mit 51 Tinnitus-Patienten durchgeführt und die Wirkung einer Lidocain-Ionto mit einer Placebo-Ionto und TENS am Proc. mastoideus verglichen. In allen Gruppen gaben 8–9 Patienten eine kurze Besserung an. Die Autoren führen eine allfällige Wirkung auf den Gleichstrom zurück. Parameter: gleich wie Laffrée et al. (1989), aber 1-mal/Woche, 5-mal.
- Japour et al. haben 1999 35 Patienten mit Fersenschmerzen mit einer Essigsäure-Iontophorese behandelt (Ethansäure 5 %). Die Schmerzen hatten unterschiedlichen Ursachen, u. a. obere Fersensporne, untere Fersensporne und Bursitiden. Nach durchschnittlich 5,7 Sitzungen über 2,8 Wochen verspürten 94 % der Patienten eine deutliche Besserung. Die Besserung bestand noch nach 27 Monaten. Parameter: Säure unter der aus Alufolie selbsthergestellten Kathode (12 × 18 cm = 216 cm^2), 2–3 mA (0,01 mA/cm^2), 15–20 min, 2- bis 3-mal/Woche. Die Autoren vermuten eine Art Wechselwirkung zwischen der Säure und lokalem Calcium. Anmerkung: Es gab leider keine Kontrollgruppe.
- da Luz et al. (2019) haben an 12 Patienten mit einem Tennisellenbogen eine Ionto mit Dexamethason gemacht und diese Gruppe verglichen mit einer gleichgroßen Gruppe Patienten, die mit Gleichstrom behandelt wurden. Beide Gruppen zeigten in mehreren Bereichen eine Besserung, wobei die Ionto-Gruppe die Nase vorn hatte. Parameter: Dexamethason (4 %) unter der 5 × 10 cm großen Kathode, 5 mA (0,1 mA/cm^2), 15 min, 3-mal/Woche, 4 Wochen. Beim Auftreten von Irritationen wurde die Intensität auf 3 mA heruntergefahren und die Dauer auf 20 min verlängert.
- García et al. (2016) haben 88 Patienten mit einer Schulterimpingement-Problematik in drei Gruppen eingeteilt. Alle Gruppen erhielten an 15 aufeinanderfolgenden Tagen die gleiche bewegungstherapeutische Behandlung. Eine Gruppe erhielt zusätzlich Placebo-Iontophorese und Placebo-Sonophorese, eine Gruppe bekam Verum-Iontophorese mit Natriumdiclofenac (normal aus der 75-mg-Ampulle) und Placebo-Sono, die dritte Gruppe erhielt zusätzlich Placebo-Ionto und Verum-Sono mit Diclofenac-Gel. Parameter: Verum-Ionto: Elektroden 5 × 5 cm, 0,1–0,2 mA/cm^2, 10 min. Diclofenac unter der Kathode. Verum-Sono: ERA 5 cm^2, 1 MHz, Dauerschall, 0,7 W/cm^2, BNR < 5, Behandlungsareal 4-mal die ERA, 5 min. Die Sonophorese-Gruppe schnitt eindeutig besser ab als die Ionto-Gruppe. Letztere war gleich gut wie die Placebo-Gruppe. Anmerkung: 10 min sind für eine Iontophorese definitiv zu kurz.

Es gibt Publikationen zum Thema Iontophorese, die von klaren Erfolgen bei der Behandlung von Muskelansatzproblemen berichten. Die Studien wurden fast immer an kleinen Gruppen von rund 10 Personen durchgeführt, waren dennoch oft von guter methodischer Qualität. Es ist aber bedauerlich und unverständlich, dass es meistens unmöglich ist, die genauen Behandlungsparameter zu eruieren. Die Größe der Elektroden wird fast nie erwähnt, sodass es unmöglich ist, genaue Angaben zur Dosierung zu machen. Dies liegt unter anderem daran, dass für die Iontophorese oft speziell konzipierte Elektroden benutzt wurden, wobei die aktive Elektrode eine Art Kammer ist, die mit dem Medikament gefüllt wird. Diese Elektroden haben unterschiedliche Größen, und hier beginnt das große Raten. Größenangaben von den Herstellern variieren von 7 × 7 cm (49 cm^2) bis 10 × 10 cm (100 cm^2), wobei häufig unklar ist, ob damit die Kammer gemeint ist oder die Gesamtfläche der Elektrode. Trotzdem können anhand der vorliegenden Publikationen folgende Aussagen gemacht werden:

- Eine Iontophorese mit schmerzstillenden und/oder entzündungshemmenden Medikamenten wie Dexamethason und Diclofenac kann bei oberflächlichen Problemen am Bewegungsapparat mit Erfolg eingesetzt werden.
- Es ist eine maximale Stromdichte von etwa 0,2 mA/cm^2 einzuhalten.
- Es sind Behandlungszeiten von 40 min und länger zu benutzen.
- Zur Lokalanästhesie mit Lidocain u. Ä. sind Behandlungszeiten von 10–15 min ausreichend.

Die früher recht häufig verordnete Histamin-Iontophorese ist etwas aus der Mode gekommen und wird hier nicht speziell besprochen. In älteren Elektrotherapie-Büchern wird diese ausführlich erklärt. Die Methode eignet sich lediglich zur Auslösung einer ausgeprägten lokalen oberflächlichen Hyperämie, welche vielleicht einen reflektorischen Effekt auslösen könnte. Untersuchungen dazu gibt es nicht. Harris et al. (1955) haben an 37 gesunden Probanden anhand einer Isotopen-Clearance-Messung nachgewiesen, dass nach einer Histamin-Iontophorese auf 1,5 cm Tiefe im M. brachioradialis keine Durchblutungsverbesserung auftrat, sondern dass die Durchblutung im Muskel sogar eher abnahm. Einzig bei drei Probanden, die eine generalisierte allergische Reaktion zeigten, inklusive Kollaps, nahm die Durchblutung zu. Ihre Parameter: Histamin-Gel 1 % unter der Anode, 3,75 × 5 cm (18,75 cm^2), Kathode 75 cm^2, 5–7,5 mA, 10–20 min.

Die Haut ist vor der Iontophorese besonders gut mit Alkohol oder Seife zu reinigen und auf Verletzungen zu kontrollieren. Manchmal wird die Hornhaut mit sehr feinem Sandpapier etwas abgeschliffen, Achtung aber wegen Verletzungen! Das Reinigen ist deshalb so wichtig, weil sonst auf der Haut anwesende Verunreinigungen die Ionen des einzuführenden Medikamentes verdrängen könnten, vor allem, wenn diese sogenannten parasitären Ionen kleiner und beweglicher sind. Dies führt dazu, dass (noch) weniger vom Medikament eingeschleust wird. Die Sensibilität darf wegen der Verätzungsgefahr absolut nicht gestört sein. Der Patient ist gezielt nach Allergien zu befragen (Salicylat bei z. B. Sportusal®: Aspirin®-Allergie).

Überlegung

Was etwas irritiert, ist die Tatsache, dass direkt anschließend an eine Lidocain-Iontophorese eine lokale Anästhesie der Haut eintritt (Irsfeld et al. 1993) und dass nach einer Ketoprofen-Ionto das Medikament auf 1 cm Tiefe nachweisbar ist (Panus et al. 1999), aber dass fast kein einziger Patient zum Beispiel nach einer Diclofenac-Iontophorese eine Schmerzlinderung erfährt; es braucht dazu fast immer mehrere Anwendungen. Dies, obwohl es sich hier doch um ein sehr potentes Schmerzmittel handelt. Fast jeder, der es schon mal als Tablette geschluckt hat, kann bestätigen, dass die Schmerzen i. d. R. nach 15–20 min abnehmen. Wieso dann nicht gleichlang nach einer Ionto? Hier müsste es doch auch sofort wirken? Dass sich da über eine gewisse Anzahl von Behandlungen eine genügend hohe Konzentration aufbauen soll, ist unwahrscheinlich: Bis zur nächsten Behandlung ist das Mittel abtransportiert und abgebaut.

Man könnte sich natürlich fragen, ob eine nach 5–6 Behandlungen eingetretene Besserung kausal mit dem verwendeten Medikament zusammenhängt oder ob man hier erfolgreich C-Fasern desensibilisiert hat. Wenn zum Beispiel ein sog. Tennisellenbogen über einen Zeitraum von 3–4 Wochen 3-mal wöchentlich behandelt wird mit einer Behandlungszeit von 30–40 min und einer kaum bis gerade spürbaren Intensität, ist eine Auswirkung auf diese Fasern durchaus plausibel (Nilsson und Schouenborg 1999; Fietz-Rubusch 2000; Wallengren und Sundler 2001). Die Besserung kann erklärt werden aufgrund der Defunktionalisierung der beteiligten Nervenfasern, der Erschöpfung der Neuropeptidvorräte und der Zerstörung der Nerventerminale. Das wäre doch mal ein Thema für eine physiotherapeutische Dissertation?

2.13.2 Leitungswasser-Iontophorese

Die Bezeichnung ist eigentlich unsinnig. Es ist keine Iontophorese, sondern eine Gleichstromanwendung wie das Zellenbad, da keine Medikamente „iontophoriert" werden. Es sei denn, man akzeptiert das Einschleusen von dissoziierten Wassermolekülen (H_3O^+, „Protonen") als Wirkungsmechanismus (Sato et al. 1985), dann sollte man die Behandlung als Protonen-Iontophorese bezeichnen. Sato und Mitarbeiter vermuten, dass die H_3O^+-Moleküle bestimmte Ionenkanäle blockieren und folglich die Schweißabsonderung reduzieren. Die Theorie ist durchaus plausibel. Die Anode ist bei dieser Anwendung die wirksame Elektrode und, wie wir gesehen haben, es entsteht hier H_3O^+. Man könnte selbstverständlich auch die Bezeichnung „Zellenbad" verwenden. Die Anwendung wird erfolgreich eingesetzt bei der Behandlung von Hyperhidrosis palmarum und pedum, einer krankhaft vermehrten Schweißbildung an den Händen und/oder Füßen oder in den Achseln und bei Ekzemen an den Händen und Füßen (Reinauer et al. 1993; Schauf et al. 1994; Wollina et al. 1998; Ammer 2001; Sonntag und Ruzicka 2004).

Zur Ausführung:

- Die Hand- bzw. Fußflächen werden, selbstverständlich ohne Schmuck, in getrennten flachen Plastikwannen (prädigitales Fotozubehör) eingetaucht, ohne den Finger-/Handrücken bzw. Zehen-/Fußrücken nass zu machen. Für die Achselhöhlen gibt es spezielle Elektroden.
- Die Intensität wird bis zur Toleranzgrenze hochgeregelt. Kleine Hautrisse u. Ä. stellen kein Problem dar, da man die Intensität subjektiv einstellt.
- Die Behandlungsdauer beträgt, je nach Autor, 10–30 min.
- Es wird, je nach Autor, 1-mal wöchentlich bis täglich behandelt.
- Resultate können sich bereits nach 4 Behandlungen zeigen.

In einer Untersuchung von Reinauer (1993) war die Methode bei 90 % der Probanden erfolgreich. Da bei dieser Anwendung die Anode am wirksamsten ist, ist es sinnvoll, umzupolen. Der Einsatz von mittelfrequentem Wechselstrom (5,1 kHz) ist unwirksam (Reinauer et al. 1993). Reinauer et al. haben außer einem normalen Gleichstrom und dem erwähnten wirkungslosen Wechselstrom einen etwas speziellen Impulsstrom mit einer Frequenz von 4,3 kHz benutzt. Sie bezeichnen diesen Strom als Wechselstrom mit Gleichstromanteil (AC with DC offset), de facto handelte es sich dabei um einen monophasischen (nichtkompensierten) Impulsstrom. In einer späteren Untersuchung (1995) haben Reinauer et al. die Wirkung eines normalen Gleichstroms, eines monophasischen Impulsstroms mit einer Frequenz von 4,3 kHz und eines ebenso monophasischen mit 10 kHz verglichen. Der normale Gleichstrom war am effektivsten und der 10 kHz-Pulsstrom war effektiver als der mit 4,3 kHz. Da der 10 kHz-Strom weniger unangenehm war, wird dieser zur „gepulsten Gleichstrom-Iontophorese" von den Autoren empfohlen.

Nachfolgendes Behandlungsprotokoll hat sich bewährt (Schauf et al. 1994):

- Zu Beginn wird die Behandlung 3-mal wöchentlich durchgeführt, Behandlungsdauer 10–15 min. Es ist naheliegend, mit der dominanten Hand anzufangen.
- Die Anode bleibt so lange auf derselben Seite, bis hier eine deutliche Besserung eintritt. Erst jetzt wird die andere Hand (Fuß) anodisch gepolt, bis auch hier die Besserung eingetreten ist.
- In der nachfolgenden „Unterhaltsphase" werden die Patienten etwa 1-mal pro Woche 10–15 min behandelt (alle 6–8 Tage). Die Polarität wird jede Woche gewechselt, aber nicht während der Sitzung (also 1 Woche die linke Hand anodisch, die nächste Woche die rechte Hand).
- Es wird normales, nicht demineralisiertes Leitungswasser benützt.

Die Deutsche Dermatologische Gesellschaft und der Berufsverband der Deutschen Dermatologen e.V. informieren im Internet ausführlich über diese interessante Anwendung, siehe dazu https://dgdc.de/hyperhidrose.html.

Zur Iontophorese gibt es kleine, relativ kostengünstige batteriebetriebene Geräte und dazu Medikamente in ähnlichen Verpackungen, wie z. B. Nikotin- oder Hormonpflaster. Manche haben sogar integrierte Elektroden, sodass der Patient nicht mit Kabeln hantieren muss. Diese Geräte ermöglichen es dem Patienten, die Iontophorese zum Beispiel bei chronischen Schmerzen (Fentanyl-Ionto bei terminalen Krebspatienten) oder anderen chronischen Leiden bequem zu Hause durchzuführen (Ashburn et al. 1995; Fanelli et al. 2016). Die gleichen Geräte werden zur Heimbehandlung bei der Hyperhidrosis benutzt.

2.14 Impulsstrom

In der Elektrotherapie ist ein Impuls ein Stromstoß, der durch Änderung der Stromstärke oder der Spannung erzeugt wird und jene Strukturen beeinflusst, die auf Erregungsbildung und Erregungsfortleitung spezialisiert sind. Die Wirkung elektrischer Ladungen im Gewebe ist von der Geschwindigkeit abhängig, mit der eine Änderung der Stromstärke erfolgt. Erfolgt die Änderung rasch und ist die Pulsdauer genügend lange und die Intensität hoch genug, wird das Ionengleichgewicht entlang erregbarer Membranen gestört, sodass Aktionspotenziale ausgelöst werden. Nichtkompensierte Impulse lösen zudem chemische Prozesse aus, die aber bei kürzeren Impulsen weniger ausgeprägt sind. Anders formuliert: je kürzer der Impuls, desto kleiner der Ionenfluss und desto weniger chemische Veränderungen im Gewebe. Bei kompensierten Impulsen werden die chemischen Veränderungen der einen Phase durch die zweite Phase kompensiert. Bei niederfrequenter Reizung mit nichtkompensierten oder asymmetrisch kompensierten Impulsen hat die Kathode die stärkere Wirkung.

2.14.1 Chronaxie, Rheobase

Stromstärke und Impulsdauer stehen bei der Auslösung eines Aktionspotenzials in direkter Beziehung zueinander: Bei einer bestimmten Intensität benötigt man eine bestimmte minimale Pulsdauer, damit ein Aktionspotenzial ausgelöst wird. Bei einer bestimmten Impulsdauer muss dazu eine bestimmte Minimalintensität überschritten werden.

Die *Rheobase* ist die minimal benötigte Intensität, um bei einer Impulsdauer von 1000 ms an einem Nerv ein Aktionspotenzial oder am Muskel eine minimale Kontraktion (Zuckung) auszulösen. Die *Chronaxie* ist die minimale Phasendauer (Impulsdauer), die bei einem 2-fachen Rheobasenwert am Nerv ein Aktionspotenzial oder am Muskel eine minimale Kontraktion auslöst. Die Hauptnutzzeit ist die Mindestzeit, die ein Strom bei einfacher Rheobasenstärke fließen muss, um am Nerv ein Aktionspotenzial oder am Muskel eine minimale Kontraktion auszulösen.

Die Beziehung zwischen Phasendauer und Amplitude wird in der I/t-Kurve dargestellt. Das Erstellen von I/t-Kurven ermöglicht es dem Therapeuten, bei einer peripheren Nervenläsion den Zustand der Muskulatur (sehr) grob zu beurteilen

2.14 Impulsstrom

und die richtigen Parameter für die Muskelstimulation zu bestimmen. Unter „Muskelstimulation" findet sich eine ausführliche Beschreibung dieser Stimulation (Abschn. 4.9.2).

2.14.2 Der Impuls

Ein Impuls wird durch verschiedene Größen charakterisiert (Tab. 2.1, Abb. 2.15):

Amplitude, Anstiegs- und Abfallzeit sowie Impulsdauer bestimmen die *Ladungsmenge*, die bewegt wird. Die Stromstoßfolgen können bezüglich Amplitude, Frequenz und Polarität moduliert werden.

Haben alle Impulse die gleiche Polarität, bezeichnet man sie als monophasisch. Bei Strömen mit dieser Impulsform fließt ein Ionenstrom und im Gewebe treten chemische Veränderungen auf, die Impulse werden deshalb als *nichtkompensiert* bezeichnet. Beispiele: Ultrareizstrom nach Träbert (= 2–5-Strom) und diadynamischer Strom nach Bernard (Abb. 2.16).

Wenn die Polarität wechselt, spricht man von *biphasischen* Impulsen. Diese können so geformt sein, dass der beim positiven Anteil des Impulses aufgetretene Ionenstrom sofort durch den darauffolgenden negativen Impulsteil ausgeglichen wird. Hierdurch ist der Netto-Ionenstrom gleich Null, chemische Veränderungen werden ausgeglichen. Man bezeichnet die Impulse als *kompensiert*. Diese Kompensation kann symmetrisch oder asymmetrisch erfolgen. Bei symmetrischer Kompensation sehen die positiven Impulsteile gleich aus wie die negativen. Bei asymmetrischer Kompensation weicht die Form des kompensierenden Impulsteils vom vorhergehenden ab. Die Form eines Pulses hat keinen Einfluss auf die Wirkung (Hingne und Sluka 2007). Theoretisch kann ein symmetrisch kompensierter Impuls als „Doppelimpuls" betrachtet werden. Solche symmetrisch kompensierten Rechteckeckimpulse lösen bei der Stimulation von innervierten Muskeln bei gleicher Intensität die kräftigsten Kontraktionen aus und werden deshalb bei der NMES bevorzugt eingesetzt.

Die Einstellung der Intensität bei Impulsströmen lässt sich wie folgt einteilen:

- Sensibel unterschwellig = subsensorisch: keine Sensationen spürbar.
- Sensibel schwellig = sensorisch: Sensationen sind spürbar.
- Motorisch schwellig: Es wird eine Muskelkontraktion ausgelöst.
- Toleranzgrenze: sehr deutlich spürbare, noch gerade nicht schmerzhafte Anwendung.
- Schmerzschwelle: Die Anwendung wird schmerzhaft.

In pathologischen Fällen kann sich die Reihenfolge ändern, indem zum Beispiel die Toleranzgrenze erreicht wird, bevor eine Kontraktion sichtbar ist.

Bei den motorischen Kriterien unterscheidet man:

- Motorisch unterschwellig: keine Kontraktion sichtbar
- Motorisch schwellig: gerade sichtbare Kontraktion („Wogen")
- Motorisch überschwellig: deutliche wellenförmige Kontraktionen („Walken", bitte nicht „englisch" aussprechen)

Der Niederfrequenz-Bereich (NF) ist definiert als der Frequenzbereich zwischen 0 und 1000 Hz. Hier gilt das Prinzip der *periodensynchronen* (= zyklussynchronen) Reizung. Das bedeutet, dass jeder Impuls, sofern Phasendauer und Amplitude ausreichen, eine Erregung (ein Aktionspotenzial) auslöst. Dabei werden die Aktionspotenziale im gleichen Rhythmus wie die Frequenz des Stromes ausgelöst. Die 1000 Hz-Grenze ist, wie anderswo erklärt, eher willkürlich gewählt.

Zum sog. klassischen NF gehört die uralte *Faradisation*, ein Wechselstrom mit ungleichmäßigen Frequenzen zwischen 50 Hz und 100 Hz, welcher Ende des 19. Jahrhunderts bei der Muskelstimulation zum Einsatz kam. Die Frequenz schwankte wegen der damals mangelnden technischen Ausrüstung und wurde in den 1950er-Jahren durch die „Neofaradisation", einen Wechselstrom mit gleichmäßiger 50 Hz-Frequenz, abgelöst (Phasendauer = 1 ms, Phasenintervall = 19 ms). Heute stehen uns zur Aus-

Tab. 2.1 Impulsparameter

Stromstärke I = Amplitude des Stromes, die Intensität	Diese bestimmt, ob und wie stark die Reizschwelle überschritten wird. Die Einheit der Stromstärke ist 1 Ampère (A) oder Milliampère (mA). Das ist das, was der Patient spürt
Anstiegs- bzw. Abfallzeit	Beschreibt die Zeit, bis der Impuls seine maximale Stärke erreicht hat bzw. wieder auf null zurückgekehrt ist. Diese Zeiten sind von der *Geometrie* (Form) des Impulses abhängig, z. B. Dreieck-, Rechteck-, Trapez- oder Exponentialimpuls
Phasendauer T (= Impulsdauer, Impulsbreite), T = time	Die Dauer, während der tatsächlich ein Strom fließt. Die Phasendauer bestimmt die sog. Gleichstromkomponente der Wirkung des Stromes. Je länger der Impuls bei gleicher Frequenz, desto größer sind der Ionenstrom und die chemische Belastung des Gewebes. Einheit: s, ms oder µs
Phasenintervall R (= Pausendauer), R = rest	Die Zeit zwischen den Impulsen. Bestimmt mit der Phasendauer die Impulsfrequenz, also die Anzahl der Impulse pro Sekunde. Phasendauer und Phasenintervall bilden zusammen die Dauer des eigentlichen Impulses (Periodendauer). Einheit: s, ms oder µs
Frequenz f	Diese ist definiert als Anzahl der Impulse pro Sekunde oder Kehrwert der Periodendauer f = 1/(T + R). Die Einheit der Frequenz ist 1 Hz (1 Hz = 1/s). Auch pps: pulses per second
Gleichstromanteil (galvanische Komponente)	Dieser Anteil der physiologischen Wirkung eines Impulses bestimmt die hyperämisierende Wirkung eines Impulsstromes. Man sollte den Gleichstromanteil der Strom*wirkung* nicht mit dem (in der Elektrotherapie nicht weiter relevanten) Gleichstromanteil des Stromes verwechseln, wenn ein Gleichstrom von einem Wechselstrom überlagert wird. „Gleichanteil" ist allgemeiner, also für Strom, Spannung usw. Gleichstromanteil ist ein konkreter Begriff für den Offset von Strom
Kompensiert, nichtkompensiert	Bei der Verwendung von Wechselstromimpulsen fließt netto kein Strom. Den chemischen Reaktionen vom ersten Teil des Pulses werden vom zweiten Teil entgegengewirkt. Die Kompensation kann symmetrisch oder asymmetrisch sein, man sagt dazu auch Nulllinien-symmetrisch (= bidirektional) oder Nulllinien-asymmetrisch (= unidirektional). Monophasisch und biphasisch bezeichnet normalerweise dasselbe, wobei es aber (leider) auch biphasische asymmetrische (also NICHT kompensierte) Impulse gibt

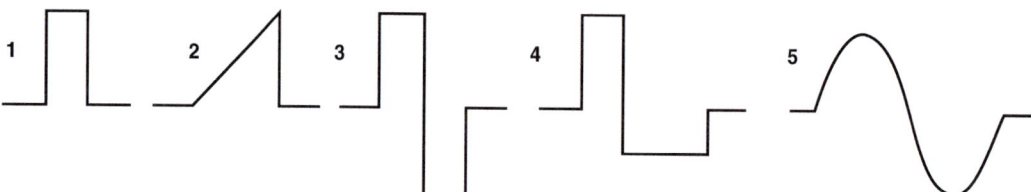

Abb. 2.15 Verschiedene Impulsformen. 1 = monophasisch Rechteck (nichtkompensiert); 2 = monophasisch Dreieck; 3 = biphasisch Rechteck, symmetrisch kompensiert; 4 = biphasisch Rechteck, asymmetrisch kompensiert; 5 = Sinus, biphasisch, kompensiert

lösung einer Muskelkontraktion bedeutend angenehmere Stromformen zur Verfügung, deshalb wird auf diese Stromform nicht weiter eingegangen. Der lange Impuls (1 ms = 1000 µs), kombiniert mit einer Frequenz von 100 Hz, löst aber bei der Muskelstimulation andere Reaktionen aus als die üblichen NMES-Parameter. Diese sog. Wide Pulse NMES werden im entsprechenden Kapitel besprochen (Abschn. 4.6.1).

Weitere Klassiker sind die *diadynamischen Ströme nach Bernard* und der *Ultrareizstrom nach Träbert*. Diese beiden Stromformen führen – richtig eingesetzt und ausgeführt – immer wieder zu guten Resultaten. Auf die letzteren beiden Stromformen wird im Nachfolgenden näher eingegangen.

Zum besseren Verständnis der Wirkungsmechanismen von hyperämisierenden Strom-

2.14 Impulsstrom

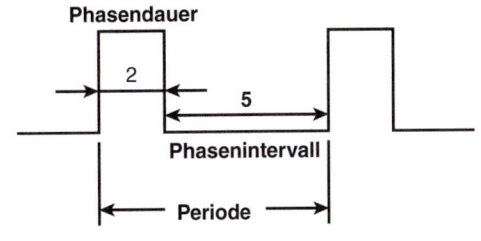

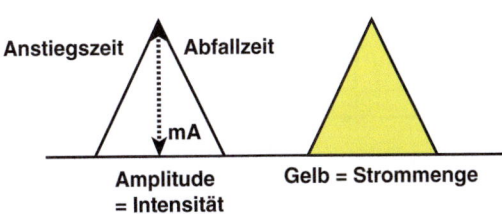

Abb. 2.16 Pulsparameter, oben der 2–5-Strom nach Träbert

2.14.3 Ultrareizstrom nach Träbert (UR, 2–5-Strom)

Im Jahre 1957 publizierte der Arzt H. Träbert seine Erfahrungen mit einer Stromform mit 2 ms Phasendauer und 5 ms Phasenintervall (Abb. 2.17, oben). Damit ergab sich eine Frequenz von etwa 143 Hz (F = 1000/R + T = 1000/2 + 5 = 1000/7 = 143 Hz). Der Strom ist als schmerzlindernde Maßnahme in gewissen Fällen sehr effektiv und die Parameter lassen sich, falls nicht bereits vorprogrammiert, an den meisten Elektrotherapiegeräten bequem einstellen; deshalb wurde die Methode recht bekannt.

Diese Stromform hat, verglichen mit den im Nachfolgenden besprochenen diadynamischen Strömen, einen erheblich geringeren Gleichstromanteil, wodurch die Verätzungsgefahr deutlich kleiner ist. Aus demselben Grund würde man ein weniger ausgeprägtes Erythem erwarten. Der Strom ist aber deutlich angenehmer als DD und man kann (und soll) deshalb die Intensität viel höher einstellen. Bei lumbaler Anwendung sind Einstellungen bis 70–80 mA bei Elektrodengrößen von 8 × 12 cm keine Seltenheit! Aus diesem Grund kommt es bei einer UR-Anwendung trotz des geringen Gleichstromanteils normalerweise zu einer sehr ausgeprägten Erythembildung.

Bei dieser Stromform tritt fast immer sehr rasch eine Gewöhnung ein. Deshalb muss die Intensität während der Behandlung dauernd nachgeregelt werden.

Der Patient soll ein deutliches Druckgefühl wahrnehmen, ein eventuelles, nicht zu kräftiges Muskelanspannen („Wogen") ist wegen der detonisierenden Wirkung erwünscht. Möglicherweise werden hierdurch zusätzlich tiefe Aδ-Fasern gereizt, und es tritt eine mit Low TENS vergleichbare Wirkung auf.

Als Variante des UR nach Träbert gibt es den modifizierten UR mit unipolaren Rechteckimpulsen von 0,5 ms Phasendauer und 5 ms Phasenintervall (Frequenz 182 Hz). Die kürzeren Impulse reizen die Schmerzfasern der Haut weniger und werden als angenehmer empfunden. Die Hyperämie und damit der Einfluss auf eine neuro-

formen sei auf die Ausführungen zum Thema *neurogene Entzündung* verwiesen (Abschn. 2.9).

Die verschiedenen Nervenfasertypen sind aufgrund ihrer unterschiedlichen Reizbarkeit mit bestimmten Phasendauern teilweise spezifisch reizbar. Dies macht man sich beim Einsatz der TENS-Anwendungen zunutze. Ganz kurze Impulse, bis etwa 100 μs, reizen die empfindlichsten, schnellleitenden Nervenfasern vom Typ Aα und Aβ, ohne – je nach Intensität und allfälliger Sensibilisierung – die Aδ- und C-Fasern zu reizen. Etwas längere Impulse, 100 μs bis etwa 300 μs, werden zur Stimulation von Aδ-Fasern verwendet (und reizen gleichzeitig Aα- und Aβ-Fasern). Die C-Fasern werden mit Phasendauern ab etwa 500 μs bis 1 ms gereizt. Selbstverständlich werden mit längeren Phasendauern die schnellerleitenden Aα-, Aβ und Aδ-Fasern mitstimuliert.

Hierbei ist zu beachten, dass, wenn eine Entzündung vorliegt, die Nervenfasern durch die Entzündungsmediatoren sensibilisiert werden. Dies führt dazu, dass die Fasern bereits bei sehr niedrigen Intensitäten und kurzen Impulsen feuern können.

Abb. 2.17
Diadynamischer Strom nach Bernard, die am häufigsten verwendeten Modulationen. Die Stromformen können je nach Hersteller variieren. © Enraf-Nonius, Delft, Niederlande, mit freundlicher Genehmigung

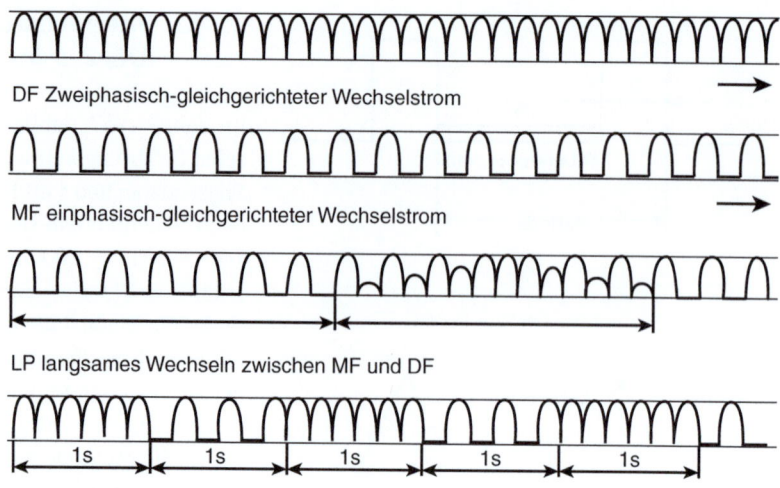

gene Entzündung sind wegen der deutlich kürzeren Phasendauer entsprechend weniger stark ausgeprägt, das typische Druckgefühl tritt weniger stark auf. Kollegen berichten von der besseren Wirksamkeit der 2–5-Form, dies entspricht auch der Erfahrung des Autors. Studien dazu gibt es nicht.

Bei der Ausführung ist Folgendes zu beachten.

- Es werden meist zwei gleich große, gut unterpolsterte Elektroden benutzt. Die Elektrodengröße beträgt zwischen 3 × 4 cm (HWS) bis 8 × 12 cm (LWS).
- Die Elektroden sollen etwa 3 cm Abstand voneinander haben. An der Wirbelsäule werden die Elektroden meist kranio-kaudal platziert, an den peripheren Gelenken werden die Elektroden ventro-dorsal oder medio-lateral platziert.
- Die Kathode, die differente Elektrode, liegt auf der schmerzhaftesten Stelle. Bei EL4 empfiehlt Träbert, die Kathode distal anzulegen.
- Die Behandlung sollte täglich erfolgen. Wenn nach 3 bis maximal 6 Anwendungen keine Besserung eintritt, ist eine andere Methode einzusetzen. Wenn die Methode Erfolg hat, genügen meistens Serien von 6 Sitzungen.
- Anwendungen an der HWS und BWS werden wegen der benötigten hohen Intensität oft als (sehr) unangenehm empfunden. Deshalb wird die Methode vor allem an der LWS eingesetzt (Evidenzstufe IV und V).
- Beim ersten Hochdrehen des Stromes verspürt der Patient ein leichtes Kribbeln (wahrscheinlich Aβ, siehe MacKenzie et al. 1975; Beissner et al. 2010), danach ein Prickeln (wahrscheinlich Aδ) unter den Elektroden, meistens zuerst unter der Kathode, weil diese am stärksten reizt. Dies ist aber auch von der Lokalisation bzw. der Hautempfindlichkeit abhängig.
- Dann wird die Intensität weiter relativ rasch, doch behutsam erhöht und nachdem das Kribbeln oder Prickeln stärker geworden ist, tritt meistens ein Brennen auf. *Dies ist ein normales C-Faser-Brennen und deutet normalerweise nicht auf eine Schädigung hin.* Beim weiteren Hochfahren verspürt der Patient anstelle des Brennens einen Druck oder ein eigenartiges Vibrieren („Surren, Brummen"), welches das Brennen überlagert. Es können leichte bis mäßig starke Muskelkontraktionen auftreten, diese sind erwünscht, starke Dauerkontraktionen jedoch nicht.

Wenn das Brennen punktuell auftritt, kann es sich um eine kleine Hautveränderung, eine Pustel, handeln. Solche sind mit Vaseline oder Lippenpomade abzudecken. Das Problem dabei ist, dass dazu die Intensität heruntergeregelt werden muss und man danach die Behandlung neu einleitet. Erfahrungsgemäß ist es dann meistens unmöglich, das gewünschte Druckgefühl zu erzeugen. Es ist in diesem Fall besser, die Behandlung abzubrechen.

- Bei einer lumbalen Anwendung kann der Patient das Empfinden haben, dass ihm jemand sehr kräftig auf den Rücken drückt. Dieses Druckgefühl lässt rasch nach, eventuell bereits in der ersten Minute. Jetzt muss der Strom vorsichtig nachgeregelt werden, häufig nur um 1 mA, bis das typische Druckgefühl wieder auftritt. *Achtung bei Geräten, welche kein stufenloses Nachregeln erlauben!* Die kleinen Intensitätssprünge können sehr unangenehm sein.
- Meistens muss der Strom nur während der ersten 7–8 min nachgeregelt werden, danach bleibt das Druckgefühl meistens konstant. Behandelt wird etwa 15 min lang. Wenn trotz korrekter Anwendung kein Druckgefühl auftritt oder wenn das Brennen zu stark im Vordergrund bleibt, so ist die Behandlung abzubrechen.

Vorher bestehende Schmerzen sind häufig schlagartig verschwunden. Die Schmerzlinderung kann einige Stunden anhalten, später können die Schmerzen, allerdings abgeschwächt, wieder zurückkehren (Long Term Depression?).

Aus dieser Beschreibung wird klar, dass die Information an den Patienten bzw. seine Rückmeldung von größter Bedeutung für eine erfolgreiche Behandlung ist. Die Behandlung ist für ängstliche Patienten oder Patienten mit Kommunikationsproblemen absolut nicht geeignet. Auch ist klar, dass der Therapeut beim Patienten bleiben muss, um den Strom dauernd hochzuregeln. Geeignete Patienten kann man mit der Zeit instruieren, dies selbst zu machen.

Die Schmerzlinderung kann über die Gate-Control-Theorie erklärt werden, das Druckgefühl deutet auf eine Beteiligung der Aβ-Fasern hin, möglicherweise werden mit den hohen Intensitäten die Druckrezeptoren sogar selbst stimuliert. Zudem spielt die Long Term Depression wahrscheinlich mit. Wegen der relativ starken Erythembildung ist, wie bei DD-Strom, eine Wirkung auf den TRPV1-Rezeptor durchaus plausibel.

Anmerkungen zum Ultrareizstrom

Ultrareiz ist genau genommen eine TENS-Anwendung, und zwar eine monophasische Variante der High TENS oder der High Frequency High Intensity TENS (Hifi-TENS). Der Gleichstromanteil beträgt bei UR etwa 30 % einer kontinuierlichen Gleichstromanwendung, also Achtung: Verätzungsgefahr! Interessanterweise verspürt man bei den erwähnten TENS-Formen das typische Druckgefühl, das bei UR auftritt, nicht. Man hat eine sehr gute Wirkung bei akuten lumbalen Schmerzen und interessanterweise bei Arthroseschmerzen am Knie festgestellt (Evidenzstufe V). Möglicherweise tritt, wie bei DD, eine Defunktionalisierung der am Entzündungsprozess beteiligten Nervenfasern auf.

Die Anwendung ist nur dann sinnvoll, wenn die Kommunikation mit dem Patienten klappt. Wenn die Rückmeldung sich beschränkt auf „Jaja, ist schon gut … passt schon", wird der Erfolg nicht überwältigend sein. Anmerkung: Es gibt zur Ultrareiz-Anwendung keine spezifischen wissenschaftlichen Studien. Die Wirkung der Anwendung wird aber durch Untersuchungen über TENS bestätigt.

2.14.4 Diadynamische Ströme nach Bernard

In 1950 publizierte der französische Zahnarzt P. D. Bernard eine Arbeit über die von ihm gefundenen Wirkungen von verschiedenen Variationen eines gleich gerichteten 50 Hz-Wechselstroms. Die Gleichrichtung bewirkt, dass nur die Hälfte eines sinusförmigen Stroms fließt, wodurch ein Strom von Sinushalbwellen entsteht. Die Anstiegs- und Abfallzeit dieser Halbwellen beträgt je 5 ms, woraus eine Impulsdauer von 10 ms resultiert. Die Pause nach einer solchen Halbwelle beträgt ebenfalls 10 ms (Periodendauer = 20 ms).

Diese relativ langen Impulse haben einen großen Gleichstromanteil, deshalb sollte man alle Maßnahmen zur Vermeidung von Verätzungen beachten. Diesem Gleichstromanteil verdankt der Strom aber seine sehr ausgeprägte oberflächliche hyperämisierende Wirkung. Der Gleichstromanteil beträgt im Vergleich zu einem normalen Gleichstrom etwa 70 % beim DF und etwa 35 % beim MF (Mittelwert des Stromes = Maximalwert ÷ $\sqrt{2}$).

Zusätzlich zu den Impulsströmen setzte Bernard einen sensibel unterschwellig dosierten galvanischen „Basisstrom" ein, welcher die Effektivität der Impulse erhöhen sollte (Tab. 2.2, Abb. 2.17).

Bernard selbst macht in seiner Publikation (Bernard 1950) keine Behandlungsvorschläge, sondern präsentiert eine große Anzahl Fallbeschreibungen von verschiedensten Pathologien. Daraus wurden später durch andere Autoren viele „Rezepte" entwickelt. Seine Methode, Herpes Zoster (Gürtelrose) mit DD zu behandeln, war eine Zeitlang populär (Vossen und de Wijer 2019). Der Behandlungseffekt ist bei dieser selbstlimitierenden Pathologie aber schwer abschätzbar. Nachdem van Ree (1977) in einer kleinen Untersuchung keinen Effekt hat feststellen können und Lanting et al. 1996 trotz Auffinden von drei positiven Studien eine negative Beurteilung abgegeben hatten, war die Methode zumindest in den Niederlanden abgeschrieben (Ree und Lanting werden erwähnt in Vossen und de Wijer 2019). Wegen der modernen (und billigeren!) medikamentösen Möglichkeiten ist die Methode völlig in Vergessenheit geraten. Da bei der Behandlung einer postherpetischen Neuralgie u. a. mit Erfolg teure Capsaicin-Pflaster eingesetzt werden, könnte sich der Einsatz von DD durchaus lohnen. Vielleicht nimmt sich jemand dieser Methode einmal an als Grundlage für eine Untersuchung und verschafft der Behandlung eine wissenschaftliche Basis.

2.14.4.1 Die Behandlung des Herpes Zoster mit DD-Strom

Die Behandlung sollte so früh wie möglich begonnen werden, am besten noch, bevor die Bläschen richtig ausbrechen.

- Behandelt wird mit zwei etwa 5 cm großen Schalenelektroden, wie man sie von der klassischen Bügelelektrode kennt.
- Der Patient liegt in Seitenlage, die betroffene Seite oben. Die zwei Elektroden werden am Thorax unilateral paravertebral und kranial und kaudal vom betroffenen Nerv platziert (festhalten mit einer Hand, nicht fixieren) mit etwa 5 cm Elektrodenabstand.
- Es wird eventuell zuerst 1 min mit DF behandelt, dann wird umgepolt und wieder 1 min DF. Intensität: sehr deutlich spürbar, Toleranzgrenze (O-Ton Bernard „au maximum supportable par le malade").
- Danach setzt man – wie Bernard – CP ein: 2 min, dann umpolen, wieder 2 min Intensität, wie oben.

Tab. 2.2 Von Bernard unterschiedene Stromformen

Monophasé fixe (MF)	50 Hz, auf einen 10 ms-Puls folgt eine 10 ms-Pause
Diphasé fixe (DF)	100 Hz, die 10 ms-Impulse laufen ununterbrochen
Courant modulé en courtes périodes (CP)	Es wechseln sich 1 s 50 Hz (MF) und 1 s 100 Hz (DF) abrupt ab
Courant modulé en longues periods (LP)	Wie bei der CP wechseln sich MF und DF ab, jetzt aber in längeren Perioden und einschleichend (alle 12–16 s nach Bernard). Die Perioden wechseln je nach Gerätehersteller in unterschiedlichen Rhythmen
Courant modulé en moyenne périodes (MP)	Wie LP, aber mit 5 s DF und 5 s MF; findet sich an moderneren Geräten nicht mehr
Rythme syncopé 50 (RS50)	Nach 1 s MF folgt 1 s Pause
Rythme syncopé 100 (RS100)	Nach 1 s DF folgt 1 s Pause, findet sich an moderneren Geräten nicht mehr
Der Basisstrom	Gerade nicht spürbarer Gleichstrom, welcher den Impulsen unterlagert wird, damit diese Impulse vollständig in den sensiblen Bereich angehoben werden. Nicht sinnvoll

- Der Patient hält dann selbst eine Elektrode ventral am Thorax, dort, wo die Schmerzen bzw. Bläschen aufhören. Die andere Elektrode hält der Therapeut dorsal, paravertebral über die Austrittstelle des betroffenen Interkostalnervs.
- Ablauf: eventuell wieder zuerst 1 min DF, dann umpolen, wieder 1 min DF. Dann 2 min CP, umpolen, 2 min CP. Intensität wie oben.
- Die Schwämme sollten wegen der Ansteckungsgefahr nur für diesen einen Patienten benutzt werden und sind nach Abschluss der Behandlung wegzuwerfen.
- Bei starken Schmerzen kann auch nur mit DF oder LP behandelt werden.

Bernard behandelte ursprünglich nur mit CP, ohne Vorbereitung mit DF. Die Patienten empfinden diese Vorbereitung aber häufig als sehr angenehm.

Bei größeren Hautdefekten und beim Herpes Zoster im Gesicht werden die Elektroden direkt auf die Bläschen aufgesetzt. Angeblich verschwinden die Bläschen sehr rasch (innerhalb von Tagen) und speziell die gefürchtete hartnäckige postherpetische Neuralgie tritt – auch angeblich – viel weniger auf (Aussage von Dr. Bernard während eines Vortrages). Bernard erklärte die Wirkung dieser Anwendung mit der durch den Strom verbesserte Trophik. Es ist aber eine mit der Cutaneous Field Stimulation vergleichbaren Wirkung denkbar: die Defunktionalisierung der beteiligten Nervenfasern.

Bernard hat seinen Stromformen unterschiedliche Wirkungen zugeschrieben, siehe dazu seine Publikation aus dem Jahre 1950 oder zum Beispiel Edel (1977). Es gibt keinen Grund zur Annahme, dass diese Wirkungen tatsächlich auftreten; die Modulationen unterscheiden sich aufgrund der unterschiedlichen Frequenzen nur in ihrem Gleichstromanteil.

Die CP wird traditionell gerne bei Schwellungen und Ergüssen eingesetzt, eventuell nach einer Vorbehandlung mit DF. Für die Wirksamkeit gibt es weder Belege noch eine Begründung. DF wäre wegen seines größeren Gleichstromanteils stärker hyperämisierend, die angebliche „Pumpwirkung" des CPs tritt nur auf, wenn CP motorisch dosiert wird, und ist dennoch deutlich weniger ausgeprägt und bestimmt viel unangenehmer als eine Schwellstromanwendung.

DD kann zur Schmerzlinderung eingesetzt werden. Hier ist aber TENS mit Sicherheit angenehmer und weniger riskant. Wenn es aber darum geht, gleichzeitig auf eine neurogene Entzündung und auf Schmerzen Einfluss zu nehmen, ist die nachfolgende Methode einen Versuch wert. Die Methode wird hier nicht aus historischen Gründen beschrieben, sondern weil es Belege für ihre Wirksamkeit gibt (Heggannavar et al. 2015; Sayilir und Yildizgoren 2017; Senthilkumar et al. 2019).

2.14.4.2 DF-LP-CP

Für die von Bernard und seinen Nachfolgern beschriebenen Rezepte wie „so viele Minuten DF, umpolen, nochmals so viele Minuten und so weiter" gibt es keine Belege und keine sinnvolle physiologische Begründung. Trotzdem kann man davon ausgehen, dass mit der Anwendung Aβ-, Aδ- und C-Fasern gereizt werden, mit allen beschriebenen Konsequenzen. Wenn man DD nach moderneren Einsichten einsetzen möchte, kann man dies auf zwei Weisen machen:

- Man kann die Anwendung als Alternative zum Gleichstrom benutzen und bei den betreffenden Nervenfasern eine Neuropeptid-Entspeicherung forcieren und deren Defunktionalisierung bewirken. DF hat im Vergleich zum „normalen" Gleichstrom den größten Gleichstromanteil (70 %), ist also zu diesem Zweck am effektivsten. Man bestimmt die sensorische Schwelle, halbiert diese oder geht etwas unter diese Schwelle und behandelt während 20–30 min. Da der Gleichstromanteil 70 % eines normalen Gleichstroms beträgt, muss man die Behandlungsdauer um etwa Zwei Drittel verlängern, also 30–40 min. Man macht weiter, wie unter Gleichstrom beschrieben (Abschn. 2.10.3).
- Die zweite Methode basiert darauf, dass man mit einer Stimulation von Aβ-, Aδ- und C-Fasern gleich mehrere Schmerzhemmungsmechanismen aktiviert. Dass man zudem eine Neuropeptid-Entspeicherung provoziert, ist

ein nützlicher Nebeneffekt. Man setzt dazu die nachfolgende Methode ein:
- Als erste, weil mildeste Stromform wählt man den DF. Das Hochregeln erfolgt, bis der Patient ein deutliches Vibrieren wahrnimmt (Beteiligung Aß-Fasern). Manche Patienten beschreiben dies als „Schraubstockgefühl". Patienten meinen manchmal, dass die Elektrode verrutscht. Bevor das Vibrieren auftritt, verspürt der Patient meistens ein C-Faser-Brennen. Dies verschwindet meistens schlagartig, sobald das Vibrieren wahrgenommen wird. Bitten beachten, dass es nur ein Vibrationsgefühl ist, es vibriert nichts.
- Wenn sich der Patient an den Strom gewöhnt hat, also wenn eine Adaptation auftritt, hat man zwei Optionen. Man kann die Intensität etwas erhöhen, bis sich das Druckgefühl wieder einstellt. Dies würde man bei einer TENS-Anwendung machen, und dies ist auch in diesem Fall möglich. Manche Kollegen machen dies 1- bis 2-mal, wenn ein Patient sich sehr rasch an den Strom gewöhnt, statt gleich die Modulation zu wechseln. Der Nachteil einer mehrmaligen Erhöhung der Intensität ist aber, dass beim DD-Strom die Gefahr einer Verätzung besteht, und je höher man aufdreht, umso größer wird diese Gefahr. Man hat aber beim DD verschiedene Modulationen zur Verfügung, womit man eine Adaptation verhindern kann. Deshalb dreht man den Strom, nachdem man ihn eventuell 1- bis 2-mal hochgeregelt hat, runter und schaltet den etwas weniger milden LP ein. Es wird wieder hochgeregelt, bis ein wechselndes Vibrationsgefühl auftritt. Die notwendige Intensität liegt in der Regel nur 1–2 mA über der vorher benutzten Einstellung. Wenn sich auch hier nach einiger Zeit das Stromgefühl ändert, wird als letzte Modulation die CP benutzt.
- Die Anwendung dauert traditionell etwa 15 min, darf aber durchaus länger dauern.
- Die MF und RS sind für Schmerzbehandlungen eindeutig zu unangenehm.

Ziel dieser Methode ist es, die Adaptation zu umgehen, ohne die Intensität, wie beim Ultrareizstrom, stark erhöhen zu müssen. Die Modulationen haben keine unterschiedliche Wirkung, die Abfolge soll lediglich eine Adaptation verhindern. Die Schmerzlinderung lässt sich einerseits mit der Gate-Control-Theorie über die Stimulation von Aβ-Fasern erklären. Andererseits wird die Stimulation der Aδ- und C-Fasern sehr wahrscheinlich eine deszendierende und zentrale Schmerzhemmung aktivieren. Lokal kann eine Capsaicin-artige Wirkung angenommen werden, mit einer Desensibilisierung und reversiblen Zerstörung der beteiligten Nerventerminalen.

In diesem Zusammenhang ist es interessant, dass Bernard in seiner Aufzählung von Fallbeschreibungen einige Diagnosen erwähnt, bei denen manche Autoren heute eine neurogene Entzündung im Hintergrund vermuten (Herbert und Holzer 2002a, b): Neuralgien, PHS, Epikondylitis u. Ä.

2.14.4.3 Basisstrom

Ein großer Kritikpunkt betrifft den Einsatz des *Basisstromes*. Dieser sollte nach Bernard durch „Anheben" des Impulses die Behandlungsmethode effektiver machen. Das Anheben sollte bewirken, dass der ganze Impuls im sensorischen Bereich angesiedelt wird und seine Wirkung voll entfalten kann, und vermeiden, dass ein Teil des Impulses unterschwellig bleibt. Bei langandauernden, unterschwelligen, kathodischen Reizströmen kommt es aber anstelle einer Erregbarkeitssteigerung zu einer verminderten Erregbarkeit oder im Extremfall zu einer Erregungsblockierung. Die Na-Trägersysteme werden durch den Katelektrotonus inaktiviert und sind dann nicht mehr zu dem für die Erregung notwendigen Na-Einstrom in der Lage. Folglich wird die Wirkung der eintreffenden Impulse herabgesetzt. Deshalb rät der Autor definitiv vom Einsatz des Basisstroms ab (Abb. 2.18).

2.14.4.4 Anmerkungen zum diadynamischen Strom

Die klinische Bedeutung von DD sollte man nicht überschätzen. Die einzelnen Modulationen

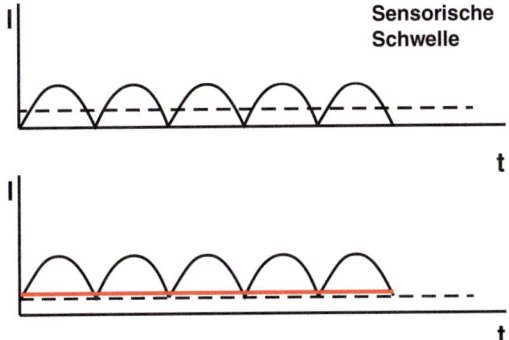

Abb. 2.18 Der Basisstrom. Die Impulsserie wird „angehoben", damit der ganze Impuls im sensorischen Bereich liegt

haben außer ihrem jeweiligen Gleichstromanteil keine spezifischen Wirkungen. DD ist zwar eine effektive Methode, wenn es darum geht, lokal oberflächlich eine Hyperämie auszulösen und Einfluss auf die lokale Trophik zu nehmen; dies funktioniert mit einer einfachen Gleichstromanwendung aber auch. Zusätzlich zur Gleichstromwirkung hat die Methode dennoch einen schmerzlindernden Effekt. Dies wird wegen der Aβ-Faser-Reizung über einen Gate-Control-Mechanismus erklärt, die Reizung von Aδ- und C-Fasern wird eine deszendierende und zentrale Schmerzhemmung aktivieren. Zudem spielt die Long Term Depression wegen der Aδ-Faser-Reizung wahrscheinlich mit. Die stark hyperämisierende Wirkung wegen des großen Gleichstromanteils macht eine Capsaicin-artige Wirkung wahrscheinlich. Allesamt Argumente für den Einsatz in entsprechenden Fällen. Als Schmerzbehandlung also bestimmt brauchbar, speziell wenn man eine neurogene Entzündung vermutet, wie bei Enthesopathien und chronischen Arthritiden.

2.15 Kontraindikationen

Die Kontraindikationen sind die gleichen wie bei allen niederfrequenten Anwendungen, siehe dazu die Aufzählung im Kap. 3. Es gibt keine Publikationen zum Auftreten von Störungen an Herzschrittmachern und implantierten Kardioverter-Defibrillatoren (ICDs) im Zusammenhang mit Gleichstrom, dennoch erscheint es sinnvoll, einen minimalen Sicherheitsabstand von 50 cm einzuhalten und ggf. den Kardiologen zu konsultieren. Auf jeden Fall sind diese Patienten besonders gut zu überwachen. Dass ein Stangerbad und ein Zweizellenbad der oberen Extremitäten für diese Patienten absolut kontraindiziert sind, ist wohl klar. Dies gilt auch für die Leitungswasser-Iontophorese. Metall im Behandlungsareal ist aus den weiter oben dargestellten Gründen eine absolute Kontraindikation, nicht wegen einer allfälligen Erwärmung, sondern wegen der lokalen chemischen Veränderungen. Tiefliegende metallhaltige intrauterine Antikonzeptiva (IUD) sind für eine Behandlung am Rücken oder am Bauch sehr wahrscheinlich keine Kontraindikation. Untersuchungen dazu gibt es keine. Eine Erwärmung des IUD ist wegen der geringen Stromstärken ausgeschlossen.

Literatur

Ainsworth A, Hall P, Wall PD, Allt G, MacKenzie L, Gibson S, Polak JM (1981) Effects of Capsaicin applied locally to adult peripheral nerve. 2. Anatomy and enzyme and peptide chemistry of peripheral nerve and spinal cord. Pain 11:379–388

Allen LV Jr (2002a) Basics of compounding: iontophoresis. Int J Pharm Compd 6(3):194–197

Allen LV Jr (2002b) Basics of compounding: iontophoresis, part 2. Int J Pharm Compd 6(4):288–292

Ammer K (2001) Iontophorese – ein Überblick. Österr Z Phys Med Rehabil 11:25–31

Anand P, Bley K (2011) Topical capsaicin for pain management: therapeutic potential and mechanisms of action of the new high-concentration capsaicin 8% patch. Br J Anaesth 107(4):490–502

Anderson W, Sheth R, Bencherif B, Frost J, Campbell J (2002) Naloxone increases pain induced by topical capsaicin in healthy human volunteers. Pain 99:207–216

Ashburn MA, Streisand J, Zhang J, Love G, Rowin M, Niu S, Kievit JK, Kroep JR, Mertens MJ (1995) The iontophoresis of fentanyl citrate in humans. Anesthesiology 82(5):1146–1153

Balblanc JC, Vignon E, Mathieu P, Broquet P, Conrozier T, Richard M (1991) Cytokines, prostaglandin E2, phospholipase A and metalloproteases in synovial fluid in osteoarthritis. Rev Rheum Mal Osteoartic 58(5):343–347

Bayliss WM (1901) On the origin from the spinal cord of vasodilator fibres of the hind limb and on the nature of these fibres. J Physiol 26:173–209

Beissner F, Brandau A, Henke C, Felden L, Baumgärtner U, Treede RD, Oertel BG, Lötsch J (2010) Quick discrimination of A(delta) and C fiber mediated pain based on three verbal descriptors. PLoS One 5(9):e12944

Bennett GJ (2001) Are the complex regional pain syndromes due to neurogenic inflammation? Neurology 57:2161–2162

Berliner MN (1997) Reduced skin hyperemia during tap water iontophoresis after intake of acetylsalicylic acid. Am J Phys Med Rehabil 76(6):482–487

Bernard PD (1950) La thérapie dia-dynamique. Éditions „Physio", 34, Avenue A.-Briand – B.P. No 11, 94114 Arceuil Cédex

Birklein F, Schmelz M (2008) Neuropeptides, neurogenic inflammation and complex regional pain syndrome (CRPS). Neurosci Lett 437(3):199–202

Chal LA (1988) Antidromic vasodilatation and neurogenic inflammation. Pharmac Ther 37:275–300

Cheshire WP, Snyder CR (1990) Treatment of reflex sympathetic dystrophy with topical capsaicin, Case report. Pain 42:307–311

Decaris E, Guingamp C, Chat M, Philippe L, Grillasca JP, Abid A, Minn A, Gillet P, Netter P, Terlain B (1999) Evidence for neurogenic transmission inducing degenerative cartilage damage distant from local inflammation. Arthritis Rheum 42(9):1951–1960

Demirtaş RN, Oner C (1998) The treatment of lateral epicondylitis by iontophoresis of sodium salicylate and sodium diclofenac. Clin Rehabil Feb 12(1):23–29

Dobson GP, Letson HL, Grant A, McEwen P, Hazratwala K, Wilkinson M, Morris JL (2018) Defining the osteoarthritis patient: back to the future. Osteoarthr Cartil 26(8):1003–1007

Dubner R (1991) Topical capsaicin therapy for neuropathic pain. Pain 47:247–248

Durand S, Fromy B, Bouyé P, Saumet JL, Abraham P (2002a) Vasodilatation in response to repeated anodal current application in the human skin relies on aspirin-sensitive mechanisms. J Physiol 540(Pt 1):261–269

Durand S, Fromy B, Koïtka A, Tartas M, Saumet JL, Abraham P (2002b) Oral single high-dose aspirin results in a long-lived inhibition of anodal current-induced vasodilatation. Br J Pharmacol 137(3):384–390

Ebel R, Dittrich P (1986) Indometacin-Spiegel nach Applikation von Amuno Gel unter Iontophorese. Akt Rheumatol 11:23–24

Edel H (1977) Fibel der Elektrodiagnostik und Elektrotherapie, 4. Aufl. Verlag Theodor Steinkopff, Dresden

Falkenbach A, Wendt T (1993) The effect of „ascending" and „descending" Stanger-baths on the autonomous cardiac innervation and on mental relaxation. Clin Invest Med 16:B110

Fanelli A, Sorella MC, Chelly JE (2016) Iontophoretic transdermal fentanyl for the management of acute perioperative pain in hospitalized patients. Expert Opin Pharmacother 17(4):571–577

Fattori V, Hohmann MS, Rossaneis AC, Pinho-Ribeiro FA, Verri WA (2016) Capsaicin: current understanding of its mechanisms and therapy of pain and other pre-clinical and clinical uses. Molecules 21(7):844

Fietz-Rubusch S (2000) Vergleichende Untersuchung zweier verschiedener Dosisanordnungen der Galvanisation auf das Modell des experimentell erzeugten ischämischen Muskelschmerzes am Menschen. Inaugural-Dissertation, Justus-Liebig-Universität Giessen. http://geb.uni-giessen.de/geb/volltexte/2001/514/. Zugegriffen am 14.06.2012

Fredberg U, Stengaard-Pedersen K (2008) Chronic tendinopathy tissue pathology, pain mechanisms, and etiology with a special focus on inflammation. Scand J Med Sci Sports 18(1):3–15

García I, Lobo C, López E, Serván JL, Tenías JM (2016) Comparative effectiveness of ultrasonophoresis and iontophoresis in impingement syndrome: a double-blind, randomized, placebo controlled trial. Clin Rehabil 30(4):347–358

Gjerstad J, Tjölsen A, Svendsen F, Hole K (1999) Inhibition of evoked C-fibre responses in the dorsal horn after contralateral intramuscular injection of capsaicin involves activation of descending pathways. Pain 80:413–418

Handwerker HO (1999) Einführung in die Pathophysiologie des Schmerzes. Springer, Berlin/Heidelberg, ISBN 3-540-62798-7

Harden RN, Wallach G, Gagnon CM, Zereshki A, Mukai A, Saracoglu M, Kuroda MM, Graciosa JR, Bruehl S (2013) The osteoarthritis knee model: psychophysical characteristics and putative outcomes. J Pain 14(3):281–289

Harris R, Williams HS, Buckler WSJ (1955) Local vascular effects of histamine iontophoresis and the direct current. A comparative study. Ann Phys Med. January 2(5):153–163

Heggannavar AB, Ramannavar PR, Bhodaji SS (2015) Effectiveness of diadynamic current and MENS in heel pain: a randomized clinical trial. Int J Physiother Res 2:992–998

Herbert MK, Holzer P (2002a) Die neurogene Entzündung 1. Grundlegende Mechanismen. Anaesth Intensivmed Notfallmed Schmerzther 37:314–325

Herbert MK, Holzer P (2002b) Die neurogene Entzündung 2. Pathophysiologie und klinische Implikationen. Anaesth Intensivmed Notfallmed Schmerzther 37:386–394

Hingne PM, Sluka KA (2007) Differences in waveform characteristics have no effect on the anti-hyperalgesia produced by Transcutaneous Electrical Nerve Stimulation (TENS) in rats with joint inflammation. J Pain 8(3):251–255

Irsfeld S, Klement W, Lipfert P (1993) Dermal anaesthesia: comparison of EMLA cream with iontophoretic local anaesthesia. Br J Anaesth 71(3):375–378

Japour CJ, Vohra R, Vohra PK, Garfunkel L, Chin N (1999) Management of heel pain syndrome with acetic acid iontophoresis. J Am Podiatr Med Assoc 89(5):251–257

Kallakuri S, Singh A, Chen C, Cavanaugh JM (2004) Demonstration of substance P, calcitonin gene-related peptide, and protein gene product 9.5 containing nerve fibers in human cervical facet joint capsules. Spine 29(11):1182–1186

Kelly S, Dunham JP, Donaldson LF (2007) Sensory nerves have altered function contralateral to a monoarthritis and may contribute to the symmetrical spread of inflammation. Eur J Neurosci 26(4):935–942

Kempuraj D, Mentor S, Thangavel R, Ahmed ME, Selvakumar GP, Raikwar SP, Dubova I, Zaheer S, Iyer SS, Zaheer A (2019) Mast cells in stress, pain, blood-brain barrier, neuroinflammation and Alzheimer's disease. Front Cell Neurosci 13:54

Koltzenburg M, Handwerker HO (1994) Differential ability of human cutaneous nociceptors to signal mechanical pain and to produce vasodilatation. J Neurosci 14(3):1756–1765

Konttinen YT, Tiainen VM, Gomez-Barrena E, Hukkanen M, Salo J (2006) Innervation of the joint and role of neuropeptides. Ann N Y Acad Sci 1069:149–154

Kowalski M, Kaliner M (1988) Neurogenic inflammation, vascular permeability and mast cells. J Immunol 140:3905–3911

Laffrée JB, Vermeij P, Hulshof JH (1989) The effect of iontophoresis of lignocaine in the treatment of tinnitus. Clin Otolaryngol Allied Sci 14(5):401–404

Leis S, Weber M, Schmelz M, Birklein F (2004) Facilitated neurogenic inflammation in unaffected limbs of patients with complex regional pain syndrome. Neurosci Lett 359(3):163–166

Levine JD, Dardick SJ, Basbaum AI, Scipio E (1985) Reflex neurogenic inflammation. I. Contribution of the peripheral nervous system to spatially remote inflammatory responses that follow injury. J Neurosci 5(5):1380–1386

Levine JD, Fields HL, Basbaum AI (1993) Peptides and the primary afferent nociceptor. J Neurosci 13(6):2273–2286

Li LC, Scudds RA, Heck CS, Harth M (1996) The efficacy of dexamethasone iontophoresis for the treatment of rheumatoid arthritic knees: a pilot study. Arthritis Care Res 9(2):126–132

Lissner S (1963) Pulsoszillographische Messungen mit dem Infratonsystem nach Brecht und Boucke nach stabiler Galvanisation. lnauguraldissertation, Medizinische Akademie „Carl Gustav Carus", Dresden

Littlejohn G, Guymer E (2018) Neurogenic inflammation in fibromyalgia. Semin Immunopathol 40(3):291–300

Ljung BO, Forsgren S, Friden J (1999) Substance P and calcitonin gene-related peptide expression at the extensor carpi radialis brevis muscle origin: implications for the etiology of tennis elbow. J Orthop Res 17(4):554–559

da Luz DC, de Borba Y, Ravanello EM, Daitx RB, Döhnert MB (2019) Iontophoresis in lateral epicondylitis: a randomized, double-blind clinical trial. J Shoulder Elb Surg 28(9):1743–1749

Mackenzie RA, Burke D, Skuse NF, Lethlean AK (1975) Fibre function and perception during cutaneous nerve block. J Neurol Neurosurg Psychiatry 38(9):865–873

Magerl W, Fuchs PN, Meyer RA, Treede RD (2001) Roles of capsaicin-insensitive nociceptors in cutaneous pain and secondary hyperalgesia. Brain 124(Pt 9):1754–1764

Malmberg AB, Mizisin AP, Calcutt NA, von Stein T, Robbins WR, Bley KR (2004) Reduced heat sensitivity and epidermal nerve fiber immunostaining following single applications of a high-concentration capsaicin patch. Pain 111:360–367

Malone DG, Irani AM, Schwartz LB, Barrett KE, Metcalfe DD (1986) Mast cell numbers and histamine levels in synovial fluids from patients with diverse arthritides. Arthritis Rheum 29(8):956–963

Mankowski C, Patel S, Trueman D, Bentley A, Poole C (2016) Cost-effectiveness of capsaicin 8% patch compared with pregabalin for the treatment of patients with peripheral neuropathic pain in Scotland. PLoS One 11(3):e0150973

Marshall KW, Chiu B, Inman RD (1990) Substance P and arthritis: analysis of plasma and synovial fluid levels. Arthritis Rheum 33(1):87–90

McDougall JJ (2006) Arthritis and pain. Neurogenic origin of joint pain. Arthritis Res Ther 8(6):220

Niissalo S, Hukkanen M, Imai S, Törnwall J, Konttinen YT (2002) Neuropeptides in experimental and degenerative arthritis. Ann N Y Acad Sci 966:384–399

Nilsson HJ, Schouenborg J (1999) Differential inhibitory effect on human nociceptive skin senses induced by local stimulation of thin cutaneous fibers. Pain 80:103–112

Nilsson HJ, Levinsson A, Schouenborg J (1997) Cutaneous field stimulation (CFS): a new powerful method to combat itch. Pain 71(1):49–55

Nilsson HJ, Psouni E, Schouenborg J (2003) Long term depression of human nociceptive skin senses induced by thin fibre stimulation. Eur J Pain 7(3):225–233

Nilsson HJ, Psouni E, Carstam R, Schouenborg J (2004) Profound inhibition of chronic itch induced by stimulation of thin cutaneous nerve fibres. J Eur Acad Dermatol Venereol 18(1):37–43

Nolano M, Simone DA, Wendelschafer-Crabb G, Johnson T, Hazen E, Kennedy WR (1999) Topical capsaicin in humans: parallel loss of epidermal nerve fibers and pain sensation. Pain 81:135–145

Nordahl S, Alstergren P, Kopp S (2000) Tumor necrosis factor-alpha in synovial fluid and plasma from patients with chronic connective tissue disease and its relation to temporomandibular joint pain. J Oral Maxillofac Surg 58(5):525–530

Oerstavik K, Namer B, Schmidt R, Schmelz M, Hilliges M, Weidner C, Carr RW, Handwerker HO, Jörum E, Torebjork HE (2006) Abnormal function of C-fibers in patients with diabetic neuropathy. J Neurosci 26(44):11287–11294

Panus PC, Ferslew KE, Tober-Meyer B, Kao RL (1999) Ketoprofen tissue permeation in swine following cathodic iontophoresis. Phys Ther 79(1):40–49

Pape HC, Kurtz A, Silbernagl S (2019) Physiologie. Thieme, Stuttgart, ISBN-13: 978-3132423916

Peng YB, Wu J, Willis WD, Kenshalo DR (2001) GABA(A) and 5-HT(3) receptors are involved in dorsal root reflexes: possible role in periaqueductal gray de-

scending inhibition. J Neurophysiol 86(1):49–58
Pierau F, Szolcsányi J (1989) Neurogenic inflammation: axon reflex in pigs. Agents Actions 26:231–232
Pratzel H, Dittrich P, Kukovetz W (1986a) Spontaneous and forced cutaneous absorption of Indomethacin in pigs and humans. J Rheumatol 13(6):1122–1125
Pratzel H, Machens R, Dittrich P (1986b) Iontophorese zur forcierten Hautresorption von Indometazin und Salizylsäure. Z Rheumatol 45:74–78
Pratzel H, Seemüller U, Dodt J, Gemmerli R (1986c) Forcierte und spontane Hautresorption von Hirudin bei Schweinen und am Menschen. Z Phys Med Baln Med Klim 15:129–142
Rains C, Bryson HM (1995) Topical capsaicin. A review of its pharmacological properties and therapeutic potential in post-herpetic neuralgia, diabetic neuropathy and osteoarthritis. Drugs Aging 7(4):317–328
Raney EB, Thankam FG, Dilisio MF, Agrawal DK (2017) Pain and the pathogenesis of biceps tendinopathy. Am J Transl Res 9(6):2668–2683
Reinauer S, Neusser A, Schauf G, Holzle E (1993) Iontophoresis with alternating current and direct current offset (AC/DC iontophoresis): a new approach for the treatment of hyperhidrosis. Br J Dermatol 129(2):166–169
Richardson JD, Vasko MR (2002) Cellular mechanisms of neurogenic inflammation. J Pharmacol Exp Ther 302(3):839–845
Ringkamp M, Peng YB, Wu G, Hartke TV, Campbell JN, Meyer RA (2001) Capsaicin responses in heat-sensitive and heat-insensitive a-fiber nociceptors. J Neurosci 21(12):4460–4468
Rusch D, Neeck G, Schmidt KL (1988) Galvanisches Erythem und Capsaicin. Z Phys Med Baln Med Klim 17:286
Saito T (2003) Neurogenic inflammation in osteoarthritis of the knee. Mod Rheumatol 13(4):301–304
Sasamura T, Kuraishi Y (1999) Peripheral and central actions of capsaicin and VR1 receptor. Jpn J Pharmacol 80(4):275–280
Sato K, Timm DE, Sato F, Templeton EA, Meletiou DS, Toyomoto T, Soos G (1985) Sato SK (1993) Generation and transit pathway of H+ is critical for inhibition of palmar sweating by iontophoresis in water. J Appl Physiol 75(5):2258–2264
Sauerstein K, Klede M, Hilliges M, Schmelz M (2000) Electrically evoked neuropeptide release and neurogenic inflammation differ between rat and human skin. J Physiol 529(Pt 3):803–810
Saxler G, Löer F, von Knoch M, von Knoch F, Hanesch U (2005) Die Lokalisation des Neurokinin 1-Rezeptors im Hüftgelenk von Patienten mit schmerzhafter Osteoarthrose. Z Orthop Ihre Grenzgeb 143:424–430
Sayilir S, Yildizgoren MT (2017) The medium-term effects of diadynamic currents in chronic low back pain; TENS versus diadynamic currents: a randomised, follow-up study. Complement Ther Clin Pract 29:16–19
Schauf G, Hubert M, Reinauer S, Holze E (1994) Modification and optimization of tap water iontophoresis. Hautarzt 45(11):756–761
Schmidt RF, Lang F, Heckmann M (2011) Physiologie des Menschen, mit Pathophysiologie. Springer, Berlin/Heidelberg, Print ISBN-13: 978-3-642-01650-9
Schnizer W, Kröling P (2001) Ist das anodische galvanische Erythem pH-abhängig? Phys Med Rehab Kuror 11(2):68–70
Schnizer W, Manert W (1980) Untersuchung zur Frage der transkutanen Wirkung des elektrischen Stromes auf das periphere Gefässsystem des Menschen. Z F Phys Med Baln Med Klim 9:238–244
Schnizer W, Knorr H, Lindner J, Magyarosy J, Wenemoser A (1993) Die Untersuchung physikalisch-medizinischer und balneotherapeutischer Erytheme (Wärme, Gleichstrom, CO_2, H_2S) am Capsaicinmodell. Phys Rehab Kur Med 03(5):125–129
Schnizer W, Kröling P, Claußen A, Magyarosy I (2003) Die Abschwächung (Desensibilisierung) des galvanischen Erythems durch wiederholte Gleichstromreizung. Phys Med Rehab Kuror 13(3):145–148
Schöps P, Kröling P, El-Tahlaoui E, Schnizer W (1998a) Das galvanische Erythem besitzt eine neurogene Komponente. Phys Rehab Kur Med 08(2):52–53
Schöps P, Kröling P, El-Tahlaoui E, Schnizer W (1998b) Die unterschiedliche Ausprägung des galvanischen Erythems an Kathode und Anode ist auf die unterschiedliche Bedeutung der Stromflußzeit zurückzuführen. Phys Rehab Kur Med 8:25–26
Scott A, Khan KM, Roberts CR, Cook JL, Duronio V (2004) What do we mean by the term „inflammation"? A contemporary basic science update for sports medicine. Br J Sports Med 38(3):372–380
Senthilkumar S, Afrose Fathima A, Nivedha S (2019) A study on effectiveness of diadynamic current in Osgood Schlatters disease among young athletes. Int J Recent Sci Res 10(10):35564–35567
Serra J, Campero M, Ochoa J (1998) Flare and hyperalgesia after intradermal capsaicin injection in human skin. J Neurophysiol 80(6):2801–2810
Simone DA, Nolano M, Johnson T, Wendelschafer-Crabb G, Kennedy WA (1998) Intradermal injection of capsaicin in humans produces degeneration and subsequent reinnervation of epidermal nerve fibers: correlation with sensory function. J Neurosci 18(21):8947–8959
Simpson DM, Robinson-Papp J, Van J, Stoker M, Jacobs H, Snijder RJ, Schregardus DS, Long SK, Lambourg B, Katz N (2017) Capsaicin 8% patch in painful diabetic peripheral neuropathy: a randomized, double-blind, placebo-controlled study. J Pain 18(1):42–53
Skledar SJ, Lachell CM, Chelly JE (2015) Pharmacodynamics and clinical efficacy of fentanyl iontophoretic transdermal system for post-operative pain in hospitalized patients. Expert Opin Drug Metab Toxicol 11(12):1925–1935
Sonntag M, Ruzicka T (2004) Hyperhidrose – Ursachen und aktuelle Behandlungsmöglichkeiten. Z Allg Med

80:289–294

Sorkin LS, Eddinger KA, Woller SA, Yaksh TL (2018) Origins of antidromic activity in sensory afferent fibers and neurogenic inflammation. Semin Immunopathol 40(3):237–247

Strout TD, Schultz AA, Baumann MR, Jordan PJ, Worthing B, Burton JH (2004) Reducing pain in ED patients during lumbar puncture: the efficacy and feasibility of iontophoresis, collaborative approach. J Emerg Nurs 30(5):423–430

Tenreiro Pinto J, Pereira FC, Loureiro MC, Gama R, Fernandes HL (2018) Efficacy analysis of Capsaicin 8% patch in neuropathic peripheral pain treatment. Pharmacology 101(5–6):290–297

Theoharides TC, Cochrane D (2004) Critical role of mast cells in inflammatory diseases and the effect of acute Sress. J Neuroimmunol 146:1–12

Theoharides TC, Singh LK, Boucher W, Pang X, Letourneau R, Webster E, Chrousos G (1998) Corticotropin-releasing hormone induces skin mast cell degranulation and increased vascular permeability, a possible explanation for its proinflammatory effects. Endocrinology 139(1):403–413

Tomoyuki S (2003) Neurogenic inflammation in osteoarthritis of the knee. Mod Rheumatol 13:301–304

Träbert H (1957) „Ultra-Reizstrom" ein neues therapeutisches Phänomen. Biomed Eng/Biomed Tech 2(7):197–206

Trnavsky G (1984) Überprüfung des Hoffmann-Reflexes bei absteigender Galvanisation. Phys Med Rehab Kuror 36(4):257–259

Uchio Y, Ochi M, Ryoke K, Sakai Y, Ito Y, Kuwata S (2002) Expression of neuropeptides and cytokines at the extensor carpi radialis brevis muscle origin. Shoulder Elbow Surg 11(6):570–575

Ulrich H, Graßhoff H (1994) Der thermische Effekt der TENS. Phys Rehab Kur Med 4:79–82

Urry L, Cain M, Wasserman S, Minorsky P, Reece J (2016) Campbell biology, Campbell biology series, 11. Aufl. Pearson, New York, ISBN-13: 978-0134093413

Vossen H, de Wijer A (2019) Diadynamische stroom bij Herpes Zoster, verdwenen behandeling. Stichting Geschiedenis Fysiotherapie. http://www.sgfinfo.nl/wp-content/uploads/2019/09/SGF_fysiotherapie--inperspectief_column_september_2019_online_FysioPraxis.pdf. Zugegriffen am 13.04.2020

Wagner J (1995) Vergleichende Untersuchung zur analgetischen Wirkung einer Gleichstrombehandlung mit unterschiedlicher Polung auf den experimentell erzeugten, ischämischen Muskelschmerz beim Menschen. Medizinische Dissertation, Justus-Liebig Universität, Gießen

Wall PD, Fitzgerald M (1981) Effects of capsaicin applied locally to adult peripheral nerve. 1. Physiology of peripheral nerve and spinal cord. Pain 11:363–378

Wallengren J, Sundler F (2001) Cutaneous field stimulation in the treatment of severe itch. Arch Dermatol 137(10):1323–1325

Walsh DA, Mapp PI, Kelly S (2015) Calcitonin gene-related peptide in the joint: contributions to pain and inflammation. Br J Clin Pharmacol 80(5):965–978

Weber M, Birklein F, Neundorfer B, Schmelz M (2001) Facilitated neurogenic inflammation in complex regional pain syndrome. Pain 91:251–257

Weidner C, Klede M, Rukwied R, Lischetzki G, Neisius U, Skov PS, Petersen LJ, Schmelz M (2000) Acute effects of substance P and calcitonin gene-related peptide in human skin – a microdialysis study. J Invest Dermatol 115(6):1015–1020

Westermark T, Rantapaa-Dahlqvist S, Wallberg-Jonsson S, Kjorell U, Forsgren S (2001) Increased content of bombesin/CGRP in human synovial fluid in early arthritis: different pattern compared with substance P. Clin Exp Rheumatol 19(6):715–720

Willis WD Jr (1999) Dorsal root potentials and dorsal root reflexes: a double-edged sword. Exp Brain Res 124(4):395–421

Wollina U, Uhlemann C, Elstermann D, Köber L, Barta U (1998) Therapie der Hyperhidrosis mittels Leitungswasseriontophorese. Positive Effekte auf Abheilungszeit und Rezidivfreiheit bei Hand-Fuß-Ekzemen. Hautarzt 49(2):109–113

Yaksh TL, Di Nardo A (2018) Complexity of systems and actions underlying neurogenic inflammation. Semin Immunopathol 40(3):225–228

Zeuner HA, Lenarz T, Trost HE (1989) Wirkungsweise und Stellenwert der Lidocain-Iontophorese bei Tinnitus aurium. Audiol Akustik 3:84–95

Transkutane elektrische Nervenstimulation (TENS)

3.1 Klassische Einteilung der Elektrotherapieverfahren

Man kann die Elektrotherapieverfahren, so man will, in Gruppen einteilen (Tab. 3.1). Jedes deutsche Elektrotherapiebuch bezieht sich dazu auf Heinrich Edel (1977), und der bezieht sich auf Josef Kowarschik (1957). Tab 3.2 erläutert die im Text verwendeten Fachausdrücke.

Ziel der TENS (oder TNS) ist die Stimulierung afferenter Nervenfasern zur Schmerzlinderung oder Trophikverbesserung. Grundsätzlich ist also jede Form von Reizstromtherapie, bei der die Haut nicht penetriert wird, eine transkutane Nervenstimulation, sonst wäre es eine PENS: eine perkutane-und-so-weiter. Gleichstrom, UR, DD und Interferenz gehören auch dazu. Heute wird der Begriff leider hauptsächlich zur Bezeichnung kleiner batteriebetriebener Elektrotherapiegeräte für die Heimbehandlung benutzt. TENS ist aber kein Gerät, sondern eine Anwendung. Diese Anwendung ermöglicht die Aktivierung von verschiedenen Schmerzhemmungsmechanismen im Nervensystem, und dies auf eine kostengünstige und nahezu nebenwirkungsarme Weise.

Es gibt betreffend TENS zwei große Kritikpunkte, die immer wieder auftauchen: Erstens sei alles nur der Placebo-Effekt und zweitens sei TENS kein Heilmittel, sondern nur zur Symptombekämpfung geeignet.

Im Nachfolgenden wird die Vielzahl von präsentierten Studien den Lesern zeigen, dass zum Thema TENS sehr viel ernsthaft geforscht wurde und wird und dass wir heute nicht nur die Wirkung von TENS mit Sicherheit bestätigen können, sondern dass wir sogar ziemlich genau wissen, wie TENS wirkt (und weshalb manchmal nicht). Zum zweiten Punkt sei hier betont, dass TENS in den meisten Fällen tatsächlich „nur" Symptome bekämpft. Genauso wie Schmerzmedikamente. Das „nur" ist völlig fehl am Platz. Wenn ein Patient dank TENS seine Dosis an Schmerzmedikamenten reduzieren kann, ist das nicht nur ein Kostenpunkt (Toroski et al. 2018), sondern es bedeutet auch eine Reduzierung der Nebenwirkungen, ein nicht zu unterschätzender Vorteil bei chronischen Schmerzpatienten.

Ergänzende Information Die elektronische Version dieses Kapitels enthält Zusatzmaterial, auf das über folgenden Link zugegriffen werden kann [https://doi.org/10.1007/978-3-662-70732-6_3].

Tab. 3.1 Einteilung von Elektrotherapieverfahren

Bereich	Ziel	Anwendung
Niederfrequenz 0–1000 Hz	Diagnostik, Schmerzlinderung, Trophikverbesserung, Verbesserung der Muskelfunktion	I/t-Kurve Gleichstrom, Iontophorese, diadynamische Ströme, Ultrareizstrom, TENS, Stimulation denervierter Muskeln, neuromuskuläre Elektrostimulation, funktionelle Muskelstimulation
Mittelfrequenz 1000 Hz–300 kHz	Schmerzlinderung, Trophikverbesserung, Verbesserung der Muskelfunktion	Amplitudenmodulierter MF-Strom, frequenzmodulierter MF-Strom
Hochfrequenz > 300 kHz	Schmerzlinderung, Trophikverbesserung	UKW (11,06 m, 27,12 MHz) 69 cm-Wellen-Therapie (69 cm, 433,92 MHz), Mikrowellentherapie (12,5 cm, 2450 MHz)
Übrige	Schmerzlinderung, Trophikverbesserung	Ultraschall, Photobiostimulation (LLLT)

Diese Übersicht bezieht sich auf die in diesem Buch erörterten Anwendungen.

Tab. 3.2 Glossar

Phasendauer, auch T (Time)	Impulsdauer, Impulsbreite
Phasenintervall, auch R (Rest)	Pause zwischen zwei Phasen
Duty Cycle	Verhältnis zwischen Phasendauer und Phasenintervall; Tastverhältnis
Frequenz	Anzahl Impulse pro Sekunde. Auch „pps": pulses per second
Burst	Kurze Serie von Impulsen, auch Salve oder Train
Monophasisch	Impuls ist entweder positiv oder negativ, wie zum Beispiel beim Ultrareizstrom
Biphasisch	Impuls hat einen positiven und einen negativen Anteil
Kompensiert	Ausgeglichener Stromfluss bei biphasischen Impulsen, kann symmetrisch oder asymmetrisch sein; ist bei den allermeisten TENS-Strömen der Fall
Kathode	Negative Elektrode, meistens schwarz markiert, manchmal blau
Anode	Positive Elektrode, meistens rot markiert
Intensität oder Amplitude	Stromstärke in Milliampere
Dosierung	Gesamtheit von Intensität, Behandlungsdauer, Anzahl Behandlungen und Behandlungsfrequenz

3.2 TENS-Arten

Obwohl es Gerätehersteller gibt, die ihre eigene, manchmal exotisch anmutende „spezifische" TENS-Art anbieten, kann man die nachweislich wirksamen TENS-Anwendungen in zwei Gruppen unterteilen, die sich in der Wirkung unterscheiden:

- High Frequency TENS

und

- Low Frequency TENS

Im deutschen Sprachraum wird High Frequency TENS meistens als „konventioneller TENS" bezeichnet, Low TENS läuft meistens fälschlicherweise nur unter „Burst TENS". Damit keine Verwirrung entsteht, werden im Nachfolgenden die englischen Bezeichnungen verwendet. Dies soll den geneigten Lesern Literaturrecherchen vereinfachen.

3.2.1 Begrifflichkeiten: Verwirrung

Es gibt TENS-Arten, die in der Literatur unter verschiedenen Bezeichnungen ihren Auftritt haben und somit die Interpretation von Studienergebnissen nicht gerade vereinfachen. Wenn dann diese Bezeichnungen auch noch fantasievoll ins Deutsche übersetzt werden, ist das Chaos komplett.

- High Frequency TENS ist genau das, was der Name sagt: eine TENS-Anwendung mit einer hohen Frequenz. Mehr darüber im entsprechenden Abschn. (3.3).

3.2 TENS-Arten

- Low Frequency TENS liefert ebenso genau das, was draufsteht: eine TENS-Anwendung mit niedriger Frequenz. Auch Low Frequency TENS bekommt ein eigenes Kapitel.
- High Frequency-High Intensity TENS wird heute meistens als (Brief) Intense TENS bezeichnet, auch trifft man manchmal auf die Bezeichnung HiFi-TENS. Intense TENS ist eine TENS-Form, bei der hohe Frequenzen kombiniert werden mit einer Intensität auf oder sogar knapp über der Schmerzgrenze. Die Elektroden werden beim „richtigen" Intense TENS über den peripheren Nerv platziert, der das schmerzhafte Gebiet innerviert. Diese Art von TENS tut also echt weh, und die Wirkung lässt sich am besten über den DNIC-Mechanismus erklären (siehe Abschn. 1.12). Die Methode wird manchmal eingesetzt bei einem schmerzhaften Verbandswechsel oder einer problematischen Venenpunktion. Manche Kollegen berichten vom erfolgreichen Einsatz in der Triggerpunkt-Therapie oder auf dem Sportplatz, mehr dazu später. Die Bezeichnung High Frequency HIGH Intensity TENS soll klarmachen, dass die Methode sich in der benutzten Intensität unterscheidet von der High Frequency LOW Intensity TENS. Letztere wurde bis vor nicht allzu langer Zeit „gerade spürbar" dosiert. Die „High Intensity"-Version stellt man sehr deutlich spürbar ein, sie ist wirklich nur knapp auszuhalten. Heute empfiehlt man bei High Frequency TENS ohnehin deutlich höhere Intensitäten, die Version mit der niedrigen Intensität ist nahezu wirkungslos. Der Unterschied zwischen konventioneller (High) TENS und Intense TENS liegt also in den wenigen Milliampere zwischen „gerade noch erträglich" und „beinahe schmerzhaft" und in der Lokalisation. Mehr zur Lokalisation von High TENS später.
- Zur weiteren Begriffserklärung sei an dieser Stelle noch die Brief Intense Transcutaneous Somatic Stimulation erwähnt. Diese Bezeichnung taucht ab und zu auf in Fällen, wo eigentlich Intense TENS gemeint wird. Die Anwendung wurde von Melzack als eine Art Hyperstimulationstherapie mit Erfolg bei therapierefraktären Patienten eingesetzt. Die Parameter sind ähnlich wie bei Low TENS, 3 oder 10 Hz, Phasendauer leider unbekannt, 20 min Anwendung, Intensität Toleranzgrenze, aber nicht schmerzhaft (Melzack 1975), auch hier spielt sehr wahrscheinlich die DNIC die Hauptrolle. Die Elektroden werden in der Nähe der schmerzhaften Stelle angelegt, also nicht über den relevanten innervierenden Nerv wie bei Intense TENS.
- Große Verwirrung besteht bei den Bezeichnungen Acu-TENS und AL-TENS (auch APL-TENS genannt). Acu-TENS (auch: Aku-TENS) bezeichnet eine TENS-Form, die ausschließlich auf Akupunkturpunkten appliziert wird. Dabei kann es sich um Low, High oder Dense Disperse TENS handeln (siehe weiter unten) und es werden Elektroden oder Nadeln verwendet. AL-TENS steht für Acupuncture-like TENS, wörtlich „Akupunkturähnlicher TENS". Diese TENS-Form wurde in den 70er-Jahren des vorigen Jahrhunderts von Sjölund und Erikson vorgeschlagen, als Alternative für Low TENS. AL-TENS hat eine mit Akupunktur vergleichbare Wirkung, deshalb der Name. AL-TENS wird aber nicht auf Akupunkturpunkten eingesetzt, sondern auf Nervenreizpunkten von den Nerven, die die Muskeln innervieren, die über dasselbe Segment innerviert werden, wo der Schmerz lokalisiert ist (Sjölund und Eriksson 1979). Weiter unten darüber mehr. Interessant ist natürlich, dass viele Nervenreizpunkte sich an derselben Stelle finden wie viele Akupunkturpunkte (Melzack et al. 1977; Melzack 1981; Hong 2000; Dorsher 2008).
- Noch mehr Chaos? Dann sei noch TEAS erwähnt: Transcutaneous Electrical Acupoint Stimulation. Auch bei dieser Anwendung werden nur Akupunkturpunkte stimuliert, ebenso wie bei Acu-TENS. Beim TEAS werden aber die Frequenzen immer wieder mal anders eingestellt.

- Weiter geht's mit IMES: Intramuskuläre Elektrische Stimulation. Eine angeblich neue Technologie. Die Dry Needling praktizierenden Triggerpunkt-Therapeuten wenden manchmal TENS an, wobei die in einem Triggerpunkt gesetzten Nadeln als Elektroden benutzt werden. Hört sich nach PENS an: Perkutane Elektrische Nervenstimulation. Oder halt nach EAP: Elektroakupunktur.
- Als letzte Form gibt es noch MM-TENS (Mickey Mouse TENS). Diese TENS-Form möchte eher Einfluss nehmen auf den Umsatz des Herstellers als auf die Schmerzen unserer Patienten.

Bei TENS werden fast immer kompensierte Impulse verwendet, mal symmetrisch kompensiert, mal asymmetrisch, wobei die Form der Impulse keinen nachweisbaren Einfluss hat auf die Wirkung von TENS (Hingne und Sluka 2007). Wenn ein Patient also eine bestimmte Pulsform favorisiert, kann man diese guten Gewissens verwenden. Es fließt bei diesen Impulsen kein Ionenstrom und es treten im Gewebe netto keine chemischen Veränderungen auf, das Risiko einer Verätzung ist praktisch vernachlässigbar. Deshalb können normale Klebeelektroden verwendet werden. Wenn Rötungen auftreten, ist das meistens aufgrund einer allergischen Reaktion auf das Elektrodenmaterial, die häufigste Nebenwirkung von TENS. Wenn sehr lange Impulse verwendet werden (> 250–400 µs), kann es schon mal passieren, dass sensibilisierte C-Fasern ihre Neuropeptide ausschütten. Das führt dann zu einer neurogenen Entzündung mit einer entsprechenden Rötung. Mehr dazu unter „Neurogene Entzündung" in Kap. 2.

Es wäre aber ein Irrtum zu glauben, dass alle TENS-Geräte *nur* kompensierte Impulse verwenden! Es gibt ein älteres, unkaputtbares Klinik-TENS-Gerät mit erfreulich vielen Einstellungsmöglichkeiten, welches nichtkompensierte Impulse produziert, also Achtung: Verätzungsgefahr, immer gut die Gebrauchsanleitung lesen!

An Geräten für die Heimbehandlung sollte man außer der Intensität auch die Frequenz, die Phasendauer und Burst-Frequenzen einstellen können, wodurch eine Vielzahl von Möglichkeiten zur Verfügung steht. Es gibt bereits für rund 200 € sehr gute Geräte, für etwas mehr bekommt man ein Gerät, das auch zur Stimulation innervierter Muskulatur geeignet ist. Die einfacheren und entsprechend billigeren Geräte erlauben mit ihren vom Hersteller favorisierten Programmen und fest vorprogrammierten Standardeinstellungen nur Behandlungen für Standardprobleme. Und wer hat die schon. Bei billigen Geräten ist übrigens nicht immer garantiert, dass netto kein Strom fließt, und das kann zu sehr unangenehmen Hautverletzungen führen.

Da sich bei den modernen Elektrotherapiegeräten für den Klinikeinsatz meistens alle Parameter (noch) mehr oder weniger umständlich von Hand einstellen lassen, ist es sinnvoll, mit diesen Geräten die für den Patienten optimale Einstellung herauszufinden. Danach kann man diese Einstellung während etwa 2 Wochen unter Aufsicht (also in der Klinik oder Praxis) anwenden, damit deren Wirkung beurteilt werden kann. Fällt das Ergebnis nach dieser Zeit positiv aus, kann man die so gefundene Einstellung am kleinen TENS-Gerät benutzen (Abb. 3.1).

Es ist ein großer Fehler, ohne eine solche Versuchsphase ein Gerät an den Patienten abzugeben. Es versteht sich, dass der Patient außerordentlich gut aufgeklärt werden muss über die Benutzung des abgegebenen Gerätes und dass die Anwendung regelmäßig kontrolliert werden muss. Es ist nämlich unglaublich, was manche Patienten mit ihrem Gerät so anstellen. Trotzdem sollte man den Patienten dazu ermuntern, zur Optimierung der Behandlung mit den Parametern, inklusive der Elektrodenpositionierung, zu experimentieren (Johnson 2014)! Den Autor würde es sehr freuen, wenn die Hersteller ihren Geräten eine Funktion zur „Anwendungsevaluation" verpassen würden.

3.2 TENS-Arten

Abb. 3.1 (a,b) (a) Die Stimulation nach Prof. Han ist eine Art TENS. © Schwa-Medico AG, Ehringshausen mit freundlicher Genehmigung. (b) Ein TENS-Gerät mit vielen Möglichkeiten. © Enraf-Nonius B.V. Delft, Niederlande, mit freundlicher Genehmigung

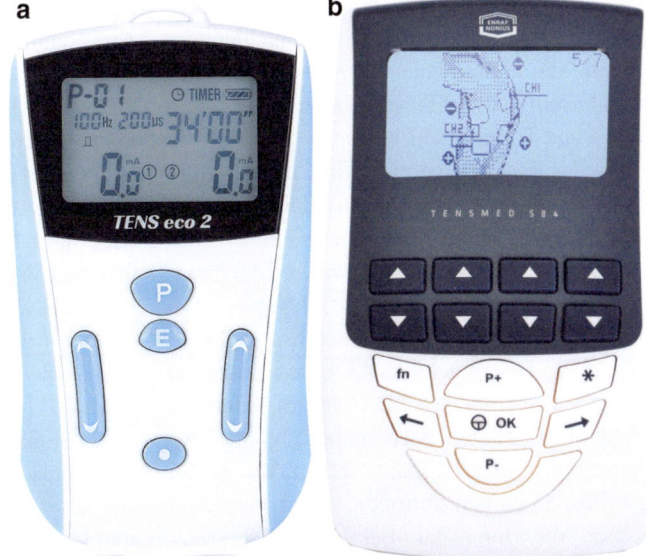

3.2.2 Reizparameter verschiedener Nervenfasertypen

Die oben erwähnten TENS-Typen wirken aufgrund ihrer Stimulationsparameter auf verschiedene Nervenfasertypen ein, weil diese Nervenfasern unterschiedliche Eigenschaften haben bezüglich ihrer Reizbarkeit. Je nach stimuliertem Fasertyp werden andere Schmerzhemmungsmechanismen aktiviert, und dies bietet uns die Möglichkeit, TENS differenziert einzusetzen. Abb. 3.2 zeigt eine I/t-Kurve vom N. saphenus einer Katze. Der Nerv ist in der Zusammensetzung vergleichbar mit einem menschlichen. Die Grafik zeigt die Reaktion der einzelnen Nervenfasertypen auf unterschiedlich lange Stromimpulse. Je kürzer der Impuls, umso höher ist die benötigte Intensität (in mA) zur Auslösung eines Aktionspotenzials. Aus der Grafik ist ersichtlich, dass schnellleitende Aβ-Fasern mit Impulsen bis etwa 10 μs selektiv gereizt werden können, ohne Aδ- oder gar C-Fasern zu reizen. Solange die Intensität niedrig bleibt, können Impulse bis zu etwa 100 μs benutzt werden. Aδ-Fasern werden, bei genügend hoher Intensität, gereizt mit Impulsen länger als 10 μs und ab etwa 500 μs Phasendauer werden zusätzlich C-Fasern

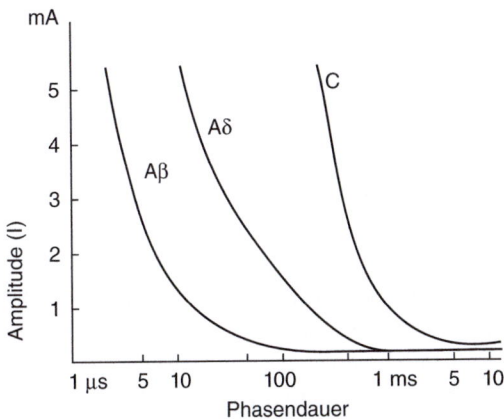

Abb. 3.2 I/t-Kurve des N. saphenus einer Katze. Nach Howson 1978 und Li und Bak 1976, mit freundlicher Genehmigung

gereizt. Beachten Sie, dass es unmöglich ist, Aδ-Fasern oder C-Fasern zu reizen unter Ausschluss der Aβ-Fasern. Die Stimulation der unterschiedlichen Nervenfasern ist demnach abhängig von der Phasendauer und der Intensität. Nach Lullies spielt bei mittelfrequenten Strömen auch die Frequenz bei der differenzierten Stimulation von schnell und langsam leitenden Nervenfasern eine Rolle. Langsam leitende Nervenfasern reagieren weniger auf hohe Frequenzen und benötigen zur Depolarisation höhere Intensitäten. Dies ist nicht verwunderlich, da mit zunehmender Frequenz die Phasendauer kürzer wird und Aδ- und C-Fasern erst auf längere Impulse reagieren (Lullies und Trincker 1974).

Welcher Fasertyp gereizt wird, sagt uns der Patient (MacKenzie et al. 1975; Beissner et al. 2010). Die Untersucher haben aufgedröselt, wie die subjektive Stromwahrnehmung und der beteiligte Nervenfasertyp zusammenhängen. Ein Empfinden, das einer leichten Berührung ähnelt, wird von Aβ-Fasern geleitet. Aδ-Fasern leiten ein prickelndes Schmerzgefühl, C-Fasern leiten ein Gefühl von Hitze oder einen brennenden Schmerz. Wir werden später sehen, dass genau diese Empfindungen auftreten, wenn man zum Beispiel die Intensität bei einer Ultrareizanwendung aufdreht.

3.3 High Frequency TENS

Auch konventioneller (englisch: conventional) TENS, High Frequency Low Intensity TENS oder Sensory TENS genannt. Oder einfach TENS. Heute spricht man in der spezialisierten Literatur fast nur noch von High TENS. Die Methode wurde nach der Formulierung der Gate-Control-Theorie sehr populär, weil sie auf der nichtschmerzhaften Reizung von Aβ-Fasern basiert und somit den Gate-Control-Mechanismus aktivieren soll (Sluka und Walsh 2003). Aufgrund dieser Beliebtheit wird High TENS leider oft als die einzige TENS-Anwendung betrachtet. Wie bereits weiter oben erklärt, sollte man das Prädikat „Low Intensity" nicht mehr verwenden, da man diese TENS-Form heute mit deutlich höheren Intensitäten anwendet, als früher üblich war; „Low Intensity" ist nahezu wirkungslos (Chesterton et al. 2002, 2003; Claydon et al. 2011; Wang et al. 1997).

Am wirkungsvollsten sind Frequenzen zwischen 50 und 150 Hz, Phasendauer 10–100 µs, manchmal aber bis 250 µs. Es steht dem Kliniker also eine ziemliche Bandbreite zur Verfügung. Die meisten Studien werden mit 80–100 Hz durchgeführt, das führt wenigstens zu vergleichbaren Ergebnissen. Der Patient soll während der Anwendung ein sehr deutliches, aber gerade noch nicht schmerzhaftes, auszuhaltendes Stromgefühl verspüren, das sich im Idealfall im Schmerzbereich ausbreitet. Als bloßes „Kribbeln" oder „Ameisenlaufen" kann man das Gefühl wirklich nicht beschreiben. Manche Patienten empfinden einen Druck, ein Klemmen, Reißen oder Ziehen. Man sollte die höchstmögliche Intensität verwenden, die vom Patienten noch toleriert wird (Chesterton et al. 2002, 2003; Aarskog et al. 2007; Lazarou et al. 2009; Claydon et al. 2011; Moran et al. 2011; Pantaleão et al. 2011; Sluka et al. 2013; Vance et al. 2015).

Wenn wir die Geräte, wie es sich gehört, an uns selbst ausprobieren, stellen wir fest, dass Anwendungen mit Phasendauern zwischen 10 und 30 µs fast nicht wahrnehmbar sind oder erst bei sehr hohen Intensitäten. Wir verwenden beim (aneinander) Üben dann eher längere Impulse, also um die 50–100 µs und länger. Patienten empfinden den Strom aber ganz anders! Ihre schmerzleitenden Nerven und ihr ZNS sind, anders als bei „uns", sensibilisiert und reagieren deshalb bereits auf viel kürzere Impulsen! Aufpassen also.

3.3.1 Intensität

Weil es so wichtig ist, wird es nochmal erwähnt: Die Intensität soll „sehr deutlich spürbar, aber gerade noch nicht unangenehm" sein. Beachte die Nuance: „Nicht unangenehm" ist nicht gleichbedeutend mit „angenehm". Durch Adaptation nimmt das Stromgefühl meistens nach wenigen Minuten ab, die Intensität ist dann unbedingt behutsam nachzuregeln (Pantaleão et al. 2011). Defrin et al. (2005) meinten, dies sei unwichtig, aber die Mehrheit der Forscher scheint da nicht einverstanden zu sein. Manche Geräte ermöglichen zur Verhinderung einer solchen Adaptation den Einsatz eines sog. Spektrums oder einer Frequenzmodulation. Hiermit wird die Reizfrequenz in einem bestimmten Rhythmus automatisch über einen zuvor gewählten Bereich variiert. Stochastische Ströme, wobei die Frequenz automatisch

„zufällig" geändert wird, sollen das Gleiche bewirken. Es hat bis 2019 gedauert, bis sich eine Gruppe Forscher dieses Thema mal ernsthaft vorgenommen hat. Das Ergebnis: Mit eingeschaltetem Spektrum musste während einer 30 min dauernden Sitzung bei gesunden Probanden die Intensität 1-mal weniger nachgeregelt werden: 3-mal statt 4-mal. Die Parameter: eine Gruppe 6 s, 80 Hz, schrittweise hoch bis 120 Hz während 6 s und in 6 s wieder zurück (6/\6), zweite Gruppe 80–100 Hz „zufällig", dritte Gruppe kontinuierlich 100 Hz, vierte Gruppe Placebo. Impulsdauer 200 μs, Intensität bei allen gleich „deutlich, aber auszuhalten, keine Muskelkontraktionen". Die Wirkung der Anwendungen, gemessen an der Druckschmerzschwelle, war gleich, außer bei der Placebogruppe, die keine Änderung zeigte. Ob dies bei Patienten ebenso der Fall ist, ist nicht bekannt (Avendaño-Coy et al. 2019). Eine schrittweise Modulation der Frequenz von 20 bis 100 Hz und zurück über 8 s ändert bei gesunden Probanden die Schwelle für Druckschmerzen jedenfalls nicht (Chen und Johnson 2009).

3.3.1.1 Praktische Durchführung

Die nachfolgende Methode funktioniert zum Einstellen der Intensität recht gut, ist aber leider nicht mit allen TENS-Geräten möglich:

- Zuerst die Pulsdauer am Gerät an der unteren Grenze einstellen, zum Beispiel 20 μs, danach behutsam die Intensität hochregeln. Wenn der Patient den Strom als „deutlich spürbar, aber gerade noch auszuhalten" erfährt, behutsam die Impulsdauer schrittweise um 10–20 μs verlängern (Amplitude aber belassen!). Wenn der Patient das Kribbeln dabei als *tiefergehend* („Oh ja, jetzt geht es richtig ins Gelenk!") oder *über ein größeres Gebiet verbreitet* empfindet („Jetzt geht es Richtung Daumen!"), wird diese Phasendauer beibehalten. Wird der Reiz lediglich intensiver, also nicht tiefergehend oder sich ausbreitend, bleibt man bei der ersten Einstellung. Referenz: Außer meinem Lehrer vor anno dazumal: keine. Sorry.
- Ideal ist es, wenn der Patient Parästhesien im symptomatischen Gebiet verspürt.
- Behandlungsdauer: 20–30 min. Manche Patienten wenden High TENS bei Bedarf stundenlang an und belassen die Elektroden den ganzen Tag.
- Behandlungsfrequenz: 1-mal am Tag bis mehrmals täglich.
- Bei Gewöhnung während der Behandlung ist die Intensität unbedingt nachzuregulieren.

Falls die oben beschriebene Methode nicht funktioniert, kann man auch wie folgt vorgehen:

- Zuerst die Phasendauer an der oberen Grenze des Geräts einstellen, meistens rund 100 μs, je nach Gerät. Dann die Intensität hochdrehen, auch bis „deutlich spürbar, aber gerade noch auszuhalten". Falls der Strom als zu unangenehm empfunden wird, die Phasendauer verkürzen, bis das Gefühl sich verbessert.
- Sonst weiter wie oben.

Bei ängstlichen Patienten lohnt es sich, den „SIT-Test" zu machen, siehe unter „Angst und Intensität" weiter unten.

3.3.1.2 Gewöhnung

Es ist bekannt, dass etwa 30 % der High und Low TENS-Anwender nach täglicher Anwendung mit immer genau denselben Parametern und derselben Elektrodenplatzierung bereits nach 4–5 Tagen einen Gewöhnungseffekt zeigen, wobei vermutlich μ-Opioidrezeptoren eine Rolle spielen (Johnson et al. 1991; Liebano et al. 2011). Diese Gewöhnung lässt sich vermeiden, indem man die Elektrodenplatzierung täglich etwas variiert, die Intensität um etwa 10 % erhöht oder die Frequenz ändert, aber bitte nicht alles gleichzeitig. Der Einsatz von Spektra und stochastischen Strömen wurde nie an Patienten untersucht, aber deren Einsatz zur Verhinderung einer Langzeitgewöhnung ist bestimmt einen Versuch wert. Der Einsatz einer Art Mix-TENS mit rhythmischen 2–150 Hz Abwechslung alle 3 s verzögert die Gewöhnung von 5 auf 10 Tage (DeSantana et al. 2008). Ein täglicher Wechsel zwischen 4 Hz Low TENS und 100 Hz High TENS hat den gleichen Effekt.

3.3.1.3 Summationseffekt?

Marchand et al. (1993) stellten bei der Anwendung von High TENS bei Patienten mit unspezifischen Rückenbeschwerden eine deutliche Besserung gegenüber der Kontrollgruppe fest (100 Hz, 125 µs, 30 min, Parästhesien deutlich spürbar im Dermatom, 20 Behandlungen in 10 Wochen). Die Besserung betraf die Schmerzintensität, nicht den unangenehmen Aspekt des Schmerzes (unpleasantness). Außerdem trat bei ihren High TENS-Patienten eine Art Summationseffekt auf: Die Besserung nahm schrittweise zu. Es ist unklar, ob dies durch eine zentrale Desensibilisierung verursacht wurde, ein Art Rebooting-Effekt, den man aus Tierversuchen kennt (z. B. Kalra et al. 2001; DeSantana et al. 2009). Die kumulative Besserung trat nicht bei der Placebogruppe auf. Simon et al. (2015) konnten mit vergleichbaren Parametern keine Summation feststellen, sie hatten allerdings nur 4- bis 5-mal behandelt während 2–3 Wochen.

In manchen Publikationen wird die Bezeichnung „T" für Threshold, Schwellenwert, benutzt. Man erwähnt dann zum Beispiel, die Intensität sei bis 4 T hochgeregelt. Diese Angabe bedeutet Folgendes: Man dreht die Intensität behutsam hoch, bis der Patient gerade etwas spürt, das ist seine sensorische Schwelle (= Threshold = T). Bei einer bestimmten Elektrodengröße sind das zum Beispiel 5 mA. Wenn man 4 T erreichen möchte, dreht man behutsam weiter hoch bis 4 × 5 = 20 mA. Diese Methode kann nur als grober Dosierungshinweis benutzt werden, da unser Empfinden sehr variabel ist! Manchmal steht „4 T motorisch" geschrieben. In diesem Falle steht T für die motorische Reizschwelle, die Intensität, die gerade eine Kontraktion auslöst, 4 T wäre dann 4-mal dieser Wert in mA.

3.3.1.4 Angst und Intensität

Bei ängstlichen Patienten ist es oft schwierig, eine adäquate Intensität zu erreichen. Rakel et al. (2014) haben in einer Studie mit postoperativen Kniepatienten festgestellt, dass ängstliche Patienten weniger gut auf High TENS ansprechen als solche, die niedriger punkteten bei den verwendeten psychologischen Tests. Es ist sehr wahrscheinlich, dass bei den ängstlichen Patienten die Intensität nicht adäquat eingestellt werden konnte. Wir wissen, dass Angst vor Schmerz die Schmerzschwelle beeinflusst, aber nicht die Schmerztoleranz (Lee et al. 2013; George et al. 2006). Vance et al. (2018) haben dies untersucht in einer Studie mit 143 Patientinnen mit Fibromyalgie (FM). TENS wurde lumbal appliziert und die Probandinnen mussten angeben, wann das Stromgefühl „deutlich, aber gerade noch nicht schmerzhaft" war. Dieser Wert wurde als SC1 definiert (Strong but Comfortable 1). Danach wurde, wie vorab mit den Probandinnen abgesprochen, die Intensität erhöht, bis die Teilnehmerin dies als „schädlich, ungesund" (englisch: noxious) einstufte. Die Intensität wurde dann sofort wieder auf ein Niveau heruntergeregelt, das die Probandin diesmal als „deutlich, aber gerade noch nicht schmerzhaft" einstufte. Das war nun SC2. Die Intensität von SC2 lag bei fast allen Teilnehmerinnen signifikant höher als von SC1. Insbesondere die ängstlicheren und die älteren Probandinnen (40- bis 60-jährig) verzeichneten die größte Zunahme der tolerierten Intensität. Die Untersucher weisen darauf hin, dass bis zu gut 60 % aller FM-Patienten Angstverhalten zeigen und es deshalb verständlich sei, dass diese Patienten TENS zunächst skeptisch betrachten und deshalb relativ früh angeben, dass die Intensität reicht. Die Untersucher nennen es den SIT-Test: Setting of Intensity of TENS Test. Die Methode funktioniert möglicherweise wie eine Art Konfrontationstherapie, welche den Patienten hilft, ihre Erwartung zu modifizieren (Hofmann 2008; Vlaeyen und Linton 2012). Sie kann eingesetzt werden bei ängstlichen Patienten, um eine nicht schädliche Wirkung zu demonstrieren, damit der Patient eine positive Erfahrung erleben kann. Übrigens erklärt man sich die Variation bei den älteren Probandinnen mit der Tatsache, dass ältere Personen eine andere Stromwahrnehmung haben, wahrscheinlich im Zusammenhang mit der reduzierten Anzahl C-Fasern in der Haut (Namer et al. 2009) und der geänderten Struktur der Dermis und Epidermis (Calleja-Agius et al. 2013). Es ist unklar, ob TENS bei älteren Personen ebenso wirksam ist wie bei jüngeren. Es gibt Studien, die zeigen, dass ältere Patienten weniger gut ansprechen, andere widersprechen dem

(Bergeron-Vézina et al. 2015; Simon et al. 2015; Daguet et al. 2018). Vielleicht ist auch dies eine Frage der benutzten Intensität.

3.3.2 Elektrodenplatzierung

Traditionell wird High TENS angewandt zur Stimulation von Strukturen, die embryologisch zusammenhängen (Aarskog et al. 2007; Claydon et al. 2008; Buonocore und Camuzzini 2007; Tong et al. 2007). Wenn ein Patient ausstrahlende Schmerzen im Dermatom C4 links hat, wäre es angeblich sinnlos, im Dermatom C7 rechts zu behandeln, da High TENS ein Hemmungssystem aktiviert, das in dem Segment wirkt, in dem der Reiz gesetzt wird. Es gibt aber zunehmend Beweise dafür, dass High TENS, ebenso wie Low TENS, auch eine zentrale Schmerzhemmung aktiviert, die nichtsegmentale Schmerzen hemmt. Nichtsegmental bedeutet hier, dass die Schmerzhemmung in einem Segment auftritt, das nicht embryologisch mit dem Segment zusammenhängt, in dem der Reiz gesetzt wurde. Dies wurde nicht nur wie üblich am Rattus norvegicus beobachtet (Somers und Clemente 2006, 2009), sondern auch an Menschen (Kawamura et al. 1997; Dailey et al. 2013; Vance et al. 2012; Buonocore et al. 2015). Für den Kliniker bedeutet dies, dass ihm eine Vielzahl von Möglichkeiten zur Elektrodenplatzierung zur Verfügung steht.

- Die einfachste und oft effektivste Elektrodenplatzierung bei High TENS ist die nach der Davoser Methode: Da, wo's weh tut. Die Elektroden sollen so platziert werden, dass das Stromgefühl sich im schmerzhaften Bereich ausbreitet (was nicht immer gelingt). Das bedeutet, dass man während der ersten Behandlung meistens einige Male umplatzieren muss. Es ist dann auch praktisch, in diesem Fall Leitgummielektroden zu verwenden, entweder mit Kontaktgel oder in nassen Schwammtaschen. Das macht das Herumschieben einfacher, als wenn man Klebeelektroden benutzt. Meistens, aber nicht immer, liegt die Kathode proximal, dies selbstverständlich nur bei asymmetrisch kompensierten Impulsen. Der Grund für diese Platzierung liegt darin, dass eine proximal platzierte Anode die afferente Leitung hemmen könnte, und man möchte ja reizen, nicht hemmen. Man reizt, weil anderswo gehemmt werden soll. Bei den symmetrisch kompensierten Pulsen wechseln Anode und Kathode sich ab, deshalb ist die Lokalisierung der Anode oder Kathode egal, außer der Patient bevorzugt eine bestimmte Platzierung. Wie bereits erwähnt, hat die Impulsform keinen Einfluss auf das Behandlungsergebnis.
- Sehr gut funktioniert die Platzierung auf Akupunkturpunkten, Triggerpunkten, Tender Points oder über dem peripheren Nerv, der das schmerzhafte Gebiet innerviert. Dabei kommt die Kathode auf den Reizpunkt. Die Debatte, ob nun Triggerpunkte und Aku-Punkte das Gleiche bezeichnen, wird immer noch geführt, aber das ist eigentlich egal (Melzack et al. 1977; Hong 2000; Dorsher 2008). Tatsache ist, dass die Punkte sich gut als „Angriffspunkt" für eine TENS-Behandlung eignen (Chen et al. 1998; Chesterton et al. 2002, 2003; Cheing und Chan 2009; Lang et al. 2010; Wang et al. 1997). Chesterton und Wang haben gezeigt, dass sowohl eine High Frequency High Intensity TENS als auch eine Low Frequency High Intensity TENS auf GB34 oder LI4 (Hegu) die Druckschmerzempfindlichkeit auf der kontralateralen Seite (Handrücken) signifikant herabsetzen. Das Anheben der Schmerzschwelle trat nach etwa 20 min auf und hielt nach der 30 minütigen Anwendung etwa 20–30 min an.
- Bei der segmentalen Behandlung werden, falls möglich, beide Elektroden im Segment, in dem die Schmerzen lokalisiert sind, platziert. Auch hier kommt die Kathode meist proximal. In der englischsprachigen Literatur gilt die Platzierung über dem innervierenden Nerv ebenso als segmental. Die Elektroden können auch an den entsprechenden Rückensegmenten angebracht werden. Sehr effektiv ist die 2 + 2-Behandlung: 2 Elektroden lokal bzw. regional und 2 segmental; mit dieser Methode können starke afferente Reize gesetzt werden (Abb. 3.3). Eine gleichzeitige

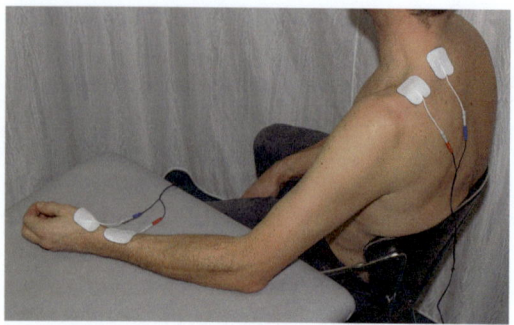

Abb. 3.3 2 + 2-Methode bei Schmerzen am Daumengrundgelenk. Ein Paar Elektroden lokal, ein Paar segmental, Kathode blau

Behandlung mit High TENS vom kontralateralen Akupunkturpunkt GB34 und das ipsilaterale Segment (N. radialis) führt zu einer signifikanten Anhebung der Druckschmerzschwelle am Handrücken, hält aber nur wenige Minuten an (Chesterton et al. 2003); Parameter: 110 Hz, 200 µ, 30 min, Toleranzgrenze. Die Behandlung von Schmerzen in Bereichen mit herabgesetzter Sensibilität ist wahrscheinlich sinnlos (Pantaleão et al. 2011). Nichtsdestotrotz hat eine kleine Untersuchung an MS-Patienten gezeigt, dass die Handsensibilität bei diesen Patienten sich nach einigen TENS-Behandlungen im betroffenen Bereich (da, wo die Sensibilität gestört war) langfristig besserte (Cuypers et al. 2010); Parameter: 100 Hz, 250 µs, 60 min, 1-mal täglich während 3 Wochen; Elektroden über den N. medianus, Intensität submotorisch. Zur Verhinderung einer Gewöhnung wurden die Frequenz und die Phasendauer automatisch variiert. Die Sensibilitätsverbesserung war im Bereich des N. medianus und N. ulnaris und auf einem normalen Niveau.

- Falls die Elektroden nicht im schmerzhaften Gebiet appliziert werden können, kann die kontralaterale Seite behandelt werden. Die Wirksamkeit einer solchen Anwendung wurde bereits 1997 in einer klinischen Studie durch Kawamura et al. bei der Behandlung von Phantomschmerzen nachgewiesen und im Labor an Nagern mehrmals bestätigt (Ainsworth et al. 2006; Sabino et al. 2008; Somers und Clemente 2006). Buonocore et al. (2015) haben an gesunden Probanden gezeigt, dass eine High TENS-Anwendung über den R. superficialis des N. radialis links (10 min, 100 Hz, 100 µs, Intensität stark, aber tolerierbar) die Empfindlichkeit für einen schmerzhaften Hitzereiz beidseits deutlich herabsetzte. Der Effekt hielt nach der Anwendung etwa 15 min an.

3.3.3 Wirksamkeit

Für die Beurteilung der Wirksamkeit von TENS haben Vance et al. (2015) sich die Mühe gemacht, eine Vielzahl von systematischen Reviews über TENS hinsichtlich der Wirksamkeit und der benutzten Intensität zu analysieren. Ihr Ergebnis: Eine niedrige Intensität macht TENS wirkungslos (Aarskog et al. 2007; Chesterton et al. 2002, 2003; Claydon et al. 2008; Pantaleão et al. 2011). Da, wo die Intensität „deutlich spürbar, aber gerade noch auszuhalten" eingestellt wurde, war TENS wirksam. Eine aktualisierte Übersicht der Publikationen von Autoren, die eine adäquate Intensität mit nachvollziehbaren Parametern angewandt haben, findet sich in Tab. 3.3.

Große Reviews wie von Cochrane sind hinsichtlich der Ergebnisse, wie so oft in unserem Fachgebiet, sehr widersprüchlich. Eines haben aber alle gemeinsam: die Schlussfolgerung, dass die Qualität der Untersuchungen zu wünschen übrig lässt. Dies betrifft nicht immer die Durchführung der Studien bezüglich Patientenwahl, Randomisierung, Verblindung usw., methodologisch haben viele Untersucher den Dreh mittlerweile raus. Es betrifft, und das ist sehr wichtig, die genaue Beschreibung der Anwendung. Wie war die Elektrodenplatzierung, deren Größe, wie war die Reizfrequenz, die Phasendauer, die Behandlungsdauer? Und ganz besonders wichtig: Wie war die Intensität? Außerdem wird nicht selten eine Anwendung gemacht und einige Wochen später nach dem Ergebnis gefragt. Das wäre so, als ob man einem Patienten heute eine Paracetamol gibt und sich nach einem Monat nach den Beschwerden erkundigt.

3.3 High Frequency TENS

Tab. 3.3 Klinische Studien zur Effektivität von TENS, sortiert nach adäquater Dosierung

Schmerzen	Autor	Ergebnis
Postoperativ	Bjordal et al. (2003) Gardner et al. (2014) Johnson (2017) Mahure et al. (2017) Wang et al. (1997)	Signifikant weniger Schmerzmittelbedarf
Postpartum (Sectio)	Kayman-Kose et al. (2014)	Signifikant weniger Schmerzen, weniger Schmerzmittelbedarf
Arthrose (Knie)	Bjordal et al. (2007)	Eindeutig wirksam
Knie-Arthroplastik	Zhu et al. (2017)	Signifikant besser
Diabetische Neuropathie	Jin et al. (2010) Kumar und Marshall (1997) Julka et al. (1998)	Besser als Placebo
Neuropathie	Celik et al. (2013)	Signifikant besser
Triggerpunkte	Gemmell und Hilland (2011) Rodríguez-Fernández et al. (2011)	Besser als Placebo
Kopf, Angesicht	Antony et al. (2019)	Vielversprechend
Fibromyalgie	Dailey et al. (2013) Lauretti et al. (2013) Carbonario et al. (2013)	Deutliche Besserung
Spastizität bei Querschnitt	Sivaramakrishnan et al. (2018)	Spastizität deutlich reduziert, vergleichbar mit FES
Phantom (Arm, Bein)	Kawamura et al. (1997)	Sehr gutes Ergebnis
LBP		Nichts Brauchbares

Einsatzgebiet von High TENS ist die Behandlung von akuten und chronischen Schmerzen aufgrund von entzündlichen Prozessen, peripheren Nervenläsionen, Phantomschmerzen, neuropathischen Schmerzen, Narbenschmerzen sowie postoperativen Schmerzen. Interessanterweise scheint High TENS besser zu wirken bei Bewegungsschmerzen als bei Ruheschmerzen (Rakel und Frantz 2003; Dailey et al. 2013; Elboim-Gabyzon et al. 2019). Selbstverständlich wird TENS auch bei Patienten mit Rückenschmerzen eingesetzt und es gibt eine Vielzahl klinischer Untersuchungen, die die Wirksamkeit belegen wollen. Aufgrund verschiedener Faktoren wie der Inhomogenität der untersuchten Gruppen, des Zeitpunkts der Nachuntersuchung, nicht nachvollziehbarer Parameter u. v. m. kann man leider nichts Genaueres zur tatsächlichen Wirksamkeit von TENS bei diesen Patienten sagen. Bei Patienten in der „Alarmphase" (Kap. 1, Stressreaktion) ist diese Methode anzuwenden, da die für die Schmerzhemmung notwendige Information über Aβ-Fasern geleitet wird und nicht über Aδ- und C-Fasern.

High TENS wird auch zur Verbesserung der Wundheilung eingesetzt, darüber später mehr (Abschn. 3.5). Außerdem wird TENS in der Neurologie eingesetzt. Da der Einsatz in diesem Bereich sich teilweise deckt mit der Anwendung von neuromuskulärer Elektrostimulation, wird dieses Thema im entsprechenden Kapitel besprochen (Kap. 3).

Überlegungen bei einer Behandlung

Eine Patientin hat sich bei einem Sturz beim Skifahren das Handgelenk verstaucht. Das Röntgenbild ist ohne Befund. Sie kommt nach 10 Tagen in die Therapie. Die ganze Hand ist geschwollen, bläulich verfärbt und schweißnass. Alle aktiven Bewegungen sind etwa zur Hälfte eingeschränkt und schmerzhaft. Sie setzt die Hand nicht ein und macht sich große Sorgen. Sie hat eine Freundin, der das Gleiche passiert ist. Diese hatte eine Fraktur und wurde operiert. Bei der Operation lief etwas schief und sie musste nach 3 Monaten nochmal operiert werden. Der Heilungsverlauf hat sich über 1 Jahr hingezogen. Die Patientin befürchtet, dass ihr das gleiche Schicksal bevorsteht.

Es ist offensichtlich, dass sich die Patientin noch immer in der Alarmphase befindet. Die Entzündungsreaktion hätte schon längst abgeklungen sein müssen. Ihr ZNS arbeitet nicht selektiv, ihre zentralen Hemmungsmechanismen funktionieren nicht, die Heilung ist gestört. Es ist sinnlos und wahrscheinlich kontraproduktiv, hier eine Therapie anzuwenden, die über einer Reizung von Aδ- und C-Fasern die zentralen Hemmungsmechanismen anspricht. Ihre „Zentrale" würde die afferente Information wahrscheinlich als weiteren Angriff auf den Organismus interpretieren, auch wenn der Therapeut noch so redegewandt ist. Hier steht High TENS zur Auswahl. Da es die erste Sitzung ist, werden hier eine kurze Phasendauer und eine hohe Frequenz gewählt, ebenso wird die Intensität bewusst niedrig gehalten. Dies, weil die Behandlung auf diese Weise vorsichtig eingeschlichen wird. Man wählt zum Beispiel 10–20 μs Phasendauer und 150–200 Hz, Intensität spürbar, aber bestimmt nicht unangenehm. Die Elektroden werden transregional platziert. Wenn sich die Situation bessert, kann die Phasendauer verlängert werden.

3.4 Low Frequency TENS

Auch Motor-, motorischer, Lo-, Low Frequency High Intensity TENS genannt. Low TENS hat ihre Wurzeln in der Elektroakupunktur (EAP). Acupuncture-like TENS ist etwas anderes, mehr dazu weiter unten. Die Bezeichnungen meinen alle dieselbe TENS-Art. Heute spricht man meistens kurz und bündig von Low TENS oder AL-TENS. Bei dieser effektiven, aber recht intensiven Methode werden niedrige Frequenzen, zwischen 0,5 und 10 Hz, angewendet, wobei 2–4 Hz optimal sind. Die Impulse sind länger, meistens zwischen 200 und 500 μs, und es wird motorisch dosiert, das bedeutet, dass Muskelkontraktionen ausgelöst werden *müssen*. Diese TENS-Form wurde in China mit der EAP zur Elektroanalgesie eingesetzt. Das manuelle Stimulieren der Nadeln ist für den Anästhesisten/Akupunkturisten auf Dauer sehr anstrengend, speziell wenn man mehrere Patienten zu betreuen hat; deshalb ist man zur elektrischen Stimulation übergegangen. Die 2–4 Hz Stimulationsfrequenz entsprechen der Frequenz, mit der die Nadeln manuell stimuliert werden. Es werden in der Therapie außer Nadeln selbstverständlich auch normale Elektroden verwendet. Die Wirkungen von High TENS und Low TENS sind durchaus vergleichbar, außer dass die Wirkung von Low TENS in der Regel deutlich länger anhält.

3.4.1 AL-TENS, APL-TENS, Burst TENS

Bei Low TENS müssen zwingend sichtbare Kontraktionen in den Muskeln auftreten, die über dasselbe Segment innerviert werden, in dem die Schmerzen lokalisiert sind. Die Kontraktionen werden normalerweise mit Einzelimpulsen ausgelöst, und das ist nicht gerade angenehm. Deshalb wurde der AL-TENS entwickelt. Hier werden die Impulse in sog. Bursts (Impulsgruppen, Salven, Trains, Abb. 3.4) abgegeben, deshalb auch die Bezeichnung Burst TENS (Eriksson und Sjölund 1976). Dazu werden teta-

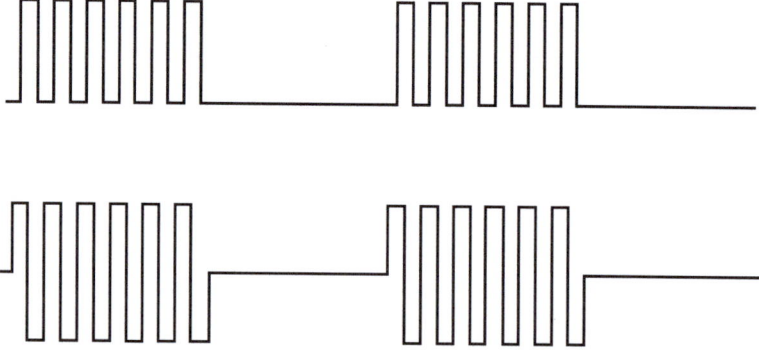

Abb. 3.4 Bursts oder Salven. Oben Rechteck, monophasisch (nicht kompensiert); unten biphasisch, symmetrisch kompensiert

3.4 Low Frequency TENS

nisierende Frequenzen (80–100 Hz) in Impulsgruppen zerlegt, und diese kurzen Salven lösen dann 2- bis 4-mal pro Sekunde die Kontraktionen aus. Gemäß Untersuchungen von Eriksson und Sjölund (1976) und Sjölund et al. (1977) (Sjölund 1985, 1988) setzen diese Frequenzen genauso wie die bei Low TENS verwendeten Einzelimpulse β-Endorphine frei: Die Analgesie wird durch Naloxon aufgehoben. Laut Pomeranz lässt sich mit Burst TENS das De-Qi-Gefühl nicht oder nur schwer auslösen, er bevorzugt deshalb Low TENS (Pomeranz in Stux et al. 2003, S. 318). Andersson et al. (1973) fanden EAP mit normalen Elektroden effektiver als mit Nadeln, wahrscheinlich weil damit stärkere Reize gesetzt werden können.

Eine Frage, die immer wieder auftaucht, ist diese: „Beim 2 Hz Burst habe ich 2 Bursts pro Sekunde. Ein Burst dauert also weniger als eine halbe Sekunde. Die burstinterne Frequenz beträgt 100 Hz. Wenn jeder Impuls 200 μs dauert, wie bekomme ich dann 100 Impulse in den Burst reingepackt?" Antwort: Die Grundfrequenz beträgt 100 Hz. Diese 100 Hz werden regelmäßig unterbrochen, und dadurch entstehen „Pulspakete", eben Bursts. Jedes einzelne Paket (Burst) enthält, je nach Phasendauer, 5–10 Impulse, so passt's. Würde man keine Unterbrechungen einbauen, würden kontinuierlich 100 Hz laufen. Alles klar?

3.4.2 Intensität Low TENS, AP-TENS

Die Intensität wird bei Low TENS motorisch deutlich schwellig gewählt, daher die Bezeichnung „Motor TENS". Mit dieser TENS-Form will man tiefliegende Aδ-Fasern reizen und dazu muss man die Intensität je nach Lokalisation deutlich höher aufdrehen als beim High TENS. Die Aδ-Fasern werden erst stimuliert bei Intensitäten, die mehr als doppelt so hoch wie die motorische Schwelle sind (Radhakrishnan und Sluka 2005). Die verwendeten Impulse sind deshalb auch deutlich länger als bei der High TENS: zwischen 200 und 500 μs (Bouhassira et al. 1987; Radhakrishnan und Sluka 2005; Hugosdottir et al. 2019). Traditionell wird mit dieser Anwendung versucht, wie bei der herkömmlichen Akupunktur das sog. De-Qi-Gefühl (manchmal auch geschrieben als „Teh Chi" oder „Deqi") auszulösen. Dieses Gefühl hängt zusammen mit der Stimulation von tiefliegenden Aδ-Schmerzafferenten in der Muskulatur (Chiang 1974). Das De-Qi-Gefühl ist schwer zu beschreiben (Hui et al. 2007). Manche Patienten beschreiben es als „wie ein blauer Fleck", „Krampf" oder „Klemmen" oder als „dumpfes, schweres Wehtun" (englisch: „ache", nicht „pain"), manchmal als „Taubheit" oder „Anschwellen", „Aufblähen", „pochend". So richtig angenehm ist es aber nicht. In der Regel tritt das De-Qi-Phänomen erst bei Intensitäten um das 5- bis 10-Fache des *motorischen* Schwellenwertes auf. Falls die ipsilaterale Seite nicht behandelt werden kann, kann Low TENS kontralateral eingesetzt werden. Dies scheint besonders bei der Stimulation von Akupunkturpunkten GB36 und LI4 (Hegu) der Fall zu sein.

3.4.3 Wirkungsmechanismus von High TENS und Low TENS

Die Wirkung von High TENS und Low TENS basiert auf mehreren Mechanismen. Heute nimmt man einen lokalen, einen segmentalen, einen deszendierenden und einen zentralen Mechanismus an (Vance et al. 2015).

3.4.3.1 Lokale Wirkung

Walsh et al. (1998) und Nardone und Schieppati (1989) haben nachgewiesen, dass in Aβ-Fasern die durch High TENS ausgelösten Impulse Aktionspotenziale, die weiter distal am Nerv ausgelöst wurden, an der Weiterleitung hindern. Salopp gesagt: Die Leitung ist besetzt. Nun wird normalerweise über Aβ-Fasern keine noxische Information geleitet, außer bei neuropathischen Schmerzen, wobei es aufgrund einer Nervenschädigung zu Fehlschaltungen kommen kann. Falls es aber gelingt, auch Aδ- und C-Fasern zu reizen, so wie es Ignelzi und Nyquist 1976 gemacht haben, könnte dieser Mechanismus dennoch eine Art Leitungsblockade auslösen, die tatsächlich die Fortleitung von schmerzrelatierter

Information unterbindet. Dies ist besonders plausibel in einer Situation, in der die schmerzleitenden Fasern aufgrund einer Pathologie sensibilisiert wurden und mit sehr viel niedrigeren Intensitäten gereizt werden können, als es bei gesunden Personen der Fall ist. Janko und Trontelj (1980) und Lee et al. (1985) konnten aber nachweisen, dass die Schmerzleitung in der Peripherie während und nach einer TENS-Anwendung noch intakt ist. Außerdem würde eine lokale Leitungsblockade nicht erklären, weshalb die Wirkung von TENS manchmal bis zu 24 h anhält. Diese Tatsachen deuten auf die Beteiligung von anderen Mechanismen hin. Dennoch passiert lokal so einiges, nur konnte man dies am Menschen noch nicht nachweisen. Von Untersuchungen an Nagern weiß man, dass solche, die nicht über den α2-Adrenorezeptor (AR) verfügen, weniger auf High und Low TENS reagieren als ihre nicht genmanipulierten Geschwister. Wenn bei normalen Mäusen nach einer TENS-Anwendung an einem entzündeten Gelenk ein Antagonist für den α2-Rezeptor in besagtes Gelenk gespritzt wurde, nahm die TENS-Wirkung ab. Wurde bei denselben Mäuschen der Antagonist intrathekal oder intrazerebroventrikulär gespritzt, änderte sich nichts (King et al. 2005). Das spricht für eine lokale Wirkung von TENS. Außerdem spielen lokale Opioidrezeptoren sehr wahrscheinlich eine Rolle bei Low TENS. Sabino et al. (2008) konnten zeigen, dass die lokale Blockade von μ-Opioidrezeptoren die Wirkung von Low TENS verhindert, die von High TENS hingegen nicht. Da passiert also wahrscheinlich in der Peripherie so einiges, nur ist noch nicht ganz klar, was das genau ist.

3.4.3.2 Segmentale Wirkung

Reizung von Aβ-Fasern durch Vibration wirkt hemmend auf nozizeptorische Neuronen im Rückenmark (Salter und Henry 1987; Salter et al. 1993). Diese Hemmung wird nicht aufgehoben durch die Gabe eines GABA-Antagonisten (Bicucullin), eines Opioid-Antagonisten (Naloxon) oder eines Glycin-Antagonisten (Strychnin). Die Hemmung wird hingegen zu 100 % unterdrückt durch Methyltheobromin (jawohl, schnödes Koffein), ein Antagonist für Adenosin. Da mit High TENS hauptsächlich die schnellleitenden Aβ-Fasern gereizt werden, bestätigt dies nicht nur eine segmentale Wirkung von High TENS, sondern erklärt auch, weshalb (reichlicher) Kaffeegenuss die Wirkung von TENS beeinträchtigen kann (Marchand et al. 1995).

3.4.3.3 Zentrale und deszendierende Wirkung

High und Low TENS erhöhen beim Menschen die Konzentration von β-Endorphin im Blut und im Liquor cerebrospinalis, ebenso wie die Met-Enkephalin-Konzentration im Liquor (Salar et al. 1981; Hughes et al. 1984; Han et al. 1991). High und Low TENS erhöhen außerdem beim Menschen den zerebrospinalen Dynorphin-Spiegel (Han et al. 1991; Han 2003; Léonard et al. 2010, 2011). Die Analgesie wird verhindert durch eine Blockade von Opioidrezeptoren im Nucleus raphe magnus und in der angrenzenden Formatio reticularis ventral vom Nucleus gigantocellularis reticularis und im Rückenmark (Kalra et al. 2001; Sluka et al. 1999; DeSantana et al. 2009) und von GABA- und Muskarin-Rezeptoren (M1 und M3) (Radhakrishnan und Sluka 2003; Maeda et al. 2007). Es ist heute allgemein akzeptiert, dass Opioide die Aktivierung der Verbindung zwischen dem periaquäduktalen Grau (PAG) und den Raphekernen bewirken. Zum einen wirkt diese Aktivierung zentral direkt auf das PAG (DeSantana et al. 2009) und bewirkt eine globale Steigerung der Schmerzschwelle. Dies erklärt die Schmerzhemmung in einem anderen Segment als dem, wo der TENS appliziert wurde (Dailey et al. 2013; Buonocore et al. 2015). Zum anderen wirkt eine Aktivierung der Rezeptoren in den Raphekernen antinozizeptorisch auf ein deszendierendes Hemmungssystem (Radhakrishnan und Sluka 2003), wobei Serotonin als Neurotransmitter identifiziert wurde. Die Gabe einer Vorstufe von Serotonin (L-Hydroxytryptophan) verstärkt die Wirkung von TENS; Methysergid, ein Serotonin-Antagonist, hebt die Wirkung auf (Shimizu et al. 1981; Woolf et al. 1980). Bei diesem deszendierenden System handelt es sich um aus den Raphekernen segmental auf GABAergen und enkephalinergen hemmenden Interneuronen in der Substantia gelatinosa projizierende Bahnen, die den Gate-Control-Mechanismus auslösen. Das System hemmt die Weiterleitung von noxischer Information, und zwar in dem Segment, wo die Information im Rückenmark eingetreten ist.

Die schmerzhemmende Wirkung von High TENS wird unterdrückt durch die Gabe von Naltrindol, ein Antagonist für die Aδ-Opioidrezeptoren; hier docken Enkephaline an. In Tierversuchen, bei denen man gewisse Substanzen in der Regel in größeren Dosen verabreichen kann, blockiert auch Naloxon die Wirkung von High TENS. Naloxon besetzt den μ-Opioid-Rezeptor, wo β-Endorphin andockt. Ebenso besetzt Naloxon den κ-Opioidrezeptor, hier dockt Dynorphin an. An der Wirkung von High TENS sind also offenbar mehrere Opioidrezeptoren beteiligt (Han et al. 1991; Woolf et al. 1980).

Die schmerzhemmende Wirkung von Low TENS wird unterdrückt durch eine Blockade der μ-Opioidrezeptoren im PAG, im Raphekern und im Rückenmark mit Naloxon. Außerdem verhindert die Blockade von GABA-, Serotonin- und Muskarin-M1- und -M3-Rezeptoren im Rückenmark die Schmerzhemmung durch Low TENS. Sjölund und Eriksson haben 1979 die Beteiligung von β-Endorphin an der Wirkung von Low TENS am Menschen nachgewiesen. Low TENS ist weniger wirksam bei Patienten, die mit Opioiden behandelt werden; dies im Gegensatz zur High TENS (Liebano et al. 2011; Léonard et al. 2011). Im direkten Vergleich sind Low TENS und High TENS gleich effektiv, die Wirkung von Low TENS hält aber länger an (Francis et al. 2011a, b).

3.4.4 Elektrodenplatzierung

Die Elektroden werden bei Low TENS traditionell über Akupunkturpunkten platziert. Zu diesen Punkten kann man, so man will, auch Nervenreizpunkte, Triggerpunkte oder motorische Reizpunkte (im selben Segment) zählen. Da man bei dieser Anwendung Kontraktionen auslösen muss, bieten sich Letztere an. Man kann, falls die Behandlung lokal zu schmerzhaft ist oder zum Beispiel ein Verband oder eine offene Wunde die Elektrodenplatzierung verunmöglicht, diese durchaus kontralateral ausführen, da Low TENS eine eindeutig zentrale schmerzhemmende Wirkung hat und deshalb auch nichtsegmental wirkt. Das Auslösen der Kontraktionen über den Reizpunkt für den motorischen Nerv ist nicht ideal, da auf diese Weise meistens ganze Muskelgruppen aktiviert werden. Das ist nicht immer gerade angenehm, wenn's genau dort schmerzt oder Sehnen repariert wurden.

Diese TENS-Art ist besonders effektiv bei tieferliegenden, myopathischen Schmerzen (myofasziales Schmerzsyndrom) und bei chronischen Schmerzen. Wenn die High TENS keine befriedigende Wirkung zeigt, sollte auf jeden Fall Low TENS versucht werden, entweder mit Einzelimpulsen oder mit Bursts, je nachdem, was effektiver ist.

Die Behandlung sollte mindestens 30–40 min dauern, da die schmerzlindernde Wirkung sonst nur kurzzeitig anhält. Eine Anhebung der Schmerzschwelle stellt sich bei Gesunden im Labor meistens erst nach etwa 20 min ein (Salar et al. 1981), wenn die β-Endorphin-Produktion anläuft. Bei Patienten braucht es oft nur wenige Minuten, bis eine Schmerzlinderung eintritt.

Wegen der leichten Schmerzhaftigkeit, der Muskelermüdung und der ohnehin nachlassenden Endorphinproduktion behandelt man normalerweise nicht länger als 45 min, wobei die Behandlung mehrmals täglich durchgeführt werden kann. Die Schmerzlinderung kann Stunden bis Tagen andauern.

Die Methoden sind sehr effektiv, aber auch intensiv. Deshalb kann man sie nicht bei jedem Patienten anwenden. Es ist ratsam, die Therapie einzuschleichen, vor allem, wenn der Patient die Behandlung nicht kennt: Bei der ersten TENS-Anwendung kann man die Intensität von „leicht bis deutlich spürbar" bis „motorisch schwellig" (leichte Kontraktionen) steigern. Während der zweiten Sitzung kann man dann meistens schrittweise zu einer therapeutisch wirksamen Intensität gelangen. Auch bei Low TENS kann der „SIT-Test" angewendet werden.

Probleme, bei denen die ausgelösten Kontraktionen zu schmerzhaft oder gar kontraindiziert

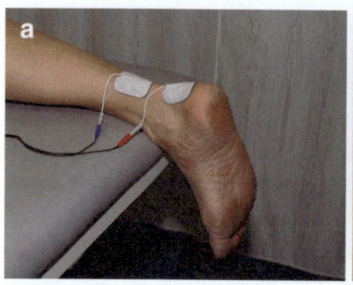 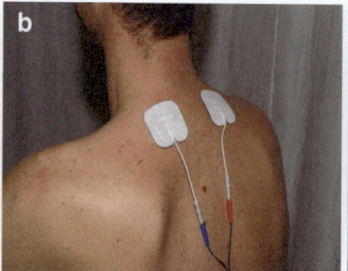 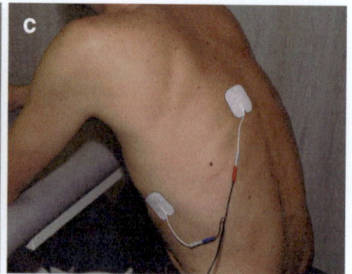

Abb. 3.5 (a–c) (a) Lokale Anwendung, (b) paravertebrale Anwendung, (c) segmentale Anwendung

sind, lassen sich mit Low und Burst TENS nicht lokal behandeln. Hier kann man aber durchaus versuchen, die kontralaterale Seite anzugehen. Eine Anpassung der Intensität, bei der man die Kontraktionen nicht zulässt, macht die Methode wirkungslos (Abb. 3.5).

3.4.4.1 Fallbeispiele

- Ein Patient hat lumbale Rückenschmerzen und Verspannungen. Der Patient kennt das Problem, es ist nicht das erste Mal, dass er dies verspürt. Er macht zwar seine Übungen, aber es reicht einfach nicht. Er ist zuversichtlich, dass mit einigen wenigen Therapiesitzungen das Problem behoben sein wird. Sein ZNS (und er) befindet sich in der Anpassungsphase, sein ZNS arbeitet selektiv. Die Schmerzhemmungsmechanismen können aktiviert werden über eine etwas aggressivere Vorgehensweise. Zur Auswahl stehen Low Frequency TENS und Burst TENS. Wenn man die Verspannungen mit wiederholten Muskelkontraktionen angehen möchte, bietet sich eher Burst TENS an, weil die Impulsserien angenehmer und effektiver sind zur Auslösung von Muskelkontraktionen. Da es die erste Sitzung ist, kann man eine relativ kurze Impulsdauer wählen: Diese Impulse sind weniger unangenehm. Falls die Kontraktionen zu schwach sind, kann man die Phasendauer verlängern. Die großen Elektroden werden paravertebral über der lumbalen Streckmuskulatur platziert. Einstellen: 200 µs Phasendauer, 100 Hz, 2 Hz Burst, mindestens 25–30 min Behandlungszeit, maximal 45 min. Intensität bis zur Toleranzgrenze hochregeln, bis man deutliche Muskelkontraktionen feststellt. Beim Nachlassen der Kontraktionen ist die Intensität unbedingt nachzuregeln. Man kann dies, nach entsprechender Einführung, oft dem Patienten überlassen und das Gerät dazu in Reichweite positionieren.
- Ein Patient hat nach einem Sturz einen Kniegelenkserguss. Um das Abschwellen unter Einsatz der Muskelpumpe und Stimulation des Lymphabflusses zu unterstützen, entscheidet man sich für die Anwendung von 2-Kanal-Burst-TENS. Die 4 großen Elektroden werden so platziert, dass so viel wie möglich vom M. quadriceps erfasst wird. Eine Platzierung „über Kreuz" analog an einer 4-Pol-Interferenz ist unsinnig. Es wird eine Burstfrequenz von 1 oder 2 Hz eingestellt und eine Phasendauer von 200–400 µs, damit eine deutliche Kontraktion ausgelöst wird, dies geht am besten mit symmetrisch kompensierten Rechteckimpulsen. Die Behandlungszeit beträgt bis zu 30 min. Beim Nachlassen der Kontraktionen ist die Intensität unbedingt nachzuregeln. Diese Therapie kann vor der herkömmlichen Therapie angewendet werden, damit das Gewebe auf die nachfolgende aktive Bewegungstherapie vorbereitet wird.
- Einem 24-jährigen Mann wurde nach einem Verkehrsunfall der linke Unterarm amputiert. Einige Wochen nach der Operation bekam er starke Phantomschmerzen in der linken, amputierten Hand, ausstrahlend zum Daumen. Er wurde behandelt mit High TENS am rechten Arm und Hand, mit 4 Elektroden auf den Stellen, die im linken Arm am stärksten schmerzten. Parameter: während 3 Monaten 1-mal täglich, 60 min, 80 Hz, Phasendauer 50 µs, Intensität sehr deutlich spürbar, aber noch aus-

zuhalten. Nach den 3 Monaten unter Aufsicht hat der Patient die Therapie noch während 3 Monaten selbstständig weitergeführt. Dem Patienten ging es, gemessen am Cambridge Phantom Limb Profile (CPLP), am Groningen Questionnaire: Problems after Arm Amputation (GQPAA) und der Visuellen Analogskala, beim Follow-up nach einem Jahr eindeutig besser als vor der Behandlung (Giuffrida et al. 2010).

- Kein richtiger Fall, aber trotzdem interessant (Katz et al. 1989): Einem 23-jährigen Mann wurde nach einem Unfall das rechte Bein oberhalb des Knies amputiert. Sofort nach der Operation klagte er über Phantomschmerzen im rechten amputierten Fuß, Krämpfen in der rechten Wade und stechenden Schmerzen im Knie. Er verglich die Schmerzen mit „Wachstumsschmerzen", wie er sie als 8-Jähriger erlebt hatte. Das Phänomen des Wiederauftretens von vergangenen somatosensorischen Erlebnissen kommt nach Amputationen häufiger vor (Katz und Melzack 1990). Der Patient hatte erfolgreich an einer Studie zur Therapie bei Phantomschmerzen teilgenommen (High TENS kontralateral), und er wurde nun ausgewählt für eine spezielle Studie. Seine Phantomschmerzen hatten nach der TENS-Behandlung deutlich abgenommen, er verspürte aber immer wieder eigenartige Sensationen im rechten Bein, als ob das Bein durch etwas hindurchgepresst wurde. Elektrodenplatzierung: über der Wadenmuskulatur links, Phasendauer 80 µs, 100 Hz, Intensität deutlich spürbar, aber auszuhalten. Die Sitzung dauerte 60 min, es wurde mehrmals 10 min TENS appliziert. Ergebnis: Während der TENS-Anwendung stieg die Hauttemperatur am Stumpf von 31 °C stetig bis etwa 35 °C an, das Phantomgefühl war während der Stimulation deutlich reduziert. Ein Langzeitergebnis ist nicht bekannt.
- Ein 19-jähriger Patient mit schweren Verbrennungen litt unter stellenweise sehr starkem Juckreiz, eine bei Verbrennungen sehr häufig auftretende Komplikation. Wenn die Patienten sich kratzen, kann dies bei frischen Hauttransplantationen zu Verletzungen und Infektionen führen. An der Entstehung eines solchen Pruritus ist Histamin beteiligt. Die Freisetzung von Histamin löst eine neurogene Reaktion aus, die im Rückenmark einen ähnlichen Mechanismus auslöst, wie in der Gate-Controll-Theorie beschrieben. Juckreiz ist aber nicht eine Art subsensorischer Schmerz, sondern eine eigenständige Modalität (Sun et al. 2017). Beim Patienten wurden lumbal, wo es bei ihm am schlimmsten juckte, etwa 15 cm links und rechts von L2 um 10 Uhr vormittags 2 Leitgummielektroden mit Kontaktgel appliziert. Diese blieben am Ort, bis der Patient abends wieder ins Bett ging. Parameter: wahrscheinlich > 180 Hz, Phasendauer < 150 µs – die Angaben zur Dosierung wurden leider nicht genau festgehalten – Intensität „auszuhalten". Der Juckreiz nahm täglich schrittweise ab. Ab dem 3. Tag trat bis zu 4 h nach der Behandlung kein Juckreiz mehr auf. An Tag 5 war die VAS-Angabe vor der Behandlung etwa 50 % der VAS-Angabe von Tag 1 zur gleichen Zeit. Der Patient hat die Behandlung zu Hause fortgesetzt, hatte aber Schwierigkeiten, alleine die Elektroden zu befestigen (Whitaker 2001; Hettrick et al. 2004).

3.4.4.2 Achtung Medikamente

Patienten, die mit Opiaten wie Tramadol (Tramal®) behandelt werden, werden nicht oder nur wenig vom Low und Burst TENS profitieren (Sluka et al. 2000; Léonard et al. 2011). Die für die Schmerzhemmung verantwortlichen β-Endorphine und das Tramadol docken an die gleichen µ-Opioidrezeptoren an. Wenn diese Rezeptoren, wie es bei neuropathischen Schmerzen vorkommen kann, aufgrund einer erhöhten Cholecystokinin-Produktion vermindert exprimiert werden (Back et al. 2006), ist die Methode ebenso weniger wirksam oder sogar wirkungslos. Das Cholecystokinin kann zudem die Exprimierung der δ-Opioidrezeptoren für die Enkephaline verhindern. Aus diesem Grund ist die schmerzlindernde Wirkung von Low TENS und Burst TENS bei diesen Patienten manchmal weniger ausgeprägt als erhofft.

Bei Schmerzpatienten, die ohne Erfolg mit SSRI (Selective Serotonin Reuptake Inhibitors, eine Gruppe von Antidepressiva) behandelt wurden, kann die Wirkung von Low und Burst TENS auch enttäuschen, weil die deszendierende Schmerzhemmung teilweise von der Serotoninproduktion abhängt. Ist diese gestört, steht dieses Hemmsystem nicht oder nur reduziert zur Verfügung. Bei diesen und bei den oben erwähnten Patienten kann dennoch der Einsatz der High TENS zum Erfolg führen.

Beachten Sie, dass Low und Burst TENS wegen der Intensität nicht für ängstliche Patienten geeignet sind, wenn diese den bei der Behandlung auftretenden relativ milden Schmerz nicht immer differenziert verarbeiten können. Es werden mit diesen Methoden Aδ- und C-Fasern stimuliert und diese „aggressive" Reizung wird in einer Fight-or-Flight-Situation (ergotrope Ausrichtung, Alarmphase) im ARAS ungefiltert weitergeleitet. Bei diesen Patienten sollte High Frequency TENS eingesetzt werden: Die Aβ-Reizung wird durch das ZNS nicht als Angriff interpretiert (Kap. 2, „Stressreaktion").

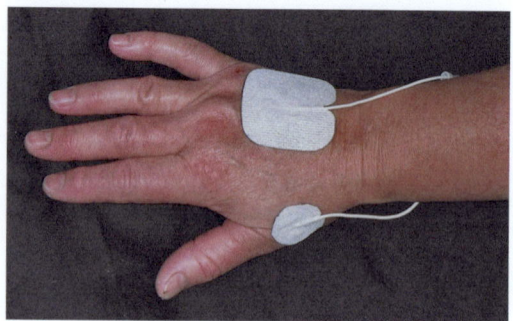

Abb. 3.6 Stimulation nach Kaada. Kleine, zugeschnittene Kathode auf Di4

3.4.5 Die nichtsegmentale Stimulation nach B. Kaada

(Birger Kaada, MD, PhD, Neurophysiologe, Norwegen)

Die Kaada-Stimulation ist eine AL-TENS-Behandlung, bei der unabhängig von der Schmerzdiagnose immer derselbe Reizpunkt an der Hand stimuliert wird: der Akupunkturpunkt Di4 (Dickdarm 4, Englisch Li4 = large instestine), auch Hegu genannt. Der Punkt ist ebenfalls der Triggerpunkt für den ersten M. interosseus. Die Kathode kommt dorsal auf der Hand auf Di4 zwischen Metacarpale I und II, die Anode an der ulnaren Handkante gegenüber. Hier liegen übrigens Dü4, -5 und -6 über dem N. ulnaris, aber die sind in diesem Falle nicht relevant für die Behandlung. Oft wird die Anode auf den Handrücken zwischen die Metacarpalia III und IV gelegt. Wang et al. (1997) stimulierten in ihrer Studie ebenso den Hegu-Punkt, sie platzierten eine Elektrode dorsal auf den Punkt und eine Elektrode gegenüber auf den M. opponens pollicis. Diese Stimulation führt zum allgemeinen Anheben der Schmerzschwelle und bewirkt eine signifikante Durchblutungsförderung in den unteren Extremitäten (Kaada 1982; Kaada und Eielsen 1983; Kaada und Melesse 1988; Kaada et al. 1989). Di4 ist in der Traditionellen Chinesischen Medizin (TCM) einer der wichtigsten schmerzlindernden Akupunkturpunkte (Stux et al. 2003), und es gibt fast keine Akupunkturbehandlung, bei der Hegu nicht stimuliert wird (Abb. 3.6).

Kaada benutzte

- *Low Frequency TENS* mit kompensierten Rechteckimpulsen, Phasendauer 200 µs, Frequenz 2–5 Hz (Einzelimpulse)

und

- *AP-TENS* mit 2 Hz Bursts, interne Burstfrequenz 100 Hz (5 Impulse pro Burst, Phasendauer 200 µs).

Die Intensität wird nichtschmerzhaft motorisch schwellig eingestellt, konkret 20–40 mA bei „üblichen" Elektrodengrößen (12 cm², Leitgummi, Ankopplung mit Gel). Die Intensität entspricht 2–4 T (sensorisch). Die Anwendung wird deutlich angenehmer, wenn die Kathode kleiner ist als die Anode. Klebeelektroden können zugeschnitten werden, man muss bloß aufpassen, dass man keine relevanten Kabel abschnippt. Zur Erinnerung: Meistens ist die Kathode schwarz (oder blau …) und die Anode rot. Eselsbrücke: „schwarze **Kat**ze". Bei symmetrisch kompensierten Impulsen wechseln sich Kathode und Anode ab, deshalb ist die Farbwahl hier egal.

3.4 Low Frequency TENS

Die Intensität muss im Falle einer Adaptation, wenn die Kontraktionen schwächer werden, nachreguliert werden. Die Behandlungen werden bis zu 3-mal täglich ausgeführt und dauern 30–45 min. Kaada erwähnt nicht, ob die unterschiedlichen Anwendungen zu anderen Ergebnissen führten.

Erfolgreich behandelt werden Schmerzzustände jeglicher Art, Durchblutungsstörungen (M. Raynaud, CRPS I), diabetische Neuropathien, schlecht heilende Wunden und Ulcera (Lepra) und sogar zum Beispiel Tinnitus und Peritendinitis calcarea.

Kaada erklärt die Wirkung seiner Methode wie folgt:

- Zentrale Hemmung des Sympathikus. Kaada hat nachgewiesen, dass die Vasodilatation durch Gabe eines Serotonin-Antagonisten (Cyproheptadin) und nicht durch – allerdings niedrig dosierte – Gabe eines Opioid-Antagonisten (Naloxon) aufgehoben wird.
- Freisetzung von VIP (Vasoactive Intestinal Polypeptide, wirkt vasodilatierend, stimuliert cAMP-Bildung, verbessert die Bindung von Serotonin an dessen Rezeptoren).
- Freisetzung von ACTH. Wenn ACTH freigesetzt wird, müssen auch β-Endorphine produziert werden. Beide Stoffe haben den gleichen Precursor: Pro-opiomelanocortine = POMC.

Bei Messungen an einer kalten 5. Zehe (24° C) bei Patienten mit M. Raynaud konnte Kaada Temperaturanstiege von bis zu 10° C feststellen. Diese Temperaturzunahme dauerte bis zu 4 h an und nahm danach rasch, etwa innerhalb einer Stunde, wieder ab. Während dieser Zeit waren die Schmerzen der Patienten deutlich reduziert. Die Temperatur an Körperstellen mit normaler Temperatur (Stirn) stieg nur geringfügig an (0,5–2 °C).

Kaada hat gezeigt, dass seine Stimulation erfolgreich für eine Vielzahl von Problemen eingesetzt werden kann, und zwar bei verschiedenen Schmerzsyndromen der oberen Extremitäten (Zervikobrachialgien, CRPS, Schulter-Arm-Syndrom, Tennisellbogen, Tendinitis calcarea, postoperative Schmerzen u. v. m.) und bei Problemen, die mit Durchblutungsstörungen an den Extremitäten einhergehen (Raynaud, CRPS, vegetative Begleiterscheinungen bei Schmerzsyndromen, postoperative und posttraumatische Schwellung). Es gibt anekdotische Evidenz von Kursteilnehmer über gute Ergebnisse bei Kopfweh-Patienten, Hand-Patienten mit einer postoperativen Kälteintoleranz, Patienten nach Kieferchirurgie, Thoraxchirurgie und bei Patientinnen nach einer Mastektomie.

Die Behandlung ist sehr einfach anzuwenden und kann gut durchgeführt werden, wenn der Patient zum Beispiel nach einer Schulteroperation gut „eingepackt" ist. Wenn biphasische, kompensierte Impulse zur Anwendung kommen, ist Metall im Behandlungsfeld eine relative Kontraindikation, wenn der Patient unangenehme Sensationen verspürt. Die Patienten sollten gut überwacht werden.

Bei Schrittmacher-Patienten und solchen mit einem implantierten Defibrillator (ICD) ist allerdings Vorsicht geboten, da diese Geräte auf TENS-Behandlung an den oberen Extremitäten reagieren können. Mehr dazu weiter unten (Abschn. 3.12.3).

3.4.6 Die Han-Stimulation (= Dense-Disperse Stimulation)

Manchmal wird die Bezeichnung „2/100 Hz EAS-Stimulation" benutzt (Wang et al. 2005). „Mixed Frequency Stimulation" taucht auch ab und zu auf, diese Bezeichnung ist aber sehr verwirrend, da manche Hersteller diesbezüglich ihre eigene Interpretation haben. Die Methode wurde von Prof. Ji-Sheng Han und seiner Forschergruppe am Neuroscience Research Institute der Pekinger Universität entwickelt (Han et al. 1991, Han 2003; Wang et al. 2005). Die Han-Stimulation kombiniert die Wirkungen von High TENS und Low TENS. Bei dieser Art der Stimulation wechseln sich im 3-Sekunden-Takt eine 100 Hz- und eine 2 Hz-Stimulation abrupt ab. Auf diese Weise werden die Wirkungen von High TENS und Low TENS kombiniert und es wird eine ausgeprägtere Schmerzlinderung erreicht. Bei dieser Methode werden, wie bei AP-TENS, mit normalen Elektroden Akupunkturpunkte stimuliert. Wenn solche Akupunkturpunkte sich zufällig an derselben Lokalisation befinden wie Muskelreizzonen, Nervenreizpunkte oder Tender Points, soll einen das nicht vom Einsatz abhalten. Nebenbei: An einer Stelle mit Low TENS und gleichzeitig an einer anderen Stelle mit High TENS zu behandeln, führt nicht zum gleichen Ergebnis. Sehr wahrscheinlich, weil dann „zentral" 102 Hz ankommen und dies nicht die erwünschte differenzierte Reaktion auslöst (Wang et al. 2005).

Wenn mit High TENS stimuliert wird, wird Dynorphin freigesetzt, welches die κ-Opioidrezeptoren besetzt, und Met-Enkephalin, das an δ-Opioidrezeptoren andockt. Die Stimulation mit Low TENS setzt Endomorphin (besetzt die μ-Opioidrezeptoren) und β-Endorphin frei (besetzt ebenfalls die μ-Opioidrezeptoren). Damit wären alle bisher bekannten Opioidrezeptoren besetzt. Wenn diese Stimulationen sich nun im 3-Sekunden-Rhythmus abwechseln, kommt es zu einer „Überlappung" dieser zwei Wirkungen, Han spricht von einer Synergie. Wenn sich die zwei TENS-Arten in einem langsameren Rhythmus abwechseln, zum Beispiel alle 6 s, wird diese Überlappung reduziert, und die Methode wird weniger effektiv.

- Wang et al. (1997) haben in einer placebokontrollierten Studie mit 101 Frauen nach einem gynäkologischen Eingriff festgestellt, dass ihre TEAS-Anwendung mit den Han-Parametern zu einer 65 %igen Abnahme des postoperativen Schmerzmittelgebrauchs führte. In der Folge traten auch die üblichen Nebenwirkungen des Schmerzmittels, eines Opioids, deutlich weniger auf. Die Untersucher stimulierten den Akupunkt Hegu an der nichtdominanten Hand und, je nach Schnitt, links und rechts oder kaudal und kranial der Operationswunde.
- Hamza et al. (1999) haben 100 Frauen nach gynäkologischen Eingriffen in 4 Gruppen aufgeteilt: Placebo, Low, High und DD-TENS. Die DD-TENS-Gruppe benötigte postoperativ 50 % weniger Schmerzmittel als die Placebo-Gruppe, Low und High TENS 30 % weniger. Außerdem traten bei den drei Verum-TENS-Gruppen weniger Übelkeit und Schwindel auf. Die Elektroden wurden lokal appliziert: bei einem vertikalen Schnitt links und rechts der Wunde je 2 Elektroden, bei einem horizontalen Schnitt je 2 proximal und distal der Wunde, also ohne Berücksichtigung irgendwelcher Akupunkturpunkte. Parameter: Elektrodengröße 5 × 5 cm, Phasendauer: Spektrum von 200 bis 600 μs, Dauer 30 min, Anwendung alle 2 h oder mit längeren Unterbrechungen, Intensität: Toleranzgrenze. Etwa 20 % der Patientinnen beklagten sich über Schlafprobleme wegen der Kabel, 75 % der Verum-Patientinnen wären bereit gewesen, zusätzlich für die Behandlung zu bezahlen.
- Tong et al. (2007) verglichen an gesunden Probanden High TENS und DD-TENS mit einer Placebogruppe. Sie stellten fest, dass High TENS (100 Hz) die Empfindlichkeit für einen Hitzeschmerz reduzierte, DD-TENS dies sowohl für einen Hitzeschmerzreiz als auch für einen Druckschmerzreiz tat. Dies kombiniert mit dem Ergebnis von DeSantana (der vom reduzierten Toleranzverhalten, 2008) sollte Grund genug sein, sich ernsthaft mit Dense Disperse TENS auseinanderzusetzen.

Bei der Anwendung ist zu beachten, dass während der 2 Hz-Phase – genauso wie bei der „normalen" Low TENS – Muskelkontraktionen auftreten müssen. Während der 100 Hz-Phase dürfen jedoch keine Kontraktionen auftreten, aber der Patient muss, wie beim High TENS, ein starkes, aber gerade noch auszuhaltendes Stromgefühl empfinden. Die Intensität ist, wie üblich, beim Nachlassen des Stromgefühls nachzuregeln. DD-TENS wird wie Low TENS 30–45 min appliziert, eventuell mehrmals täglich.

3.4.7 Brief Intense TENS

Diese Anwendung wird manchmal auch als High Frequency High Intensity TENS (salopp HiFi-TENS) bezeichnet. Die Methode darf nicht verwechselt werden mit einer Anwendung, die Melzack 1975 bei einer Untersuchung mit therapierefraktären Schmerzpatienten durchgeführt hat.

3.4 Low Frequency TENS

Melzack verwendete damals TENS mit festen Frequenzen von 3 oder 10 Hz mit Intensitäten an der und sogar über der Toleranzgrenze, ähnlich wie Low TENS-Parameter, aber schmerzhafter. Ziel dieser Untersuchung war, herauszufinden, ob eine kurze intensive TENS-Anwendung die gleiche Wirkung zeigt wie eine längerdauernde High TENS. Er bezeichnete die Anwendung als „Brief Intense Transcutaneous Somatic Stimulation". Beim Intense TENS werden Pulse mit 150–250 μs Phasendauer und Frequenzen von 60–100 Hz benutzt. Die Amplitude wird bis zur Toleranzgrenze aufgedreht, manchmal sehr kurz vor oder sogar über der Schmerzgrenze, und hier 15–20 min gehalten (3–6 T oder sehr viel mehr). Eine Schmerzlinderung hält etwa ebenso lange an. Die Elektroden werden über Triggerpunkten, Akupunkturpunkten oder dem das schmerzhafte Gebiet innervierenden Nerv platziert, proximal zur schmerzhaften Stelle.

Für die Wirkung gibt es unterschiedliche Erklärungsmodelle. Sie basiert sehr wahrscheinlich auf dem DNIC-Mechanismus. Ignelzi und Nyquist (1976, 1979) schlagen aber auch andere Mechanismen vor, wie zum Beispiel die Hyperpolarisation der Membran aufgrund des starken Kalium-Effluxes oder eine Erschöpfung der Na-K-Pumpe, weil dafür nach der starken Reizung kein ATP mehr zur Verfügung steht. Auch ein High Frequency Electrical Conduction Block ist nicht auszuschließen (siehe unter Mittelfrequenz/Interferenz 3.10.3).

Die Methode findet Verwendung bei motivierten Patienten als Vorbehandlung zum Beispiel vor einer schmerzhaften Mobilisation oder bei der Triggerpunkttherapie. Die Methode kann hier mit Ultraschall kombiniert werden, siehe dazu unter „High Power Pain Threshold Ultrasound, HPPTUS" im Ultraschallkapitel (5.9.2). Insbesondere Athleten wissen diese heftige Methode zu schätzen, und es gibt Kollegen, die von erfolgreichen Einsätzen während der Halbzeit berichten. Wenn die Schmerzhemmung tatsächlich aufgrund des DNIC-Mechanismus auftritt, wäre neben dem lokalen auch das allgemeine Schmerzempfinden herabgesetzt. Deshalb würde theoretisch eine erhöhte Verletzungsgefahr bestehen. Aufpassen also.

Bei der Triggerpunktbehandlung kann eine Punktelektrode oder eine Leitgummielektrode verwendet werden. Die größere indifferente Elektrode wird an einer beliebigen Stelle platziert. Falls man sich zur Simultantherapie mit Ultraschall entscheidet, wird der Schallkopf bei asymmetrisch kompensierten Impulsen negativ gepolt. Selbstverständlich wird ein elektrisch leitendes Ankopplungsgel benutzt.

Man sucht den Punkt und behandelt diesen während etwa 3–5 min oder bei Bedarf länger. Normalerweise muss die Stromintensität mehrmals nachreguliert werden. Anschließend wird der Punkt wie üblich manuell angegangen. Aufgrund der Schmerzlinderung kann es vorkommen, dass man anschließend den Triggerpunkt nicht mehr findet.

Low TENS und Burst TENS, Intensität

Die Parameter werden in Tab. 3.4 zusammengefasst.

- Normalerweise muss motorisch deutlich schwellig dosiert werden, man kann die Intensität aber, falls erforderlich, über 1–2 Sitzungen einschleichen.
- Am effektivsten, aber auch am intensivsten, sind 2–4 Hz-Einzelimpulse.
- Falls der Patient diese nicht erträgt, können Bursts angewendet werden, Grundfrequenz 80–100 Hz, 2–4 Hz Bursts, wobei die 2 Hz/100 Hz Bursts meistens als angenehmer empfunden werden. Viele Kollegen haben die Erfahrung gemacht, dass Patienten Low TENS angenehmer finden als Burst TENS. Ausprobieren also.
- Angestrebt wird ein Gefühl von Schwere, Spannung („wie angeschwollen") oder Taubheit und ein milder, auszuhaltender Schmerz, das bereits erwähnte De-Qi-Gefühl aus der Akupunktur. Dieses Gefühl tritt bei der Burst-Variante meistens nicht oder nur in leichter Form auf.
- Behandlungsdauer mindestens 25–30 min, maximal 45 min lang.
- Zu Beginn wird täglich behandelt, nach 1–2 Wochen kann man bei gewissen Patienten auf 2- bis 3-mal wöchentlich reduzieren. Manche

Tab. 3.4 Low TENS- und Burst TENS-Parameter

	Phasendauer	Frequenz	Intensität	Dauer
High	10–150 µs	50–200 Hz	Toleranzgrenze, nicht motorisch	30 min bis stundenlang
Low	200–400 µs	1–10 Hz, optimal 2–3 Hz	Toleranzgrenze, motorisches Reizniveau, 3–6 T	20–45 min
Burst	200–400 µs	80–100 Hz, Bursts: 0,5–10 Hz, optimal 2 Hz	Toleranzgrenze, motorisches Reizniveau, 3–6 T	20–45 min
DD (Han)	Wie High und Low TENS, alle 3 s wechseln	Wie High und Low TENS, alle 3 s wechseln	Wie High und Low TENS, alle 3 s wechseln	20–45 min
HiFi	100–400 µs	60–100 Hz	Toleranzgrenze, motorisches Reizniveau, 3–6 T oder viel höher	15–20 min

Die Angaben variieren je nach Autor. T = Threshold = hier: sensorischer Schwellenwert

Patienten finden mit der Zeit einen gewissen „Unterhaltsrhythmus" heraus, um ihre Schmerzen in Schach zu halten.

3.5 TENS in der Wundheilung

Nachdem eine Verletzung aufgetreten ist, beginnt im Normalfall sofort der Prozess der Wundheilung. Dieser Prozess umfasst eine primäre Entzündungsreaktion, es folgen die Bildung von Granulationsgewebe, die Reepithelisierung, eine Angiogenese, die Matrixbildung und das sog. Remodelling (Kordestani 2019). An diesen Prozessen sind verschiedene Zellen und Substanzen beteiligt. Neutrophile Granulozyten und Makrophagen reinigen die Wunde und produzieren zusammen mit Mastzellen Fibroblasten und Endothelzellen, proinflammatorische Zytokine wie Interleukin1β, Interleukin-6 und Tumor-Nekrose-Faktor-α. Zytokine spielen eine Rolle bei der Vorbereitung des Gewebes auf die Reparatur, bei der Infektionskontrolle, beim Fibroblastenwachstum, bei der Migration von Keratinozyten in die Wunde u. v. m.

Elektrostimulation in unterschiedlichen Formen beeinflusst in vitro nachweislich die Aktivität von an der Wundheilung beteiligten Zellen wie Makrophagen (Hoare et al. 2016), Fibroblasten (Rouabhia et al. 2016), Epidermalzellen (Li et al. 2012), Endothelzellen (Bai et al. 2011) und Bakterien (Asadi und Torkaman 2014). Die Liste mit In-vitro-Studien ist lang, eine Übersicht findet sich bei Hunckler und De Mel (2017).

Bei der Umsetzung der In-vitro-Ergebnisse in die Praxis wird es etwas schwierig. Ein Review von Reviews, eine wahrhaftige Herkulesarbeit, führte Pamela Houghton (2017) zum Schluss, dass Elektrostimulation eine gestörte Wundheilung eindeutig verbessern kann. Dies bei verschiedenen Arten von schlecht heilenden Wunden venösen und arteriellen Ursprungs und Druckulcera. Schön, aber wie denn bitte? Bei den aufgeführten Studien wurden sehr unterschiedliche Methoden angewandt: High und Low TENS, Microcurrent, Gleichstrom und verschiedene Variationen von Hochvolt (High Voltage Pulsed Current, Biphasic Pulsed Current). Diese Methoden führten im Vergleich zu Placebo-Anwendungen allesamt mit unterschiedlichen Parametern zum Erfolg. Etwas frustrierend ist das schon, wenn man versucht, da einen gemeinsamen Nenner herauszudestillieren. Trotzdem folgt hier ein Versuch:

- Liebano et al. haben 2008 herausgefunden, dass transplantierte Hautlappen bei Ratten die besten Überlebenschancen hatten mit Low TENS, 200 µs, täglich, Behandlungsdauer unbekannt.
- Cosmo et al. (2000) stellten fest, dass die Durchblutung in chronischen Ulcera beim Menschen nach 60 min Low TENS um 35 % anstieg (2 Hz, 10–45 mA, Elektroden 5 cm proximal und 5 cm distal der Wunde).
- Cramp et al. (2000) beobachteten an gesunden Probanden im Bereich zwischen den Elektroden eine signifikante Durchblutungsver-

besserung der Haut nach 15 min Low TENS am Vorderarm (4 Hz, 200 µs).
- Wikström et al. (1999) stellten an gesunden Probanden fest, dass Low TENS am Unterschenkel eine 40 %ige Durchblutungsverbesserung der Haut nach sich zog (2 Hz, 60 min, deutlich spürbar), bei High TENS waren es 12 %.
- Kaada (1982) stellte fest, dass die Stimulation mit Low TENS am Akupunkturpunkt Di4 bei Patienten mit M. Raynaud zu einer Temperaturzunahme von 10 °C am kleinen Zeh führte.
- Derselbe Kaada und Melesse (1988) behandelten mit Erfolg Leprageschwüre am Fuß, diesmal lokal mit Low TENS (2 Hz Bursts, 200 µs, 100 Hz burstinterne Frequenz, 2-mal täglich 30 min, leichte Muskelkontraktionen).
- Burssens et al. (2003) untersuchten an 20 Personen nach Operation einer rupturierten Achillessehne die Heilungstendenz mit und ohne Low TENS (2 Hz Bursts, 100 Hz burstinterne Frequenz, Phasendauer 300 µs, 30 min, Behandlung in der 2. und 3. postoperativen Woche, Elektroden proximal und distal der Wunde, Intensität so hoch wie möglich ohne Kontraktionen – etwa 38 mA –, 3-mal wöchentlich). 10 Probanden bekamen TENS, 10 nicht. Nach 6 Wochen zeigte eine Nadelbiopsie bei der TENS-Gruppe etwa 30 % mehr Fibroblasten im operierten Bereich.
- Lundeberg et al. (1988) benutzten mit Erfolg High TENS bei Patientinnen nach einer Brustrekonstruktion mit einem Hauttransplantat. Ihre Parameter: 80 Hz, 400 µs, Elektroden „an der Basis des Hauttransplantats", Intensität 3 T, 2 h pro Tag.
- Derselbe Lundeberg (1992) benutzte mit Erfolg High TENS (80 Hz, 1 ms [sic], 20 min, 2-mal täglich, deutlich spürbar, 2 Wochen, Elektroden „gerade außerhalb der Wunde") bei Patienten mit diabetischen Ulcera am Unterschenkel. Ob es sich bei der erwähnten Phasendauer von 1 ms um einen Druckfehler handelt, ist unklar.

Fazit: Low TENS hat bei der Wundbehandlung anscheinend die Nase vorn, aber High TENS ist auch wirksam. Dies entspricht dem Ergebnis von Houghton: Viele Wege führen nach Rom.

Was sagt uns das bezüglich der Behandlung mit TENS von schlechtheilenden Wunden unterschiedlicher Genese?

- Der Einsatz von TENS ist auf jeden Fall gerechtfertigt.
- Sowohl Low TENS als auch High TENS können mit Erfolg eingesetzt werden.
- Intensität: Muskelkontraktionen bei Low TENS, sehr deutlich spürbar bei High TENS.
- Dauer: 1–2 h, 1- bis 2-mal täglich.
- Elektrodenplatzierung: nahe der Wunde, falls möglich proximal und distal. Die Lokalisation der Kathode wird von den erwähnten Autoren nicht erwähnt, diese ist bei biphasischen, symmetrischen Impulsen irrelevant. Vorschlag des Autors bei asymmetrischen Impulsen: Kathode proximal.
- Martínez-Rodríguez et al. (2013) empfehlen für die Wundbehandlung die Verwendung von biphasischen Impulsen, da diese tendenziell zu besseren Ergebnisse führen, vor allem bei Hauttransplantationen. Dies mit dem bekannten Vorbehalt, es gäbe zu wenige gute Studien und es müsse mehr geforscht werden.
- Kaada-Stimulation an Di4 nicht vergessen.
- Unbedingt den Verlauf fotografisch dokumentieren und die Parameter genau festhalten!

3.6 Wundheilung: Allgemeines

Ströme geringer Stromdichte beschleunigen die Wundheilung. Das gilt für Hautwunden und Frakturen. Knochen unter Belastung produzieren ein elektrisches Potenzial (piezoelektrischer Effekt: siehe unter Ultraschall 5.2.7), ebenso besteht ein Spannungsgefälle an der Haut zwischen Hornschicht (negativ) und Dermis (positiv) von etwa 23 mV. Man könnte sagen, die Haut sei eine Art Batterie. Die Haut ist von Natur aus negativ geladen. Bei Hautverletzungen trägt das beschädigte Gebiet eine relativ positive Ladung gegenüber der nicht beschädigten Umgebung. Die Verwendung einer Anode auf/in der Wunde fördert das Einwachsen des Granulationsgewebes, man beobachtet eine verstärkte Kollagenbildung und eine raschere Epithelialisierung. Die Wundheilung wird also beschleunigt und das Narbengewebe zudem reißfester. Gleichzeitig verschlimmert sich aber eine eventuell vorhandene bakterielle Infektion. Die Verwendung einer Kathode in/auf der Wunde verzögert das Einwachsen des Granulationsgewebes, wirkt aber gleichzeitig einer bakteriellen Infektion deutlich entgegen.

Hautverletzungen bewirken einen Kationenfluss in das Wundbett, wahrscheinlich durch Aktivierung der Na-Pumpen in Epidermiszellen. Offensichtlich wird die Wundheilung teilweise durch elektrische Signale gesteuert. Der Wirkungsmechanismus ist allerdings noch nicht ganz klar.

Substanz P steht im Verdacht, bei diesem Prozess eine Rolle zu spielen. Diese Substanz wird bei einer Verletzung freigesetzt und löst eine Histaminausschüttung aus. Die hierdurch verursachte Hyperämie ruft eine Entzündungsreaktion hervor, die das erste Stadium einer Wundheilung bildet. Eine zweite Aufgabe von Substanz P (SP) ist, die Fibroblasten dazu zu veranlassen, einen myofibroblastischen Effekt in Gang zu setzen, der zur Kontraktion der Wundoberfläche führt. Zudem löst SP eine Vasodilatation aus, die dadurch verursachte Durchblutungsverbesserung wirkt sich zusätzlich positiv auf die Wundheilung aus. Man kann also annehmen, dass SP einen geweberegenerierenden Einfluss hat. Allem Anschein nach kommt es bei einem gestörten Wundheilungsprozess zu keiner SP-Ausschüttung.

Die Elektrostimulation beeinflusst den gestörten Wundheilungsprozess auf zwei Arten:

- Die Elektrostimulation führt zu antidromer (= entgegen der natürlichen Richtung verlaufender) Reizung der polymodalen Nozizeptoren, die dadurch zur Freisetzung von Substanz P und CGRP an ihren peripheren Enden angeregt werden (Axonreflex, Hinterwurzelreflex).
- Elektrischer Strom beeinflusst das Gefäßbett im Wundboden. Durch sog. Sprouting der Kapillargefäße im Wundboden wird das Granulationsgewebe ausreichend mit Nährstoffen versorgt, was wiederum das Wachsen des Granulationsgewebes fördert.

Die folgenden Regeln sollten eingehalten werden.

- In den ersten 3 Tagen wird die Kathode auf dem/in unmittelbarer Nähe des Hautdefekts angebracht.
- Die Behandlungsdauer beträgt 2 h und wird 2- bis 6-mal täglich durchgeführt.
- Nach 3 Tagen wird auf/in unmittelbarer Nähe der aseptischen Wunde die Anode platziert.
- Bei der Behandlung tiefer Wunden wird eine sterile Kompresse, getränkt in destilliertem Wasser oder einer physiologischen Salzlösung, auf die Wunde gelegt. Darauf wird die aktive Elektrode platziert.
- Die indifferente Elektrode sollte etwa 25 cm proximal zum Hautdefekt angebracht werden. Für einen kontinuierlichen Gleichstrom wird eine Amplitude von 0,1 mA/cm^2 eingestellt.

Um die Resultate der Behandlung(en) (objektiv) beurteilen zu können, wird empfohlen,

- die Wundoberfläche zu messen,
- die Tiefe der Wunde zu bestimmen,
- bei Anwesenheit von Mikroorganismen in der Wunde die Art dieser Mikroorganismen zu bestimmen,
- jedes andere Merkmal der Wunde zu beschreiben,
- die Wunde zusammen mit einem Maßband zu fotografieren (vor Beginn der Elektrostimulation und danach einmal pro Woche),
- die Ergebnisse nach jeder Behandlung zu notieren.

Auch TENS-Stromarten lassen sich zur Wundheilung einsetzen. Lundeberg (1988) verwendete bei der Behandlung von Ulcera, postoperativen Wunden (Hautlappenoperation) und diabetischem Ulcus cruris einen alternierenden Rechteckimpuls mit einer variablen Phasendauer von 0,2–1,0 ms. Für die erste Behandlung von diabetischen, arteriellen und venösen Ulcera werden eine Phasendauer von 1,0 ms und eine Frequenz von 80 Hz eingestellt. Die Amplitude sollte ein stark stechendes/kribbelndes Gefühl hervorrufen (sensorisch – bis an das motorische Reizniveau). Wenn dies für den Patienten zu schmerzhaft ist oder eine starke Hautirritation auslöst, kann die Phasendauer auf 0,2 ms verkürzt werden. Da mit einem symmetrisch alternierenden Strom gearbeitet wird, spielt die Polarität in diesem Fall keine Rolle. Die Elektroden werden folgendermaßen angebracht:

1. Wenn die Sensibilität im Wundbereich intakt ist: eine Elektrode proximal und eine Elektrode distal zur Wunde, und zwar möglichst dicht am Wundrand.
2. Bei einer gestörten Sensibilität im Wundbereich werden beide Elektroden proximal zur Wunde angebracht, und zwar dort, wo die Sensibilität noch intakt ist.

Die Behandlungsdauer beträgt 20–30 (60) min und wird 2-mal täglich in einem Intervall von 6 h durchgeführt. Bei der Behandlung postoperativer Wunden, z. B. ischämischer Hautlappen, wird eine Phasendauer von 0,4 ms und eine Frequenz von 80 Hz verwendet. Die Behandlungsdauer beträgt 2-mal 2 h täglich.

Laut Lundebergs Veröffentlichungen wird die Heilung hierdurch beschleunigt und die Genesungsdauer kann sich sogar um 110 % verkürzen. Bei der Behandlung von Dekubituswunden wird eine Phasendauer von 1 ms verwendet, aber eine niedrige Frequenz von 2 Hz eingestellt. Die Amplitude wird höher eingestellt, im Wundbereich müssen deutlich wahrnehmbare Kontraktionen auftreten (motorisches Reizniveau). Die Behandlungsdauer beträgt 20–30 min und wird 2-mal täglich in einem Intervall von 6 h wiederholt.

Kaada setzt zur Beschleunigung der Wundheilung seine spezifische Stimulation ein. Er behandelt nicht lokal im Wundareal, sondern stimuliert am Akupunkturpunkt Hegu dorsal im Daumenballen, Reizparameter wie bei Low Frequency High Intensity TENS, bis zu 3-mal täglich bis 40 min. Für eine ausführliche Beschreibung siehe „Die nichtsegmentale Stimulation nach B. Kaada" oben.

3.7 Weitere Möglichkeiten der Elektrodenplatzierung

3.7.1 Die regionale Elektrodenplatzierung

Bei dieser Anwendung werden die Elektroden im schmerzhaften Gebiet platziert. Es handelt sich um eine einfache Anwendung, welche in der Praxis häufig effektiv ist. Wie bereits erwähnt, wird die Kathode normalerweise proximal platziert.

3.7.2 Die paravertebrale Elektrodenplatzierung

Diese Platzierung kommt zur Anwendung bei der Behandlung von Problemen an der Wirbelsäule. Zudem wird die Methode häufig angewendet zur segmentalen Behandlung, wenn eine lokale Behandlung nicht möglich ist.

Man nutzt bei dieser Therapieform die Tatsache aus, dass die embryonal zusammenhängenden Gewebearten, welche aus demselben Segment entstanden sind (Dermatom, Myotom, Sklerotom, Vasotom, Viszerotom usw.), über derselben Nervenwurzel mit dem Rückenmark (Neurotom) verbunden bleiben und auf diese Weise neurophysiologisch weiterhin zusammenhängen. Eine Störung in einer Struktur, zum Beispiel in einem Organ, kann somit über die neurale Verbindung *Beschwerden* in einem anderen Gewebe, zum Beispiel der Haut, verursachen. Klassisches Beispiel: ein Myokardinfarkt, der ausstrahlende Schmerzen Richtung Kiefer und im linken Arm verursachen kann. Merke: Es wurde nie nachgewiesen, dass eine *Pathologie* in einer Struktur in einer anderen, segmental zusammenhängenden Struktur auch zu pathologischen Veränderungen in dieser Struktur führt.

Theoretisch kann jeder wahrnehmbare Reiz in einem Gewebe irgendwo am Körper reflektorische Reaktionen in einem anderen Gewebe hervorrufen, *solange diese Gewebe segmental zusammenhängen*. Weil die Segmentierung am Ramus dorsalis vom Spinalnerv gut erhalten ist, wird die paravertebrale segmentale Platzierung häufig angewendet. Die Innervationsbereiche der

Rami dorsales müssen bei der Elektrodenplatzierung genau beachtet werden. Dabei muss man realisieren, dass nicht nur die Darstellung der Segmente von Autor zu Autor variiert. Die segmentale Innervation kann auch von Person zu Person variieren. Außerdem gibt es bei allen Segmenten mehr oder weniger große Überlappungen, wobei diese am Arm mit rund 50 % maximal sind. Eine 100 % „korrekte" Dermatomkarte gibt es deshalb nicht. Dem geneigten Leser sei an dieser Stelle das Buch von Dr. B. van Cranenburgh empfohlen (2018).

Übergangssegmente
Nahe an der Wirbelsäule stimmt die Innervation der Haut gut mit dem Austrittssegment überein. Ventral am Rumpf sind aber sog. Übergangssegmente zu beachten, zum Beispiel da, wo das Dermatom, das über den Ramus ventralis C4 innerviert wird, an das Dermatom grenzt, welches über den R. ventralis T1 versorgt wird. Dies, weil die RR. ventrales von C5 bis C8 in den Arm weitergewachsen sind. Die RR. dorsales sind im Verlauf der Entwicklungsgeschichte eher in der ursprünglichen Lage geblieben und kennen deshalb keine solchen Übergangssegmente. Anhand der verschiedenen Hautäste kann die Beziehung zwischen Schmerzursache und Symptombereich gezeigt werden. Dies wird nachfolgend am Beispiel T12 dargestellt.

Die Haut direkt paravertebral von T12 wird vom R. cutaneus medialis innerviert, die Haut dorsal-median über die Crista iliaca über den R. cutaneus lateralis, die Haut in der Leiste über den N. ilioinguinalis (T12–L1) und die Haut über den Trochanter über den R. ventralis T12 und den N. iliohypogastricus. (T12–L1). Somit kann eine T12-Problematik an ziemlich entfernten und zum Teil unerwarteten Stellen (wenn man die Anatomie nicht kennt) Symptome auslösen.

Mit der paravertebralen Platzierung kann auf einfache Weise eine segmentale Therapie verabreicht werden. Meistens werden die Segmente auf der symptomatischen Seite behandelt. Man kann aber durchaus kontralateral oder bilateral behandeln.

3.7.3 Die Platzierung der Elektroden auf spezifischen Reizpunkten

Man spricht von einer Punkt-Behandlung, wenn eine Elektrode auf einen bestimmten Punkt im schmerzhaften Gebiet platziert wird. Häufig werden aber Punkte stimuliert, die nicht im schmerzhaften Gebiet lokalisiert sind. Bedingung ist aber, dass aus einem solchen Punkt ein starker afferenter Reiz im dazugehörigen Segment appliziert werden kann. Deshalb spricht man von „spezifischen Reizpunkten". Selbstverständlich ist es von Vorteil, wenn man weiß, in welchem Rückenmarksegment der Reiz eintritt, sodass gezielt segmental behandelt werden kann.

Es gibt vier Kategorien spezifischer Reizpunkte:

- Nervenreizpunkte, NP
- Motorische Punkte, MP
- Myofasziale Triggerpunkte, MTrP
- Akupunkturpunkte, AP

3.7.3.1 Nervenreizpunkte

Es handelt sich hier um Stellen wie das „Narrenbein", wo der N. ulnaris sehr oberflächlich liegt, oder den Bereich dorsal vom Fibulaköpfchen, wo wir den N. peroneus communis finden. Da an diesen Stellen viele Neuronen eher oberflächlich und nahe zusammen liegen, sind diese Punkte für die Behandlung sehr gut geeignet. Selbstverständlich sind auch hier genaue anatomische Kenntnisse von Vorteil sowie Kenntnisse darüber, in welchen Rückenmarksegmenten die einzelnen Nerven eintreten (siehe dazu die einschlägige Literatur). Glücklicherweise finden sich dazu in den meisten Elektrotherapie-Abteilungen mehr oder weniger häufig beachtete dekorative Wandtafeln. Ein besonderer Nervenreizpunkt ist das Ganglion stellatum, ein traditionell gern benutztes Ziel für diverse elektrotherapeutische Anwendungen. Es wurde mittlerweile gut dokumentiert, dass mit einer Stimulation dieses Ganglions keine Sympathikushemmung ausgelöst werden kann (Larsen et al. 1995). Dennoch erzielt man mit einer Stimulation in diesem Bereich immer wieder mal Erfolge bei der Behandlung von schmerzhaften Zuständen der diffusen Art im Arm, inklusive Durchblutungsstörungen (Barker et al. 2007; Liao et al. 2016). Der zugrunde liegende Mechanismus ist unklar. Wenn man sich aber die neuroanatomischen Verhältnisse in diesem Bereich anschaut, lehnt man sich nicht weit heraus, wenn man behauptet, dass hier starke afferente Reize gesetzt werden können, womit man reflektorisch im Arm auf Schmerzen Einfluss nehmen kann. Ein Ersatz für eine richtige chemische Blockade ist es aber definitiv nicht.

3.7.3.2 Motorische Punkte

Motorische Punkte sind Punkte, an denen man innervierte Muskeln mit Elektrostimulation optimal reizen kann. Es ist die Lokalisation, an der Nervenäste und Blutgefäße den Muskel penetrieren, und afferente und efferente Information leiten von und nach Muskelfasern, Muskelspindeln, freien Nervenendigungen und Kapillaren. So betrachtet sind motorische Punkte auch Nervenpunkte.

Motorische Punkte haben über den Spinalnerv eine segmentale Beziehung zu den anderen, zum gleichen Segment gehörigen Geweben. Die Punkte können manchmal lokalisiert werden durch Messung des Hautwiderstandes, weil der Hautwiderstand hier zuweilen niedriger ist. Man benutzt dazu Messsonden, wie man sie für die Akupunkturpunkt-Suche einsetzt, oder man führt eine Elektropalpation (= Galvanopalpation) durch. Vance et al. (2015) untersuchten an gesunden Probanden die Druckschmerzempfindlichkeit nach einer High TENS-Anwendung (100 Hz, 100 μs, 30 min, deutlich, aber nicht schmerzhaft) an Stellen mit einem geringen Hautwiderstand und mit einem normalen Widerstand. Sie konnten keinen Unterschied in der Wirkung feststellen, die Anwendung führte in beiden Gruppen zu einem Anheben der Druckschmerzschwelle.

3.7.3.3 Myofasziale Triggerpunkte

In der Regel versteht man unter einem Myofaszialen Triggerpunkt einen Punkt, der bei Stimulation (mechanisch, elektrisch) außer einem lokalen Schmerz auch einen typischen fortgeleiteten Schmerz auslöst.

Travell und Simons sprechen von „Myofaszialen Triggerpunkten" (MTrP). Auf deren Entstehungsmechanismus wird hier nicht eingegangen (siehe dazu zum Beispiel die Bücher von Travell und Simons).

Wie bereits erwähnt wurde, können Triggerpunkte sehr gut mit einer mobilen Reizelektrode angegangen werden, während die indifferente zweite Elektrode an einer bequem zugänglichen Stelle fixiert wird. Bei der Behandlung kann sowohl Low als auch High TENS eingesetzt werden, wobei Low TENS wegen der ausgelösten Muskelkontraktionen anekdotisch die Nase vorn hat. Für Hartgesottene wäre hier Intense TENS die Methode der Wahl.

Dry Needling ist eine wertvolle Technik in der Triggerpunkttherapie, aber leider noch nicht überall akzeptiert und erlaubt. Zur tiefen, intramuskulären Stimulation kann das Needling sehr gut mit TENS kombiniert werden, de facto wendet man damit Elektroakupunktur an, auch wenn die Triggerpunktler es IMES nennen: Intramuskuläre Elektrische Stimulation. Wenn die Nadel richtig platziert ist, wird die TENS-Stimulation optimal lokalisiert. Die Kabel werden mit kleinen Krokodilklemmen an den Nadeln fixiert. Wegen der leichten Streuung des Stromes von einigen Millimetern um die Nadel herum ist die Lokalisation nicht übermäßig kritisch. Mit einem modernen Elektrotherapiegerät können in der Regel mit zwei Kanälen gleichzeitig vier MTrPs behandelt werden. Gute Erfahrungen hat man in der EAP mit Low TENS gemacht. Die Behauptung, dass die Wirkung des Dry Needling über den Gate-Control-Mechanismus erklärt werden kann, ist falsch. Die Aktivierung dieses Systems bedarf der nichtschmerzhaften Reizung von Aβ-Fasern. Die Stimulation von Aδ-Fasern mit Nadeln aktiviert hingegen neben einer zentralen Schmerzhemmung den Long-Term-Depression-Mechanismus und die deszendierende Schmerzhemmung über monoaminerge Raphe-Bahnen. Der Autor hat mit dieser Methode vor allem gute Erfahrungen gemacht bei tief liegenden Triggerpunkten, zum Beispiel lumbal. Sämtliche oberflächlichen Bereiche lassen sich sehr gut mit normalen Elektroden behandeln.

Aufgrund von Kollabierungsgefahr keine EAP an Du20, H7 und P6. P6 wird in der TCM bei Chemotherapie-Patienten zur Unterdrückung von Übelkeit stimuliert, allerdings nur wenige Minuten lang. Schwangerschaft: nicht lumbal oder am Bauch behandeln. Mit EAP nicht im ersten Trimester behandeln. Achtung Akupunkturpunkte ST36, LI4, SJ4, GB34. Aber entsprechend ausgebildete Kollegen wissen das.

3.7.3.4 Akupunkturpunkte

Dass die AP-Punkte einen guten Angriffspunkt für TENS bilden, wurde in vielen Studien belegt (siehe die Übersichte bei Chen et al. 1998 und Cheing und Chan 2009). Die Verwendung dieser Punkte für TENS scheint seit den letzten 10 Jahren an Popularität zu gewinnen, deshalb wird im Nachfolgenden etwas näher auf die Elektroakupunktur (EAP) eingegangen. Es muss bei der Behandlung über Akupunkturpunkte (AP-Punkte) nicht zwingend mit Nadeln gearbeitet werden, die Punkte lassen sich ebenfalls sehr gut mit normalen Elektroden angehen! Andersson et al. (1973) hatten bessere Ergebnisse mit Elektroden als mit Nadeln, möglicherweise können mit Elektroden stärkere Reize gesetzt werden.

Jean Baptiste Sarlandière, ein französischer Arzt, beschrieb 1825 die Schmerzbehandlung mit EAP, nachdem Dr. Louis Berlioz (der Vater des Komponisten) als Erster bereits 1810 damit herumexperimentiert hatte. Er benutzte Nadeln aus Gold und Silber, verbunden mit Leyden'schen Flaschen. Diese „Impulse" muss man sich mal vorstellen... In China wurde die EAP erst um 1934 angewandt.

Damit die elektrische Stimulation von AP-Punkten effektiv ist, muss das De-Qi-Gefühl auftreten. Das De-Qi-Gefühl löst man bei der Elektroakupunktur mit ziemlich aggressiven Stromformen aus: Phasendauer 100–400 μs, niedrige Frequenzen von 1 bis 5 Hz und Intensitäten von 3 bis 6 T, motorisch deutlich schwellig. Manchmal werden aber auch, wie beim High TENS, Frequenzen zwischen 50 und 200 Hz benutzt. Die Behandlungsdauer beträgt bei der EAP meistens nicht mehr als 10–20 min. In der Regel werden 1–3 Paar Punkte behandelt, meistens auf derselben Körperseite.

Zuerst wird die Nadel gesetzt und manuell stimuliert, bis das De-Qi-Gefühl auftritt, dann wird das Elektrostimulationsgerät angeschlossen. Falls der Patient sich während der Behandlung an den Strom gewöhnt, wird wie beim normalen TENS die Intensität nachreguliert.

Vorteil der Methode ist, dass man über längere Zeit eine konstante, intensive Stimulation verabreichen kann. Zudem kommt es, wie oben erwähnt, bei der Lokalisation nicht auf den Millimeter an. Man hat festgestellt, dass die Resultate mit normalen Elektroden auf der Haut manchmal besser waren, wahrscheinlich weil man damit eine größere Fläche reizt und stärkere Muskelkontraktionen auslösbar sind (Andersson et al. 1973). Tieferliegende Punkte werden allerdings besser mit der EAP erreicht.

Die verwendeten Einzelimpulse sind ziemlich unangenehm. Man fand in der Anwendung von sog. Bursts eine zwar etwas weniger effektive, aber durchaus angenehmere Behandlungsweise. Beim Burst TENS wird ein tetanisierender Impulsstrom zum Beispiel mit 100 Hz mehrmals unterbrochen, sodass man pro Sekunde eine bestimmte Anzahl von kurzen Impulsserien (Bursts, Salven, Puls-Train) auslöst. Da die Wirkung ähnlich ist wie bei der EAP, bezeichnet man diese Methode auch als Acupuncture-like TENS (AL TENS). Manche Autoren (Stux et al. 2003) bevorzugen aber nach wie vor die Behandlung mit Einzelimpulsen.

Von den mehreren hundert bekannten Akupunkturpunkten werden lediglich um die 50 für die Schmerztherapie eingesetzt, häufig jedoch in Kombination mit anderen AP-Punkten. Die EAP hat sich als besonders wertvoll erwiesen bei der Behandlung von chronischen Schmerzen und neurologischen Erkrankungen, inklusive Lähmungen und Spastizität.

Es wird immer wieder auf Zusammenhänge zwischen Akupunkturpunkten, motorischen Reizpunkten, Nervenpunkten und Triggerpunkten hingewiesen, welche von den Anhängern der verschiedenen Konzepte mit der gleichen Hartnäckigkeit dann wieder verneint werden. Melzack (1977) spricht von einer über 70 %igen Übereinstimmung. Eine ausführliche Übersicht findet sich bei Chang-Zern Hong (2000), er geht gar von einer 95 %igen Übereinstimmung aus.

3.7.3.5 Triggerpunkte und Ah-Shi-Punkte

Hong weist in seiner Publikation unter anderem auf Besonderheiten der Lokalisation und der Schmerzreaktion hin. Er geht davon aus, dass alle MtrPs identisch sind mit sog. Ah-Shi-Punkten. So werden empfindliche, klinisch relevante Akupunkturpunkte genannt, die nicht in Beziehung zu einem Meridian stehen. Die Stellen sind meistens verhärtet und etwas verdickt. Ah-Shi bedeutet auf Mandarin: „Aua!" oder „Oh, ja!" und entspricht dem, was der Patient sagt, wenn auf einen solchen Ah-Shi-Punkt gedrückt wird. Mit anderen Worte: „Bingo! Das ist der Punkt!"

Bei den meisten aktiven MTrPs kann mit genügend Druck ein typischer ausstrahlender Schmerz provoziert werden. Die gleiche Reaktion kann man mit Akupunktur/Dry Needling auslösen, wenn man die Nadel stimuliert, indem man sie zum Beispiel dreht. Die Tatsache, dass die Ausstrahlungen bei der Aktivierung bestimmter MTrPs bei unterschiedlichen Patienten fast identisch sind, deutet auf anatomisch festgelegte Verbindungen mit dem Rückenmark hin. Dies trifft ebenso für Akupunkturunkte zu. So könnte der Mechanismus der Schmerzlinderung durch MTrP-Injektion und Dry Needling der gleiche sein wie der Wirkungsmechanismus der Akupunktur (Bing et al. 1990; Le Bars 2002; Le Bars und Willer 2002).

Weiter hat Hong beobachtet, dass das bei der AP ausgelöste De-Qi-Gefühl ähnlich ist wie die Local Twitch Response (LTR) bei den aktiven MTrPs. Die besten Ergebnisse erhält man auch dann, wenn bei der Akupunktur, wie beim Dry Needling der MTrPs, dieses Phänomen auftritt.

Es gibt im menschlichen Körper Stellen, an denen man mehrere spezifische Reizpunkte nahe zusammen antrifft, wenn man sie überhaupt voneinander unterscheiden kann. Am proximalen Drittel des M. tibialis anterior finden sich zum Beispiel der AP-Punkt Magen 36 (Ma36, Zusanli oder Tsu-Sann-li, englisch St36), der Triggerpunkt für den M. tibialis anterior, der motorische Punkt für den M. tibialis anterior und die Endigung des N. cutaneus surae lateralis. So lassen sich noch viele andere Stellen lokalisieren.

Für die Elektrotherapie stellen diese Regionen sehr gute Angriffsmöglichkeiten dar, weil hier starke afferente Reize gesetzt werden können und man die Möglichkeit hat, über diese Punkte relativ große Gebiete zu beeinflussen, häufig „indirekt", also ohne die Elektroden direkt in das problematische Gebiet platzieren zu müssen. Es lohnt sich deshalb, ein (einfaches) Akupunkturbuch anzuschaffen und die Bilder mit Tabellen aus Triggerpunkt-Unterlagen und Muskelreiz-Tabellen aus Elektrotherapiebüchern zu vergleichen. Ein gutes Buch, welches zudem recht ausführlich auf die EAP und die Schmerhemmung eingeht, ist *Basics of Acupuncture* von Stux et al. (2003).

> Nicht vergessen! Es gibt mehrere gut gemachte Studien, die zeigen, dass die Stimulation von bestimmten Akupunkturpunkten wie Di4 (Hegu) und GB34 entweder mit High oder Low TENS (mit einer genügend hohen Intensität!) auch auf der kontralateralen Seite eine signifikante Anhebung der Schmerzschwelle bewirkt (Chesterton et al. 2002, 2003; Wang et al. 1997).

3.7.4 Microcurrent Electrical Stimulation (MES), Ergebnisse von Studien

Es gibt nicht viele Publikationen zum Thema Wundheilung und MES. Eine PubMed-Suche im September 2020 nach „microcurrent, clinical trial" lieferte 38 Treffer, wobei eine einzige Publikation die Behandlungsparameter erwähnte. Wenn man die Suche weniger eng begrenzt, findet man Publikationen mit sehr unterschiedlichen elektrotherapeutischen Anwendungen, mit ebenso unterschiedlichen Parametern und mit widersprüchlichen Ergebnissen. Generell zeigt sich, dass MES, falls appliziert mit subsensorischen Intensitäten, unwirksam ist bei der Behandlung von schlechtheilenden Wunden (Houghton 2014). Erst wenn motorisch schwellig dosiert wird, wie zum Beispiel bei Hochvolttherapie, ist eine Wirkung zu erwarten. Dies ist aber mit MES wegen der geringen Intensität unmöglich.

- Ibrahim et al. (2019) haben in einer Untersuchung mit Verbrennungspatienten die Wundheilungstendenz mit MES und Unterdruck (V.A.S. – Vacuum Assisted Closure) verglichen mit einer Gruppe von Patienten mit Standardwundversorgung. Parameter MES: 10 Hz, 300 µA, Polaritätswechsel jede Sekunde, 1 h pro Tag, 3-mal wöchentlich, 3 Wochen, Elektrodenplatzierung unbekannt. Bei der MES-Gruppe und der V.A.S.-Gruppe wurden die Wundflächen rascher kleiner als bei der Kontrollgruppe. Bei der V.A.S.-Methode zeigten die Wunden eine geringere bakterielle Kolonisation als bei MES.

Untersuchungen zur Wirksamkeit von MES bei der Behandlung von Schmerzen sind ebenso widersprüchlich und rar, nur 57 Treffer mit „microcurrent AND pain" bei PubMed (September 2020). Leider wird auch bei dieser Anwendung allzu häufig nur erwähnt, dass MES eingesetzt wurde. Ohne Parameterangaben, versteht sich.

- Weber et al. (1994) konnten bei 40 gesunden Probanden keine Wirkung von MES feststellen bei der Behandlung von DOMS (Delayed Onset Muscle Soreness, Muskelkater). Nach einer definierten Übungssequenz wurde eine Gruppe von 10 Probanden massiert, eine zweite Gruppe wurde mit MES behandelt. Parameter: 0,3 Hz, 30 µA, alternierende Polarität alle 2,5 s. Die dritte Gruppe absolvierte ein Workout an einem Trainingsgerät, eine vierte Gruppe diente zur Kontrolle. Es wurde nach 24 h bei den Gruppen kein Unterschied bezüglich Leistung und Muskelschmerzen festgestellt.
- Lambert et al. (2002) hingegen fanden bei 30 gesunden jungen Männern eine Abnahme der Muskelschmerzen nach der Anwendung einer aufklebbaren, MES-Strom produzierenden Membran, die sich über 48 h mit einer Spannung von etwa 20 µA entlädt. Die Anwendung wurde nach 48 h wiederholt. Die Kontrollgruppe erhielt eine wirkungslose Membran. Die Schmerzabnahme in der Verumgruppe nach 96 h (!) war gering, aber signifikant.
- Allen et al. (1999) untersuchten bei 9 Probanden die Wirkung von MES bei DOMS zwei, drei und vier Tage nach einem intensiven Trainingsreiz. MES-Parameter: 10 min 200 µA, 30 Hz, danach 10 min 100 µA, (0,3 Hz). 9 weitere bekamen Placebo-MES. Die Gruppen unterschieden sich nicht.
- Bei der Verwendung eines schmerzhaften Kältereizes fanden Johnson et al. 1997 keinen Unterschied in der Wirkung zwischen Verum-MES und Placebo-MES, beide Anwendungen führten zu einer signifikanten Anhebung der Schmerzschwelle. Parameter: MES biphasisch, 600 µA, 100 Hz, 20 min.
- Rajpurohit et al. (2010) behandelten 30 Patienten mit Schmerzen in der Kaumuskulatur bei Bruxismus mit TENS (50 Hz, 500 µs, 20 min, 1-mal täglich, 7 Tage, Intensität „nach Verträglichkeit") und 30 weitere mit MES (0,5 Hz, 1000 µA, 20 min, 7 Tage, Intensität „nach Verträglichkeit"). Beide Gruppen zeigten eine Schmerzlinderung, wobei die MES-Gruppe die größeren Fortschritte gemacht hatte.
- Poltawski et al. (2012) setzten in einer Pilotstudie MES ein zur Behandlung von Patienten mit einem Tennisellenbogen. Sie verglichen in einem Versuch MES mit 50 µA und 500 µA während 35 h (echt …) und in einem zweiten Versuch MES mit 25 µA und unterschiedlichen Frequenzen während 15 und 189 h, dies während 3 Wochen. 93 % der 50 µA Gruppe bezeichneten sich nach 15 Wochen als „geheilt", 47 % der 500 µA Gruppe ebenso. In der zweiten Versuchsgruppe war die Erfolgsrate für beide Variationen etwa 75 %.
- Ranker et al. (2020) fanden in einer kleinen Studie mit Patienten mit einer Kniearthrose, dass MES eine bessere Schmerzlinderung zeigte als ein Placebo, wobei ihre Parameter leider unklar sind. Sie benutzten ein voreingestelltes Programm und Intensitäten von 100 µA und 25 µA, 30 min, während 22 Tagen.
- Vrouva et al. (2019) untersuchten 42 Patienten mit einer partiellen Rotatorenmanschettenruptur. Eine Gruppe wurde mit Bewegungsthera-

pie und TENS behandelt (100 Hz, 15 mA, 20 min, 4 Elektroden um die Schulter herum, 15 Sitzungen in 3 Wochen), die zweite Gruppe mit Bewegungstherapie und MES (50 Hz, 100 µA, 24 min, 15-mal in 3 Wochen, Elektrodenplatzierung wie bei der TENS-Gruppe). Nach 3 Monaten unterschieden sich die Gruppen bezüglich ROM, SPADI, Euro-QoL-5 nicht signifikant. Die MES-Gruppe hatte aber bessere Ergebnisse bei den Schmerzen, die TENS-Gruppe schnitt besser ab bei der Funktion und bei der Lebensqualität.
- Gossrau et al. (2011) behandelten 40 Patienten mit einer diabetischen Neuropathie, 21 mit MES, 19 mit Placebo-MES. Parameter: 2 Hz Bursts, 30–40 µA, 30 min, 3-mal wöchentlich, während 4 Wochen. In der Placebogruppe zeigten 10 Patienten eine Besserung. In der Verumgruppe deren 6.

3.7.5 Zusammenfassung Elektrodenplatzierung

- Für die Platzierung der Elektroden ist es wichtig zu wissen, ob ein lokales oder ein geleitetes Problem vorliegt. Bei einer lokalen Problematik wird in der Regel auch lokal behandelt, es sei denn, dass dies aus bestimmten Gründen nicht möglich ist, zum Beispiel bei Hautdefekten, starker lokaler Empfindlichkeit oder einem Verband.
- Bei reflektorischer, segmentaler Irritation wird man primär abklären, ob eine vorwiegend paravertebrale Symptomatik vorliegt oder ob die Symptomatik der spezifischen Reizpunkte im Vordergrund steht. Bei einer paravertebralen Symptomatik wird man entsprechend paravertebral segmental behandeln, im Falle der Reizpunkte wird man dort lokal ansetzen.
- Beim Einsatz von High TENS ist es wichtig, dass der Patient ein Stromgefühl im schmerzhaften Gebiet spürt. Hier wird man, falls möglich, eine Behandlung von Nervenreizpunkten wählen. Zu beachten ist, dass die Behandlung von MTrPs und Akupunkturunkten ebenso zu Parästhesien im schmerzhaften Gebiet führen kann, also kann man eventuell auch hier ansetzen.
- Bei muskulären Problemen kann es sinnvoll sein, Muskelkontraktionen auszulösen. Hier ist der Ansatz an motorischen Reizpunkten und Nervenpunkten optimal, manchmal auch an MTrPs. Das Gleiche gilt, wenn man zur intensiveren Low TENS- oder AP-TENS-Behandlung Muskelkontraktionen auslösen möchte, dann wird man auch an den motorischen und Nervenpunkten lokal punktuell stimulieren.
- Bei Geräten mit der Möglichkeit einer 2-Kanal-Stimulation können die oben erwähnten Methoden kombiniert werden: Ein Paar Elektroden kann zur segmentalen paravertebralen oder lokalen transregionalen Behandlung benutzt werden, das zweite Paar zur Punktbehandlung an einer entsprechenden segmental passenden Stelle.

Aus der obigen Ausführung über Akupunkturpunkte wird klar, dass diese Punkte eine sehr gute Angriffsmöglichkeit für TENS bieten.

3.8 Hochvolttherapie

Diese Elektrotherapieform läuft unter TENS, weil man mit ihr transkutan Nerven stimuliert. Normalerweise wird für die Elektrotherapie die Netzspannung (230 V) auf etwa 24–50 V (Niedervolt) heruntergebracht. Bei dieser Spannung und einer üblichen Phasendauer genügen relativ niedrige Stromstärken zur Auslösung eines Aktionspotenzials.

Bei der Hochvolttherapie werden kurze, monophasische oder asymmetrisch kompensierte (Doppel-)Impulse eingesetzt mit einer Phasendauer von 5–20 µs. Damit diese kurzen Impulse überhaupt ein Aktionspotenzial auslösen können, muss die angewandte Spannung deutlich höher sein als bei den herkömmlichen Stromformen. Tatsächlich werden Spannungen zwischen 150 und 500 V benutzt. Daher kommt auch der Name: High Voltage Galvanic Current Stimulation (HVGC). Häufig sieht man auch die Bezeichnung High Voltage Pulsed Current Stimulation (HVPC) oder eben Hochvolttherapie auf gut Deutsch. Eigentlich wäre die Bezeichnung „Hochspannung" korrekt, aber vermutlich vermeidet man diese Bezeichnung, weil Hochspannung für einem Elektrotechniker bei 100.000 V beginnt. Man möchte dieser Patientengruppe ja keinen Schrecken einjagen.

Wegen der kurzen Impulsdauer (vergleichbar kurz wie bei der High TENS) ist die Behandlung deutlich angenehmer als z. B. eine Low TENS. Es werden die üblichen Frequenzen von 1–200 Hz angewendet. Die kurzen Impulse und die bei diesen Frequenzen verhältnismäßig sehr langen Pausen führen dazu, dass kaum chemische Veränderungen auftreten: 99 % der Zeit fließt kein Strom. Bei einer Frequenz von 100 Hz und einer Phasendauer von 10 µs fließt während 1 s (= 1.000.000 µs) während 100 × 0,00001 s = 0,001 s Strom. Die Elektrolyse- bzw. Verätzungsgefahr ist auch bei den nichtkompensierten Impulsen relativ gering, aber nicht gleich null! Ein weiterer Grund dafür ist die Tatsache, dass bei der HV-Stimulation als Option am Gerät einen Polaritätswechsel der Elektroden eingestellt werden kann. Den Rhythmus zum Beispiel von 1-mal pro Sekunde oder alle 3–5 s kann man meistens frei wählen. Es entsteht deshalb normalerweise keine Hyperämie, auch weil die C-Fasern erst mit Phasendauern ab etwa 300–500 µs gereizt werden. Wenn die C-Fasern allerdings sensibilisiert sind, im Falle einer lokalen Entzündungsreaktion, kann es trotzdem schon mal zu einer Rötung unter den Elektroden kommen. Das ist in solch einem Fall normal und steht nicht im Zusammenhang mit einer allergischen Reaktion. Niedrige Frequenzen (bis etwa 10 Hz, motorisch schwellig) sollen aus nicht näher erklärten Gründen lockernd auf verspannte Muskulatur wirken, mittlere Frequenzen (20–80 Hz) sollen zur Tonisierung eingesetzt werden, hohe Frequenzen (ab 100 Hz) sollen analgetisch wirken. Dies sind Angaben der Hersteller, klinische Belege gibt es keine, ebenso wenig wie eine physiologische Begründung für diese unterschiedlichen Wirkungen. Zum Thema HVPC und Schmerz gibt es nur sehr wenig Literatur mit nachvollziehbaren Behandlungsparametern:

- Michlovitz et al. (1988) untersuchten 30 Patienten nach einem Inversionstrauma am Fuß. Eine Gruppe bekam 30 min Eis, die zweite Gruppe erhielt zusätzlich zum Eis negativ gepolte HVPC mit 28 Hz, die dritte Gruppe dasselbe mit 80 Hz. Die drei Gruppen unterschieden sich im Endergebnis nicht (28 Hz und 80 Hz, negativ gepolt, deutlich spürbar ohne Muskelkontraktionen, 30 min, 1-mal täglich während 3 Tagen).
- Stralka et al. (1998) setzten HVPC ein bei der Behandlung von Ödemen bei Patienten mit chronischen Handproblemen (RSI). Eine Gruppe bekam eine Schiene und täglich 30 min HVPC, die Kontrollgruppe bekam nur eine Schiene. Die HVPC-Gruppe zeigte nach 35 Tagen weniger Ödeme als die Kontrollgruppe. Parameter: 100 Hz, 30 min, 20 Behandlungen während 35 Tagen, (fast) nicht spürbar, Polarität nicht erwähnt.
- Sandoval et al. (2010) untersuchten an 28 Patienten mit einem Inversionstrauma am Fuß die Wirkung von entweder anodischer, kathodischer oder keiner HVPC, kombiniert mit einer „üblichen" Therapie für ebensolche Traumata. Das Endergebnis für die drei Gruppen war gleich, die kathodische HVPC-Gruppe erholte sich möglicherweise etwas rascher. Parameter: 120 Hz, Phasendauer 75 µs, motorisch unterschwellig, 2 aktive Elektroden lokal (bimalleolar), eine indifferente lumbal.

Der Einsatzbereich von HVPC liegt wahrscheinlich hauptsächlich in der Wundbehandlung. In den Reviews zu diesem Thema finden sich einige gut gemachte klinische Untersuchungen, die belegen, dass HVPC die Heilung von schlechtheilenden Wunden beschleunigen kann (Houghton et al. 2003). Allerdings werden bei den Behandlungen mit HVPC übliche TENS-Parameter verwendet. Houghton benutzte zum Beispiel 100 Hz und Pulse von 100 µs Dauer, leider ohne genaue Angaben zur Intensität („maximal 150 V"). Es sind dem Autor keine Untersuchungen bekannt, wobei die Wirkungen von HVPC und TENS direkt verglichen wurden. Khouri et al. (2017) sind die einzigen, die eine Art Hierarchie erstellt haben, die zeigt, dass HVPC bei der Wundheilung möglicherweise die Nase vorn hat im Vergleich zu anderen Elektrotherapien wie TENS und Microcurrent. Polak et al. 2016 konnten zeigen, dass HVPC und Ultraschall (1 MHz, 0,5 W/cm^2, 20 % Puls, 1–3 min pro cm^2) zum gleichen Ergebnis führten.

Da es sich bei diesen Geräten fast immer um CV-Typen handelt, eignet sich die Methode für dynamische Applikationen. Wenn man die aktive Elektrode behutsam aufsetzt oder abhebt, nimmt mit zu- oder abnehmender Kontaktfläche der Widerstand zu. Wenn nun die Spannung (in Volt) konstant bleibt, muss der Strom, also die Intensität in mA, abnehmen. Der Patient bekommt keinen Schock.

3.8.1 Hochvolt zur Schmerzlinderung und Wundbehandlung

Hochvolt wirkt bei der Schmerzlinderung ähnlich gut wie Interferenz, aber nicht so gut wie TENS. Die Elektrodenplatzierung lehnt sich an die von TENS an, die Empfehlungen der Hersteller bezüglich der Intensität variieren von „angenehm, leicht spürbar" und „angenehm, deutlich spürbar" bis „angenehm, motorisch". Der Wirkungsmechanismus ist unklar, vermutlich wird über die Stimulation von Aβ-Fasern eine segmentale Hemmung aktiviert. In-vitro-Belege hierfür gibt es nicht. Hochvolt hat keine wesentliche durchblutungsfördernde Wirkung, außer ein wenig, wenn man motorisch schwellig dosiert, über die Muskelpumpe. Heath und Gibbs (1992) stellten in einer Untersuchung fest, dass HVPC mit Frequenzen von 2 Hz und 128 Hz die Durchblutung in der Wade bei gesunden Probanden um resp. gut 30 % (die 2 Hz Gruppe) und 13 % (die 128 Hz Gruppe) verbesserte. Eine isometrische Kontraktion, durchgeführt zur Kontrolle im Rahmen derselben Untersuchung, verbesserte die Durchblutung um 330 %. HVPC ist bei der Wundbehandlung wirksam. Im Vergleich zu TENS ist die Wirkung hier wahrscheinlich gleich gut. Bitte eine Constant-Voltage-Einstellung am Gerät nicht mit Hochvolt verwechseln!

3.9 Microcurrent Electrical Stimulation, MES

Auch bekannt als Mikrostrom, Microcurrent Electrical Nerve Stimulation (MENS), Microamperage Stimulation und Low-Intensity Direct Current. Im Nachfolgenden wird die Bezeichnung Mikroelektrostimulation (MES) verwendet.

Es werden Frequenzen von 0,5–150 Hz verwendet mit Stromstärken im µA-Bereich, also ein Tausendstel der Stromstärken von TENS. Manchmal wird während der Behandlung in einem bestimmten Rhythmus die Polarität der Elektroden gewechselt. Es werden entweder normale Elektroden verwendet oder Sonden zur Behandlung von Akupunkturpunkten. Auch werden Clips benutzt, die zur Behandlung von Kopfschmerzen, Schlafstörungen und Stress an den Ohrläppchen befestigt werden (Taylor et al. 2013).

3.9.1 MES und Wundheilung

Zwischen der Hautoberfläche und knapp darunter, also zwischen Epithel und Endothel, besteht eine elektrische Spannungsdifferenz, transepitheliale Potenzialdifferenz genannt, wobei die Haut negativ geladen ist (Zhao et al. 2006). Nach einer Verletzung ist das bestehende elektrische Gleichgewicht lokal gestört (Foulds und Barker 1983), es entsteht 2–3 mm um die Wunde herum ein sog. Verletzungsstrom (current of injury) von 10–60 mV. Dabei ist die Wunde selbst negativ geladen und das umliegende Gewebe positiv. Dieser Verletzungsstrom ist wichtig für die Wundheilung, da durch ihn an der Wundheilung beteiligte Zellen zur Wunde hin dirigiert werden (Zhao 2009). Befürworter von Mikrostrom behaupten nun, dass MES diesen Verletzungsstrom stimuliert und dadurch die Heilung unterstützt. Ebenso soll die Anwendung Schmerzen lindern, wobei unklar ist, ob dies durch Aktivierung eines Schmerzhemmungssystems passiert oder ob die Schmerzlinderung sekundär ist bei der Wundheilung. Da man von der Anwendung nichts spürt, ist anzunehmen, dass Mikrostrom und TENS unterschiedliche Wirkungsmechanismen haben.

3.9.2 Weitere Anmerkungen zu MES

Bei der Schmerzbehandlung wird oft regional behandelt, manchmal werden aus unklaren Gründen zwei Paar Elektroden gekreuzt, um einen schmerzhaften Bereich herum appliziert, womöglich mit einer tetrapolaren Interferenz-Analogie im Hinterkopf. Außerdem werden oft Akupunkturpunkte angegangen. Der Wirkungsmechanismus von MES ist unklar, gerne wird der Gate-Control-Mechanismus zitiert, da die Impulse eindeutig zu kurz sind, um damit Aδ- oder gar C-Fasern zu reizen. Manche Autoren sprechen von der Beteiligung von Endorphinen, ohne dafür Beweise zu liefern.

3.10 Therapie mit mittelfequenten Stromarten

3.10.1 Definition

Mittelfrequenztherapie ist die therapeutische Anwendung von Wechselströmen aus dem Mittelfrequenz-Bereich. Nach der klassischen Einteilung von Edel ist dies der Bereich zwischen 1000 und 300 kHz. Die etwas grobe Abgrenzung wird gemacht aufgrund der unterschiedlichen physiologischen Wirkungen im Niederfrequenz-, Mittelfrequenz- und Hochfrequenzbereich (Edel 1977).

Mit mittelfrequenten Strömen werden über die Haut Nerven stimuliert. Die verwendeten Impulse sind zu kurz, um damit direkt am Muskel nachweisbar etwas auszulösen. Somit gehören diese Ströme zu den TENS-Anwendungen.

Weil MF-Ströme zusammen mit High und Low TENS zu den am häufigsten benutzten Anwendungen zur Behandlung von Schmerzen gehören, wird im Nachfolgenden ausführlich auf die Methode eingegangen. Siehe Tab. 3.7 für ein MF-spezifisches Glossar.

3.10.2 Weshalb diese Abgrenzung?

Im Niederfrequenzbereich gilt das Prinzip der periodensynchronen Reizung (= zyklussynchronen Reizung). Das bedeutet, dass jeder Impuls, sofern Phasendauer und Amplitude ausreichen, ein Aktionspotenzial auslöst. Dabei werden die Aktionspotenziale im gleichen Rhythmus wie die Frequenz des Stromes ausgelöst. Eine Nervenfaser hat eine maximale Depolarisationsfrequenz. Diese Frequenz wird durch die Refraktärzeit bestimmt und liegt theoretisch bei gut 300 Hz. Praktisch sind Frequenzen über 200 Hz eine Seltenheit (del Vecchio et al. 2019). Bis zu diesem Grenzfrequenzbereich wird jeder Impuls 1:1 ein AP auslösen. Bei einer Stimulation mit einer Frequenz, die über die maximale Depolarisationsfrequenz hinausgeht, ändert sich die neurale Antwort. Erstens führt dies nach wenigen Sekunden zu einer Leitungsblockade, einem sog. High Frequency Electrical Conduction Block (siehe folgenden Abschnitt). Zweitens benötigt es mehrere Impulse, um ein Aktionspotenzial auszulösen. Drittens fällt ein Teil der Impulse in die Refraktärzeit, sodass nicht jeder Impuls eine Depolarisation verursachen kann. Stimuliert man also einen Nerv zum Beispiel mit 2000 Impulsen, kommen am anderen Ende keine 2000 Aktionspotenziale raus, sondern nur einige hundert, und dies auch noch unregelmäßig. Dieses Phänomen nennt man asynchrone Depolarisation oder periodenasynchrone Reizung. Deshalb macht man die großzügig aufgerundete Abgrenzung zwischen Nieder- und Mittelfrequenz bei 1000 Hz. Im *Hochfrequenz*bereich, über 300 kHz, werden elektromagnetische Wellen verwendet, die eine Wärmewirkung in der Tiefe (Diathermie) haben und keine elektrochemischen und neuromuskulären Reizwirkungen auslösen, außer solchen im Zusammenhang mit der Erwärmung.

3.10.3 High Frequency Electrical Conduction Block

Der Physiologe Wedensky hat 1903 ein interessantes Phänomen beschrieben, welches er bereits 1884 entdeckt hatte. Beim Stimulieren von Aα-Motoneuronen war ihm unter anderem aufgefallen, dass bei der Verwendung von mittelfrequenten Strömen die ausgelösten Muskelkontraktionen sehr rasch schwächer wurden oder nach kurzer Zeit gar ganz ausblieben. Bei der

3.10 Therapie mit mittelfequenten Stromarten

Verwendung von niedrigeren Frequenzen waren sofort wieder kräftige Kontraktionen auslösbar. Eine Erklärung für dieses Phänomen gab es damals nicht, man nannte es später „Wedensky-Hemmung" (Bowman und McNeal 1986). Heute weiß man, dass die hohen Frequenzen Konsequenzen haben für die Reizung: Ein Teil der Impulse fällt in die Refraktärperiode des Nerven. Dadurch wird die Repolarisation der Membran schwieriger oder sogar unterbunden. Dies bewirkt nach wenigen Sekunden unter den Elektroden eine ebenso rasch reversible tonische Depolarisation der Membran: Das Ruhepotenzial wird nicht mehr erreicht (Bhadra und Kilgore 2004; Kilgore und Bhadra 2004). Es können folglich keine Aktionspotenziale mehr fortgeleitet werden: Man hat einen Leitungsblock geschaffen.

Diese Art von Leitungshemmung bezeichnet man heute als High Frequency Electrical Conduction Block (Bowman und McNeal 1986). Das Phänomen ist klinisch-therapeutisch interessant bei der Hemmung unerwünschter Muskelaktivität, z. B. bei Spastizität, und vielleicht bei der Schmerzhemmung. Außer dieser Hemmung führt die fortdauernde Reizung zur raschen Erschöpfung der Neurotransmittervorräte an der motorischen Endplatte. Die erschöpfte Endplatte vermag nicht länger Aktionspotenziale weiterzuleiten, um die Muskelfasermembran zu depolarisieren. Dieses Phänomen äußert sich auch als Hemmung und ist ein Aspekt der Ermüdung.

3.10.4 Weshalb Therapie mit MF-Strom?

Mittelfrequente Ströme sind also seit langem bekannt, und wie immer ist es eine Frage der Zeit, bis man anfängt, sich Gedanken über deren Einsatz zu machen. Meistens machen entweder das Militär oder die Medizin den ersten Schritt (Ultraschall, Infraschall, Laser, Mikrowellen usw.), mit großer Aufmerksamkeit verfolgt von der Wirtschaft.

Man hat mit MF-Strömen die Möglichkeit, im Gewebe Reize zu setzen, und Gildemeister hat mit seinen vielen Versuchen an Menschen festgestellt, dass der Strom nicht einmal so unangenehm ist und trotz hoher Intensitäten nur selten zu ernsthaften Nebenwirkungen führt (Gildemeister 1944). Außerdem wäre rein rechnerisch der Hautwiderstand wegen der hohen Frequenz niedriger als bei Niederfrequenz, mehr zu diesem Thema unter Abschn. 3.10.6. Das Problem war aber die erwähnte Wedensky-Hemmung. Was nun? Man sollte den Strom so gestalten können, dass die Nervenfasern die Chance bekämen zu repolarisieren, sodass die erwähnten Hemmungsmechanismen nicht aufträten. Grundidee: Man bildet aus einem kontinuierlichen MF-Wechselstrom einen Strom, der die Impulseigenschaften eines NF-Stromes mit den Vorteilen eines MF-Stromes kombinieren soll. Dazu gibt es zwei Lösungen.

3.10.4.1 Lösung 1

Die einfachste und naheliegendste Lösung ist chronologisch betrachtet Lösung zwei: Sie wurde in Russland Ende der 1960er-Jahre ausgedacht, einige Zeit, nachdem der österreichische Ingenieur Nemec seine Methode entwickelt hatte. Man unterbricht nach der russischen Methode den mittelfrequenten Strom bereits im Gerät so, dass die Nervenfasern die Gelegenheit bekommen zu repolarisieren. Die Wedensky-Hemmung wird somit verhindert, weil sie ja erst nach einigen Sekunden Dauerreizung auftritt. Es werden dazu sog. MF-Impulse gebildet, wobei die impulsinterne Frequenz immer der Frequenz der gewählten MF-Frequenz entspricht, bei den Russen waren das damals 5000 Hz. Dies bedeutet, dass bei Einstellung einer Reizfrequenz zum Beispiel von 50 Hz der MF-Strom 50-mal pro Sekunde unterbrochen wird. Man spricht bei dieser Stromart von einem frequenzmodulierten mittelfrequenten Strom oder MF-Impulsverfahren, die Pulsform war sinusoidal (Abb. 3.7, Variante c). Ward und Oliver (2007) nennen es heute Burst Mode Alternating Current (BMAC), und man spricht von Bursts oder Trains. Einige Leser mögen den Strom wiedererkennen als Russian Stimulation avant la lettre, oder – in leicht abgeänderter Form – als Aussie-Stimulation. Mehr zu diesem Thema im Kapitel Muskelstimulation (Abschn. 4.7).

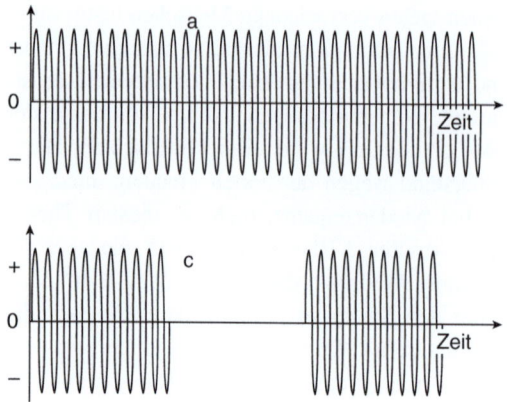

Abb. 3.7 (**a**) Kontinuierlicher MF-Wechselstrom, (**b**) herkömmlicher monophasischer Impulsstrom, (**c**) rhythmisch unterbrochener MF-Strom (wie Russian Stimulation, frequenzmoduliert = BMAC), (**d**) amplitudenmodulierter MF-Strom. Aus Ward 2009, mit freundlicher Genehmigung

3.10.4.2 Lösung 2

Die zweite Lösung ist deutlich komplizierter, aber verleiht dem Strom deshalb wahrscheinlich eine gewisse Mystik (Johnson 1999). Obwohl die Idee nachweisbar definitiv nicht funktioniert, ist sie auf jeden Fall originell (Treffene 1983; Beatti et al. 2011).

Ausgangslage: Wenn zwei Wellen aufeinandertreffen, kommt es zu Interferenzphänomenen.

In Abb. 3.8 führt die Überlagerung links zu einer Verdoppelung der Wellenenergie, rechts löschen die Wellen sich gegenseitig aus: Das energetische Nettoresultat ist gleich null. Wenn die Wellen sich ganz wenig in der Frequenz unterscheiden, können sie sich nie exakt überlagern. Es kommt in der Folge zu einer sog. Schwebung: Die Intensität nimmt dann zu und ab in einer bestimmten Frequenz; dies nennt man die Schwebungsfrequenz (englisch: beat). Die Gitarrenspieler unter uns wenden dieses Prinzip an, wenn sie ihr Instrument mit Flageoletts stimmen. Je näher die Töne, also ihre Frequenzen, von zwei Saiten beieinander liegen, umso niedriger ist die Schwebungsfrequenz, je weiter auseinander, umso höher ist die Schwebungsfrequenz. Liegen zwei Töne sehr nahe beisammen, die A-Saite ist zum Beispiel schön auf 440 Hz gestimmt, die zu stimmende Saite produziert „fast" ein A mit 443 Hz, dann entsteht als Differenzton eine Schwebung mit der Frequenz 3 Hz (443 minus 440). Dies wird beim Stimmen der Gitarre hörbar: Es ist immer noch ein A (fast), die Lautstärke (die Intensität) nimmt aber 3-mal pro Sekunde zu und ab, man hört die Schwebung von 3 Hz.

Beim sog. echten Interferenzstrom (IF) geht das wie folgt: Es wird ein Wechselstrom mit konstanter Frequenz von 4000 Hz (der sog. Trägerfrequenz) zusammengefügt mit einem Wechselstrom, dessen Frequenz zwischen 4000 und 4200 Hz eingestellt werden kann. Aus der Differenz der beiden Frequenzen ergibt sich dann, wie bei den Schallschwingungen, die Schwebungsfrequenz. Nur spricht man bei IF nicht von Schwebung, sondern von der Amplitudenmodulationsfrequenz (AMF): Die Frequenz bleibt ja konstant, nur die Amplitude (die Intensität) wird moduliert. Daher auch der offizielle Name: amplitudenmodulierter mittelfrequenter Strom.

Beispiel: Der eine Kreis hat eine feste Frequenz von 4000 Hz, den anderen Kreis stellt man auf 4050 Hz ein, die Differenz beträgt 50 Hz. Dies ist die AMF: die eigentliche (vermeintliche) Reizfrequenz, die im Gewebe etwas auslösen soll und angeblich die gleichen Eigenschaften besitzt wie ein niederfrequenter 50 Hz-Pulsstrom.

Die niederfrequenten Unterbrechungen (die Schwebungen) verhindern mit ihren ein- und ausschleichenden Ein-aus-Phasen tatsächlich einen Leitungsblock: Der kontinuierliche MF-Strom wird dauernd unterbrochen. Auf diese Weise

3.10 Therapie mit mittelfequenten Stromarten

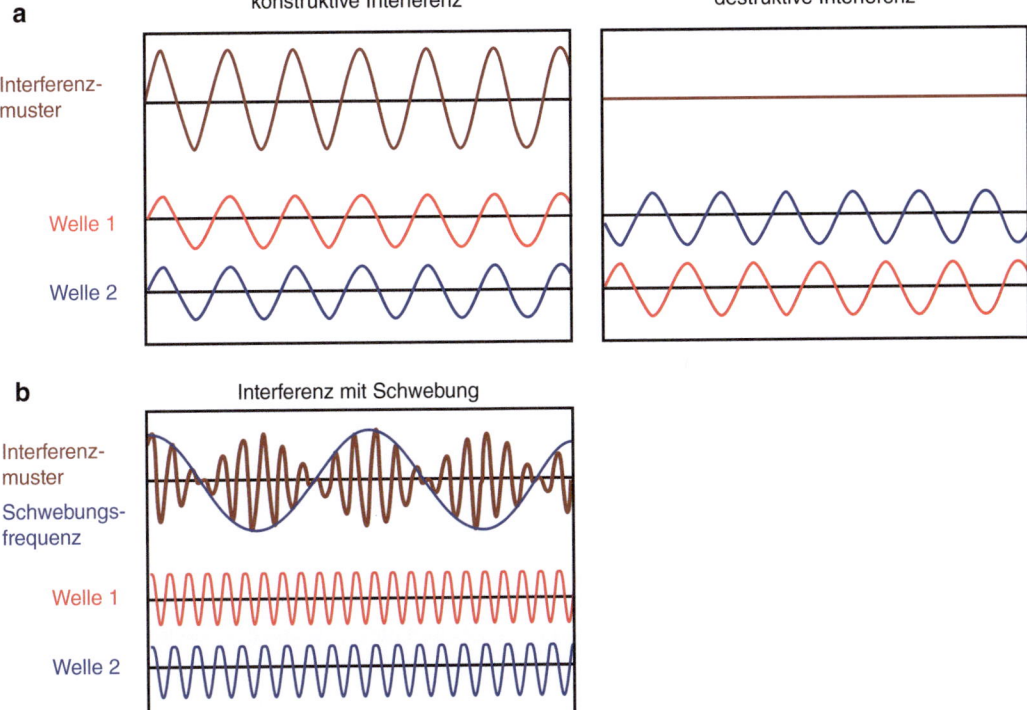

Abb. 3.8 (**a**) Interferenz. Links: Die Wellen sind deckungsgleich und verstärken sich gegenseitig. Rechts: Die Wellen sind gegen einander um eine halbe Phase verschoben und löschen sich gegenseitig aus. © Jan Krieger, Wikimedia Commons, lizenziert unter CreativeCommons-Lizenz by-sa-2.0-de, URL: http://creativecommons.org/licenses/by-sa/2.0/de/legalcode. (**b**) Die Wellen sind gegen einander geringfügig versetzt, es entsteht eine Schwebung. © Jan Krieger, Wikimedia Commons, lizenziert unter CreativeCommons-Lizenz by-sa-2.0-de, URL: http://creativecommons.org/licenses/by-sa/2.0/de/legalcode

kann die Zellmembran immer wieder repolarisieren.

Dazu werden nach Nemec auf technisch recht komplizierte Weise zwei separate MF-Stromkreise verwendet mit zwei Paar Elektroden, auch tetrapolare Interferenz genannt. Die zwei Stromkreise sollen im Gewebe zusammengefügt werden und so einen NF-Reizcharakter bekommen. Dies nennt man endogene Interferenz. Werden diese zwei Stromkreise im Gerät zusammengefügt, spricht man von einer exogenen Interferenz, welche also bipolar ist. Im englischen Sprachraum benutzt man die Bezeichnungen „true interferential current" bzw. „premodulated interferential current".

An der Interferenz-Lokalisation (im sog. Interferenz-Kreuz) würde im theoretischen Idealfall die Amplitude (Intensität) der zwei aufeinandertreffenden Stromkreise sogar fast verdoppelt. Wie bei den Ultraschallwellen käme es zu Verstärkungen (Intensitätszunahmen) und Abschwächungen (Intensitätsabnahmen) der am Gerät eingestellten Intensität in mA. Die Trägerfrequenz (im Beispiel oben der Ton A) bleibt gleich.

3.10.5 Summation, Gildemeistereffekt

Der Physiologe Gildemeister hat zu Anfang des vorigen Jahrhunderts entdeckt, dass bei der MF mehrere Impulse notwendig sind, um eine Erregung auszulösen (Gildemeister 1944). Jede negative Halbperiode depolarisiert die Zellmembran ein wenig mehr, bis schließlich nach einer bestimmten Anzahl von Wechselstromperioden (Gildemeister nennt das die Effektivzeit) die Depolarisationsschwelle erreicht ist. Anschließend wird ein Aktionspotenzial ausgelöst. Je höher die Amplitude, also die eingestellte Intensität, umso kürzer die Effektivzeit. Gildemeister erkannte dieses Phänomen als eine Summation. Bromm und Lullies (1966) haben das Phänomen weiter untersucht und festgestellt, dass die kathodischen Halbwellen des Sinus die schrittweise Depolarisation bewirken und dass die direkt darauffolgenden anodischen Sinushalbwellen nicht ausreichen, um diese Depolarisation entgegenzuwirken. Der Effekt tritt unter beiden Elektroden auf. Genau dasselbe passiert übrigens, wenn symmetrisch kompensierte Rechteckimpulse benutzt werden, nur tritt hier keine Summation auf (Bromm und Lullies 1966). Man nannte diesen Effekt später „Gildemeistereffekt". Das Wissen um dieses Phänomen erschwert die Erklärung der Wirkung von MF-Strömen auf das Gewebe. Wir können nämlich nie genau vorhersagen, mit welcher Frequenz das Zielgewebe gereizt wird. Dies wird weiter unten ausführlich erklärt.

3.10.6 Spezielle Eigenschaften von mittelfrequenten Strömen

Mittelfrequenter Wechselstrom ist ein symmetrisch kompensierter Wechselstrom mit einer Frequenz zwischen 1000 und 300.000 Hz. In der Regel werden Frequenzen zwischen 2500 und 10.000 Hz eingesetzt, am häufigsten, aus unklaren Gründen (Johnson 1999) 4000 Hz. Meistens werden sinusförmige Impulse benutzt. Wegen der symmetrischen Kompensation treten normalerweise keine elektrolytischen Effekte auf.

Deshalb ist MF aber nicht harmlos! Bei einer Untersuchung von Ward und Robertson (1998) zeigten sich nach einer Anwendung bei drei gesunden Probanden Blasen um die Elektroden herum. Ford et al. beschrieben 2005 einen Patienten mit Verbrennungen 3. Grades nach einer MF-Anwendung am Knie nach einer Kniegelenksersatzplastik. Satter beschrieb 2008 einen Patienten mit Verbrennungen nach MF mit Osteosynthesematerial im Behandlungsbereich.

Den chemischen Veränderungen, die bei der kurzen (125 µs bei 4000 Hz), negativen Halbwelle im Gewebe an chemischen Veränderungen auftreten, wird bei der darauffolgenden positiven Halbwelle wieder entgegengewirkt, genauso wie bei kompensierten TENS-Impulsen. Ohne chemische Veränderungen tritt im Gewebe keine pH-Veränderung auf und das Risiko einer Gewebeschädigung ist gering. Wegen der raschen Polaritätswechsel an den Elektroden bezeichnet man den Strom als apolar. Wyss (1975) spricht von einer ambipolaren Reizung, aber da sich die Prozesse unter den Elektroden nicht genau gleichzeitig abspielen, sondern mit einer halben Phase Verschiebung, folgt auch der MF-Strom ganz normal den Gesetzen der polaren Reizung (Bromm und Lullies 1966). Aber wer will da schon Erbsen zählen. Die kurzen Impulse (125 µs bei 4000 Hz) reizen, wie die ebenso kurzen High TENS-Impulse, praktisch keine Aδ- und C-Fasern, deshalb ist der Strom meist recht angenehm für den Patienten. Wohlgemerkt: Je nachdem, wie hoch man die Intensität aufdreht, wird bei hohen Intensitäten auch MF-Strom unangenehm (Ward und Robertson 1998; Palmer et al. 1999; Ward und Oliver 2007).

Nach Nemec (1959, 1960, 1967, 1968) hat Interferenzstrom drei Vorteile:

1. Wegen der hohen Frequenz sei der Hautwiderstand geringer und sei es für den Strom einfacher, die sehr schlecht leitende Hautbarriere zu passieren. Dies hätte zur Folge, dass die sensorische Belastung für den Patienten geringer wäre, also sei der Strom angenehmer für den Patienten.
    - So einfach ist das nicht. Erstens weil der Widerstand nicht nur von der Frequenz abhängt, sondern auch von der Phasendauer (Lykken und Venables 1971; Yamamoto und Yamamoto 1977) und bei einer Frequenz von 4000 Hz beträgt die Phasendauer 125 µs, im gleichen Bereich wie bei TENS-Anwendungen. Fakt ist dennoch, dass die Hautimpedanz bei Mittelfrequenz niedriger ist als bei Niederfrequenz. Die Zusammensetzung der Frequenzen hängt

aber entscheidend von der Signalform ab. Und da kann es schon so kommen, dass unterschiedliche Signalformen gleiche Impedanzen hervorrufen. Beide Anwendungen können deshalb, je nach Intensität, etwa gleich (un)angenehm sein. Zweitens ist es eigentlich egal, dass der Hautwiderstand hoch ist. Dieser hohe Widerstand wird verursacht durch das Stratum corneum, wo sich keine Sensoren befinden. Die relevanten Sensoren, die für den sensorischen Aspekt des Stromes verantwortlich sind, liegen unter dieser Schicht, da, wo die elektrischen Eigenschaften gleich sind wie tiefer im Gewebe.

2. Die zwei Stromkreise würden miteinander interferieren und im sog. Interferenzkreuz einen Bereich bilden, wo das Zielgewebe maximal stimuliert wird (Abb. 3.9).
    - Das stimmt definitiv nicht. Die Interferenzphänomene treten fast überall zwischen den 4 Elektroden auf, am wenigsten aber in der Mitte. Erstens nimmt mit dem Abstand zur Elektrode die Stromdichte ab, und diese ist demnach in der Mitte zwischen den Elektroden am geringsten. Die Reizung direkt unter den Elektroden ist immer am stärksten. Treffene hat 1983 gezeigt, dass Interferenzphänomene in einem mit Wasser gefüllten Kunststoffbecken fast überall zwischen den Elektroden auftreten, leider am schwächsten da, wo sie sollten, in der Mitte eben; hier waren sie minimal. Die Stimulation war zwischen zwei nebeneinander platzierten Elektroden größer als im Bereich, wo die Stromkreise sich kreuzen sollten.
    - Im Gegensatz zum oben erwähnten Wasserbehälter ist der Körper nicht homogen, deshalb ist es unmöglich, dass die Spannungslinien so verlaufen, dass sie sich am „richtigen" Punkt zur Interferenz kreuzen. Beattie et al. haben 2011 am Menschen Messungen durchgeführt am medialen M. quadriceps, um festzustellen, wie die Spannungsverteilung beim tetrapolaren Interferenzstrom im Muskel aussieht. Dazu wurden an verschiedenen Stellen relativ zu den 4 Reizelektroden Messelektroden gestochen. Ergebnis: Die höchste Spannung wurde nahe einer Reizelektrode gemessen, die niedrigste in der Mitte beim angeblichen Interferenzkreuz. Eine Messelektrode 5 cm außerhalb des Stimulationsbereiches der 4 Reizelektroden registrierte fast doppelt so hohe Werte wie im vermeintlichen Interferenzkreuz. Die Autoren verglichen außerdem exogene IF mit endogener IF und stellten fest, dass bei exogener IF da, wo die Interferenz im Gerät stattfindet, und nicht im Patienten, die größte Spannung, wie zu erwarten war, oberflächlich nahe den Elektroden gemessen wird.

3. Im Interferenzkreuz würde sich ein Bereich bilden mit der eigentlichen Reizfrequenz, der Amplitudenmodulationsfrequenz oder AMF. Die AMF, oder Schwebungsfrequenz, wird bestimmt durch die unterschiedlichen Frequenzen der zwei Stromkreise und liegt typischerweise, je nach Einstellung, im üblichen Niederfrequenzbereich von 1 bis 200 Hz. Diese AMF hätte nicht die gleichen Eigenschaften wie die NF-Frequenzen, sondern „echte MF-Reizeffekte durch die MF-Trägerfrequenz selbst" (Edel 1977).

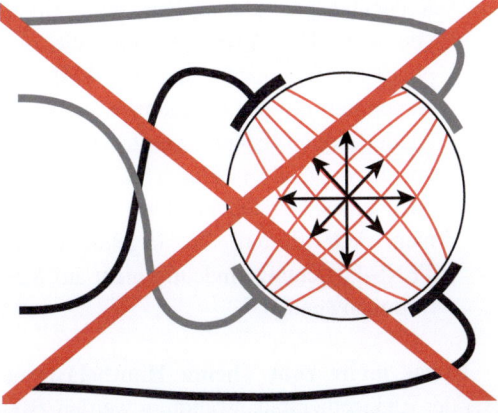

Abb. 3.9 Zwei Stromkreise und in der Mitte ein Kreuz: So funktioniert IF definitiv nicht. Aus Ward 2009, mit freundlicher Genehmigung

- Da stimmt so einiges nicht. Erstens: siehe den Punkt oben. Zweitens: Der Grund für das Auftreten der „echten MF-Reizeffekte" ist physiologisch bestenfalls vage. Drittens: Es wird trotzdem immer wieder behauptet, dass das Gewebe auf diese 50 Hz AMF genauso reagiert wie auf einen niederfrequenten Strom gleicher Frequenz, Effekte wie Schmerzlinderung und Durchblutungsverbesserung sollen bei MF-Strom ebenso auftreten wie bei NF. Darüber später mehr. Erstmal zur AMF: Wenn mit Niederfrequenz an einem Ende einer Nervenfaser mit 50 Hz stimuliert wird, kann man am anderen Ende 50 Aktionspotenziale erwarten. Dies funktioniert bis zu einer bestimmten physiologischen Grenze, und diese Grenze wird, wie bereits erwähnt, bestimmt durch die Refraktärperiode des Nerven. Schauen wir uns das einmal genauer an. Der Teil des Impulsstroms, der den Reiz erzeugen soll, besteht aus einer kurzen Serie von Einzelimpulsen (Abb. 3.7c, d), die man als Burst bezeichnet. Die Dauer solcher Bursts ist je nach Gerät entweder festgelegt oder variabel, solange diese 50 Hz in eine Sekunde „hineinpassen". Wenn ein Burst zum Beispiel 10 ms dauert, besteht er (bei 4000 Hz Grundfrequenz) aus $10 \div 1000 \times 4000 = 40$ Wechselstromimpulsen. Nun kommt die Refraktärperiode ins Spiel. Während der absoluten Refraktärperiode kann die Faser definitiv kein Aktionspotenzial generieren, diese Phase dauert etwa 1 ms. Danach, während der relativen Refraktärperiode, kann die Nervenfaser ein AP generieren, aber nur wenn der Reiz deutlich stärker ist als normal. Diese Phase dauert etwa 2 ms. Aus diesem Grund hat die Refraktärperiode erst einen Einfluss, wenn Feuerungsraten auftreten mit einer höheren Frequenz als etwa 300 Hz, etwas, was im menschlichen Nervensystem ungewöhnlich ist. Diese 300 Hz entsprechen 1/13 der durch den MF-Strom erzeugten 4000 Hz. Anders gesagt: Maximal jeder 13. MF-Impuls könnte ein Aktionspotenzial auslösen (Bowman und McNeal

1986). Jeder Burst löst mit seinen 40 Impulsen also am Nerv maximal etwa 3 Aktionspotenziale aus, die 50 Bursts pro Sekunde triggern insgesamt 150 Aktionspotenziale ($40 \div 13 \times 50$). Das Zielgewebe wird demnach nicht mit 50 Hz, sondern mit 150 Hz stimuliert. Vielleicht. Denn es bleiben einige Impulse bei der sinusoidalen endogenen Variante unterschwellig (Abb. 5.7d); die lösen wahrscheinlich nichts aus, aber vielleicht spielt hier der Gildemeistereffekt mit. Wir wissen aber nicht, wie dieser Effekt in diesem Prozess mitspielt, da wir nicht wissen, wie viele einzelne MF-Impulse benötigt werden, um durch Summation ein Aktionspotenzial auszulösen. Vielleicht werden nur 3 Impulse pro Burst benötigt. Oder deren 8. Oder es variiert. Genau 50 Hz werden es aber bestimmt nicht sein, dafür ein Vielfaches der eingestellten Burst-Frequenz. Für diese Behauptungen gibt es eine solide Basis (Bowman und McNeal 1986; Stefanovska und Vodovnik 1985; Laufer et al. 2001; Ward und Robertson 2000; Laufer und Elboim 2008). Dieses öde Rechenbeispiel soll klarmachen, dass das Gewebe trotz der niedrigen AMF-Einstellungen mit recht hohen Frequenzen stimuliert wird. Ob das biologisch sinnvoll ist, ist unklar und unerforscht. Außerdem soll das Rechenbeispiel klarmachen, dass Aussagen wie „Die AMF bestimmt die Depolarisationsfrequenz" und „Die AMF korrespondiert mit den Frequenzen, die in der Niederfrequenz benutzt werden" (den Adel und Luykx 2005 in einem Therapiehandbuch eines Geräteherstellers) nicht stimmen. Wir dürfen die Ergebnisse der TENS-Forschung eindeutig nicht auf MF-Strom anwenden.

Etwas mehr zum Thema Hautbelastung. Bei der Elektrotherapieanwendung werden zwei gut leitende Strukturen (Schwamm und Subkutis) durch eine sehr schlecht leitende Struktur getrennt: das Stratum corneum (R etwa 1000–500.000 Ohm). Dies entspricht dem Aufbau eines Kondensators. Ein Kondensator stellt

3.10 Therapie mit mittelfrequenten Stromarten

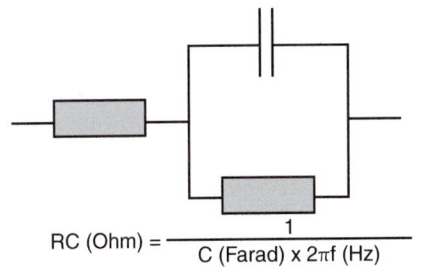

$$RC\,(Ohm) = \frac{1}{C\,(Farad) \times 2\pi f\,(Hz)}$$

Abb. 3.10 Vereinfachte Darstellung des Ersatzschaltbildes der Haut

Tab. 3.5 Ungefährer Hautwiderstand bei verschiedenen Frequenzen

50 Hz (DD)	3180 Ω
143 Hz (UR)	1110 Ω
2500 Hz (MF)	60 Ω
4000 Hz (MF)	40 Ω

für einen Strom mit hoher Frequenz keinen wesentlichen Widerstand dar. Aus der in Abb. 3.10 aufgeführten, sehr stark vereinfachten Formel lässt sich ablesen, dass der kapazitive Widerstand eines Kondensators von der Frequenz des angelegten Stromes abhängt. Bei einer höheren Frequenz würde demnach der Widerstand abnehmen. Da beim Elektrotherapiegerät im Constant-Current-Betrieb die Intensität (in mA) konstant gehalten wird, resultiert aus einem geringeren (Haut-)Widerstand eine geringere Spannung an den Elektroden (Ohmsches Gesetz, $U = I \times R$), der Strom kann die Haut relativ problemlos passieren, was für den Patienten angenehmer sein soll. Angeblich kann der Strom deshalb tiefer penetrieren, was gemäß Berechnungen von Lambert et al. (1989) leider nicht stimmt. Weil der Strom sich diffus am meisten zwischen den benachbarten Elektroden verteilt, bleibt wenig übrig für die Tiefe (Tab. 3.5).

3.10.7 Spektrum, Durchlauf und Vektor

Zur Optimierung der MF-Wirkung und zur Vermeidung einer Gewöhnung gibt es an jedem Klinikgerät unterschiedliche Einstellmöglichkeiten, wovon vier fast immer vorhanden sind, allerdings meistens unter verschiedenen Namen.

Man hat die Möglichkeit, die AMF zu wählen, also die „Reizfrequenz". Außerdem hat man die Möglichkeit der Wahl eines sog. Spektrums und der Art, wie das Spektrum „durchlaufen" wird, und die eines Vektors. Ein Spektrum, „Sweep" auf Englisch, ist ein AMF-Bereich, der automatisch schrittweise durchlaufen wird. Zum Beispiel: Man stellt als untere Grenze 70 Hz ein und als obere Grenze 120 Hz und das Gerät ändert nun in einem bestimmten Rhythmus die AMF von 70 bis 120 Hz und zurück. Andere Geräte verlangen, dass man zum Beispiel 70 Hz einstellt und dazu ein Spektrum von 50 Hz, und das Gerät macht dasselbe wie im ersten Beispiel: 70 Hz → 120 Hz → 70 Hz. Manchmal wählt man einfach Programm 42, weil das Gerät das vorschlägt, und dasselbige macht den Rest. Hier lohnt es sich, die Bedienungsanleitung zu studieren. Außerdem bietet jedes Gerät die Möglichkeit, den Durchlaufmodus zu wählen. Diese Modi würden den Durchlauf aggressiver oder milder gestalten, je nach Aktualität des Problems. Es gibt Einstellungen, bei denen die oben erwähnten 70–120 Hz abrupt wechseln, zum Beispiel eine Sekunde 70 Hz und sofort danach eine Sekunde 120 Hz und zurück, oder über 6 s langsam zunehmend von 70 bis 120 Hz und ebenso langsam wieder runter. Dies selbstverständlich mit jeder erdenklichen Frequenzkombination.

Johnson und Tabasam (2003a, b) haben an gesunden Probanden mit einem schmerzhaften Kältereiz (Arm in eiskaltes Wasser) in zwei Studien untersucht, wie diese Einstellungen die Kälteempfindlichkeit beeinflussen. Einstellungen bei beiden Studien: Trägerfrequenz 4000 Hz, IF tetrapolar am Vorderarm, Intensität sehr deutlich spürbar, aber auszuhalten, Dauer 20 min. Die Probanden waren „blind". Erste Studie: 60 Probanden, AMF-Frequenzen 20, 60, 100, 140, 180, 220 Hz. Bei der zweiten Studie 40 Probanden, AMF von 1 bis 100 Hz, Durchlauf 1–1 abrupt, 6–6 abrupt, 6–6 langsam und 100 Hz-Bursts (Burst-Dauer unklar). Ergebnis: IF erhöht die Schmerzschwelle für den Kältereiz, aber weder die Frequenz noch der Durchlaufmodus haben einen Einfluss auf das Ergebnis. Fuentes et al. (2010) kamen mit gesunden Probanden zum gleichen Ergebnis: IF erhöhte mit und ohne

AMF-Durchlauf am Rücken gleichermaßen die Druckschmerzschwelle.

Dann gibt es noch den Vektor. Ob es sich hier nun um ein „isoplanares Feld", einen „Dipolvektor" oder einen „rotierenden Vektor" oder was auch immer handelt: Der elektronische Trick besteht darin, dass im Gerät entweder eine Amplitudenmodulation stattfindet oder dass die Intensität der einzelnen Kanäle laufend variiert wird. Oder beides. Dies fühlt sich dann an, als ob der Strom im Behandlungsgebiet „herumwandern" würde. Tatsächlich bedeutet es, dass die Elektrodenplatzierung weniger ausschlaggebend ist. Noble et al. (2000) konnten beim Einsatz eines „rotierenden Vektors" keinen Mehrwert für das Ergebnis (eine leichte Durchblutungsverbesserung) feststellen.

3.10.8 Einsatz von gewissen Elektrotherapien, ein ethisches Problem?

Herbert et al. (2011) definieren evidenzbasierte Physiotherapie wie folgt:

> „Evidenzbasierte Physiotherapie ist Physiotherapie, welche auf relevanter, qualitativ hochwertiger Forschung fußt. Die Praxis der evidenzbasierten Physiotherapie sollte durch relevante, qualitativ hochwertige klinische Forschung, **die Präferenzen der Patienten** und das praktische Wissen des Physiotherapeuten geprägt sein." (Hervorhebung und Übersetzung vom Autor)

Als Präferenzen des Patienten gelten dessen Erwartungen, Ansichten und Ziele. Selbstverständlich stehen diese im Mittelpunkt.

Veras et al. (2016) fanden die Definition unzureichend, weil sie gewisse ethische Aspekte wie Autonomie, Wertschätzung und Gerechtigkeit nicht berücksichtige. Sie möchten die Definition des World Confederation for Physical Therapy WCPT anpassen und haben nachfolgenden Vorschlag gemacht:

> „Evidenzbasierte Physiotherapie ist ein Studien-, Forschungs- und Praxisbereich, in dem klinische Entscheidungen auf der Grundlage der besten verfügbaren Evidenz getroffen werden, wobei Berufspraxis und Expertenwissen mit ethischen Prinzipien integriert werden." (Übers. vom Autor)

(O-Ton: EBP is „an area of study, research, and practice in which clinical decisions are based on the best available evidence, integrating professional practice and expertise with ethical principles").

Roman (2017) beschreibt, wie Hersteller von medizinischen Geräten und deren Benutzer in ethische Konflikte geraten können, wenn Geräte hergestellt, verkauft und eingesetzt werden, für die es entweder gar keine oder nur wenige, zum Teil widersprüchliche Beweise gibt. Es gibt eine Vielzahl von Geräten auf dem Markt, die jeder Professional problemlos als unseriös erkennt, zum Beispiel solche, die für psychische Probleme bis zu rheumatischen Beschwerden gleichermaßen eingesetzt werden können. Man beachte die Formulierung „eingesetzt werden können".

Aber gilt das auch für IF? Mit TENS verfügen wir über eine gut erforschte Anwendung, deren Wirkung bestätigt ist. Die Anwendung ist fast nebenwirkungsfrei und kann nach einer entsprechenden Einführung von den meisten Patienten kostengünstig zu Hause durchgeführt werden. IF-Geräte sind teuer und groß und der Patient muss für eine Behandlung in die Klinik oder Praxis, wo die Anwendung den Einsatz einer Fachperson bedingt. Die Beweislage für die Effektivität ist dünn, obwohl die Befürworter der Therapie immer wieder Behauptungen zu spezifischen MF-Strom-Eigenschaften vorbringen, welche die Therapie unterscheiden würden von der herkömmlichen Elektrotherapie. Eigenschaften, für die keine Beweise erbracht werden.

Zugegeben, besondere Eigenschaften gibt es, aber die sind nicht unbedingt spezifisch für MF. TENS hat auch solche. Wir können aber bis heute nicht beurteilen, inwiefern die Ergebnisse zum Beispiel von Dertinger (2000) und Phillipp et al. (2000) klinische Relevanz haben bzw. umsetzbar sind, außer bei Psoriasis-Patienten (1998, 2004). Die Untersucher haben MF in einer kleinen Untersuchung bei Psoriasis-Patienten mit Erfolg angewandt (Phillipp et al. 2000). Weitere, größere Studien und Langzeitergebnisse liegen nicht vor, die Therapie scheint aus verschiedenen Gründen eingeschlafen zu sein.

Kleiner Exkurs: Die Forscher hatten entdeckt, dass gewisse Modulationsfrequenzen von MF-Strömen im Labor an Zellkulturen unter ganz speziellen Bedingungen die Produktion von cAMP stimulieren. Es gibt Frequenzen, die besser stimulieren als andere, und solche, die hemmen. Die Untersucher sprechen von einem Frequenzfenster, in etwa vergleichbar mit einem Absorptionsspektrum von Licht bzw. Laser. Dieses cAMP (cyclisches Adenosinmonophosphat) ist als Second-Messenger-Protein an sehr vielen verschiedenen biologischen Prozessen beteiligt, von der Spermatogenesis bis zur Regelung des zirkadianen Rhythmus, von Stoffwechsel- und Immunprozessen bis hin zum Schmerzgedächtnis (Silva et al. 1998; Serezani et al. 2008; Ould Amer und Hebert-Chatelain 2018). Übrigens beeinflussen 50 Hz-Wechselstrom, TENS und EAP die cAMP-Produktion auch, und zwar nicht nur in einer Petrischale, sondern an lebenden Ratten (Ding et al. 2013) und Mäusen (Kim et al. 2018). Die angeblich spezifische Wirkung vom MF-Strom daran aufzuhängen wäre wohl etwas vereinfachend bzw. kurzsichtig, und wie bereits erwähnt: Klinische Konsequenzen hat dieses Wissen noch nicht.

Zurück zu den Präferenzen des Patienten. Bedeutet das auch, dass der Therapeut das machen muss, was der Patient wünscht?

Ein Beispiel: TENS und IF gehören zu den am meisten benutzten Anwendungen zur Schmerzlinderung, und deren Effekte wurden und werden weltweit sowohl im Labor als auch klinisch untersucht. Die Wirkung von TENS bei den unterschiedlichsten Schmerzen gilt als gesichert, selbstverständlich nur, wenn die Intensität stimmt. IF kommt bei der Schmerzlinderung nicht schlecht weg, obwohl vieles hinsichtlich der Wirkungsmechanismen unklar ist. Die aktuellsten Reviews (September 2020) bescheinigen IF bei der Behandlung von Schmerzen diverser Art auf jeden Fall meistens eine bessere Wirkung als eine Placebobehandlung (Almeida et al. 2018; Ferreira et al. 2018, 2019; Resende et al. 2018; Galasso et al. 2020).

Aber: Shanahan et al. (2006) verglichen die Wirkung von High TENS (100 Hz, 100 µs, 20 min) und IF (exogen, AMF 100 Hz, 5000 Hz, Phasendauer 100 µs, 20 min) bei der Anhebung der Schmerzschwelle für einen schmerzhafter Kältereiz. Die Intensität bei beiden Anwendungen war adäquat und bei beiden gleich: deutlich, aber angenehm (strong but comfortable). Das Ergebnis: TENS war signifikant effektiver, aber die Probanden bevorzugten IF, *weil diese Anwendung angenehmer sei.*

Ein solches Ergebnis stellt uns vor ein ethisches Problem: Wende ich eine Therapie an, für die die Wirksamkeit belegt ist, oder mache ich etwas, was weniger wirksam ist, aber dem Patienten besser gefällt? Schließlich geht es auch um Geld.

3.10.8.1 Über-, Unter- und Fehlversorgung

Der Sachverständigenrat für die Konzertierte Aktion im Gesundheitswesen hat 2000 ein paar Begriffe definiert, die in diesem Zusammenhang interessant sind:

- Unterversorgung ist
  - eine Versorgung bei individuellem, professionell und wissenschaftlich anerkanntem Bedarf, die verweigert wird oder nicht (zumutbar) erreichbar zur Verfügung gestellt wird, obwohl an sich Leistungen mit hinreichend gesichertem medizinischem Nutzen und einer akzeptablen Nutzen-Kosten-Relation vorhanden sind.
- Überversorgung bezieht sich auf
  - Versorgungsleistungen, die über die individuelle Bedarfsdeckung hinaus und ohne oder ohne hinreichend gesicherten medizinischen (Zusatz-)Nutzen (z. B. aus Unwissenheit, Gefälligkeit, zu Marketingzwecken oder aus Einkommensinteressen) gewährt werden.
- Fehlversorgung ist
  - jede Versorgung, durch die ein vermeidbarer Schaden entsteht bzw. jede Versorgung mit Leistungen, deren Schaden oder Schadenspotenzial ihren (möglichen) Nutzen deutlich übersteigt. Folgende Unterfälle lassen sich unterscheiden:

Leistungen, die an sich zwar bedarfsgerecht sind, d. h. weder Über- noch Unterversorgung darstellen und effizient sind, aber in der Form ihrer Anwendung den anerkannten fachlichen Qualitätskriterien (§§ 106 und 135–137 SGB V) nicht entsprechen und daher vermeidbare Risiken bzw. Schäden implizieren.

Unterlassene, aber indizierte und an sich bedarfsgerechte Versorgungsleistungen lassen sich vom Ergebnis her auch als Fehlversorgung interpretieren, da entgangener Nutzen unnotwendigen Schaden bedeutet; Unterversorgung ist in diesem Sinne auch eine Fehlversorgung. Ende Zitat.

Und was bedeutet das für uns? Wenn ein Therapeut eine Behandlung durchführt, sollte er darüber informiert sein, welche Anwendung am ehesten zum Erfolg führt. Da Silva et al. (2015) haben untersucht, was Physiotherapeuten von EBM halten. Besagte Therapeuten haben eine positive Meinung zur EBM und sind der Meinung, dass es bezüglich ihres Wissens, ihrer Kompetenzen und ihres Verhaltens EBM gegenüber Optimierungspotenzial gäbe. Hindernisse in diesem Zusammenhang sind

- zu wenig Zeit,
- zu wenig Kenntnisse über Statistik,
- zu wenig Unterstützung vom Arbeitgeber,
- zu wenig Bezugsquellen und Hilfsmittel,
- zu wenig Interesse und
- zu wenig Generalisierung der Untersuchungsergebnisse.

Andere Autoren drücken die Einflüsse auf EBP in der Physiotherapie eher als Fazilitatoren denn als Barrieren aus. Zum Beispiel identifizierten Bridges et al. (2007) mehrere persönliche Merkmale, die EBP erleichtern können:

- selbstständiges Lernen,
- ein Nach-Diplom-Studium (Bachelor, Master, Fortbildungskurse),
- die Überzeugung, dass Forschung (insbesondere in einem „verdauten" Format wie z. B. klinische Leitlinien) in der täglichen klinischen Entscheidungsfindung eingesetzt werden kann, ohne die Produktivität und einen effizienten Patientenfluss zu beeinträchtigen,
- Nonkonformität, d. h., keine Angst davor zu haben, von der traditionellen oder üblichen Praxis abzuweichen, wenn neuere Forschungen effektivere Methoden aufzeigen.

Der letzte Punkt steht erfrischend diametral zwei Ausreden gegenüber, die der Autor in Elektrotherapiekursen des Öfteren gehört hat, wenn es um die Begründung einer Therapiewahl geht. „Weil wir es immer so gemacht haben." Und: „Weil wir es nie so gemacht haben."

3.10.8.2 Überlegungen zur Therapie mit mittelfrequenten Strömen

Es gibt eine Vielzahl von Studien, welche die Wirksamkeit von TENS bestätigen. TENS ist außerdem einfach anzuwenden, praktisch nebenwirkungsfrei, die Geräte sind handlich und kosten nicht die Welt. Die Wirksamkeit von mittelfrequenten Strömen ist bestätigt, MF wirkt besser als eine Placebobehandlung, aber nicht besser als TENS (Tab. 3.6). Die Geräte sind teuer, der Patient muss für eine Behandlung in die Klinik oder Praxis fahren, die Erklärungen zu den Wirkungsmechanismen sind bestenfalls vage und teilweise völlig unhaltbar. Das Argument gegen IF, dass die Geräte mehr kosten als TENS-Geräte, geht nicht mehr ganz auf, es gibt heute Walkman-große Geräte für die Heimbehandlung in der gleichen Preisklasse wie sehr teure TENS-Geräte. Vergessen wir mal das tetrapolar erzeugte IF-Kreuz, das gibt es nicht, wo man es haben möchte. Wenn man IF einsetzt, dann sollte man die prämodulierte Variante wählen.

Mit einer 08/15-Einstellung wie: Trägerfrequenz 4000 Hz, AMF 80 Hz, Spektrum 50 Hz, Durchlauf 6/\6, Intensität deutlich spürbar, aber angenehm, kommt man bei empfindlichen Patienten sehr weit. Nebenbei: Das Symbol „6/\6" am Gerät bedeutet „während 6 s langsam zunehmend, danach während 6 s abnehmend". Die Frequenzeinstellung (AMF) und das Durchlauf-

3.10 Therapie mit mittelfequenten Stromarten

Tab. 3.6 Publikationen zur Wirksamkeit von mittelfrequenten Strömen. Es wurden nur Publikationen mit nachvollziehbaren Behandlungsparametern berücksichtigt

Indikation	Autoren	Ergebnis
Muskelstimulation innervierter Muskulatur, siehe NMES	1. Ward & Robertson (2000), Ward et al. (2004), Ward (2009) 2. Scott et al. (2015) 3. Vaz und Frasson (2018) 4. Lijima et al. (2018)	1. Gute Ergebnisse mit MF-Strom, Russian Stim, Aussie-Stim. 2. NF besser als MF 3. MF = NF 4. MF = NF
Schmerzen allgemein (Review, Metaanalyse)	Fuentes et al. (2010)	Generell besser als Placebo
Kiefergelenkschmerzen	Taylor et al. (1987)	Kein Effekt
Schulterimpingement	1. Nazligul et al. (2018) 2. Gomes et al. (2018)	1. Kein Effekt 2. Kein Effekt
Schulterschmerz nach CVA	1. Eslamian et al. (2020) 2. Suriya-amarit et al. (2014)	1. EAP besser als IF, keine Intensitätsangaben 2. Besser als Placebo
Low Back Pain	1. Facci et al. (2011) 2. Albornoz-Cabello et al. (2017) 3. Franco et al. (2018)	1. IF = TENS, besser als Kontrollgr. 2. Kurzfristig besser als Kontrollgr. 3. IF kombiniert mit Pilates besser als nur Pilates
Schmerzen bei Knie OA Review	Zeng et al. (2015)	Erfolgversprechend
Durchblutungsverbesserung	Noble et al. (2000)	Bessere Hautdurchblutung bei Gesunden, vergleichbar mit Low TENS
Wundheilung (Dekubitus)	Shahrokhi et al. (2014)	Fraglich besser (keine Kontrollgruppe)
DOMS	Minder et al. (2002)	Kein Effekt

DOMS: Delayed Onset Muscle Soreness, NF: Niederfrequenz, MF: Mittelfrequenz, EAP: Elektroakupunktur, NMES: neuromuskuläre Elektrostimulation

programm (Swing Pattern) haben keinen Einfluss auf die Wirkung (Johnson und Tabasam 2003a, b). Man kann die verschiedenen Einstellungen am Gerät also dazu benutzen, die Anwendung für den Patienten so angenehm wie möglich zu gestalten. Die Wirkung lässt sich am ehesten über einen Gate-Control-Mechanismus erklären: Es werden schnellleitende Nervenfasern stimuliert. Es gibt aber keine Untersuchungen, die dies, so wie bei TENS, bestätigen. Je mehr der Therapeut sich anstrengt, das Interferenzkreuz an der richtigen Stelle zu lokalisieren, umso größer wird wahrscheinlich der Placeboeffekt.

Shanahan und Ward haben 2006 gezeigt, dass High TENS bezüglich der Schmerzlinderung IF objektiv überlegen ist. Die Probanden fanden die IF-Anwendung aber angenehmer.

Das ist nicht unproblematisch: Sollen wir uns nun nach den Fakten oder nach den Patienten richten? Nach dem Motto: Es wirkt zwar nicht so gut, aber es fühlt sich so schön an?

Stoff zum Nachdenken.

3.10.9 Allgemeine Behandlungsrichtlinien für MF-Ströme

Falls man sich dazu entscheidet, MF-Ströme einzusetzen, sollte die Interferenz exogen, bipolar oder 2 + 2 eingesetzt werden. Letzteres bezeichnet eine Anwendung mit zwei separaten Stromkreisen, zum Beispiel einem Kreis lumbal und einem Kreis gleichzeitig segmental im Ausstrahlungsgebiet am Bein oder einem Kreis lumbal und einem Kreis auf relatierten Triggerpunkten. Die endogene Anwendung ist problematisch. Es ist ja nicht so, dass bei dieser Anwendung gar nichts passiert. Die Anwendung lässt sich sehr angenehm gestalten und kann gut als Einstieg für eine wirksamere Anwendung benutzt werden. Dasselbe kann man aber auch mit einer vorsichtig dosierten High TENS-Anwendung erreichen.

Niedrige, abrupt wechselnde Frequenzen würden das Gewebe stärker reizen als höhere, langsam wechselnde. Weil der MF-Strom praktisch immer als sehr angenehm empfunden wird, ist diese Unterscheidung irrelevant. Johnson und Tabasam (2003a, b) konnten keinen Unterschied in der Wirkung feststellen zwischen unterschiedlichen Spektrumprogrammen und verschiedenen Frequenzen. Es ist bestimmt sinnvoll, die für den Patienten angenehmste Einstellung auszuloten, obwohl dies nicht bedeutet, dass dies auch die effektivste Behandlung ist. Hier sei nochmals betont, dass bis heute keine unterschiedlichen Wirkungen der verschiedenen Einstellungen festgestellt wurden.

3.10.10 Indikationen für MF-Ströme

Wie oben erörtert wurde, ist es durchaus möglich, mit MF-Wechselströmen afferente Reize zu setzen. Es passiert zwar nicht genau das, was behauptet wird, aber es gibt dennoch Studien, die belegen, dass MF-Strom besser schmerzlindernd wirkt als eine Placebobehandlung (Fuentes et al. 2010; Facci et al. 2011; Albornoz-Cabello et al. 2017). Leider gibt es auch sehr viele Studien, die keinen Effekt nachweisen können, aber das kann auch daran liegen, dass IF unterdosiert wurde. Dazu gibt es leider keine Vergleichsstudien. IF wird häufig nur relativ kurz appliziert, 15 min sind keine Ausnahme. Dies, weil die Patienten angeblich bei längeren Behandlungen Ermüdungserscheinungen zeigen. Erfahrungen, die man mit TENS in dieser Hinsicht gemacht hat, widersprechen dieser Befürchtung. Die 15 min haben sich vielleicht eher deshalb etabliert, da dies dem üblichen Behandlungsrhythmus in einer Klinik entspricht.

MF-Ströme werden für eine Vielzahl von Indikationen eingesetzt, und es existieren entsprechend viele Behandlungsrichtlinien und -vorschläge. Diese Vorschläge basieren auf der Annahme, dass MF-Strom wegen der hohen Frequenz spezielle Eigenschaften besitzt. Weshalb dies so sein soll, ist unklar. Diese Annahme wurde bis heute nie wissenschaftlich bestätigt.

Es ist zu beachten, dass die MF-Therapie praktisch keinen Einfluss auf die Durchblutung hat. Da keine Reizung von Aδ- und C-Fasern auftritt, ist auch nicht mit einer Aktivierung zentraler schmerzhemmender Systeme zu rechnen. Es gibt keine Studien, bei denen man, wie z. B. beim Low TENS, untersucht hat, ob eine schmerzlindernde Wirkung durch Gabe eines Opioid-Antagonisten verhindert wird. Eine PubMed-Suche mit Begriffen wie „interferential current, kilohertz current, naloxone, naltrindole, descending, central, inhibition" lieferte keine Ergebnisse (Stand: Dezember 2021).

Die gängige Praxis, Resultate der TENS-Untersuchungen auf MF-Strom zu übertragen, ist in der heutigen Zeit der evidenzbasierten Praxis – vorsichtig ausgedrückt – problematisch. Das bedeutet nicht, dass MF-Strom nicht eingesetzt werden soll. Eine gewisse Skepsis ist allerdings angebracht.

Die angeblichen Indikationen für MF sind die gleichen wie für High und Low TENS:

- Chronische und akute Schmerzen mit unterschiedlichsten Ursachen
- Erkrankungen des rheumatischen Formenkreises
- Arthrosen, Spondylosen, Myalgien
- Schmerzpunkte, Triggerpunkte
- Posttraumatische Zustände, Schwellungen
- Periphere Durchblutungsstörungen

Man unterscheidet wie bei High und Low TENS:

- Lokale Behandlung (Schmerzpunkt- oder Triggerpunktbehandlung)
- Regionale Behandlung, größere schmerzhafte Bereiche
- Neurale und segmentale Behandlung
- Muskuläre Behandlung (die Muskelstimulation wird im Kap. 4 behandelt.

Es ist unbedingt zu beachten, dass lediglich die schmerzlindernde Wirkung von MF-Strom bestätigt wurde, der Mechanismus bleibt unklar (Tab. 3.7).

Tab. 3.7 Glossar Mittelfrequenz

Amplitude	Intensität in mA
Phasendauer/-zeit, T (Time)	Impulsdauer/-zeit in ms oder μs
Phasenintervall, R (Rest)	Die Zeit zwischen 2 Impulsen in ms oder μs, Impulspause
Frequenzmodulation	Das regelmäßige Unterbrechen der Trägerfrequenz zur Verhinderung eines Leitungsblocks. Englisch: Bursts, Trains
Spektrum oder Spektrumfrequenz	Das Durchlaufen eines gewählten Frequenzbereichs zur Vermeidung einer Gewöhnung. Zum Beispiel von 100 bis 150 Hz und zurück. Englisch: Sweep
Amplitudenmodulation	Das rhythmische An- und Abschwellen der Amplitude zur Verhinderung eines Leitungsblocks
AMF, Amplitudenmodulationsfrequenz	Die Differenz zwischen der fest eingestellten Trägerfrequenz und einer variablen Frequenz, angeblich die Reizfrequenz. Englisch: Beat
Durchlaufzeit, Spektrumprogramm	Die Zeit, in der eine Stromart ihre Frequenz ändert. Zum Beispiel 6/\6: in 6 s langsam hoch und in 6 s wieder runter. Englisch: Sweep Pattern
Trägerfrequenz	Die fest eingestellte MF-Frequenz, meistens 2500 Hz oder 4000 Hz
Vektor	Vergrößerung des effektiven Stimulationsgebiets mittels automatischen Variierens der Intensität und/oder Frequenz
Modulationstiefe	Ausmaß der Modulation in Prozent, gibt an, inwiefern die Intensität von einer Schwebung zu- und abnimmt

Manche Hersteller verwenden für die hier erwähnten Begriffe andere Bezeichnungen. Siehe dazu die Gebrauchsanleitung

3.11 Indikationen und Kontraindikationen für TENS (inkl. MF, MES, HVPC)

3.11.1 Indikationen

- Akute und chronische Schmerzen, inklusive neurogene Schmerzen
- Postoperative oder posttraumatische Schmerzen
- Wundheilungsstörungen

3.11.2 Kontraindikationen

Mit den Kontraindikationen ist es so eine Sache. Wenn man die verschiedenen Fachbücher zurate zieht, sind sich die Autoren leider nicht immer einig (Houghton et al. 2010). Insbesondere werden selten Referenzen erwähnt. Nicht nur, weil es diese nicht gibt, sondern auch, weil in vielen Fällen der gesunde Menschenverstand ausreicht. Siehe dazu den sehr lesenswerten Review von Smith und Pell (2003) zum Fehlen von Studien zur Verwendung von Fallschirmen. Die später durchgeführte RCT zur Wirksamkeit derselben ist ebenso lesenswert (Yeh et al. 2008). Forschung kann durchaus Spaß machen.

TENS sollte nicht angewendet werden

- in Bereichen, in denen es zu Fehlfunktionen elektronischer Geräte, einschließlich Herzschrittmachern und implantierten Kardioverter-Defibrillatoren (ICDs), kommen könnte (Vlay 1998; Holmgren et al. 2008). Der empfohlene Sicherheitsabstand von mindestens 50 cm zwischen Elektroden und Schrittmacher reicht nachweislich nicht aus (siehe weiter unten, 3.12.3). Gegebenenfalls mit dem Kardiologen absprechen;
- in Bereichen mit liegendem Osteosynthesematerial. Dass man IF/MF-Ströme bei liegendem Osteosynthesematerial verwenden darf, **ist definitiv falsch**. Ford et al. (2005) und Satter (2008) haben ernste Verbrennungen beschrieben bei Patienten, die mit Interferenzstrom behandelt wurden mit Metall im Behandlungsareal;
- am unteren Rücken oder Bauch von schwangeren Frauen im ersten Trimester,

- ohne spezielle Ausbildung auf Akupunkturpunkten bei schwangeren Frauen,
- in Regionen mit bekannter oder vermuteter Malignität,
- auf kürzlich bestrahlten Körperbereichen,
- bei Personen mit aktiver tiefer Venenthrombose oder Thrombophlebitis (lokal),
- bei aktiv blutendem Gewebe oder bei Personen mit unbehandelten hämorrhagischen Störungen,
- auf infiziertem Gewebe, bei Tuberkulose oder Wunden mit zugrunde liegender Osteomyelitis (lokal),
- ohne spezielle Ausbildung auf dem Thorax bei Personen mit Herzerkrankungen, Herzrhythmusstörungen oder Herzinsuffizienz,
- im Hals- oder Kopfbereich von Personen, von denen bekannt ist, dass sie epileptische Anfälle haben,
- transkraniell ohne spezielle Ausbildung,
- ohne spezielle Ausbildung auf Bereichen in der Nähe von Fortpflanzungsorganen oder Genitalien,
- auf Bereichen in der Nähe von oder über den Augen,
- am vorderen Hals oder auf dem Halsschlagader,
- auf beschädigten oder gefährdeten Hautbereichen, die zu ungleichmäßiger Stromleitung führen würden (ausgenommen offene Wunden, bei denen die spezifische Absicht besteht, elektrische Stimulation zur Gewebeheilung einzusetzen),
- in Bereichen mit gestörter Sensibilität (Ward und Robertson 1998), relativ (sehr gut überwachen! Siehe aber auch Cuypers et al. 2010),
- bei Personen mit Beeinträchtigungen der Kognition oder Kommunikation, die dadurch in ihrer Fähigkeit, adäquates Feedback zu geben, beeinträchtigt sind, relativ (sehr gut überwachen!),
- bei Schmerzen unklarer Genese,
- bei allgemeinem Unwohlsein, Fieber, relativ (sehr gut überwachen!),
- bei ängstlichen Personen, allgemeiner Erregung, traumatisierten Patienten (Folteropfer).

3.12 Risiken und Nebenwirkungen bei TENS-Anwendungen (inkl. MF)

3.12.1 Saugelektroden

Für den Einsatz von MF-Strom werden gerne sog. Saugelektroden benutzt, flexible Gummiglocken mit feuchten Schwämme darin. Die verwendeten Geräte haben in der Regel auf der Rückseite einen kleinen Behälter, in dem das Wasser, das aus den Glocken gesaugt wird, aufgefangen wird. In einer eigenen Arbeit zum Thema Risikomanagement in der Physiotherapie hat der Autor in einem Krankenhaus festgestellt, dass der besagte Behälter trotz regelmäßiger Reinigung stark kolonisiert war mit Burkholderia cepacia (Abb. 3.11). Das Innenleben des Gerätes wurde nicht überprüft. Burkholderia ist ein multiresistenter Mikroorganismus, der die Zwiebelhautfäule verursacht und überall im Grundwasser und Erdreich vorkommt. Jeder von uns hat ihn an den Schuhen. Insbesondere für Patienten mit einer Mukoviszidose kann eine Infektion mit diesem Organismus sehr ernste Folgen haben. Es wird also mit großem Nachdruck empfohlen, diese Wasserbehälter täglich gründlich zu reinigen und zu desinfizieren. Eine regelmäßige bakteriologische Überprüfung schadet bestimmt nicht, man kann ja im selben Zuge die Ultraschallköpfe und das Gel prüfen.

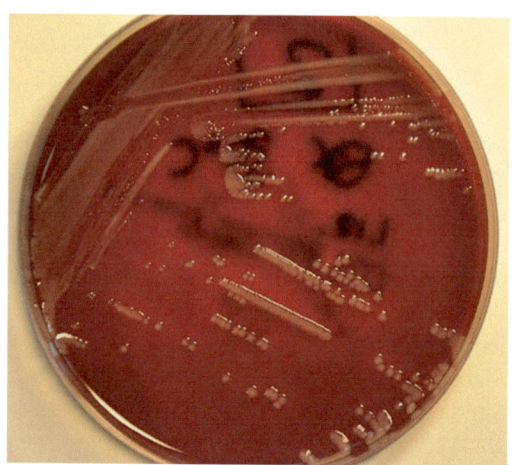

Abb. 3.11 Burkholderia cepacia

3.12.2 Kontaktdermatitis

- Dwyer et al. beschrieben 1994 einen Patienten mit Kontaktdermatitis an den Stimulationsstellen nach mehrmaliger TENS-Anwendung. Allergietests zeigten, dass der Patient auf Propylenglycol im Kontaktgel reagierte. Reaktionen auf diese Substanz sind häufig.
- Corazza et al. beschrieben 1999 eine Patientin mit Kontaktdermatitis wenige Minuten nach einer TENS-Behandlung am Rücken. Allergietests zeigten eine Nickelallergie. Der Hersteller erklärte auf Anfrage der Untersucher, dass ihre Elektroden kein Nickel enthielten, sondern goldbeschichtetes Kupfer. Eine Analyse der Elektroden wies Nickel statt Gold nach.
- Castelain und Chabeau beschrieben 1986 drei Patienten mit Kontaktdermatitis nach TENS-Anwendungen lumbal. Die Patienten reagierten positiv auf Allergietests für Propylenglycol. Die Hersteller der Elektroden waren nicht bereit, Angaben zur Zusammensetzung des Kontaktgels zu machen.
- Weber-Muller et al. beschrieben 2004 zwei Patienten mit einer Kontaktdermatitis aufgrund einer allergischen Reaktion wegen mehrerer Substanzen im Elektrodengel. Es handelte sich dabei um Ethylenglycoldimethylacrylat, Ethylacrylat, 2-Hydroxyethylacrylat, Triethyleneglycoldiacrylat, 2-Hydroxyethylmethacrylat und 2-Hydroxypropylmethacrylat.

Wir sehen hier die bekannte Spitze des Eisbergs. Da es um relativ harmlose Reizungen geht und weil es in der Physiotherapie noch keine richtige Meldekultur für sog. unerwünschte Ereignisse gibt, haben wir absolut keine Ahnung, wie oft diese Irritationen auftreten. Aus eigener Erfahrung und aufgrund von Rückmeldungen in Kursen und Fortbildungen kann der Autor bestätigen, dass es „eher häufig" ist. Die Behandlung ist einfach: den Patienten aufklären, Elektrodenhersteller wechseln, die gereizte Stelle mit einer entsprechenden Salbe oder Creme behandeln und vorübergehend eine andere Lokalisation für die Elektroden wählen. Bei stärkeren Irritationen, die zum Glück wirklich selten sind, oder bei Unklarheiten sollte unbedingt ein Arzt konsultiert werden. Da heutzutage fast jeder eine Kamera bei sich hat, sollte die betroffene Stelle fotografiert werden.

3.12.3 Schrittmacher

- Weitz et al. beschrieben 1997, wie eine postoperative parasternale TENS-Anwendung im 24-Stunden-EKG bei einer Patientin ein Vorhofflimmern vortäuschte. Die Autoren weisen darauf hin, dass die Fehlinterpretation zu Überdiagnostik und einer falschen Therapie hätte führen können.
- Vlay hat 1998 einen Fall beschrieben, in dem ein Patient mit implantiertem Schrittmacher und Kardioverter-Defibrillator (Implanted Cardioverter Defibrillator, ICD) während einer TENS-Behandlung einen Elektroschock erlitten hatte. Die Elektroden waren mehr als 50 cm vom Pulsgenerator entfernt am Sacrum angelegt. Vlay weist darauf hin, dass den Patienten erklärt werden muss, diese Quellen von elektromagnetischen Interferenzen zu meiden.
- Crevenna et al. stellten 2003 während der Muskelstimulation am Quadrizeps mit TENS-ähnlichen Parametern bei 3 von 8 Patienten mit sog. DDD-R-Schrittmacher Störungen des Schrittmachers fest. Auch hier waren es bestimmt mehr als 50 cm Sicherheitsabstand zwischen Elektroden und Schrittmacher.
- Pyatt et al. beschrieben 2003 einen Patienten mit Angina-pectoris-Beschwerden nach einer Bypassoperation und Implantation eines ICD. Zur Schmerzbehandlung wurde Burst TENS eingesetzt. Die Elektroden lagen am ventralen Thorax im schmerzhaften Bereich. Bei einer Kontrolle nach 6 Monaten meldete der Patient, dass er einmal während der TENS-Anwendung einen Schock erlitten hatte und dass ihm während jeder Anwendung schwindlig wurde. Zudem wurde er bradykard (deshalb der Schwindel). Sobald er das Gerät abstellte, verschwanden die Symptome. Die Kontrolle des ICD zeigte, dass das TENS-

Gerät die Funktion des ICD störte. Die Anwendung wurde beendet. Die Autoren weisen darauf hin, dass sich auch nach anfänglich problemloser Anwendung Probleme entwickeln können und dass die Patienten in dieser Hinsicht deshalb besonders gut aufgeklärt werden müssen.
- Occhetta et al. untersuchten 2006 die Inzidenz und die klinische Relevanz von Störungen von ICDs aufgrund externer elektromagnetischer Interferenzen. Bei 13 von 336 Patienten waren zwischen 1989 und 2005 unerwünschte Schocks aufgetreten, bei 2 Patienten aufgrund einer nicht näher beschriebenen TENS-Behandlung. Den Patienten wurde empfohlen, diese Therapieart zu meiden, und es traten keine weiteren Störungen auf.
- Nägele und Azizi berichteten 2006 von einem Fall, bei dem ein Patient im oberen Lumbalbereich mit TENS behandelt wurde (50 Hz, 40 mA). Praktisch sofort nach Behandlungsbeginn verspürte er einige Schocks von seinem ICD, die Behandlung wurde sofort abgebrochen und der Patient wurde auf die Kardiologie verlegt.
- Engelhardt et al. (2007) beschreiben einen Fall, in dem nach einer Schultergelenksersatzplastik die Stimulation des Plexus brachialis rechts mit 1 ms, 1,4 mA zum kompletten vorübergehenden Ausschalten des Schrittmachers (ebenso rechts) führte.
- Holmgren et al. untersuchten 2008 den Einfluss von TENS auf ICDs. Dazu wurde bei 30 Patienten mit einem ICD unter ärztlicher Überwachung an zwei verschiedenen Stellen TENS angewendet. Die Elektroden wurden zuerst proximal der Mamillen platziert. Im zweiten Versuch wurden die Elektroden über die Spinae iliacae anteriores superiores (SIAS) platziert. Als Anwendung wurden Low Frequency TENS und High Frequency TENS eingesetzt. Die Platzierung proximal der Mamillen löste bei 16 von 30 Patienten Interferenzen mit dem ICD aus, die Platzierung über die SIAS bei 7 von 30 (mehr als 50 cm!). Die Anwendungen unterschieden sich hinsichtlich der Störungen nur minimal. Die Autoren empfehlen, bei Patienten mit einem ICD kein TENS anzuwenden.
- Carlson et al. untersuchten 2009 den Einfluss von TENS auf implantierte Herzschrittmacher. Bei 29 Patienten wurde unter ärztlicher Überwachung TENS mit 2 Hz und mit 80 Hz eingesetzt. Die Elektroden wurden proximal der Mamillen platziert. Im ersten Versuch wurden die beiden TENS-Anwendungen bei normaler Schrittmacherempfindlichkeit durchgeführt. Danach wurde der Schrittmacher auf maximale Empfindlichkeit eingestellt. Bei lediglich 5 der 29 Patienten traten keine Störungen auf. Bei normaler Empfindlichkeit traten bei 80 Hz bei 9 und bei 2 Hz bei 14 Patienten Störungen auf. Bei maximaler Empfindlichkeit traten bei 80 Hz bei 17 und bei 2 Hz bei 22 Patienten Störungen auf. Die Autoren plädieren dafür, eine kontrollierte Probeanwendung durchzuführen, bevor an Schrittmacherpatienten ein TENS-Gerät abgegeben wird, und danach die Behandlung zu überwachen. Die Autoren schlagen vor, am Schrittmacher die niedrigste klinisch noch vertretbare Empfindlichkeit einzustellen.
- Cenik et al. (2016) empfehlen bei der Anwendung von neuromuskulärer Elektrostimulation (NMES) (mit TENS-ähnlichen Parametern) klare Vorsichtsmaßnahmen. Individuelle Risiken (Abhängigkeit vom Schrittmacher, akutes Herzversagen, instabile Angina pectoris, ventrikuläre Arhythmien in den letzten 3 Monaten) müssen ausgeschlossen sein, NMES sollte nur für die Oberschenkel- und Gesäßmuskulatur verwendet werden, die Compliance des Patienten insbesondere zu Hause muss gewährleistet sein und es bedarf einer regelmäßigen Überwachung vom behandelnden Kardiologen.
- Badger et al. (2017) schreiben in ihrem Review, dass die Anwendung von Elektrostimulation an der unteren Extremität bei Schrittmacherpatienten wahrscheinlich sicher sei. Da es aber zu wenig verlässliche Informationen gibt, sollte man dennoch bei der Anwendung von Elektrostimulation bei Patienten mit einem Schrittmacher oder einem ICD Vorsicht walten lassen.

- Egger et al. haben 2019 an einem pyjama-artigen Modell, bestehend aus mehreren mit NaCl-Lösung getränkten Handtüchern, Messungen durchgeführt. Sie stellten fest, dass unilaterale Stimulationen am „Oberschenkel" und am „Oberarm" des Modells keine Störungen des jeweils getesteten Schrittmachers verursachten, bilaterale Anwendungen aber sehr wohl. Ihre Parameter sind nicht nachvollziehbar, aber waren „typisch für die Elektrostimulation" und wurden mit der maximal möglichen Intensität durchgeführt. Ihre Schlussfolgerung: Elektrostimulation kann störend auf Schrittmacher wirken, insbesondere bilaterale Anwendungen. Unilaterale Anwendungen scheinen sicher zu sein.
- … und es gibt noch viel mehr davon …

Schrittmacher und implantierte Kardioverter-Defibrillatoren (ICDs) können nachweislich durch TENS- und MF-Anwendungen gestört werden. Bei den Patienten mit ICDs bedeutet dies, dass sie im wachen Zustand einen oder mehrere ziemlich heftige Schocks bekommen, trotz Einhaltung des empfohlenen Sicherheitsabstandes von 50 cm zwischen Elektroden und ICD.

Der Demand-Schrittmacher misst und überwacht über eine Elektrode die Herzaktivität und gibt nur bei Aussetzen der Eigenstimulation Impulse ab. Heute werden fast nur noch multiprogrammierbare Demand-Schrittmacher implantiert. Exogene elektrische Reize (Elektrotherapie) und starke elektromagnetische Felder (hochfrequente Elektrotherapie, zum Beispiel UKW, und Mikrowelle) stören nachweisbar die Funktion eines solchen Gerätes. Die sog. „Permanentschrittmacher" werden durch solche äußeren Reize nicht gestört und stellen deshalb auch keine Kontraindikation dar, nur relativ bei lokaler Anwendung. Diese Schrittmacher geben ständig Stimulationsimpulse ab, aber der Typ wird heute nur in Ausnahmefällen eingesetzt.

Aufgrund dieser Lage müssen der Schrittmacher und der implantierte Kardioverter-Defibrillator als absolute Kontraindikation für jede Behandlung mit niederfrequentem Reizstrom, TENS und Interferenzstrom betrachtet werden. Dies gilt auch für Hochfrequenzanwendungen, dazu mehr im entsprechenden Kap. 7. Der Autor läuft selbst mit einem „State of the Art"-ICD herum und kann bestätigen, dass eine Low TENS-Anwendung am linken Ellbogen mit einem qualitativ hochwertigen TENS-Gerät zur raschen Aktivierung des ICD führt. Am rechten Ellbogen ist dies nicht der Fall. Das ICD sitzt links oben am Thorax, etwa 2 Querfinger distal der Clavicula.

ICD-Aktivierung

Was passiert denn eigentlich bei einer solchen Interaktion? Sagen wir mal, der Patient wendet TENS an und wird zufällig ausgerechnet gerade in dem Moment bradykard und die Herzschlagfrequenz unterschreitet die am Gerät eingestellte Schwelle. Normalerweise greift nun der Demand-Schrittmacher ein und gibt seine Extra-Impulse ab, damit die Pumpe weiterarbeitet. Das Gerät kann aber vom TENS-Gerät in die Irre geführt werden und „meinen", das Herz des Patienten schlüge ja schon mehr oder weniger regelmäßig und brauche keine zusätzliche Unterstützung. Dem Patienten wird es aufgrund der Minderdurchblutung seines Hirns schwindlig und er wird, wenn er Glück hat, nur bewusstlos. Ein gut aufgeklärter Patient weiß das und stellt beim ersten Ansatz von Schwindel das TENS-Gerät ab. Nichts passiert. Bei ICDs sieht das anders aus. ICDs sind dazu da, bei Arhythmien Serien von Impulsen abzugeben, die das Herz dazu veranlassen sollen, zum Sinusrhythmus zurückzukehren (der Arzt spricht dabei nicht von Schocks, sondern eher euphemistisch von Stimulationen). Diese Schocks werden schrittweise stärker, je nachdem, ob der gestörte Rhythmus normalisiert wird oder nicht. Die ersten Stimulationen fühlen sich an wie eine Serie ziemlich kräftiger dumpfer Schläge auf den Thorax. Misst das ICD keine Änderung, nimmt die Intensität dieser Stimulationen zu. Normalerweise ist der Patient dann bereits bewusstlos und nimmt die Stimulationen nicht wahr. Nicht so bei der TENS-Anwendung, da bleibt man wach. Autsch.

TENS wird bei Patienten mit Angina-pectoris-Beschwerden manchmal zur Schmerzlinderung benutzt. Die Elektroden werden dazu ventral am Thorax angelegt. Kardiologen empfehlen, bei solchen Patienten unter genauer Überwachung diese Behandlung auszuprobieren, bevor den Patienten ein Gerät abgegeben wird. Die Patienten müssen selbstverständlich sehr genau über eventuelle Symptome (Bradykardie, Schwindel) aufgeklärt und regelmäßig kontrolliert werden.

3.12.4 TENS während der Schwangerschaft

Eine Schwangerschaft im ersten Trimester gilt als absolute Kontraindikation für eine TENS-Behandlung in der Nähe des Bauchs und am unteren Rücken. Nicht dass jemand diese Aussage je validiert hätte, aber manchmal braucht es halt keine RCT, siehe dazu die oben erwähnte Fallschirmstudie. Nun gibt es sehr viele Frauen, die während der Schwangerschaft, insbesondere nach dem ersten Trimester, Beschwerden lumbal oder in der Gegend der Symphyse bekommen. Außer dem Einsatz der üblichen Maßnahmen wie der Beratung zu Aktivitäten des täglichen Lebens, bewegungstherapeutischer Maßnahmen, eventuell von etwas Manualtherapeutischem, kann man durchaus den Einsatz von TENS erwägen. Literatur über Behandlungen im letzten Trimester belegt, dass TENS ohne Risiko für Mutter und Kind benutzt werden kann. Es wurden Studien mit TENS durchgeführt bei Frauen mit einer Plazentainsuffizienz, die sogar nachwiesen, dass TENS hier wirksam sei (Kubista et al. 1987; Enzelsberger et al. 1991). Ein Cochrane-Review behauptet das Gegenteil, aber immerhin wurden keine nachteiligen Effekte erwähnt (Gülmezoglu und Hofmeyr 2000). Die Parameter für die Behandlung der Plazentainsuffizienz von Kubista et al. kann man unter Berücksichtigung aktuellerer Erkenntnisse auch für Rückenschmerzen verwenden:

- 2 Paar Elektroden: 1 Paar lumbal paravertebral zwischen T10 und L1, 12 × 3 cm, 1 Paar paravertebral sakral S2–S4, 8 × 3 cm.
- Intensität 20 bis 40 mA, gut tolerierbar. Hier würde man heute sagen: so hoch wie möglich.
- Frequenz 40 Hz. Hier würde man heute zur Schmerzlinderung 80–100 Hz empfehlen.
- Phasendauer 250 µs, bipolare Rechteckimpulse. Kürzer ist auch erlaubt, um 100 µs.
- Behandlungsdauer 2-mal täglich 30 min.
- Behandlungszeit: täglich von der 29. bis zur 38. Schwangerschaftswoche.

TENS darf selbstverständlich nie eingesetzt werden, wenn auch nur das geringste Risiko für Mutter oder Kind besteht, zum Beispiel bezüglich der Auslösung von Wehen. Dunn et al. (1989) haben versucht, bei 20 Frauen bei einer Terminüberschreitung über zwei dafür geeignete Akupunkturpunkte mit TENS Wehen einzuleiten. 10 bekamen TENS (30 Hz) an den Punkten Milz 6 und Leber 3, eine zweite Gruppe von 10 Frauen bekam eine Placebobehandlung. Während der Stimulation wurden in der Verumgruppe kräftigere und häufigere Kontraktionen festgestellt. Diese hörten auf, sobald die Stimulation beendet wurde.

Es gibt Akupunkturpunkte, die während einer Schwangerschaft vermieden werden sollten. Diese Punkte sind LI4 (im M. interosseus I), SP6, BL60, BL67 (alle drei um das Sprunggelenk herum), GB2 (mittlerer Bereich Trapezius). Auch erwähnt werden St36 und GB34 (beim Fibulaköpfchen). Therapeuten mit einer entsprechenden Ausbildung sind hierüber selbstverständlich informiert. Therapeuten ohne eine solche Ausbildung sollten die Finger davon lassen.

3.13 Patienteninformation TENS

Merkblatt für Patienten
Dieses Kapitel ist als zusätzliche Information für Patienten gedacht und ersetzt nicht die Information in der Gebrauchsanleitung des TENS-Gerätes und/oder die Information vom Therapeuten/in oder Arzt/Ärztin.

Es soll diese lediglich ergänzen. Das Merkblatt darf für nichtkommerzielle Zwecke ohne Erlaubnis des Autors, aber bitte mit Quellenangabe, **kostenlos** an Patienten abgegeben werden. Bei kommerzieller Verwendung besteht der Autor auf eine Benachrichtigung.

Der Autor geht davon aus, dass Patienten, die dieses Merkblatt erhalten, gründlich aufgeklärt wurden und dass man die Wirksamkeit der TENS-Behandlung bei diesen Patienten festgestellt hat.

Es wäre absolut falsch und fahrlässig, einem Patienten ein Gerät abzugeben, ohne in der Praxis oder in der Klinik eine Probebehandlung von mindestens 6 TENS-Sitzungen durchgeführt zu haben.

Die Tipps wurden nach bestem Wissen und Gewissen zusammengestellt. Der Autor übernimmt aber absolut keine Verantwortung bezüglich der Richtigkeit der Indikationsstellung bei der Abgabe eines TENS-Gerätes.

Liebe/r Patient/in,
falls Sie im Kaufhaus oder im Versand ein TENS-Gerät erstanden haben und nun damit herumexperimentieren, erwarten Sie von der Behandlung keine Wunder. Die Wirksamkeit der TENS ist von vielen Faktoren abhängig. Eine Fachperson muss abklären, welche Art von TENS für Ihr spezielles Problem am effektivsten ist und welche Einstellungen dazu am Gerät vorgenommen werden müssen.

Die Information in der Gebrauchsanleitung ist diesbezüglich ungenügend (und der Verkäufer im Kaufhaus ist auch nicht gerade die geeignete Person). Nehmen Sie lieber Kontakt mit einem Physiotherapeuten oder Arzt auf, der sich mit der TENS-Behandlung auskennt. Es wird sich lohnen.

Sie haben ein TENS-Gerät, mit dem Sie Ihre Schmerzen zu Hause selbst behandeln können. Halten Sie sich in jedem Fall an die Gebrauchsanleitung Ihres Gerätes und and die Anweisungen Ihres Therapeuten/Arztes.

Wenn Sie zufrieden sind mit der Schmerzlinderung, die Sie mit Ihrem TENS-Gerät erhalten, machen Sie bestimmt alles richtig. Ändern Sie die Einstellungen am Gerät nicht, machen Sie weiter wie bisher. Gehen wir mal davon aus, dass Sie neue Batterien verwenden, dass die Elektroden noch gut leiten und dass Ihr Schmerzproblem sich nicht verschlimmert hat. Dies sind nämlich die häufigsten Gründe dafür, dass eine anfänglich erfolgreiche TENS-Behandlung irgendwann weniger Erfolg hat.

Wenn Sie nicht zufrieden sind mit der Wirkung der TENS, machen Sie möglicherweise etwas nicht richtig. Mit den nachfolgenden Tipps sollten Sie mehr Erfolg haben. Lesen Sie aber trotzdem die Gebrauchsanleitung sorgfältig durch, diese enthält häufig die technische Information, die Sie benötigen. Die meisten TENS-Benutzer verspüren bei der Anwendung von TENS fast immer quasi sofort eine Schmerzlinderung, wenn sie sich an die Gebrauchsanleitung halten.

Führen Sie die Behandlung aus wie vorgeschrieben und haben Sie trotzdem keinen Erfolg? Dann versuchen Sie die nachfolgenden Tipps, die Reihenfolge ist beliebig:

1. Hohe Frequenzen (die Hz-Zahl am Gerät) sollten sich anfühlen wie ein sehr starkes „Kribbeln", „Ameisenlaufen" oder „Einschlafen", und zwar idealerweise in dem Gebiet, in dem Sie Ihre Schmerzen haben. Das Gefühl muss aber schon noch erträglich sein. Gehen wir mal davon aus, dass Sie bei der TENS-Anwendung dieses Kribbeln spüren. Während der Behandlung (also nicht den Strom runterdrehen!) verändern Sie am TENS-Gerät die Dauer des Impulses (die sog. Impulsdauer, Impulsbreite oder Phasendauer). Wahrscheinlich steht hier beim Knopf ein µ-Zeichen. Das bedeutet „mikro" und steht hier für millionstel Sekunde. Vielleicht haben Sie keinen Knopf für diese Einstellung. Dann findet sich häufig im Batteriefach eine kleine Schraube, die demselben Zweck dient. Drehen Sie nun den Knopf (oder die Schraube) so, dass die Impulsdauer länger wird. Wenn Sie zum Beispiel mit 60 µs angefangen haben, drehen Sie langsam hoch bis 80–100 µs oder noch höher. Falls Sie nun das Gefühl bekommen, dass sich das Kribbeln von vorher ausbreitet, also dass das Gebiet, in dem es kribbelt, größer wird, dann ist das sehr gut! Ebenso gut ist es, wenn Sie das Gefühl bekommen, dass das

Stromgefühl mehr in die Tiefe geht. Behalten Sie nun diese Einstellungen bei und führen Sie die Behandlung durch. Notieren Sie sich die Einstellungen. Wenn sich das Kribbeln nicht ausbreitet oder wenn das Gefühl nicht in die Tiefe geht, gehen Sie mit der Pulsdauer wieder zurück auf die erste Einstellung (in diesem Beispiel 60 µs). Wenn während der Behandlung das Stromgefühl abnimmt, drehen Sie die Intensität hoch, bis das Stromgefühl wieder so ist wie vorher.

2. Niedrige Frequenzen sollten Sie deutlich wahrnehmen, und zwar als Pulsieren oder Zucken. Je nach Intensität tritt ein mehr oder weniger starkes Zucken der Muskulatur auf. Dies ist grundsätzlich erwünscht! Die Behandlung muss mindestens 25–30 min, aber besser noch 40–45 min dauern, damit die Produktion der körpereigenen morphinartigen Substanzen (sog. Endorphine) angeregt wird. Falls Sie während dieser langen TENS-Behandlung durch das Zucken Schmerzen bekommen, ist die Einstellung womöglich für Sie in diesem Moment zu hoch. Brechen Sie diese Behandlung ab und warten Sie, bis die Schmerzen wieder abgeklungen sind. Das kann am selben Tag sein oder auch erst am nächsten. Wählen Sie bei der nächsten Behandlung eine kürzere Impulsdauer, damit die Muskelzuckungen weniger stark sind. Wenn trotzdem wieder Schmerzen auftreten, lösen Sie bei der nächsten Behandlung nur ganz feine Zuckungen aus, indem Sie die Intensität weniger hoch einstellen. Bleibt die Reaktion gleich, dann ist diese TENS-Form wahrscheinlich für den Moment zu intensiv für Sie. Wenn Sie mögen, versuchen Sie es noch ein- bis zweimal mit der letzten, sehr feinen Einstellung. Bitte bedenken Sie, dass es bei solch intensiven TENS-Behandlungen am Anfang sehr häufig zu einer – meistens eher leichten – Verschlimmerung kommen kann. Brechen Sie die Behandlung deshalb nicht sofort ab und verlieren Sie schon gar nicht den Mut! Sprechen Sie mit Ihrem Therapeuten oder Arzt.

3. Achten Sie darauf, dass die Elektroden immer gut und mit gleichmäßigem Druck befestigt sind. Verwenden Sie statt Gel mal ein nasses Papiertuch unter den Elektroden.

4. Versuchen Sie, die Elektroden an einem anderen Ort zu platzieren. Das sollten Sie aber bei speziellen Behandlungen wie bei einer Stellatum-Blockade oder bei einer Kaada-Stimulation nicht machen. Da sind die Platzierungen genau vorgegeben und sollten nicht geändert werden.

5. Wenn Sie TENS gegen Rückenschmerzen einsetzen, platzieren Sie eine Elektrode (bei monophasischer TENS die Kathode) genau auf die schmerzhafte Stelle und die zweite Elektrode gegenüber auf die andere Seite der Wirbelsäule, gleich weit von der Wirbelsäule entfernt wie die erste Elektrode. Oder platzieren Sie die Elektroden mal beidseits der Wirbelsäule, etwa 2–3 cm auseinander, in Höhe der Schmerzen.

6. Probieren Sie während der Behandlung unterschiedliche Pulsfrequenzen aus. Zum Beispiel 10 min eine hohe Frequenz und anschließend 10 min eine niedrige Frequenz. Haben Sie keine Angst, herumzuexperimentieren! Probieren Sie jede neue Einstellung 2–4 Tage aus, bevor Sie die Einstellung eventuell wieder ändern.

7. Bewegen Sie während der TENS-Behandlung den schmerzhaften Körperteil vorsichtig.

8. Manche Patienten haben mehr Erfolg mit der Behandlung, wenn sie nach der TENS-Anwendung die behandelte Stelle 10 min lang etwas kühlen. Nehmen Sie einen Eiswürfel und reiben Sie die schmerzhafte Stelle leicht damit ein.

9. Bedenken Sie, dass es länger dauern kann, bis Sie auf die Behandlung ansprechen, wenn die Schmerzen bereits lange bestehen.

10. Starker Kaffee- oder Teekonsum kann die Wirkung der TENS herabsetzen. Halbieren Sie Ihre Ration.

11. Manchmal braucht es 2–3 Behandlungen pro Tag über mehrere Tage hinweg, bis eine Schmerzlinderung auftritt, also brechen Sie die Behandlung nicht schon nach einigen wenigen Versuchen ab. Ziehen Sie die Therapie mindestens 2 Wochen lang konsequent durch, es sei denn, die Schmerzen verschlim-

mern sich! In diesem Fall nehmen Sie bitte unbedingt Kontakt mit Ihrem Therapeuten oder Arzt auf.
12. Nehmen Sie unbedingt wie gewohnt Ihre Schmerzmedikamente ein. Wenn Sie während der TENS-Behandlung die Medikamente absetzen und die Schmerzen nehmen zu, können Sie nicht wissen, was die Ursache der Verschlimmerung ist: TENS oder weniger Schmerzmittel.

Literatur

Aarskog R, Johnson MI, Demmink JH, Lofthus A, Iversen V, Lopes-Martins R, Joensen J, Bjordal JM (2007) Is mechanical pain threshold after Transcutaneous Electrical Nerve Stimulation (TENS) increased locally and unilaterally? A randomized placebo-controlled trial in healthy subjects. Physiother Res Int 12(4):251–263

den Adel RV, Luykx RHJ (2005) Nieder- und mittelfrequente Elektrotherapie. Therapie Handbuch, Enraf Nonius

Ainsworth L, Budelier K, Clinesmith M, Fiedler A, Landstrom R, Leeper BJ, Moeller LA, Mutch S, O'Dell K, Ross J, Radhakrishnan R, Sluka KA (2006) Transcutaneous electrical nerve stimulation (TENS) reduces chronic hyperalgesia induced by muscle inflammation. Pain 120:182–187

Albornoz-Cabello M, Maya-Martín J, Domínguez-Maldonado G, Espejo-Antúnez L, Heredia-Rizo AM (2017) Effect of interferential current therapy on pain perception and disability level in subjects with chronic low back pain: a randomized controlled trial. Clin Rehabil 31(2):242–249

Allen JD, Mattacola CG, Perrin DH (1999) Effect of microcurrent stimulation on delayed-onset muscle soreness: a double-blind comparison. J Athl Train 34(4):334–337

Almeida CC, Silva VZMD, Júnior GC, Liebano RE, Durigan JLQ (2018) Transcutaneous electrical nerve stimulation and interferential current demonstrate similar effects in relieving acute and chronic pain: a systematic review with meta-analysis. Braz J Phys Ther 22(5):347–354

Andersson SA, Ericson T, Holmgren E, Lindqvist G (1973) Electro-acupuncture. Effect on pain threshold measured with electrical stimulation of teeth. Brain Res 63:393–396

Antony AB, Mazzola AJ, Dhaliwal GS, Hunter CW (2019) Neurostimulation for the treatment of chronic head and facial pain: a literature review. Pain Pysician 22(5):447–477

Asadi MR, Torkaman G (2014) Bacterial inhibition by electrical stimulation. Adv Wound Care 3(2):91–97

Avendaño-Coy J, Bravo-Esteban E, Ferri-Morales A, Martínez-de la Cruz R, Gómez-Soriano J (2019) Does frequency modulation of transcutaneous electrical nerve stimulation affect habituation and mechanical hypoalgesia? A randomized, double-blind, sham-controlled crossover trial. Phys Ther 99(7):924–932

Back SK, Lee J, Hong SK, Na HS (2006) Loss of spinal μ-opioid-receptor is associated with mechanical allodynia in a rat modell of peripheral neuropathia. Pain 123:117–126

Badger J, Taylor P, Swain I (2017) The safety of electrical stimulation in patients with pacemakers and implantable cardioverter defibrillators: a systematic review. J Rehabil Assist Technol Eng 4. https://doi.org/10.1177/2055668317745498

Bai H, Forrester JV, Zhao M (2011) DC electric stimulation upregulates angiogenic factors in endothelial cells through activation of VEGF receptors. Cytokine 55(1):110–115

Barker R, Lang T, Hager H et al (2007) The influence of stellate ganglion transcutaneous electrical nerve stimulation on signal quality of pulse oximetry in prehospital trauma care. Anesth Analg 104(5):1150–1153

Beatti A, Rayner A, Chipchase L, Souvlis T (2011) Penetration and spread of interferential current in cutaneous, subcutaneous and muscle tissues. Physiotherapy 97(4):319–326

Beissner F, Brandau A, Henke C, Felden L, Baumgärtner U, Treede RD, Oertel BG, Lötsch J (2010) Quick discrimination of A(delta) and C fiber mediated pain based on three verbal descriptors. PLoS One 5(9):e12944

Bergeron-Vézina K, Corriveau H, Martel M, Harvey MP, Léonard G (2015) High- and low-frequency transcutaneous electrical nerve stimulation does not reduce experimental pain in elderly individuals. Pain 156(10):2093–2099

Bhadra N, Kilgore KL (2004) Direct current electrical conduction block of peripheral nerve. IEEE Trans Neural Syst Rehabil Eng 12(3):313–324

Bing Z, Villanueva L, Le Bars D (1990) Acupuncture and diffuse noxious inhibitory controls: naloxone-reversible depression of activities of trigeminal convergent neurons. Neuroscience 37(3):809–818

Bjordal JM, Johnson MI, Ljunggreen AE (2003) Transcutaneous electrical nerve stimulation (TENS) can reduce postoperative analgesic consumption. A meta-analysis with assessment of optimal treatment parameters for postoperative pain. Eur J Pain 7(2):181–188

Bjordal JM, Johnson MI, Lopes-Martins RAB, Bogen B, Chow R, Ljunggren AE (2007) Short-term efficacy of physical interventions in osteoarthritic knee pain. A systematic review and meta-analysis of randomised placebo-controlled trials. BMC Musculoskelet Disord 22(8):51

Bouhassira D, Le Bars D, Villanueva L (1987) Heterotopic activation of A delta and C fibres triggers inhibition of trigeminal and spinal convergent neurones in the rat. J Physiol 389:301–317

Bowman BR, McNeal DR (1986) Response of single Alpha motoneurons to high frequency pulse trains: firing behaviour and conduction block phenomenon. Appl Neurophysiol 49(3):121–138

Bridges PH, Bierema LL, Valentine T (2007) The propensity to adopt evidence-based practice among physical therapists. BMC Health Serv Res 7:103

Bromm B, Lullies H (1966) Über den Mechanismus der Reizwirkung mittelfrequenter Wechselströme auf die Nervenmembran. Pflügers Arch. ges. Physiol 289:214–226

Buonocore M, Camuzzini N (2007) Increase of the heat pain threshold during and after high-frequency transcutaneous peripheral nerve stimulation in a group of normal subjects. Eura Medicophys 43(2):155–160

Buonocore M, Camuzzini N, Dall'Angelo A, Mandrini S, Dalla Toffola E (2015) Contralateral antalgic effect of high-frequency transcutaneous peripheral nerve stimulation. PM R 7(1):48–52

Burssens P, Forsyth R, Steyaert A, Van Ovost E, Praet M, Verdonk R (2003) Influence of burst TENS stimulation on the healing of Achilles tendon suture in man. Acta Orthop Belg 69(6):528–532

Calleja-Agius J, Brincat M, Borg M (2013) Skin connective tissue and ageing. Best Pract Res Clin Obstet Gynaecol 27(5):727–740

Carbonario F, Matsutani LA, Yuan SLK, Marques AP (2013) Effectiveness of high-frequency transcutaneous electrical nerve stimulation at tender points as adjuvant therapy for patients with fibromyalgia. Eur J Phys Rehabil Med 49(2):197–204

Carlson T, Andréll P, Ekre O et al (2009) Interference of transcutaneous electrical nerve stimulation with permanent ventricular stimulation: a new clinical problem? Europace 11(3):364–369

Castelain PY, Chabeau G (1986) Contact dermatitis after transcutaneous electric analgesia. Contact Dermatitis 15(1):32–35

Celik EC, Erhan B, Gunduz B, Lakse E (2013) The effect of low-frequency TENS in the treatment of neuropathic pain in patients with spinal cord injury. Spinal Cord 51(4):334–337

Cenik F, Schoberwalter D, Keilani M et al (2016) Neuromuscular electrical stimulation of the thighs in cardiac patients with implantable cardioverter defibrillators. Wien Klin Wochenschr 128(21–22):802–808

Cheing GLY, Chan WWY (2009) Influence of choice of electrical stimulation site on peripheral neurophysiological and hypoalgesic effects. J Rehabil Med 41(6):412–417

Chen CC, Johnson MI (2009) An investigation into the effects of frequency-modulated transcutaneous electrical nerve stimulation (TENS) on experimentally-induced pressure pain in healthy human participants. J Pain 10(10):1029–1037

Chen CC, Johnson MI (2010) A comparison of transcutaneous electrical nerve stimulation (TENS) at 3 and 80 pulses per second on cold-pressor pain in healthy human participants. Clin Physiol Funct Imaging 30(4):260–268

Chen L, Tang J, White PF, Sloninsky A, Wender RH, Naruse R, Kariger R (1998) The effect of location of transcutaneous electrical nerve stimulation on postoperative opioid analgesic requirement: acupoint versus nonacupoint stimulation. Anesth Analg 87(5):1129–1134

Chesterton LS, Barlas P, Foster NE, Lundeberg T, Wright CC, Baxter GD (2002) Sensory stimulation (TENS): effects of parameter manipulation on mechanical pain thresholds in healthy human subjects. Pain 99(1–2):253–262

Chesterton LS, Foster NE, Wright CC, Baxter GD, Barlas P (2003) Effects of TENS frequency, intensity and stimulation site parameter manipulation on pressure pain thresholds in healthy human subjects. Pain 106(1–2):73–80

Chiang C (1974) A physical theory of acupuncture anesthesia. Physiol Chem Phys 6(1):85–86

Claydon LS, Chesterton LS, Barlas P, Sim J (2008) Effects of simultaneous dual-site TENS stimulation on experimental pain. Eur J Pain 12(6):696–704

Claydon LS, Chesterton LS, Barlas P, Sim J (2011) Dose-specific effects of transcutaneous electrical nerve stimulation (TENS) on experimental pain: a systematic review. Clin J Pain 27(7):635–647

Corazza M, Maranini C, Bacilieri S, Virgili A (1999) Accelerated allergic contact dermatitis to a transcutaneous electrical nerve stimulation device. Dermatology 199(3):281

Cosmo P, Svensson H, Bornmyr S, Wikström SO (2000) Effects of transcutaneous nerve stimulation on the microcirculation in chronic leg ulcers. Scand J Plast Reconstr Surg Hand Surg 34(1):61–64

Cramp AF, Gilsenan C, Lowe AS, Walsh DM (2000) The effect of high- and low-frequency transcutaneous electrical nerve stimulation upon cutaneous blood flow and skin temperature in healthy subjects. Clin Physiol 20(2):150–157

van Cranenburgh B (2018) Segmentale Phänomene. Ein Beitrag zu Diagnostik und Therapie, überarb. u. erw. Aufl. KIENER, München, ISBN-13: 978-3943324334

Crevenna R, Mayr W, Keilani M, Pleiner J, Nuhr M, Quittan M, Pacher R, Fialka-Moser V, Wolzt M (2003) Safety of a combined stretch and endurance training using NMES of thigh muscles in patients with heart failure and bipolar sensing cardiac pacemakers. Wien Klin Wo 115(19–20):710–714

Cuypers K, Levin O, Thijs H, Swinnen SP, Meesen RL (2010) Long-term TENS treatment improves tactile sensitivity in MS patients. Neurorehabil Neural Repair 24(5):420–427

Daguet I, Bergeron-Vézina K, Harvey MP, Martel M, Léonard G (2018) Transcutaneous electrical nerve stimulation and placebo analgesia: is the effect the same for young and older individuals? Clin Interv Aging 13:335–342

Dailey DL, Rakel BA, Vance CGT, Liebano RE, Amrit AS, Bush HM, Lee KS, Lee JE, Sluka KA (2013) Transcutaneous electrical nerve stimulation reduces pain, fatigue and hyperalgesia while restoring central

inhibition in primary fibromyalgia. Pain 154(11):2554–2562
Defrin R, Ariel E, Peretz C (2005) Segmental noxious versus innocuous electrical stimulation for chronic pain relief and the effect of fading sensation during treatment. Pain 115(1–2):152–160
Del Vecchio A, Negro F, Holobar A, Casolo A, Folland JP, Felici F, Farina D (2019) You are as fast as your motor neurons: speed of recruitment and maximal discharge of motor neurons determine the maximal rate of force development in humans. J Physiol 597(9):2445–2456
Dertinger H (2000) Interferenzstrom: Wirkungsmechanismen und klinische Anwendung. Nachrichten Forschungszentrum Karlsruhe 32:1–2
Desantana JM, Santana-Filho VJ, Sluka KA (2008) Modulation between high- and low-frequency transcutaneous electric nerve stimulation delays the development of analgesic tolerance in arthritic rats. Arch Phys Med Rehabil 89(4):754–760
DeSantana JM, Da Silva LF, De Resende MA, Sluka KA (2009) Transcutaneous electrical nerve stimulation at both high and low frequencies activates ventrolateral periaqueductal grey to decrease mechanical hyperalgesia in arthritic rats. Neuroscience 163(4):1233–1241
Ding L, Song T, Yi C et al (2013) Transcutaneous electrical nerve stimulation (TENS) improves the diabetic cytopathy (DCP) via up-regulation of CGRP and cAMP. PLoS One 8(2):e57477
Dorsher PT (2008) Can classical acupuncture points and trigger points be compared in the treatment of pain disorders? Birch's analysis revisited. J Altern Complement Med 14(4):353–359
Dunn PA, Rogers D, Halford K (1989) Transcutaneous electrical nerve stimulation at acupuncture points in the induction of uterine contractions. Obstet Gynecol 73(2):286–290
Dwyer CM, Chapman RS, Forsyth A (1994) Allergic contact dermatitis from TENS gel. Contact Dermatitis 30(5):305
Edel H (1977) Fibel der Elektrodiagnostik und Elektrotherapie, 4. Aufl. Verlag Theodor Steinkopff, Dresden
Egger F, Hofer C, Hammerle FP et al (2019) Influence of electrical stimulation therapy on permanent pacemaker function. Wien Klin Wochenschr 131(13–14):313–320
Elboim-Gabyzon M, Najjar SA, Shtarker H (2019) Effects of transcutaneous electrical nerve stimulation (TENS) on acute postoperative pain intensity and mobility after hip fracture: a double-blinded, randomized trial. Clin Interv Aging 14:1841–1850
Engelhardt L, Grosse J, Birnbaum J, Volk T (2007) Inhibition of a pacemaker during nerve stimulation for regional anaesthesia. Anaesthesia 62(10):1071–1074
Enzelsberger H, Skodler WD, Kubista E (1991) Zur Verbesserung der Doppler-Sonographiebefunde nach transkutaner Elektrostimulation bei Frauen mit Plazentainsuffizienz [Improvement of Doppler ultrasonography findings following transcutaneous elektrostimulation in women with placental insufficiency]. Z Geburtshilfe Perinatol 195(4):172–175

Eriksson M, Sjölund B (1976) Acupuncture-like electroanalgesia in TNS resistant chronic pain. In: Zotterman Y (Hrsg) Sensory functions of the skin. Pergamon Press, Oxford/New York, S 575–581
Eslamian F, Farhoudi M, Jahanjoo F, Sadeghi-Hokmabadi E, Darabi P (2020) Electrical interferential current stimulation versus electrical acupuncture in management of hemiplegic shoulder pain and disability following ischemic stroke-a randomized clinical trial. Arch Physiother 10(10):2
Facci LM, Nowotny JP, Tormem F, Trevisani VF (2011) Interferential currents (IFC) in patients with nonspecific chronic low back pain: randomized clinical trial. Sao Paulo Med J 129(4):206–216
Ferreira RM, Duarte JA, Gonçalves RS (2018) Non-pharmacological and non-surgical interventions to manage patients with knee osteoarthritis: an umbrella review. Acta Reumatol Port 43(3):182–200
Ferreira RM, Torres RT, Duarte JA, Gonçalves RS (2019) Non-pharmacological and non-surgical interventions for knee osteoarthritis: a systematic review and meta-analysis. Acta Reumatol Port 44(3):173–217
Ford KS, Shrader MW, Smith J, McLean TJ, Dahm DL (2005) Full-thickness burn formation after the use of electrical stimulation for rehabilitation of unicompartmental knee arthroplasty. J Arthroplast 20(7):950–953
Foulds IS, Barker A (1983) Human skin battery potentials and their possible role in wound healing. Br J Dermatol 109(5):515–522
Francis RP, Marchant P, Johnson MI (2011a) Conventional versus acupuncture-like transcutaneous electrical nerve stimulation on cold-induced pain in healthy human participants: effects during stimulation. Clin Physiol Funct Imaging 31(5):363–370
Francis RP, Marchant PR, Johnson MI (2011b) Comparison of post-treatment effects of conventional and acupuncture-like transcutaneous electrical nerve stimulation (TENS): a randomised placebo-controlled study using cold-induced pain and healthy human participants. Physiother Theor Pract 27(8):578–585
Franco YR, Franco KF, Silva LA, Silva MO, Rodrigues MN, Liebano RE, Cabral CM (2018) Does the use of interferential current prior to pilates exercises accelerate improvement of chronic nonspecific low back pain? Pain Manag 8(6):465–474
Fuentes CJ, Armijo-Olivo S, Magee DJ, Gross D (2010) Does amplitude-modulated frequency have a role in the hypoalgesic response of interferential current on pressure pain sensitivity in healthy subjects? A randomised crossover study. Physiotherapy 96(1):22–29
Galasso A, Urits I, An D et al (2020) A comprehensive review of the treatment and management of myofascial pain syndrome. Curr Pain Headache Rep 24(8):43
Gardner SE, Blodgett NP, Hillis SL, Borhart E, Malloy L, Abbott L, Pezzella P, Jensen M, Sommer T, Sluka KA, Rakel BA (2014) HI-TENS reduces moderate-to-severe pain associated with most wound care procedures: a pilot study. Biol Res Nurs 16(3):310–319
Gemmell H, Hilland A (2011) Immediate effect of electric point stimulation (TENS) in treating latent upper

trapezius trigger points: a double blind randomised placebo-controlled trial. J Bodyw Mov Ther 15(3):348–354

George SZ, Dannecker EA, Robinson ME (2006) Fear of pain, not pain catastrophizing, predicts acute pain intensity, but neither factor predicts tolerance or blood pressure reactivity: an experimental investigation in pain-free individuals. Eur J Pain 10(5):457–465

Gildemeister M (1944) Untersuchungen über die Wirkung der Mittelfrequenzströme auf den Menschen. Pflugers Arch 247:366–404

Giuffrida O, Simpson L, Halligan PW (2010) Contralateral stimulation, using TENS, of phantom limb pain: two confirmatory cases. Pain Med 11(1):133–141

Gomes CAFP, Dibai-Filho AV, Moreira WA, Rivas SQ, Silva EDS, Garrido ACB (2018) Effect of adding interferential current in an exercise and manual therapy program for patients with unilateral shoulder impingement syndrome: a randomized clinical trial. J Manipulative Physiol Ther 41(3):218–226

Gossrau G, Wähner M, Kuschke M et al (2011) Microcurrent transcutaneous electric nerve stimulation in painful diabetic neuropathy: a randomized placebo-controlled study. Pain Med 12(6):953–960

Gülmezoglu AM, Hofmeyr GJ (2000) Transcutaneous electrostimulation for suspected placental insufficiency (diagnosed by Doppler studies). Cochrane Database Syst Rev 1996(2):CD000079

Hamza MA, White PF, Ahmed HE, Ghoname EA (1999) Effect of the frequency of transcutaneous electrical nerve stimulation on the postoperative opioid analgesic requirement and recovery profile. Anesthesiology 91(5):1232–1238

Han JS (2003) Acupuncture: neuropeptide release produced by electrical stimulation of different frequencies. Trends Neurosci 26(1):17–22

Han JS, Chen XH, Sun SL, Xu XJ, Yuan Y, Yan SC, Hao JX, Terenius L (1991) Effect of low- and high-frequency TENS on Met-enkephalin-Arg-Phe and dynorphin A immunoreactivity in human lumbar CSF. Pain 47(3):295–298

Heath ME, Gibbs SB (1992) High-voltage pulsed galvanic stimulation: effects of frequency of current on blood flow in the human calf muscle. Clin Sci (Lond) 82(6):607–613

Herbert R, Jamtvedt G, Hagen KB, Mead J (2011) Practical evidence-based physiotherapy, 2. Aufl. Churchill Livingstone, London, ISBN: 9780702054501

Hettrick HH, O'Brien K, Laznick H et al (2004) Effect of transcutaneous electrical nerve stimulation for the management of burn pruritus: a pilot study. J Burn Care Rehabil 25(3):236–240

Hingne PM, Sluka KA (2007) Differences in waveform characteristics have no effect on the anti-hyperalgesia produced by Transcutaneous Electrical Nerve Stimulation (TENS) in rats with joint inflammation. J Pain 8(3):251–255

Hoare JI, Rajnicek AM, McCaig CD, Barker RN, Wilson HM (2016) Electric fields are novel determinants of human macrophage functions. J Leukoc Biol 99(6):1141–1151

Hofmann SG (2008) Cognitive processes during fear acquisition and extinction in animals and humans: implications for exposure therapy of anxiety disorders. Clin Psychol Rev 28(2):199–210

Holmgren C, Carlsson T, Mannheimer C, Edvardsson N (2008) Risk of interference from transcutaneous electrical nerve stimulation on the sensing function of implantable defibrillators. Pacing Clin Electrophysiol 31(2):151–158

Hong CZ (2000) Myofascial trigger points. Pathophysiology and correlation with acupuncture points. Acupunct Med 18:41–47

Houghton PE (2014) Clinical trials involving biphasic pulsed current, MicroCurrent, and/or low-intensity direct current. Adv Wound Care (New Rochelle) 3(2):166–183

Houghton PE (2017) Electrical stimulation therapy to promote healing of chronic wounds: a review of reviews. Chronic Wound Care Manag Res 4:25–44

Houghton PE, Kincaid CB, Lovell M, Campbell KE, Keast DH, Woodbury MG, Harris KA (2003) Effect of electrical stimulation on chronic leg ulcer size and appearance. Phys Ther 83(1):17–28

Houghton PE, Nussbaum EL, Hoens AM (2010) Electrophysical agents. Contraindications and precautions: an evidence-based approach to clinical decision making in physical therapy. Physiotherapy 62(5). Special Issue ISSN-0300-0508 E-ISSN-1708-8313

Hughes GS Jr, Lichstein PR, Whitlock D, Harker C (1984) Response of plasma beta-endorphins to transcutaneous electrical nerve stimulation in healthy subjects. Phys Ther 64(7):1062–1066

Hugosdottir R, Mørch CD, Andersen OK, Helgason T, Arendt-Nielsen L (2019) Preferential activation of small cutaneous fibers through small pin electrode also depends on the shape of a long duration electrical current. BMC Neurosci 20:48

Hui KKS, Nixon EE, Vangel MG, Liu J, Marina O, Napadow V, Hodge SM, Rosen BR, Makris N, Kennedy DN (2007) Characterization of the "deqi" response in acupuncture. BMC Complement Altern Med 7:33

Hunckler J, de Mel A (2017) A current affair: electrotherapy in wound healing. J Multidiscip Healthc 10:179–194

Ibrahim ZM, Waked IS, Ibrahim O (2019) Negative pressure wound therapy versus microcurrent electrical stimulation in wound healing in burns. J Wound Care 28(4):214–219

Ignelzi RJ, Nyquist JK (1976) Direct effect of electrical stimulation on peripheral nerve evoked activity: implications in pain relief. J Neurosurg 45(2):159–165

Ignelzi RJ, Nyquist JK (1979) Excitability changes in peripheral nerve fibres after repetitive electrical stimulation. Implications in pain modulation. J Neurosurg 51:824–833

Iijima H, Takahashi M, Tashiro Y, Aoyama T (2018) Comparison of the effects of kilohertz- and low-frequency electric stimulations: A systematic review with meta-analysis. PLoS One 13(4):e0195236

Janko M, Trontelj JV (1980) Transcutaneous electrical nerve stimulation: a microneurographic and perceptual study. Pain 9(2):219–230

Jin DM, Xu Y, Geng DF, Yan TB (2010) Effect of transcutaneous electrical nerve stimulation on symptomatic diabetic peripheral neuropathy: a meta-analysis of randomized controlled trials. Diabetes Res Clin Pract 89(1):10–15

Johnson MI (1999) The mystique of interferential currents when used to manage pain. Physiotherapy 85(6):294–297

Johnson MI (2014) Transcutaneous Electrical Nerve Stimulation (TENS). Research to support clinical practice. Oxford University Press, Oxford, ISBN-13: 978-0199673278

Johnson MI (2017) Transcutaneous electrical nerve stimulation (TENS) as an adjunct for pain management in perioperative settings: a critical review. Expert Rev Neurother 17(10):1013–1027

Johnson MI, Tabasam G (2003a) A single-blind investigation into the hypoalgesic effects of different swing patterns of interferential currents on cold-induced pain in healthy volunteers. Arch Phys Med Rehabil 84(3):350–357

Johnson MI, Tabasam G (2003b) An investigation into the analgesic effects of different frequencies of the amplitude-modulated wave of interferential current therapy on cold-induced pain in normal subjects. Arch Phys Med Rehabil 84(9):1387–1394

Johnson MI, Ashton CH, Thompson JW (1991) An in-depth study of long-term users of transcutaneous electrical nerve stimulation (TENS). Implications for clinical use of TENS. Pain 44:221–229

Johnson MI, Penny P, Sajawal MA (1997) An examination of the analgesic effects of microcurrent electrical stimulation (MES) on cold-induced pain in healthy subjects. Physiother Theor Pract 13:293–301

Julka IS, Alvaro M, Kumar D (1998) Beneficial effects of electrical stimulation on neuropathic symptoms in diabetes patients. J Foot Ankle Surg 37(3):191–194

Kaada B (1982) Vasodilation induced by transcutaneous stimulation in peripheral ischemia (Raynaud's phenomenon and diabetic polyneuropathy). Eur Heart J 3(4):303–314

Kaada B, Eielsen O (1983) In search of mediators of skin vasodilation induced by transcutaneous nerve stimulation: II. Serotonin implicated. Gen Pharmacol 14(6):635–641

Kaada B, Melesse W (1988) Promoted healing of leprous ulcers by transcutaneous nerve stimulation. Acup Elec-Ther Res 13(4):165–176

Kaada B, Hognestad S, Havstad J (1989) Transcutaneous nerve stimulation (TNS) in tinnitus. Scand Audiol 18(4):211–217

Kalra A, Urban MO, Sluka KA (2001) Blockade of opioid receptors in rostral ventral medulla prevents antihyperalgesia produced by transcutaneous electrical nerve stimulation (TENS). J Pharmacol Exp Ther 298:257–263

Katz J, Melzack R (1990) Pain 'memories' in phantom limbs: review and clinical observations. Pain 43(3):319–336

Katz J, France C, Melzack R (1989) An association between phantom limb sensations and stump skin conductance during transcutaneous electrical nerve stimulation (TENS) applied to the contralateral leg: a case study. Pain 36(3):367–377

Kawamura H, Ito K, Yamamoto M, Yamamoto H, Ishida K, Kawakami T, Tani T, Kaho K, Masaki Y (1997) The transcutaneous electrical nerve stimulation applied to contralateral limbs for the phantom limb pain. J Phys Ther Sci 9(2):71–76

Kayman-Kose S, Arioz DT, Toktas H, Koken G, Kanat-Pektas M, Kose M, Yilmazer M (2014) Transcutaneous electrical nerve stimulation (TENS) for pain control after vaginal delivery and cesarean section. J Matern Fetal Neonatal Med 27(15):1572–1575

Khadilkar A, Odebiyi DO, Brosseau L, Wells GA (2008) Transcutaneous electrical nerve stimulation (TENS) versus placebo for chronic low-back pain. Cochrane Database Syst Rev 2008(4):CD003008

Khouri C, Kotzki S, Roustit M, Blaise S, Gueyffier F, Cracowski JL (2017) Hierarchical evaluation of electrical stimulation protocols for chronic wound healing: an effect size meta-analysis. Wound Repair Regen 25(5):883–891

Kilgore KL, Bhadra N (2004) Nerve conduction block utilising high-frequency alternating current. Med Biol Eng Comput 42(3):394–406

Kim YR, Ahn SM, Pak ME et al (2018) Potential benefits of mesenchymal stem cells and electroacupuncture on the trophic factors associated with neurogenesis in mice with ischemic stroke. Sci Rep 8(1):2044

King EW, Audette K, Athman GA, Nguyen HO, Sluka KA, Fairbanks CA (2005) Transcutaneous electrical nerve stimulation activates peripherally located alpha-2 adrenergic receptors. Pain 115(3):364–373

Kordestani SS (2019) Atlas of wound healing. A tissue regeneration approach, 1. Aufl. Elsevier, Philadelphia, ISBN: 9780323679688

Kowarschik J (1957) Physikalische Therapie. 2. Aufl. Springer, Wien

Kubista E, Skodler W, Pateisky N, Heytmanek G (1987) Sonographischer Nachweis der Durchblutungssteigerung bei Plazentainsuffizienz nach TNS-Therapie mit Hilfe des gepulsten Doppler-Ultraschalls [Sonographic detection of increased perfusion in placental insufficiency following TNS therapy using pulsed Doppler ultrasound]. Geburtshilfe Frauenheilkd 47(9):594–596

Kumar D, Marshall HJ (1997) Diabetic peripheral neuropathy: amelioration of pain with transcutaneous electrostimulation. Diabetes Care 20(11):1702–1705

Lambert H, De Bisschop F, De Mey G, De Cuyper H, Demurie S, Vanderstraeten G, Blondé W (1989) Electric current distribution in tissues upon electrotherapy. Acta Belg Med Phys 12(2):31–40

Lambert MI, Marcus P, Burgess T, Noakes TD (2002) Electro-membrane microcurrent therapy reduces signs and symptoms of muscle damage. Med Sci Sports Exerc 34:602–607

Lang PM, Stoer J, Schober GM, Audette JF, Irnich D (2010) Bilateral acupuncture analgesia observed by quantitative sensory testing in healthy volunteers. Anesth Analg 110(5):1448–1456

Larsen B, Macher F, Bolte M, Larsen R (1995) Blockade des Ganglion stellatum mit transkutaner elektrischer Nervenstimulation (TENS): Eine Doppelblindstudie an gesunden Probanden [Stellate ganglion block with transcutaneous electric nerve stimulation (TENS): a double-blind study with healthy probands]. Anasthesiol Intensivmed Notfallmed Schmerzther 30(3):155–162

Laufer Y, Elboim M (2008) Effect of burst frequency and duration of kilohertz-frequency alternating currents and of low-frequency pulsed currents on strength of contraction, muscle fatigue, and perceived discomfort. Phys Ther 88(10):1167–1176

Laufer Y, Ries JD, Leininger PM, Alon G (2001) Quadriceps femoris muscle torques and fatigue generated by neuromuscular electrical stimulation with three different waveforms. Phys Ther 81(7):1307–1316

Lauretti GR, Chubaci EF, Mattos AL (2013) Efficacy of the use of two simultaneously TENS devices for fibromyalgia pain. Rheumatol Int 33(8):2117–2122

Lazarou L, Kitsios A, Lazarou I, Sikaras E, Trampas A (2009) Effects of intensity of Transcutaneous Electrical Nerve Stimulation (TENS) on pressure pain threshold and blood pressure in healthy humans: a randomized, double-blind, placebo-controlled trial. Clin J Pain 25(9):773–780

Le Bars D (2002) The whole body receptive field of dorsal horn multireceptive neurones. Brain Res Brain Res Rev 40(1–3):29–44

Le Bars D, Willer JC (2002) Pain modulation triggered by high-intensity stimulation: implication for acupuncture analgesia? Int Congr Ser 1238:11–29. https://doi.org/10.1016/S0531-5131(02)00412-0

Lee JE, Watson D, Frey-Law LA (2013) Psychological factors predict local and referred experimental muscle pain: a cluster analysis in healthy adults. Eur J Pain 17(6):903–915

Lee KH, Chung JM, Willis WD Jr (1985) Inhibition of primate spinothalamic tract cells by TENS. J Neurosurg 62(2):276–287

Léonard G, Goffaux P, Marchand S (2010) Deciphering the role of endogenous opioids in high-frequency TENS using low and high doses of Naloxone. Pain 151(1):215–219

Léonard G, Cloutier C, Marchand S (2011) Reduced analgesic effect of acupuncture-like TENS but not conventional TENS in opioid-treated patients. J Pain 12(2):213–221

Li CL, Bak A (1976) Excitability characteristics of the A- and C-fibers in a peripheral nerve. Experimental Neurology 50(1):67–79

Li L, Gu W, Du J et al (2012) Electric fields guide migration of epidermal stem cells and promote skin wound healing. Wound Repair Regen 20(6):840–851

Liao CD, Tsauo JY, Liou TH, Chen HC, Rau CL (2016) Efficacy of noninvasive stellate ganglion blockade performed using physical agent modalities in patients with sympathetic hyperactivity-associated disorders: a systematic review and meta-analysis. PLoS One 11(12):e0167476

Liebano RE, Abla LE, Ferreira LM (2008) Effect of low-frequency transcutaneous electrical nerve stimulation (TENS) on the viability of ischemic skin flaps in the rat: an amplitude study. Wound Repair Regen 16(1):65–69

Liebano RE, Rakel B, Vance CGT, Walsh DM, Sluka KA (2011) An investigation of the development of analgesic tolerance to TENS in humans. Pain 152(2):335–342

Lullies H, Trincker D (1974) Taschenbuch der Physiologie, Bd 3/1. Gustav Fischer, Stuttgart, ISBN: 3437001213/3-437-00121-3

Lundeberg T, Kjartansson J, Samuelsson U (1988) Effect of electrical nerve stimulation on healing of ischemic skin flaps. Lancet 2:712–714

Lundeberg TC, Eriksson SV, Malm M (1992) Electrical nerve stimulation improves healing of diabetic ulcers. Ann Plast Surg 29(4):328–331

Lykken DT, Venables PH (1971) Direct measurement of skin conductance: a proposal for standardization. Psychophysiology 8(5):656–672

Mackenzie RA, Burke D, Skuse NF, Lethlean AK (1975) Fibre function and perception during cutaneous nerve block. J Neurol Neurosurg Psychiatry 38(9):865–873

Maeda Y, Lisi TL, Vance CG, Sluka KA (2007) Release of GABA and activation of GABA(A) in the spinal cord mediates the effects of TENS in rats. Brain Res 1136(1):43–50

Mahure SA, Rokito AS, Kwon YW (2017) Transcutaneous electrical nerve stimulation for postoperative pain relief after arthroscopic rotator cuff repair: a prospective double-blinded randomized trial. J Shoulder Elb Surg 26(9):1508–1513

Marchand S, Charest J, Li J, Chenard JR, Lavignolle B, Laurencelle L (1993) Is TENS purely a placebo effect? A controlled study on chronic low back pain. Pain 54(1):99–106

Marchand S, Li J, Charest J (1995) Effects of caffeine on analgesia from transcutaneous electrical nerve stimulation. N Engl J Med 333(5):325–326

Martínez-Rodríguez A, Bello O, Fraiz M, Martinez-Bustelo S (2013) The effect of alternating and biphasic currents on humans' wound healing: a literature review. Int J Dermatol 52(9):1053–1062

Melzack R (1975) Prolonged relief of pain by brief intense transcutaneous somatic stimulation. Pain 1:357–373

Melzack R (1981) Myofascial triggerpoints. Relation to acupuncture and mechanism of pain. Arch Phys Med Rehabil 62:114–117

Melzack R, Stillwell D, Fox EJ (1977) Triggerpoints and acupuncturepoints for pain. Correlations and implications. Pain 3:3–23

Michlovitz SL, Smith W, Watkins M (1988) Ice and high voltage pulsed stimulation in treatment of acute lateral ankle sprains. J Orthop Sports Phys Ther 9(9):301–304

Minder PM, Noble JG, Alves-Guerreiro J, Hill ID, Lowe AS, Walsh DM, Baxter GD (2002) Interferential therapy: lack of effect upon experimentally induced delayed onset muscle soreness. Clin Physiol Funct Imaging 22(5):339–347

Moran F, Leonard T, Hawthorne S, Hughes CM, McCrum-Gardner E, Johnson MI, Rakel BA, Sluka KA, Walsh DM (2011) Hypoalgesia in response to Transcutaneous Electrical Nerve Stimulation (TENS) depends on stimulation intensity. J Pain 12(8):929–935

Nägele H, Azizi M (2006) Inappropriate ICD discharge induced by electrical interference from a physiotherapeutic muscle stimulation device. Herzschrittmacherther Elektrophysiol 17(3):137–139

Namer B, Barta B, Ørstavik K, Schmidt R, Carr R, Schmelz M, Handwerker HO (2009) Microneurographic assessment of C-fibre function in aged healthy subjects. J Physiol 587(2):419–428

Nardone A, Schieppati M (1989) Influences of transcutaneous electrical stimulation of cutaneous and mixed nerves on subcortical and cortical somatosensory evoked potentials. Electroencephalogr Clin Neurophysiol 74(1):24–35

Nazligul T, Akpinar P, Aktas I, Unlu Ozkan F, Cagliyan Hartevioglu H (2018) The effect of interferential current therapy on patients with subacromial impingement syndrome: a randomized, double-blind, sham-controlled study. Eur J Phys Rehabil Med 54(3):351–357

Nemec H (1959) Interferential therapy: a new approach in physical medicine. Br J Physiother 12:9–12

Nemec H (1960) Reizstromtherapie mit Interferenzströmen. Dtsch Badebetrieb 12:320–322

Nemec H (1967) Endogene Elektrostimulierung durch mittelfrequente und Interferenzströme. Rehabilitation (Bonn) 20:1–11

Nemec H (1968) Elektrostimulierung in endogener Anwendung: Aktionsmechanismus der Interferenztherapie. Physikalische Medizin und Rehabilitation 9:73–75

Noble JG, Henderson G, Cramp AF, Walsh DM, Lowe AS (2000) The effect of interferential therapy upon cutaneous blood flow in humans. Clin Physiol 20(1):2–7

Occhetta E, Bortnik M, Magnani A, Francalacci G, Marino P (2006) Inappropriate implantable cardioverter-defibrillator discharges unrelated to supraventricular tachyarrhythmias. Europace 8(10):863–869

Ould Amer Y, Hebert-Chatelain E (2018) Mitochondrial cAMP-PKA signaling: what do we really know? Biochim Biophys Acta Bioenerg 1859 9:868–877

Palmer ST, Martin DJ, Steedman WM, Ravey J (1999) Alteration of interferential current and transcutaneous electrical nerve stimulation frequency: effects on nerve excitation. Arch Phys Med Rehabil 80(9):1065–1071

Pantaleão MA, Laurino MF, Gallego NLG, Cabral CMN, Rakel B, Vance C, Sluka KA, Walsh DM, Liebano RE (2011) Adjusting pulse amplitude during Transcutaneous Electrical Nerve Stimulation (TENS) application produces greater hypoalgesia. J Pain 12(5):581–590

Phillipp A, Wolf GK, Rzany B, Dertinger H, Jung EG (2000) Interferential current is effective in palmar psoriasis:an open prospective trial. Eur J Dermatol 10:195–198

Polak A, Taradaj J, Nawrat-Szoltysik A et al (2016) Reduction of pressure ulcer size with high-voltage pulsed current and high-frequency ultrasound: a randomised trial. J Wound Care 25(12):742–754

Poltawski L, Johnson M, Watson T (2012) Microcurrent therapy in the management of chronic tennis elbow: pilot studies to optimize parameters. Physiother Res Int 17(3):157–166. https://doi.org/10.1002/pri.526

Pyatt JR, Trenbath D, Chester M, Connelly DT (2003) The simultaneous use of a biventricular implantable cardioverter defibrillator (ICD) and transcutaneous electrical nerve stimulation (TENS) unit: implications for device interaction. Europace 5(1):91–93

Radhakrishnan R, Sluka KA (2003) Spinal muscarinic receptors are activated during low or high frequency TENS-induced antihyperalgesia in rats. Neuropharmacology 45(8):1111–1119

Radhakrishnan R, Sluka KA (2005) Deep tissue afferents, but not cutaneous afferents, mediate transcutaneous electrical nerve stimulation-Induced antihyperalgesia. J Pain 6(10):673–680

Rajpurohit B, Khatri SM, Metgud D, Bagewadi A (2010) Effectiveness of transcutaneous electrical nerve stimulation and microcurrent electrical nerve stimulation in bruxism associated with masticatory muscle pain – a comparative study. Indian J Dent Res 21(1):104–106

Rakel B, Frantz R (2003) Effectiveness of transcutaneous electrical nerve stimulation on postoperative pain with movement. J Pain 4(8):455–464

Rakel BA, Zimmerman MB, Geasland K, Embree J, Clark CR, Noiseux NO, Callaghan JJ, Herr K, Walsh D, Sluka KA (2014) Transcutaneous electrical nerve stimulation for the control of pain during rehabilitation after total knee arthroplasty: a randomized, blinded, placebo-controlled trial. Pain 155(12):2599–2611

Ranker A, Husemeyer O, Cabeza-Boeddinghaus N, Mayer-Wagner S, Crispin A, Weigl MB (2020) Microcurrent therapy in the treatment of knee osteoarthritis. Could it be more than a placebo-effect? A randomized controlled trial. Eur J Phys Rehabil Med. https://doi.org/10.23736/S1973-9087.20.05921-3

Resende L, Merriwether E, Rampazo ÉP et al (2018) Meta-analysis of transcutaneous electrical nerve stimulation for relief of spinal pain. Eur J Pain 22(4):663–678

Rodríguez-Fernández AL, Garrido-Santofimia V, Güeita-Rodríguez J, Fernández-de-Las-Peñas C (2011) Effects of burst-type transcutaneous electrical nerve stimulation on cervical range of motion and latent myofascial trigger point pain sensitivity. Arch Phys Med Rehabil 92(9):1353–1358

Roman N (2017) Physiotherapy devices able to generate ethical dilemma. MATEC Web Conf 112:08001. https://doi.org/10.1051/matecconf/201711208001

Rouabhia M, Park HJ, Zhang Z (2016) Electrically activated primary human fibroblasts improve in vitro and in vivo skin regeneration. J Cell Physiol 231(8):1814–1821

Sabino GS, Santos CM, Francischi JN, de Resende MA (2008) Release of endogenous opioids following transcutaneous electric nerve stimulation in an experimental model of acute inflammatory pain. J Pain 9(2):157–163

Sachverständigenrat für die Konzertierte Aktion im Gesundheitswesen (2000) http://dipbt.bundestag.de/doc/btd/14/068/1406871.pdf. Zugriff Mai 2021

Salar G, Job I, Mingrino S, Bosio A, Trabucchi M (1981) Effect of transcutaneous electrotherapy on CSF β-endorphin content in patients without pain problems. Pain 10:169–172

Salter MW, Henry JL (1987) Evidence that adenosine mediates the depression of spinal dorsal horn neurons induced by peripheral vibration in the cat. Neuroscience 22(2):631–650

Salter MW, De Koninck Y, Henry JL (1993) Physiological roles for adenosine and ATP in synaptic transmission in the spinal dorsal horn. Prog Neurobiol 41(2):125–156

Sandoval MC, Ramirez C, Camargo DM, Salvini TF (2010) Effect of high-voltage pulsed current plus conventional treatment on acute ankle sprain. Rev Bras Fis 14(3):193–199

Sarlandière JB (1825) Memoires sur l'electro-puncture, consideré comme moyen nouveau de traiter efficacement la goute, les rhumatismes et les affections nerveuses. (Paris). https://gallica.bnf.fr/ark:/12148/bpt6k5832681w/f4.image.texteImage. Zugriff Juli 2021

Satter EK (2008) Third-degree burns incurred as a result of interferential current therapy. Am J Dermatopathol 30(3):281–283

Scott W, Adams C, Cyr S, Hanscom B, Hill K, Lawson J, Ziegenbein C (2015) Electrically elicited muscle torque: comparison between 2500-Hz burst-modulated alternating current and monophasic pulsed current. J Orthop Sports Phys Ther 45(12):1035–1041

Serezani CH, Ballinger MN, Aronoff DM, Peters-Golden M (2008) Cyclic AMP: master regulator of innate immune cell function. Am J Respir Cell Mol Biol 39(2):127–132

Shahrokhi A, Ghorbani A, Aminianfar A (2014) Impact of interferential current on recovery of pressure ulcers grade 1 and 2. Iran J Nurs Midwifery Res 19(7 Suppl 1):S91–S96

Shanahan C, Ward AR, Robertson VJ (2006) Comparison of the analgetic efficacy of interferential therapy and transcutaneous electrical nerve stimulation. Physiotherapy 92:247–253

Shimizu T, Koja T, Fujisaki T, Fukuda T (1981) Effects of methysergide and naloxone on analgesia induced by the peripheral electric stimulation in mice. Brain Res 208(2):463–467

Silva AJ, Kogan JH, Frankland PW, Kida S (1998) CREB and memory. Annu Rev Neurosci 21:127–148

da Silva TM, Costa Lda C, Garcia AN, Costa LO (2015) What do physical therapists think about evidence-based practice? A systematic review. Man Ther 20(3):388–401

Simon CB, Riley JL 3rd, Fillingim RB, Bishop MD, George SZ (2015) Age group comparisons of TENS response among individuals with chronic axial low back pain. J Pain 16(12):1268–1279

Sivaramakrishnan A, Solomon JM, Manikandan N (2018) Comparison of transcutaneous electrical nerve stimulation (TENS) and functional electrical stimulation (FES) for spasticity in spinal cord injury – a pilot randomized cross-over trial. J Spinal Cord Med 41(4):397–406

Sjölund BH (1985) Peripheral nerve stimulation suppression of C-fiber-evoked flexion reflex in rats. Part 1: parameters of continuous stimulation. J Neurosurg 63(4):612–616

Sjölund BH (1988) Peripheral nerve stimulation suppression of C-fiber-evoked flexion reflex in rats. Part 2: parameters of low-rate train stimulation of skin and muscle afferent nerves. J Neurosurg 68(2):279–283

Sjölund BH, Eriksson MB (1979) The influence of Naloxone on analgesia by peripheral conditioning stimulation. Brain Res 173:295–301

Sjölund BH, Terenius L, Eriksson M (1977) Increased cerebrospinal fluid levels of endorphines after elektroacupuncture. Acta Physiol Scand 100:382–384

Sluka KA (1999) Spinal blockade of opioid receptors prevents the analgesia produced by TENS in arthritic rats. J Pharm Exper Ther 289:840–846

Sluka KA, Walsh D (2003) Transcutaneous electrical nerve stimulation: basic science mechanisms and clinical effectiveness. J Pain 4(3):109–121

Sluka KA, Deacon M, Stibal A, Strissel S, Terpstra A (1999) Spinal blockade of opioid receptors prevents the analgesia produced by TENS in arthritic rats. J Pharmacol Exp Ther 289(2):840–846

Sluka KA, Judge MA, McColley MM, Reveiz PM, Taylor BM (2000) Low frequency TENS is less effective than high frequency TENS at reducing inflammation-induced hyperalgesia in morphine-tolerant rats. Eur J Pain 4:185–194

Sluka KA, Bjordal JM, Marchand S, Rakel BA (2013) What makes transcutaneous electrical nerve stimulation work? Making sense of the mixed results in the clinical literature. Phys Ther 93(10):1397–1402

Smith GC, Pell JP (2003) Parachute use to prevent death and major trauma related to gravitational challenge: systematic review of randomised controlled trials. BMJ 327(7429):1459–1461

Somers DL, Clemente FR (2006) Transcutaneous electrical nerve stimulation for the management of neuropathic pain: the effects of frequency and electrode position on prevention of allodynia in a rat model of complex regional pain syndrome type II. Phys Ther 86(5):698–709

Somers DL, Clemente FR (2009) Contralateral high or a combination of high- and low-frequency transcutaneous electrical nerve stimulation reduces mechanical allodynia and alters dorsal horn neurotransmitter content in neuropathic rats. J Pain 10(2):221–229

Stefanovska A, Vodovnik L (1985) Change in muscle force following electrical stimulation. Dependence on stimulation waveform and frequency. Scand J Rehabil Med 17(3):141–146

Stralka SW, Jackson JA, Lewis AR (1998) Treatment of hand and wrist pain. A randomized clinical trial of high voltage pulsed, direct current built into a wrist splint. AAOHN J 46(5):233–236

Stux G, Berman B, Pomeranz B (2003) Basics of acupuncture, 5th rev. ed. Springer, Berlin/Heidelberg, ISBN 3-540-44273

Sun S, Xu Q, Guo C, Guan Y, Liu Q, Dong X (2017) Leaky gate model: intensity-dependent coding of pain and itch in the spinal cord. Neuron 93(4):840–853.e5

Suriya-amarit D, Gaogasigam C, Siriphorn A, Boonyong S (2014) Effect of interferential current stimulation in management of hemiplegic shoulder pain. Arch Phys Med Rehabil 95(8):1441–1446

Taylor AG, Anderson JG, Riedel SL, Lewis JE, Kinser PA, Bourguignon C (2013) Cranial electrical stimulation improves symptoms and functional status in individuals with fibromyalgia. Pain Manag Nurs 14(4):327–335

Taylor K, Newton RA, Personius WJ, Bush FM (1987) Effects of interferential current stimulation for treatment of subjects with recurrent jaw pain. Phys Ther 67(3):346–350

Tong KC, Lo SK, Cheing GL (2007) Alternating frequencies of transcutaneous electric nerve stimulation: does it produce greater analgesic effects on mechanical and thermal pain thresholds? Arch Phys Med Rehabil 88(10):1344–1349

Toroski M, Nikfar S, Mojahedian MM, Ayati MH (2018) Comparison of the cost-utility analysis of electroacupuncture and nonsteroidal antiinflammatory drugs in the treatment of chronic low back pain. J Acupunct Meridian Stud 11(2):62–66

Travell J, Simons D (1992a) Myofascial pain and dysfunction. The trigger point manual, Bd 1. Williams and Wilkins, Baltimore, ISBN 0-683-08366-X

Travell J, Simons D (1992b) Myofascial pain and dysfunction. The trigger point manual, Bd 2. Williams and Wilkins, Baltimore, ISBN 0-683-08367-8

Treffene RJ (1983) Interferential fields in a fluid medium. Aust J Physiother. 29(6):209–216

Vance CG, Rakel BA, Blodgett NP, DeSantana JM, Amendola A, Zimmerman MB, Walsh DM, Sluka KA (2012) Effects of transcutaneous electrical nerve stimulation on pain, pain sensitivity, and function in people with knee osteoarthritis: a randomized controlled trial. Phys Ther 92(7):898–910

Vance CG, Rakel BA, Dailey DL, Sluka KA (2015) Skin impedance is not a factor in transcutaneous electrical nerve stimulation effectiveness. J Pain Res 8:571–580

Vance CG, Chimenti RL, Dailey DL, Hadlandsmyth K, Zimmerman MB, Geasland KM, Williams JM, Merriwether EN, Munters LA, Rakel BA, Crofford LJ, Sluka KA (2018) Development of a method to maximize the transcutaneous electrical nerve stimulation intensity in women with fibromyalgia. J Pain Res 11:2269–2278

Vaz MA, Frasson VB (2018) Low-frequency pulsed current versus kilohertz-frequency alternating current: a scoping literature review. Arch Phys Med Rehabil 99(4):792–805

Veras M, Kairy D, Paquet N (2016) What is evidence-based physiotherapy? Physiother Can 68(2):95–98

Vlaeyen JW, Linton SJ (2012) Fear-avoidance model of chronic musculoskeletal pain: 12 years on. Pain 153(6):1144–1147

Vlay SC (1998) Electromagnetic interference and ICD discharge related to chiropractic treatment. Pacing Clin Electrophysiol 21(10):2009

Vrouva S, Batistaki C, Paraskevaidou E et al (2019) Comparative study of pain relief in two non-pharmacological treatments in patients with partial rotator cuff tears: a randomized trial. Anesth Pain Med 9(2):e88327

Walsh DM, Lowe AS, McCormack K, Willer JC, Baxter GD, Allen JM (1998) Transcutaneous electrical nerve stimulation: effect on peripheral nerve conduction, mechanical pain threshold, and tactile threshold in humans. Arch Phys Med Rehabil 79(9):1051–1058

Wang B, Tang J, White PF, Naruse R, Sloninsky A, Kariger R, Gold J, Wender RH (1997) Effect of the intensity of transcutaneous acupoint electrical stimulation on the postoperative analgesic requirement. Anesth Analg. 85(2):406–413

Wang Y, Zhang Y, Wang W, Cao Y, Han JS (2005) Effects of synchronous or asynchronous electroacupuncture stimulation with low versus high frequency on spinal opioid release and tail flick nociception. Exp Neurol 192(1):156–162

Ward AR (2009) Electrical stimulation using kilohertz-frequency alternating current. Phys Ther 89(2):181–190

Ward AR, Oliver WG (2007) Comparison of the hypoalgesic efficacy of low-frequency and burst-modulated kilohertz frequency currents. Phys Ther 87(8):1056–1063

Ward AR, Robertson VJ (1998) Sensory, motor, and pain thresholds for stimulation with medium frequency alternating current. Arch Phys Med Rehabil 79(3):273–278

Ward AR, Robertson VJ (2000) The variation in fatigue rate with frequency using kHz frequency alternating current. Med Eng Phys 22(9):637–646

Ward AR, Robertson VJ, Makowski RJ (2002) Optimal frequencies for electric stimulation using medium-frequency alternating current. Arch Phys Med Rehabil 83(7):1024–1027

Ward AR, Robertson VJ, Ioannou H (2004) The effect of duty cycle and frequency on muscle torque production using kilohertz frequency range alternating current. Med Eng Phys 26(7):569–579

Weber MI, Servedio FJ, Woodall WR (1994) The effects of three modalities on delayed onset muscle soreness. J Orthop Phys Ther 20:236–242

Weber-Muller F, Reichert-Penetrat S, Schmutz JL, Barbaud A (2004) Eczéma de contact aux polyacrylates du gel conducteur des électrodes de neurostimulation [Contact dermatitis from polyacrylate in TENS electrode]. Ann Dermatol Venereol. 131(5):478–480. French

Wedensky NE (1903) Die Erregung, Hemmung und Narkose. Pflugers Arch 100:1–144

Weitz SH, Tunick PA, McElhinney L, Mitchell T, Kronzon I (1997) Pseudoatrial flutter: artifact simulating atrial flutter caused by a transcutaneous electrical nerve stimulator (TENS). Pacing Clin Electrophysiol 20(12 Pt 1):3010–3011

Whitaker C (2001) The use of TENS for pruritus relief in the burns patient: an individual case report. J Burn Care Rehabil 22(4):274–276

Wikström SO, Svedman P, Svensson H, Tanweer AS (1999) Effect of transcutaneous nerve stimulation on microcirculation in intact skin and blister wounds in healthy volunteers. Scand J Plast Reconstr Surg Hand Surg 33(2):195–201

Woolf CJ, Mitchell D, Barrett GD (1980) Antinociceptive effect of peripheral segmental electrical stimulation in the rat. Pain 8(2):237–252

Wyss OAM (1975) Prinzipien der elektrischen Reizung. Kommissionsverlag Leemann AG, Zürich

Yamamoto T, Yamamoto Y (1977) Analysis for the change of skin impedance. Med Biol Eng Comput 15(3):219–227

Yeh RW, Valsdottir LR, Yeh MW, Shen C, Kramer DB, Strom JB, Secemsky EA, Healy JL, Domeier RM, Kazi DS, Nallamothu BK, Investigators PARACHUTE (2018) Parachute use to prevent death and major trauma when jumping from aircraft: randomized controlled trial. BMJ 13(363):k5094

Zeng C, Li H, Yang T, Deng ZH, Yang Y, Zhang Y, Lei GH (2015) Electrical stimulation for pain relief in knee osteoarthritis: systematic review and network meta-analysis. Osteoarthritis Cartilage 23(2):189–202

Zhao M (2009) Electrical fields in wound healing – an overriding signal that directs cell migration. Semin Cell Dev Biol 20(6):674–682

Zhao M, Song B, Pu J et al (2006) Electrical signals control wound healing through phosphatidylinositol-3-OH kinase-gamma and PTEN. Nature 442(7101):457–460

Zhu Y, Feng Y, Peng L (2017) Effect of transcutaneous electrical nerve stimulation for pain control after total knee arthroplasty: a systematic review and meta-analysis. J Rehabil Med 49(9):700–704

Neuromuskuläre Elektrostimulation (NMES)

Als neuromuskuläre elektrische Muskelstimulation (NMES) und Elektromyostimulation (EMS) bezeichnet man die Auslösung von Kontraktionen von Muskelgruppen oder einzelnen Muskeln mithilfe eines elektrischen Reizes. Bei der Bezeichnung wird nicht unterschieden, ob es sich um einen innervierten oder denervierten Muskel handelt. Bei dieser Anwendung wird nicht nur der Muskel stimuliert. In den letzten 20 Jahren haben sich die Beweise dafür gehäuft, dass auch kortikal, subkortikal und segmental neurale Netzwerke in ähnlicher Weise wie bei aktiven Trainingssequenzen aktiviert werden (Smith et al. 2003; Blickenstorfer et al. 2009; Francis et al. 2009; Chipchase et al. 2011). Der Kritikpunkt, dass NMES bloß „dummes Muskeltraining" sei, weil das ZNS umgangen würde, ist völlig unbegründet. Deshalb ist die Bezeichnung „neuromuskuläre Elektrostimulation" gar nicht schlecht, obwohl bei innervierten Muskeln der Muskel nicht direkt stimuliert wird, sondern immer der innervierende Nerv. Die manchmal verwendeten Bezeichnungen „therapeutische Elektrostimulation" oder „transkutane Elektrostimulation" (TES) sind nicht gerade vielsagend und sollten nicht benutzt werden, nicht zuletzt, weil der Ausdruck TES auch anstelle von TENS verwendet wird.

Wenn die ausgelösten Kontraktionen derart koordiniert werden, dass eine Funktion wie Stehen, Gehen oder Greifen unterstützt oder übernommen wird, spricht man von einer funktionellen Elektrostimulation (FES). Diese Bezeichnung wurde bereits 1962 von Moe und Post geprägt. De facto handelt es sich hier um eine Art Neuroprothese (Popović 2014; Prochazka 2019). Leider wird dieser Begriff immer wieder benutzt, wenn NMES gemeint ist, und das ist grundsätzlich falsch. Für die NMES werden eindeutig andere Parameter verwendet als für die FES, und das führt zur Verwirrung.

NMES wird in der Forschung und klinisch als Rehabilitations-/Trainingsmethode eingesetzt und wird dann meistens als „Retraining" bezeichnet.

Die Methode wird zur Erhaltung und zum Wiederaufbau von Muskelmasse und -funktion während längerer Zeiträume der Nichtbenutzung oder Ruhigstellung verwendet, außerdem zur Verbesserung der Muskelfunktion bei gesunden Personen, zum Beispiel bei älteren Menschen, Freizeit- und Leistungssportlern. Wenn die Methode präoperativ eingesetzt wird, spricht man manchmal von einer Prehabilitation. Einsatzgebiete sind die kardiovaskuläre Medizin, zum Beispiel bei Patienten mit einer Herzinsuffizienz und COPD-Patienten, in der Orthopädie nach Operationen am Knie oder Frakturen, in der Neurologie nach einem CVI oder bei CP-Patienten, in der Allgemeinmedizin bei termina-

Ergänzende Information Die elektronische Version dieses Kapitels enthält Zusatzmaterial, auf das über folgenden Link zugegriffen werden kann [https://doi.org/10.1007/978-3-662-70732-6_4].

len Patienten, bei Inkontinenz, in der Geriatrie und in der Sportmedizin – und nicht zu vergessen in der Raumfahrt. Interessanterweise hat man sich trotz der enormen Vielfalt an Möglichkeiten hauptsächlich (zu 60 %) mit dem M. quadriceps femoris beschäftigt (Filipovic et al. 2011).

4.1 Muskelfasertypen

Die Muskelfaserverteilung variiert zwischen einzelnen Individuen enorm. In Muskelbiopsien aus dem M. vastus lateralis von mehreren Probanden zeigte sich nachfolgende Verteilung (Staron et al. 2000):

- 15–85 % Typ-I-Fasern
- 18–50 % Typ-IIA-Fasern
- 12–34 % Typ-IID-Fasern

Die Grundlage zur Unterscheidung der Muskelfasertypen bilden die sog. Isoformen der Myosine (Schiaffino und Reggiani 2011; Zoladz 2018). Eine Isoform ist ein Molekül von identischer Zusammensetzung, aber unterschiedlichen Aufbaus im Vergleich zu einem zweiten Molekül. Isoformen üben ähnliche, aber nicht identische Funktionen aus. Es gibt zwei unterschiedliche Schemata für die Klassifizierung von Muskelfasern. Beide beruhen auf bestimmten chemischen Färbungen. Die klassische Unterscheidung in „schnelle" (fast-twitch) und „langsame" (slow-twitch) Fasern beruht auf dem Nachweis der myofibrillären Adenosintriphosphatase (mATPase: Enzym, welches die Spaltung von ATP bewirkt und damit Auslöser für den Myosin-Aktin-Brückenschlag ist). Mit dieser Analyse sind drei metabolisch unterschiedliche Muskelfasertypen abzugrenzen: FG (fast glycolytic), FOG (fast oxidative-glycolytic) und SO (slow oxydative). Diese drei Fasertypen unterscheiden sich molekular in der Zusammensetzung ihres Myofibrillenapparates, metabolisch in ihrer enzymatischen Ausstattung und funktionell in ihren Kontraktionseigenschaften. Die Unterscheidung ist allerdings für die schnellen Fasern etwas grob, weil die Grenze zwischen glykolytisch und oxidativ nicht scharf zu ziehen ist. Das zweite Verfahren liefert da eine genauere Trennung. Diese Methode untersucht die mATPase-Aktivität der schweren Myosinkette (MHC: Myosin Heavy Chain) und ihrer Isoformen. Mit dieser Methode wurde bei Nagetieren neben Fasertyp IIA und IIB ein dritter schneller Fasertyp nachgewiesen: der Typ IID (= IIX). Diese drei Typen (A, B und D) enthalten verschiedene Isoformen der MHC. In IIB-Fasern findet sich MHCIIb, in den IID-Fasern das MHCIId und in IIA-Fasern das MHCIIa. Nun ist der Typ IID histochemisch gesehen dem Typ IIB recht ähnlich, deshalb wurde er auch relativ spät erkannt, und sogar heute wird oft nicht einmal zwischen den zwei Typen unterschieden. Aber: Der Muskelfasertyp, der beim Menschen als Typ IIB bezeichnet wird, entspricht dem Typ IID beim Nager. Der „richtige" Typ IIB kommt tatsächlich nur bei kleinen Säugetieren vor. Je größer das Tier, umso geringer der Anteil an IIB-Fasern. Hunde, Schweine, Schafe, Lamas und Pferde besitzen diese Isoform nicht und auch beim Menschen kommt sie praktisch nicht vor. Es ist deshalb vorzuziehen, beim Menschen anstelle vom Fasertyp IIB vom Fasertyp IID zu sprechen.

Es ist verwirrend, wenn man die FG-FOG-SO-Klassifizierung mit der Typ I-IIA-IIB/D-Klassifizierung durcheinanderbringt, beide basieren nämlich auf unterschiedlichen Kriterien. Typ I entspricht dabei wohl dem SO-Typ, bei den schnellen Fasern ist die Übereinstimmung aber nicht mehr 100 % gegeben.

Neben den „reinen" Typen existieren sog. hybride Fasern, die gleichzeitig zwei oder mehrere MHC-Isoformen exprimieren. Es sind an die 10 verschiedene Typen bekannt. Die hybriden Fasern kommen je nach Belastungsart in unterschiedlicher Ausprägung vor, speziell in Situationen einer Fasertypenumwandlung.

Im Folgenden werden die einzelnen Muskelfasertypen vorgestellt.

4.1.1 Fasertyp I

Auch slow twitch (ST), slow oxidative (SO) oder tonisch genannt. Diese Fasern haben den kleinsten Querschnitt. Sie kontrahieren langsam

(Twitchdauer bis 100–200 ms) mit wenig Kraftentwicklung. In einer physiologischen Situation kontrahieren diese Fasern immer zuerst. Sie ermüden nur langsam und erholen sich rasch. Die Fasern sind gut durchblutet. Wegen der großen Menge Mitochondrien und der darin enthaltenen Cytochrome und wegen des in den Fasern eingelagerten Myoglobins sind die Muskeln deutlich dunkelrot gefärbt. Sie liegen bei einem M. quadriceps femoris eher in der Tiefe (Henriksson-Larsén et al. 1985) und kontrahieren deshalb, je nach Muskelumfang, nur bei sehr hohen Stimulationsintensitäten, wenn überhaupt.

4.1.2 Fasertyp IIA

Auch fast twitch, oxidativ (FO), fast twitch oxidative-glycolytic (FOG), phasisch oder fast contracting, fatigue resistant (FR) genannt. Diese Fasern haben sowohl einen oxidativen (aeroben) als auch einen glykolytischen Stoffwechsel. Sie ermüden weniger rasch und erholen sich rascher als FG-Fasern. Sie werden relativ gut durchblutet. Sie enthalten mehr Mitochondrien und Myoglobin als der Fasertyp IID und sind weißlich-rot gefärbt. Ihre Kontraktionen sind weniger rasch (50–100 ms) und weniger kräftig als die der IID-Fasern. Die Typ-II-Fasern kontrahieren im Labor bei der Elektrostimulation mit den IID-Fasern immer zuerst. Bei Inaktivität atrophiert vor allem dieser Fasertyp zusammen mit den IID-Fasern.

4.1.3 Fasertyp IID (IIX)

Auch fast twitch, glykolytisch (G), fast twitch glycolytic (FG), phasisch oder fast contracting vergleichbar mit Fasertyp IIA, fatigueing (FF) genannt. Die Bezeichnung IIB ist laut heutigen Ansichten (Pette und Staron 2000) nicht korrekt, da dieser Typ nur bei kleinen Säugetieren vorkommt. In der deutschen Literatur spricht man heute von „IID", die Amerikaner (u. a.) benutzen für diesen Fasertyp die Bezeichnung „IIX" (Smerdu et al. 1994). Diese Fasern haben einen überwiegend glykolytischen (anaeroben) Stoffwechsel und nur wenig oxidativ (aerob). Auf eine Stimulation reagieren die Fasern mit einer kurzen (7,5–50 ms), kräftigen Zuckung. Die Leistungsabgabe, besonders bei hohen Geschwindigkeiten und Kraftentwicklung, ist bei Typ IID größer als bei Typ IIA. Typ-IID-Fasern haben den höchsten ATP-Verbrauch (tension cost). Ihre Schnelligkeit geht also auf Kosten eines hohen ATP-Verbrauchs, während die langsamen Typ-I-Fasern wirtschaftlicher arbeiten. Die Fasern ermüden rasch und erholen sich langsam. In einem normalen gemischten Muskel wie dem Quadriceps femoris findet man diese Fasern eher an der Oberfläche, was erklärt, dass diese Fasern mit einer NMES gut erreichbar sind (Vanderthommen und Duchateau 2007). Der Faserquerschnitt ist relativ groß, die Fasern können deshalb viel Kraft entwickeln. Sie werden eher schlecht durchblutet. Wegen der geringen Anzahl Mitochondrien und der darin enthaltenen Cytochrome und wegen der geringeren Menge Myoglobin sehen die Muskeln weißlich aus. Die Fasern kontrahieren bei einer Elektrostimulation im Labor mit den Typ-IIA-Fasern zuerst. Bei Inaktivität atrophiert vor allem auch dieser Fasertyp. Man betrachtet heute die Expression des IID-Gens als eine Art Grundeinstellung. Personen, die sehr viel sitzen, weisen einen höheren Gehalt an Myosin-IID in ihren Muskeln auf als sportlich aktive Menschen. Die Anzahl dieser Fasern nimmt bei zunehmender Aktivität zugunsten von Myosin-IIA ab. Reduziert man das Aktivitätsniveau wieder, wird der Prozess umgekehrt.

4.1.4 Fasertyp IIB

Die Bezeichnung IIB sollte man beim Menschen nicht mehr verwenden in Fällen, wo man eigentlich den Typ IID meint, wie zum Beispiel beim Quadriceps femoris. Der Typ IIB findet sich beim Menschen nur im Larynx (speziell der M. arythaeniodeus transversus), in den Augenmuskeln und manchmal im M. masseter (Andersen et al. 2002). Bei kleinen Säugetieren steht der Typ IIB metabolisch und die Leistung betreffend über Typ IID. Es gibt bei Nagern hybride Muskelfasern, die zwei MHC-Isoformen exprimieren: Typ IIX und IIB.

4.2 Innervation

Jede Muskelfaser wird von einer motorischen Nervenfaser, einem Aα-Motoneuron, innerviert, und jede Nervenfaser ihrerseits innerviert je nach Muskel eine bestimmte Anzahl Muskelfasern. Eine Gruppe Muskelfasern, die durch dieselbe Nervenfaser innerviert wird, nennt man Motorunit oder motorische Einheit. Je kleiner die Motorunits, umso feiner und koordinierter sind die ausgeführten Bewegungen. Alle Muskelfasern in einer Motorunit kontrahieren bei einer Aktivierung immer gleichzeitig. Augenmuskeln haben ganz kleine Motorunits, nämlich etwa 1700 mit je etwa 13 Muskelfasern (Innervationsverhältnis 1:13). Der M. biceps brachii besteht aus etwa 780 Motorunits mit je etwa 750 Muskelfasern (Innervationsverhältnis 1:750), der M. gastrocnemius hat ein Innervationsverhältnis von 1:1600. Alle Muskelfasern in einer Motorunit sind vom selben Typus, deshalb spricht man manchmal von „phasischen" und „tonischen" Motorunits. Die Bezeichnung „phasischer" oder „tonischer" Muskel ist veraltet und falsch.

Muskelfasern mit dem größten Querschnitt werden durch sehr schnell leitende dick myelinisierte Aα-Motoneuronen innerviert, die dünneren Muskelfasern durch etwas dünnere und geringfügig langsamer leitende Nervenfasern vom gleichen Typus. Bei einer physiologischen Kontraktion werden zuerst die Typ-I-Fasern aktiviert, wenn mehr Kraft erforderlich ist, beteiligen sich die Typ-IIA-Fasern, und zum Schluss, bei sehr kräftigen Kontraktionen, kommen die Typ-IID-Fasern hinzu. An einer wenig kräftefordernden Aktivität wie dem „Haltungbewahren" sind hauptsächlich die Typ-I-Fasern beteiligt. Beeinflusst wird die Kontraktionsgeschwindigkeit der Muskelfasern durch die unterschiedliche Geschwindigkeit, mit der an der schweren Myosinkette ATP gespalten und damit verbraucht wird. „Schnelles" Myosin aus Typ-II-Fasern spaltet ATP schneller als „langsames" Myosin aus Typ-I-Fasern. Dies ist eine der Ursachen für die schnellere Kontraktionsgeschwindigkeit von Typ-II-Fasern.

4.3 Aktivierungsablauf

Wenn man die I/t-Kurve eines motorischen Nerven mit der einer denervierten Muskelfaser vergleicht, sieht man, dass man zur direkten Reizung einer Muskelfaser eine viel höhere Intensität und längere Impulse benötigt als zur Stimulation einer Nervenfaser. Das bedeutet, dass bei einer elektrischen Reizung eines intakten Muskel-Nerv-Komplexes immer zuerst der innervierende Nerv aktiviert wird. Dieser leitet den Reiz zum Muskel weiter, was schließlich zur Kontraktion führt. Im Alltag erfolgt die Innervation nach dem Hennemanschen Größenordnungsprinzip (Henneman et al. 1965). Dieses Prinzip beschreibt, dass die physiologische Rekrutierungsabfolge innerhalb eines Muskels von den kleinen zu den großen motorischen Einheiten erfolgt. Zuerst spannen die Typ-I (SO)-Fasern an, diese haben die kleinsten motorischen Einheiten. Wenn mehr Kraft gefordert wird, kommen die IIA-Fasern (FR) mit ihren etwas größeren Motorunits dazu. Zum Schluss, bei sehr kräftigen Kontraktionen, beteiligen sich die IID-Fasern (IIX, FF) mit den größten motorischen Einheiten und den höchsten Reizschwellen. Die Nervenfasern, die in vitro bei einer NMES zuerst ansprechen, sind die schnellleitende Aα-Fasern, da diese die niedrigste Reizschwelle aufweisen, folglich sollten bei der NMES immer zuerst die Typ-II-Muskelfasern kontrahieren: im Prinzip eine unphysiologische Situation. Dass dies in der Praxis anders aussieht, haben bereits mehrere Forscher nachgewiesen (Mesin et al. 2010; Bergquist et al. 2011; Rodriguez-Falces und Place 2013; Watanabe et al. 2015). Aufgrund der lokalen anatomischen Verhältnisse (Muskelumfang, Fettschicht, Lokalisation der Nervenfasern), der Stimulationsparameter und der Elektrodenplatzierung werden die verschiedenen Muskelfasertypen in einer eher willkürlichen Weise stimuliert (Gregory und Bickel 2005; Jubeau et al. 2007; Bickel et al. 2011). Die Platzierung der Elektroden direkt auf dem innervierenden Nerv scheint zu einem eher physiologischen Kontraktionsablauf zu führen und sei deshalb

4.3 Aktivierungsablauf

besser zur NMES geeignet (Gobbo et al. 2011). Bergquist et al. (2012) sehen diese Art der Stimulation eher als Ergänzung, weil wohl mehr Motorunits rekrutiert werden und die Kontraktion wahrscheinlich physiologischer ist, es wird aber weniger Kraft entwickelt.

Es ist aber diese unphysiologische Abfolge, welche die NMES für Patienten, die eine Atrophie ihrer schnellen Muskelfasern aufweisen, so interessant macht. Es ist nämlich möglich, diese Typ-II-Fasern mit relativ niedrigen Trainingsdosierungen zu stimulieren, wenn es der Patient selbst nicht kann oder darf. Es scheint sogar, dass stärker beeinträchtigte Patienten besser auf NMES ansprechen (Morrissey 1988; Roig und Reid 2009).

Was passiert da nun eigentlich?
Wenn eine Muskelfaser mit einem elektrischen Impuls stimuliert wird, reagiert diese Faser mit einer Zuckung, auch „Twitch" genannt. Wenn man mit einer Serie Impulse reizt, wird mit zunehmender Reizfrequenz die ausgelöste Kontraktion gleichmäßiger, „glatter". Es tritt eine Kontraktionssummation auf, die sich, je höher die Frequenz wird, als glatte tetanische Kontraktion äußert.

Mit zunehmender Frequenz nimmt auch die Kontraktionskraft zu, wobei ab etwa 50–60 Hz die maximale Kraftentwicklung erreicht wird.

- 1–10 Hz: Einzelzuckungen
- 10–20 Hz: Fibrilationen
- 20–80 Hz: tetanische Kontraktionen
- über 90 Hz: Muskelwogen (Myokymie)

Es gibt buchstäblich Tausende von Untersuchungen, die belegen, dass NMES zu morphologischen und funktionellen Anpassungen im stimulierten Muskel führt.

- Der Phänotypus der stimulierten Muskelfasern ändert sich, über kurz oder lang, je nach aufgezwungener Stimulationsfrequenz von fast-to-slow oder von slow-to-fast und
- je nach Stimulationsparameter wird der stimulierte Muskel in vitro kräftiger oder ausdauernder.

Interessanterweise passiert in den ersten 3–4 Wochen während einer NMES-Behandlung im Muskel selbst nicht viel bis gar nichts. Die Kraft nimmt signifikant zu und der Muskel wird mehr ermüdungsresistent, dennoch sieht man keine morphologischen Änderungen (Hortobágyi et al. 2000; Maffiuletti 2010), ähnlich wie beim normalen aktiven Krafttraining (del Vecchio et al. 2019). Bei diesen Anpassungen handelt es sich um neurale Effekte wie die verbesserte Rekrutierung von Motorunits und Prozesse, die sich wahrscheinlich kortikal, subkortikal und segmental abspielen und die man noch nicht so recht versteht (Hortobágyi et al. 2000).

Das einzige Problem im Zusammenhang mit den morphologischen Anpassungen ist, dass die Untersuchungen sehr häufig an eher kleinen Nagetieren durchgeführt wurden. Der Triceps surae einer Ratte ist aber nicht vergleichbar mit dem menschlichen Quadriceps femoris, und Letzterer muss in 60 % der Fälle in Studien, die den Homo sapiens betreffen, herhalten. Es ist eine Kleinigkeit, mit NMES in einer Rattenwade sämtliche Muskelfasern tagelang zu stimulieren. Beim menschlichen Quadrizeps sieht das aber ganz anders aus. Da werden bestenfalls etwa 40 % der Muskelfasern stimuliert, und je nach topografischen Verhältnissen und Schmerztoleranz der Probanden erwischt man unterschiedliche Muskelfasertypen. Wenn dann während einer Sitzung die Elektroden am selben Ort bleiben, werden immer wieder dieselben Motorunits aktiviert. Nicht nur deshalb kommt es manchmal zu unerwarteten Studienergebnissen (Gondin et al. 2011). Ein weiterer Grund ist die Tatsache, dass bei vielen Untersuchungen eine bunte Vielfalt an Behandlungsparametern eingesetzt wird, was den Vergleich der Ergebnisse verunmöglicht.

Manche Autoren behaupten, dass bestimmte Muskelfasern mit bestimmten Frequenzen stimuliert werden sollen, damit man das Training auf Kraft oder auf Ausdauer ausrichten kann. Die Frequenz bestimme den Trainingsausgang. Appell (1992) zum Beispiel behauptet, dass Fast-Twitch-Fasern (Typ II) nicht kontrahieren mit Stimulationsfrequenzen unter 35 Hz. Bossert et al. behaupten (2006), dass diese Fasern gezielt mit Frequenzen von rund 50–60 Hz maximal stimuliert werden sollen. Andere Autoren (Caiozzo et al. 1997; Veldman et al. 2016; Maffiuletti et al. 2018) sind der Meinung, dass nicht die Frequenz, sondern die geleistete Arbeit während der NMES den Trainingseffekt bestimmt. Die meisten Autoren favorisieren die zweite Theorie.

Schauen wir uns das einmal etwas genauer an, so einfach ist das nämlich nicht.

Die Weise, wie NMES eingesetzt wird, hängt vom Behandlungsziel ab. Möchte man zum Beispiel bei einem geschwächten COPD-Patienten mittels einer Stimulation des Quadriceps femoris die Gehstrecke verlängern? Oder bei einem durchtrainierten Eliteathleten die Sprungkraft verbessern? Die Behandlungsparameter sind interessanterweise gemäß mehreren Quellen für beide Personen praktisch gleich (Filipovic et al. 2011, 2012; Veldman et al. 2016; Maffiuletti et al. 2018). In den tausenden Publikation zum Thema NMES (Oktober 2024: 9065 Hits für „neuromuscular electrical stimulation" bei PubMed) werden oft sehr unterschiedliche Parameter benutzt. Die erfolgreichen Anwendungen verwenden dennoch fast immer die nachfolgenden Einstellungen für Kraft- und Umfangstraining und für Ausdauertraining:

- Biphasische Impulse, Rechteck
- Phasendauer 100–500 μs
- Frequenz 50–100 Hz
- Einschleichende Impulsserien, „Ramp-up" 1–3 s
- Duty Cycle 20–25 % (= 100/total ON-Zeit PLUS_SPI OFF-Zeit), ON-Zeit 3–10 s, OFF-Zeit 15–50 s.
- Dauer einer Sitzung: 10–30 min
- 1-mal täglich, 3- bis 5-mal wöchentlich
- Intensität: Toleranzgrenze, Schmerzgrenze, „supramaximal"
- Immer kombiniert mit aktivem Training

Es werden sehr unterschiedliche Trainingsprotokolle verwendet. Es gibt zum Beispiel das Protokoll der Russian Stimulation (weiter unten mehr dazu). Dieses 10–50–10-Protokoll verlangt während 10 s eine sehr kräftige Kontraktion, danach 50 s Pause. Das wird 10-mal wiederholt.

Auch gibt es ein 10–20–30-Schema: In den ersten 10 s wird die Amplitude stark erhöht, bis zur Toleranzgrenze, damit eine sehr kräftige Kontraktion ausgelöst wird. (Manche Autoren überlassen das Hochregeln dem Probanden und wundern sich später über unterschiedliche Ergebnisse.) Diese Kontraktion wird 20 s gehalten. Wenn die Muskelspannung während dieser 20 s abnimmt, muss der Strom nachreguliert werden. Am Schluss folgt eine Pause von mindestens 30 s zum Wiederaufbau der ATP-Speicher. Nach einer maximalen Leistung während 6–10 s sind alle sofort verfügbaren Energielieferanten verbraucht (vgl. 100 m Sprint). Diese Energielieferanten sind das wenige im Muskel frei verfügbare ATP, welches für 2–3 maximale Kontraktionen genügt, und das ATP, das aus dem Kreatinphosphat-System gewonnen wird. Die Zeit, bis nach einer maximalen Leistung etwa die Hälfte dieser Energielieferanten wieder aufgebaut ist, beträgt etwa 20 s. Es ist also sinnvoll, zwischen den einzelnen maximalen Kontraktionen eine genügend lange Pause einzubauen. Ob die 20 s Kontraktion wegen der HFF überhaupt sinnvoll sind, ist fraglich. Bei den oben erwähnten zwei Patienten werden sich lediglich die Trainingsintensitäten enorm unterscheiden. Es ist dabei üblich, die Trainingsintensität als Prozentsatz der maximalen freiwilligen Kontraktion (MVC, maximum voluntary contraction) anzugeben. Der Athlet wird erst von einer NMES-Behandlung profitieren, wenn er damit mindestens 50 % der MVC des zu trainierenden Muskels erreicht. Beim COPD-Patienten können wir den Wert nur schätzen, da der Patient ja oft nicht adäquat belastbar ist. Es ist vielleicht etwa 5–10 % seiner MVC. Auch die Toleranzgrenze für die Impulsintensität wird bei unserem COPD-Patienten wahrscheinlich niedriger sein als beim Athleten, trotzdem wird unser Patient sehr gut auf die Stimulation ansprechen (Roig und Reid 2009). Die übrigen Parameter sind dennoch für beide Patienten gleich. Maffiuletti (2010) und Filipovic et al. (2011, 2012) empfehlen, die NMES mit den oben erwähnten Parametern anzuwenden, aber dies unbedingt mit einem entsprechend ausgerichteten normalen Training zu kombinieren (Schnellkraft, Koordination usw.).

4.3 Aktivierungsablauf

Nun zur Frequenzspezifität. Zur Verbesserung der Ausdauer ist NMES mit einer Frequenz von 10–20 Hz besser geeignet als NMES mit einer höheren Frequenz, einfach weil es angenehmer ist (Thériault et al. 1996; Nuhr et al. 2003; Miyamoto et al. 2016). Die hochfrequente NMES ist, falls zur Kräftigung dosiert, sehr belastend und führt rasch zur Ermüdung, lange bevor die physiologischen Prozesse zur Ausdauerverbesserung aktiviert werden. Trotzdem führt diese Art der Stimulation interessanterweise auch zur Verbesserung der Ausdauer. Die niederfrequente Stimulation ist aber durchaus angenehmer und wird deswegen über längere Zeit – bis 4 h am Stück! – gut toleriert. Es sind dem Autor leider keine Untersuchungen am Menschen bekannt, bei denen man bei einer hochfrequenten NMES lediglich die Intensität weniger hoch aufgedreht hat.

Die Aα-Motoneuronen variieren in Dicke (8–20 μm), Leitungsgeschwindigkeit (70 bis 120 m/s) und Reizbarkeit. Je schneller eine Nervenfaser leitet, umso niedriger ist ihre Reizschwelle. Zur Unterscheidung verwenden manche Autoren die Bezeichnung Aα-1 für die schnelleren und Aα-2 für die etwas langsameren Aα-Motoneuronen. Ein genügend langer und genügend starker Impuls löst am empfindlicheren und deshalb rascher ansprechenden Aα1-Nervenfaser frequenzunabhängig ein Aktionspotenzial aus. Dieses Aktionspotenzial wird zur Typ-IIA- und -IID-Muskelfaser weitergeleitet. Ob nun diese Impulse mit einer Frequenz von 20 oder 100 Hz den Nerv stimulieren, ist egal: Zuerst wird immer die schnellere, empfindlichere Aα1-Nervenfaser depolarisiert. Erst bei einer höheren Reizintensität werden die dünneren und weniger empfindlichen Aα2-Motoneuronen depolarisiert und in der Folge werden die Typ-I-Muskelfasern kontrahieren. Gleichzeitig werden aber selbstverständlich die Typ-II-Fasern stimuliert. Wie bereits erwähnt, ist dies in vivo unerheblich.

Die etwas langsamer leitenden Aα2-Fasern können wegen ihrer längeren Refraktärphase nicht so hohe Stimulationsfrequenzen fortleiten wie die schneller leitenden Aα1-Fasern. Dies bedeutet aber nicht, dass bei höheren Frequenzen die Typ-I-Muskelfasern gar nicht mitkontrahieren würden. Bei niedrigen und höheren Reizfrequenzen werden bei genügend hoher Reizintensität also immer alle Muskelfasertypen stimuliert. Dies unter dem oben erwähnten Vorbehalt, dass die Aktivierung eher ungeordnet abläuft (Gregory und Bickel 2005; Jubeau et al. 2007; Bickel et al. 2011).

Die sog. optimale Reizfrequenz gibt an, bei welcher Entladungsfrequenz die jeweilige Muskelfasern eine tetanische Kontraktion zeigen, anders formuliert: mit welcher Entladungsfrequenz der innervierende Nerv „seinen" Muskelfasertyp zu einer tetanischen Kontraktion bringt und damit zur maximalen Kraftentwicklung. Weil die Typ-I-Fasern langsam kontrahieren, kann der zweite Impuls etwas länger auf sich warten lassen, während die tetanische Kontraktion erhalten bleibt: Es wird lediglich eine niedrige Reizfrequenz benötigt, rund 20–30 Hz. Die Typ-II-Fasern kontrahieren nur ganz kurz und rasch: Zur Erhaltung einer tetanischen Kontraktion müssen die Impulse also mit einer höheren Frequenz eintreffen, rund 60 Hz.

Wenn nun mit einer niedrigen (20–30 Hz) Frequenz stimuliert wird, werden alle im Reizbereich lokalisierten Motorunits aktiviert, wobei die Typ-I-Muskelfasern eher tetanisch kontrahieren und ihre Kraft optimal entwickeln können. Die gleichzeitig stimulierten Typ-II-Fasern entwickeln keine glatte tetanische Kontraktion, ihre gesamte Kraftentwicklung ist dementsprechend weniger gut. Aufgrund der leichteren Reizbarkeit des Aα1-Motoneurons können die Kontraktionen, je nach Reizintensität, dennoch trotzdem recht kräftig sein. Bei höheren Frequenzen entwickeln die Typ-II-Muskelfasern wegen der nun auftretenden tetanischen Kontraktion ihre maximale Kraft. Die Typ-I-Fasern werden aber bei genügend hoher Reizintensität ebenso mitkontrahieren. Vielleicht nicht gerade optimal, kontrahieren werden sie trotzdem. Der Einsatz verschiedener Frequenzen bei der NMES führt somit nicht zu einer spezifischen Stimulation der unterschiedlichen Fasertypen. Wichtig ist die geleistete Arbeit (Hudlická et al. 1980; Nix und Vrbova 1986; Chan Kwan Kit-lan 1991; Caiozzo et al. 1997; Maffiuletti et al. 2018).

4.4 Ermüdung

Ermüdung tritt auf als Folge von Veränderungen auf mehreren Ebenen und äußert sich in einer Abnahme der Leistung. Bestimmte Änderungen führen zu einer Leistungssteigerung, andere stören lediglich (Carriker 2017; Burnley und Jones 2018).

Normalerweise führt bei Muskelarbeit die Aktivität des zentralen Nervensystems zur efferenten Reizleitung über Aα-Motoneuronen. Diese Reize werden an der motorischen Endplatte über die Freisetzung von Acetylcholin auf die Muskelfasermembran übertragen und danach über die ganze Membran weitergeleitet. Die Erregung wird über das T-Tubulus-System in das Innere der Muskelfaser geleitet, und dies führt zur Freisetzung von Calcium aus dem endoplasmatischen Retikulum. Diese Calciumionen binden an Troponinmoleküle, und diese Bindung aktiviert den Aktin-Myosin-Brückenschlag, welcher schließlich die Basis für eine Muskelkontraktion ist.

Ermüdung kann auf jeder der erwähnten Ebenen auftreten. Zentrale Ermüdung nennt man leistungsreduzierende Änderungen, die vor der motorischen Endplatte auftreten. Periphere oder lokale Ermüdung findet an oder nach der motorischen Endplatte statt.

Elektrische Reizung mit Frequenzen über 50–100 Hz führt zu kräftigen Kontraktionen, aber auch zu einer sehr raschen Ermüdung. Nach wenigen Sekunden nimmt die Kontraktionskraft deshalb stark ab. Diese Art der Ermüdung basiert auf Mechanismen wie dem Mangel an Neurotransmittern und Veränderungen in den K^+- und Na^+-Konzentrationen im T-Tubulus-System (Jones et al. 1979). Sie tritt bei willkürlichen Kontraktionen nicht auf. Man nennt diese Art der Ermüdung High Frequency Fatigue (HFF). Die betroffenen Muskelfasern können wegen der HFF keine adäquate Arbeit leisten und werden in der Folge nicht trainiert. Die HFF trägt deshalb nicht zur Leistungssteigerung bei. Training bedarf einer physiologischen lokalen Ermüdung: Diese muss durch metabolische Veränderungen in den Muskelfasern selbst verursacht werden.

Eine HFF muss deshalb vermieden werden. Dies bedeutet, dass es nicht sinnvoll ist, mit Frequenzen oberhalb etwa 60 Hz kräftige, lange, bis 20 s dauernde Kontraktionen auszulösen (Jones et al. 1979). Kurze, kräftige, wenige Sekunden dauernde Kontraktionen sind kein Problem.

Bei der funktionellen Elektrostimulation FES ist es sinnvoll, die Parameter zu variieren, weil man so eine rasch auftretende Ermüdung verhindern kann (Thrasher et al. 2005; Graham et al. 2006; Vromans und Faghri 2018). Hier geht es nämlich nicht um eine Leistungsverbesserung, sondern um die Übernahme einer Funktion. Wenn die Muskulatur während dieser Stimulation rasch ermüden würde, könnte der Patient zum Beispiel lediglich eine kurze Zeit stehen bleiben. Ein bezüglich der Stimulationsparameter variiertes Programm ist dazu effektiver als ein monotones Programm (Binder-Macleod und Russ 1999; Vromans und Faghri 2018). Wenn man mit einer festen Frequenz stimuliert, werden nach dem Alles-oder-Nichts-Prinzip immer wieder dieselben Motorunits in der direkten Umgebung der Elektroden aktiviert. Dies führt zu einer sehr raschen Erschöpfung der betroffenen Muskelfasern. Zur Verhinderung einer solchen Erschöpfung ist es durchaus sinnvoll, die Stimulationsparameter wie Frequenz, Phasendauer, Intensität und Elektrodenplatzierung zu modulieren, damit immer wieder andere Motorunits aktiviert werden, also „wie im richtigen Leben". Eine solche Modulation sollte aber nicht erst nach 10–20 min vorgenommen werden, sondern im Idealfall während einer Kontraktion, zum Beispiel mit speziellen Geräten mit mehreren Elektroden, die sequenziell aktiviert werden. Nur so können sich die vorher belasteten Muskelfasern wieder erholen. Dies würde auch eher einem physiologischen Ablauf entsprechen.

Der Sinn der Frequenzmodulation bei der NMES liegt also nicht in einer frequenzspezifischen Wirkung auf die unterschiedlichen Muskelfasern in Richtung eines Kraft- oder Ausdauertrainings, sondern vielmehr in der Verhinderung einer raschen Erschöpfung. Wie man das Training trotzdem in eine bestimmte Richtung lenken kann, wird unter Abschn. 4.6 beschrieben.

4.5 Muskelfasertransformation

Der Muskelfasertypus wird durch den innervierenden Nerv bestimmt, und dies ist genetisch festgelegt. Dies gilt auch für die Muskelfaserverteilung in den einzelnen Muskeln. Ein gesunder erwachsener Durchschnittsmensch hat etwa ebenso viele langsame wie schnelle Fasern, je nach Muskel in einem 4:5- oder 5:4-Verhältnis. Allerdings bestehen große individuelle Unterschiede im Aufbau typgleicher Muskeln. Wahrscheinlich haben „begnadete" Marathonläufer oder Sprinter von Geburt an eine außergewöhnliche Muskelzusammensetzung. Künftige Langstreckler zum Beispiel würden sich dann aufgrund einer verhältnismäßig hohen Typ-I-Faserdichte schon früh beim Turnunterricht auszeichnen. Die Sportart, bei der man sich relativ mühelos auszeichnet, macht einem selbstverständlich mehr Spaß und man ist eher motiviert, weiterzumachen. Das würde erklären, weshalb erfolgreiche Athleten manchmal eine extrem einseitige Muskelfaserverteilung aufweisen: Nicht das Training oder die Sportart bestimmt die Verteilung, sondern der Fasertyp bestimmt die bevorzugte Sportart. Ein Basketballer wächst auch nicht weiter, weil er Basketball spielt.

Muskelfasern sind außerordentlich plastisch. In Untersuchungen an Athleten kann man feststellen, dass die Art des Trainings (aerob oder anaerob) eine reversible Verschiebung in der Muskelzusammensetzung bewirken kann, und zwar von „schnell" zu „langsam" und umgekehrt (Steinacker et al. 2002). Die Grundlage für diese Umwandlung ist eine veränderte Genexpression: Die „langsamen" Myosinketten eines Typs werden gegen die „schnellen" desselben Typs ausgetauscht. Zudem kommt es zu Veränderungen in gewissen Membraneigenschaften (zum Beispiel die Na/K-Pumpe) und bestimmten metabolischen Enzymreaktionen. Bei Aussetzen der stimulierenden Faktoren (Trainingsstopp) werden wieder die Gene angeschaltet, welche die „langsamen" Proteine herstellen. In Tierversuchen hat man nachgewiesen, dass nach Auswechseln des innervierenden Nerven (Kreuzinnervation) sich der Muskelfasertyp verändert: je nach Muskel und Nerv von schnell zu langsam oder langsam zu schnell.

Beim Menschen führt sowohl eine hochfrequente als auch eine niederfrequente NMES zu einer Fast-to-slow-Transformation (Thériault et al. 1996; Nuhr et al. 2003; Gondin et al. 2011). Minetto et al. (2013) fanden bei ihren 14 gesunden Probanden nach 24 hochfrequenten NMES-Sitzungen eine deutliche Zunahme der Kraft und des Umfangs. Außerdem fanden sie das komplette Spektrum an möglichen Transformationen: eine Fast-to-slow-Transition (4 Probanden), bidirektionale Transformation von MHC-1- und MHC-2X-Isoformen zur MHC-2A-Isoform (7 Probanden), Verschiebung zu MHC-2X (2 Probanden), keine Änderung der MHC-Verteilung (1 Proband). Ihre Parameter: eine Warm-up-Phase: 200 μs, 5 Hz, 5 min, Intensität submaximal. Das eigentliche Training: 40 Kontraktionen/Sitzung, biphasische Rechteckpulse, 8 Wochen. Stimulation: 75 Hz, 400 μs, Duty Cycle 24 %, 6,25 s ON, davon 1,5 s Anstieg und 0,75 Abstieg, 20 s OFF, Intensität Toleranzgrenze. Die Untersucher konnten nachweisen, dass NMES trotz der sehr unterschiedlichen individuellen Anpassungen im Muskel bei allen Probanden zum gleichen Ergebnis führen kann (Kraft- und Umfangzunahme). Der Grund für das unerwartete Ergebnis: Vermutlich die intramuskulären Variationen in der Muskelfaserverteilung, vielleicht auch die unterschiedlichen individuellen Toleranzschwellen, die Probanden konnten nämlich selbst bestimmen, wie hoch sie aufdrehen. Porcelli et al. (2012) untersuchten an 7 gesunden Probanden, ob die in vitro gefundenen Veränderungen nach einer NMES-Serie, namentlich die verbesserten oxidativen Eigenschaften, die mit einer Fast-to-slow-Transition einhergehen sollten, tatsächlich objektivierbar sind. Dies war überraschenderweise nicht der Fall. Die Untersucher vermuten, dass die Hypertrophie die periphere O_2-Diffusion behindert. Jedenfalls hat die verbesserte Muskelkraft den oxidativen Stoffwechsel nicht behindert. Ihre Parameter: Warm-up 5 min, 5 Hz, 200 μs. Das Training: 400 μs, 75 Hz, 1,5 s Anstieg, 4 s Halten, 0,75 s Abstieg, 20 s Pause, 40 Kontraktionen, 25 Sitzungen, 18 min, 8 Wochen, 3/Woche, Intensität Toleranzgrenze.

Eine Slow-to-fast-Transformation wurde beobachtet unter unphysiologischen Bedingungen wie Schwerelosigkeit im Weltall (Caiozzo et al. 1994) und während Immobilisation (Andersen et al. 1999). Wahrscheinlich tritt die Transformation hier aus wirtschaftlichen Gründen auf: Die schnellen Fasern benötigen weniger Sauerstoff für ihre Stoffwechselprozesse. Außerdem hat man eine Slow-to-fast-Transformation bei Krankheiten wie Hyperthyreose und Diabetes beobachten können. Eine Hypothyreose bewirkt das Gegenteil (Pette und Staron 2000).

Die Transformation war aber in verschiedenen Untersuchungen nicht nur von der *Reizfrequenz* abhängig, sondern auch von der *Stimulationsintensität*, also von der Art der geleisteten Arbeit. Eine Stimulation mit einer Frequenz von 100 Hz oder 25 Hz und sehr kräftigen Kontraktionen führte nach 4 Wochen (16 Sitzungen, je 40 Kontraktionen) an einer Rattenwade zum gleichen Ergebnis: Die IIB-MHC-Protein-Isoform nahm um etwa 50 % ab, die Typ-IIX-MHC-Isoform nahm frequenzunabhängig zu (Caiozzo et al. 1994). Ausoni et al. (1990) fanden heraus, dass eine hoch dosierte Stimulation der Rattenwade mit 150 Hz (jeweils 15 s Pause) zu einer Abnahme der IIX-Isoform führt, eine niedrigdosierte Stimulation (jeweils 15 min Pause) mit derselben Frequenz bewirkte eine Zunahme. Auch hier war wieder die geleistete Arbeit maßgebend.

Die meisten Autoren meinen, dass der Sinn des sequenziellen Trainings mit verschiedenen Frequenzen nicht in der Reizung der verschiedenen Fasertypen liegt, sondern dass sich durch den Einsatz unterschiedlicher Reizparameter wie Phasendauer, Phasenintervall und Impulsform eine allzu rasche Erschöpfung vermeiden lässt und so viel wie möglich Muskelfasern aktiviert werden. Auch ist die Reizfrequenz nicht maßgebend, sondern die gesamte geleistete Arbeit: Ist diese Arbeit eher tonisch, führt das Training zu anderen Anpassungen, als wenn das Training mehr auf Kraft ausgerichtet wurde. Die benutzte Frequenz ist egal (Hudlická et al. 1980; Nix und Vrbova 1986).

4.6 Anwendung

In der Physiotherapie werden künstlich ausgelöste Muskelkontraktionen zu unterschiedlichen Zwecken eingesetzt:

- Zur Erhaltung der neuromuskulären Funktionen während einer Phase der Immobilisation, zum Beispiel nach einem Unfall, einer Operation oder einer Krankheit. Siehe dazu zum Beispiel Dirks et al. 2014, 2015 und Kamel und Yousif 2017.
- Zur Wiedererlangung neuromuskulärer Funktionen nach einem Unfall, einer Operation oder Krankheit. Siehe dazu zum Beispiel Vieira et al. 2014, Maddocks et al. 2016, Spector et al. 2016, Qi et al. 2018 und Mäkelä et al. 2019.
- Zur Verbesserung von neuromuskulären Funktionen beim Gesundenm, zum Beispiel bei Hobbysportlern, Topathleten oder älteren Personen. Siehe dazu zum Beispiel Seyri und Maffiuletti 2011 und Sanjuán Vásquez et al. 2019.
- Zur Übernahme oder Unterstützung gestörter Funktionen im Sinne einer Neuroprothese mit einer funktionellen Elektrostimulation (FES). Siehe dazu zum Beispiel Thrasher und Popovic 2008, Popović 2014 und Prochazka 2019.

Die anvisierten Ziele sind vielfältig und die Ergebnisse beeinflussen sich gegenseitig. Eine NMES führt zur Kräftigung und Verbesserung der Ausdauer und einer Verbesserung der Zirkulation, dies führt zu einer Atrophie- und Fibrosierungsprophylaxe und kann gar zum Muskelaufbau eingesetzt werden (Kern et al. 2004, 2005; Carraro et al. 2015). Je nach behandelter Problematik kann man eine Normalisierung des Muskeltonus im Sinne einer Detonisierung und Tonisierung beobachten (Morrissey 1989), die Beteiligung neuraler Netzwerke führt zu einer Verbesserung bzw. Erhaltung der Kinästhetik (Ridding et al. 2000; Chipchase et al. 2011; Meesen et al. 2011). Die Muskelstimulation wird außerdem zur Diagnostik eingesetzt bei der Anfertigung einer sog. I/t-Kurve.

4.6 Anwendung

4.6.1 Verbesserung der neuromuskulären Funktion

Dass sich die Muskelfunktion mit NMES verbessern lässt, ist gut dokumentiert. Die Methode wird mit Erfolg bei Patienten und Athleten eingesetzt und im Prinzip sind die Parameter gleich. Außer den anvisierten Zielen unterscheiden sich lediglich die verwendeten Stimulationsintensitäten. Die Parameter zur Muskelkräftigung wurden bereits weiter oben besprochen. Mit diesen Parametern treten Änderungen in der Muskulatur auf, die den Muskel nicht nur kräftigen, sondern auch ermüdungsresistenter machen (Veldman et al. 2016). Erickson et al. (2017) haben an Querschnitt-Patienten untersucht, wie sich eine niederfrequente NMES auf die oxidativen Eigenschaften der Muskulatur auswirkt. Aus ihrer Beschreibung wird leider nicht klar, ob die Untersucher mit Bursts (das wäre dann hochfrequente NMES) oder Einzelimpulsen (das wäre tatsächlich eine niederfrequente NMES) stimuliert haben. Es ist die Rede von 2–7 Hz, 200 μs Impulsdauer mit einem 50 μs Intervall (wörtlich „pulse duration/interval = 200/50 μs"). Dies würde auf Pulsserien deuten mit einer internen Burstfrequenz von 40 Hz. Und das ist nun mal keine niederfrequente NMES. Die Autoren reden aber von „twitch contractions", die Kontraktionen waren kräftig („vigorous"). Behandlungsdauer: 10–75 min 3- bis 5-mal pro Woche. Begonnen wurde mit 10 min, 2 Hz; falls dieses Training während 30 min toleriert wurde, hat man wöchentlich die Frequenz um 1 Hz gesteigert bis 7 Hz. Danach wurde die Behandlungsdauer schrittweise verlängert auf bis zu 75 min. Die oxidative (aerobe) Kapazität verbesserte sich um durchschnittlich etwa 120 %. Die Muskelzusammensetzung und die Blutwerte zeigten keine Änderung.

4.6.2 Muskelstimulation zur Detonisierung und Tonisierung

Zu behaupten, dass die NMES tonisierend wirkt, würde implizieren, dass die Anwendung direkt auf die Muskulatur einwirkt, und das ist nicht nachweisbar. Wenn die Muskulatur aufgrund einer Schmerzproblematik erschlafft (Reflexhemmung, pain inhibition) und es gelingt, mithilfe der NMES die Schmerzen zu reduzieren, kann sekundär eine Tonisierung im Sinne einer Normalisierung auftreten. Ob es sich hierbei um einen lokalen oder zentralen Mechanismus handelt, ist unklar. Als lokale Mechanismen werden zum Beispiel am Knie der Flexionsreflex und die γ-Spindelschleife diskutiert, man muss aber auch zentralneurologische Mechanismen in Betracht ziehen (Rice und McNair 2010).

Beispiel: Ein aktives Extensionsdefizit am Knie aufgrund einer reflektorischen Hemmung des M. quadriceps kann sich schlagartig bessern, wenn die Schmerzen erfolgreich behoben werden. Im Jahre 1984 beschrieben Spencer et al., wie eine Schwellung des Kniegelenks zur reflektorischen Hemmung des Quadriceps femoris führt. Sie injizierten dazu bei gesunden Probanden bestimmte Mengen einer 0,9 % NaCl-Lösung ins Knie und stellten fest, dass bei 20–30 ml der Hoffmann-Reflex des Vastus medialis um etwa 50 % abnahm und bei 50–60 ml zusätzlich eine Hemmung von etwa 40 % des Rectus und Vastus lateralis auftrat. Wenn man die Knie vorab mit Lidocain anästhesierte, trat diese Hemmung nicht auf. Die Untersucher erwähnen nicht, ob die Probanden während der ersten Untersuchung Schmerzen hatten. Fahrer et al. stellten 1988 mit einem isokinetischen Dynamometer fest, dass Kniepatienten mit einem „leichten" chronischen Erguss auf der betroffenen Seite deutlich weniger leisteten (etwa 300 Nsec versus etwa 480 Nsec). Nach Aspiration des Ergusses (rund 50 ml) war die Leistung um gut 13 % besser, eine zusätzliche Anästhesie des Gelenks brachte nochmal 8 % mehr Leistung. Zudem war nach der Aspiration die EMG-Aktivität erhöht, was laut den Autoren auf einen neurogenen Mechanismus hindeutet. Harkey et al. (2014) haben in ihrem Review analysiert, welche Anwendungen diese reflektorische Hemmung beheben können, und schlussfolgern, dass TENS und NMES dabei am besten abschneiden, besser als zum Beispiel Kryotherapie. Hopkins et al. (2002) haben in diesem Zusammenhang TENS und Kryotherapie verglichen, und beide Anwendungen vermochten die Hemmung, gemessen am Hoffmann-Reflex, zu unterdrücken. Ihre Parameter: 60 ml physiologische Kochsalzlösung, intraartikulär injiziert. Die Kryo-Gruppe: 2 Plastikbeutel mit je 1,5 L zerstoßenem Eis während 30 min ventral und dorsal am Knie. Die TENS-Gruppe: 100 µs, 120 Hz, 30 min, 4 Elektroden um das Knie herum, keine sichtbaren Kontraktionen. Effektiv, trotz Unterdosierung. Der Soleus wurde übrigens aufgrund eines Ergusses im Knie nicht gehemmt (Hopkins et al. 2001).

Viele Kniepatienten, bei denen postoperativ eine Muskelstimulation durchgeführt wird, beobachten nach der Stimulation eine Reduktion ihrer Schmerzen und eine bessere Beweglichkeit. Eine solche Stimulation des M. quadriceps kann sogar dazu führen, dass ein aktives Extensionsdefizit schlagartig behoben wird. Die Ursache? Es laufen bei einer NMES zentral gesteuerte Prozesse ab, die wir noch nicht genau verstehen (Rice und McNair 2010). Wir wissen, dass die NMES nicht nur lokal wirkt, sondern auch kortikale und subkortikale Netzwerke aktiviert, vergleichbar mit willkürlich ausgeführten Bewegungen. Eine am rechten Quadriceps durchgeführte NMES verbessert zum Beispiel dosisunabhängig sofort die Kraftentwicklung einer simultan ausgeführten Quadricepskontraktion auf der linken Seite (Cattagni et al. 2018). Wir wissen auch, dass der Einsatz von langen Impulsen (1 ms, 100 Hz, sog. Wide Pulse NMES, Collins et al. 2001, 2002; Collins 2007) zu Prozessen führt, die eine vermehrte Rekrutierung von spinalen Motoneuronen auslöst. Dies wirkt sich auf die Reizbarkeit der Muskulatur in der Peripherie aus (Bergquist et al. 2011; Klakowicz et al. 2006). Ob diese Prozesse eine Hyper- oder Hypotonie beeinflussen, ist nicht bekannt. Vielleicht kommt es zu einer zentralgesteuerten Normalisierung des Muskeltonus aufgrund einer TENS-ähnlichen Wirkung. Die bei der NMES ausgelösten kräftigen Kontraktionen (Aδ-Reizung), die verwendeten Impulse (200–400 µs: Aδ- und C-Faser-Reizung) und die Behandlungsdauer (30 min und länger: β-Endorphin-Produktion) erfüllen fast sämtliche Anforderungen einer Low-TENS-Behandlung, nur die Frequenz stimmt nicht (keine 2–3 Hz). Dass die NMES einen Einfluss auf reflektorische Prozesse hat, wurde von Morrissey (1988) nachgewiesen.

Was man am Kniegelenk nachgewiesen hat, kann an anderen Gelenken selbstverständlich ebenso auftreten.

Spastik
NMES wird in der Behandlung spastischer Paresen zum Beispiel bei Hemiplegie-Patienten (Stein et al. 2015; Lee et al. 2017; Hong et al. 2018; Alamer et al. 2020) und CP-Patienten (Karabay et al. 2016; Qi et al. 2018) mit Erfolg angewendet, und zwar auf drei Arten:

1. Stimulation der Antagonisten einer spastischen Muskelgruppe
2. Stimulation der spastischen Muskelgruppe selbst
3. Alternierende Stimulation der spastischen Agonisten und deren Antagonisten

Ad 1. Bei der Stimulation der Antagonisten tritt eine Antagonist-Agonist-Hemmung auf. So können zum Beispiel die Handgelenk- und Fingerextensoren einer spastischen Hand stimuliert werden und während des anschließenden „Therapiefensters" kann die verbesserte Handfunktion aktiv geübt werden.

Ad 2. Die Stimulation der spastischen Muskulatur führt zu einer Reizleitung in Richtung des Vorderhorns, und dies kann zu einer Aktivierung der Renshaw-Zellen führen. Die aktivierten Renshaw-Zellen inhibieren das agonistische und antagonistische Motoneuron (rekurrente Hemmung). Anders formuliert: Das Neuron, das den Agonisten steuert, hemmt seine eigene Aktivierung und schwächt durch dasselbe Interneuron (die Renshaw-Zelle) die Hemmung des Antagonisten ab. Außerdem führt die Stimulation der spastischen Muskulatur zu einer Ermüdung derselben, wodurch die Antagonisten sich besser aktivieren lassen könnten.

Ad 3. Durch die Kombination der Stimulation der Agonisten und Antagonisten können sämtliche Mechanismen aktiviert werden.

Selbstverständlich sollte eine solche Stimulation durch den behandelnden „Neuro"-Therapeuten ausgeführt werden und nicht in der Elektrotherapieabteilung eine halbe Stunde bevor der Patient in die Neurotherapie geht.

4.6.3 Muskelstimulation zur Verbesserung der Zirkulation

Es ist bereits seit längerer Zeit bekannt, dass mit Elektrostimulation unter Zuhilfenahme der sog. Muskelpumpe die Durchblutung verbessert werden kann. Schnizer et al. haben dies 1980 plethysmografisch untersucht und festgestellt, dass die Durchblutung eines Unterschenkels beim Gesunden nach 6 min Schwellstrom-Anwendung (500 µs Phasendauer, 10 Hz, 2 s ON 2 s OFF, motorisch dosiert) leicht verbessert wurde (von gut 1 ml pro 100 ml Gewebe pro Minute auf über 10 ml pro 100 ml Gewebe pro Minute). CP (Bernard, motorisch dosiert) brachte es nach 6 min auf eine knappe Verdoppelung, vergleichbar mit Ultrareiz und Mittelfrequenz (4000 Hz, AMF 1 s 50 Hz, 1 s 100 Hz, motorisch). Es konnte allerdings nicht festgestellt werden, in welchem Gewebe diese Durchblutungsverbesserung stattfand. Miller et al. (2000) haben zur Untersuchung der Durchblutungsverbesserung der Wade eine NMES-Anwendung mit mittelfrequentem Strom verglichen mit aktiven Kontraktionen. Ihre Parameter: 2500 Hz, 20 Hz Bursts, eine Elektrode (20 cm^2) auf dem N tibialis, die zweite (20 cm^2) auf den medialen Gastrocnemius-Bauch, 4 s ON, 4 s OFF, kräftige Kontraktionen. Wenn die Kraftentwicklung (gemessen mit einem Drucksensor unter dem Fuß) gleich groß war, war auch die Durchblutungsverbesserung in den beiden Gruppen gleich. Anfangswerte: 4,5 ml/100 ml/min, nach der Stimulation und den aktiven Kontraktionen 10–11 ml/100 ml/min, praktisch gleich wie bei Schnizer et al. (1980). Die Verbesserung hielt nach der Stimulation während 15 s an. Zum Vergleich und zur Relativierung: Aktive isometrische Kontraktionen mit 50 % der Maximalkraft lassen die Quadriceps-Durchblutung von 4,5 ml/min/100 ml Gewebe auf 257 ml/min/100 ml ansteigen, fast das 60-Fache (Walløe und Wesche 1988). Die Wirkung von Schwellstrom ist demnach eher bescheiden.

Pérez et al. (2002) haben an gesunden Probanden nachgewiesen, dass es nach einer 6-wöchigen NMES-Anwendung nicht nur zu einer Fast-to-slow-Anpassung im M. vastus lateralis kam, sondern auch zu einer vermehrten Kapillarisation in den Typ-II-Fasern. Ihre Parameter: 45–60 Hz, 12 s ON, 8 s OFF, 30 min/Tag, 3-mal/Woche. Bei Nagern ist dies übrigens ein bekanntes Phänomen und wird erklärt über eine vermehrte Freisetzung von Angiotensin II und VEGF (Vascular Endothelial Growth Factor) (Amaral et al. 2001).

Pseudoatrophie?
Nebenbei erwähnt: Wenn aus irgendeinem Grund eine Muskelgruppe nicht benutzt wird, nimmt der Umfang dieses Muskels in sehr kurzer Zeit häufig dramatisch ab. Vor allem Kniepatienten bringen es postoperativ immer wieder fertig, ihre Ärzte und Therapeuten nach 1–2 Tagen mit ihren –angeblich – atrophierten Vasti mediales zu schockieren. Ebenso beeindruckend sind danach die Therapieerfolge: Nur wenige Male stimulieren und der Muskel ist wieder da!

Folgendes ist dazu zu beachten: Gewebe, welches nicht gebraucht wird, wird augenblicklich weniger gut durchblutet. Das spart Energie und ist deshalb sinnvoll. Groß ist selbstverständlich die Freude, wenn nach einigen wenigen NMES-Behandlungen der „atrophierte" Muskel, speziell der ominöse Vastus medialis, wieder „Masse" zugelegt hat und der Quadriceps-Umfang, gewissenhaft 10–15 cm proximal von der Patella gemessen, wieder fast seitengleich ist.

Was haben wir hier beobachtet? Eine akute Atrophie? Und danach eine blitzartige Hypertrophie? Eher nicht. Eine Minderdurchblutung kann nach wenigen Minuten eine Umfangabnahme von bis zu einigen Zentimetern verursachen. Genauso verläuft es umgekehrt: Nach einer intensiven Muskelstimulation kommt es aufgrund der geleisteten Arbeit sofort zu einer Durchblutungsverbesserung. Da kommen bei 10 ml Blut pro 100 ml Gewebe anstatt 1 ml/100 ml Muskelmasse rasch mal ein paar Zentimeter zusammen.

4.6.4 Erhaltung und Verbesserung der Kinästhetik (Bewegungsempfinden)

Der Begriff Kinästhetik bedeutet Bewegungsempfinden und bezeichnet die Fähigkeit, Raum-, Kraft-, Geschwindigkeits- und Spannungsverhältnisse der eigenen Bewegung wahrzunehmen. Häufig wird auch der Begriff der Propriozeption oder Tiefensensibilität benutzt (Brandes et al. 2019). In der Literatur findet sich eine Vielzahl von Definitionen der zwei Begriffe und sie werden sehr oft durcheinander verwendet. „Bewegungsempfinden" wird in der Sportphysiologie definiert als „komplexe Disposition zur differenzierten, zweckmäßigen Aufnahme und Verarbeitung sensomotorischer Informationen bei der Realisierung eigener Bewegungshandlungen". Es gibt in diesem Zusammenhang auch den Ausdruck „Körperschema": die Vorstellung vom eigenen Körper hinsichtlich seiner räumlichen Ausdehnung und Lage im Raum. Im Angelsächsischen spricht man von „kinesthetic awareness", und das bezeichnet ein kinästhetisches Bewusstsein für Körperteile und die Beziehung dieser Teile zueinander und zu Objekten in der Umgebung. Afferente Signale von kinästhetischen Rezeptoren in und um Gelenke, in Muskeln, Sehnen und in der Haut projizieren auf Areale des somatosensorischen Cortex und lösen Empfindungen der Erkennung und Lokalisierung aus. Dies wird auf das Körpermodell bezogen, das Informationen über Größe und Form der Körperteile liefert. Die Kinästhesie ist zusammen mit dem Sehen und Tasten mit dem Gefühl des Körperbesitzes verbunden (Proske und Gandevia 2018).

Ganz schön vielschichtig also, das Thema. Fest steht, dass dieses Empfinden ein sehr komplexer Prozess ist, woran periphere und zentrale neurale Systeme beteiligt sind und wobei es nicht bloß um den richtigen Bewegungsablauf geht, sondern auch um damit verbundene Emotionen. Bewegungsfreude nennt sich das, und hier spielt nicht nur der sensomotorische Cortex mit, sondern auch das limbische System.

In den 30er-Jahren des vorigen Jahrhunderts haben Penfield und Mitarbeiter ausführliche intraoperative elektrische Stimulationen an Hirnen von Patienten mit einer Epilepsie oder Tumoren durchgeführt. Die motorischen und sensorischen Reaktionen auf diese Stimulationen (die Patienten hatten eine Lokalanästhesie) wurden in stundenlangen Sitzungen penibel festgehalten und haben es den Untersuchern ermöglicht, den menschlichen Körper grob als topografische Projektion auf dem somatosensorischen Cortex darzustellen. Die medizinische Illustratorin Hortense Cantlie hat daraus mit etwas künstlerischer Freiheit den berühmten Homunculus kreiert (Abb. 4.1) (Penfield und Boldrey 1937; Pogliano 2012; Gandhoke et al. 2019). Penfield und seine Koautoren haben in späteren Publikationen immer wieder betont, dass dieser Homunculus als Lehrmittel und Gedächtnisstütze benutzt werden sollte, jedoch keineswegs anatomisch korrekt sei. Nicht dass die Lokalisierungen nicht stimmen würden, mit modernen Methoden hat man aber später bestätigt, dass es unmöglich ist, aus den Messdaten eine Darstellung mit annähernd humanoiden Eigenschaften zu konstruieren (Gandhoke et al. 2019). Penfield selbst hatte nie ein Problem damit, dass die Medien die Idee verbreitet haben, und das etwas groteske Männchen kam beim großen Publikum gut an. Fest steht, dass es mehr oder weniger gut definierte kortikale Areale gibt, die afferent und efferent mit der Peripherie in Verbindung stehen. Und diese Areale sind in hohem Maße plastisch.

Aus den vielen Untersuchungen zur Hirnplastizität wissen wir, dass bereits wenige Minuten nach einer Denervierung auf dem somatosensorischen Cortex eine Reorganisation des zum denervierten Bereich gehörenden Projektionsgebietes stattfindet (Lundborg 2000; Björkman et al. 2004; Lundborg 2005; Rosén et al. 2012). Das „verwaiste" Gebiet wird buchstäblich von den Nachbarn übernommen. Anders ausgedrückt: Die rezeptiven Bereiche der benachbarten Segmente vergrößern sich, und das hat bereits nach 24 h funktionelle Konsequenzen (Kolasinski et al. 2016). Spezialisierte Handtherapeuten wenden nach einer Hand-, Finger- oder Armreplantation und nach Nervenrekonstruktionen verschiedene Methoden an, um diesen Zustand rückgängig zu machen; dies nennt man Reinnervationstraining.

4.6 Anwendung

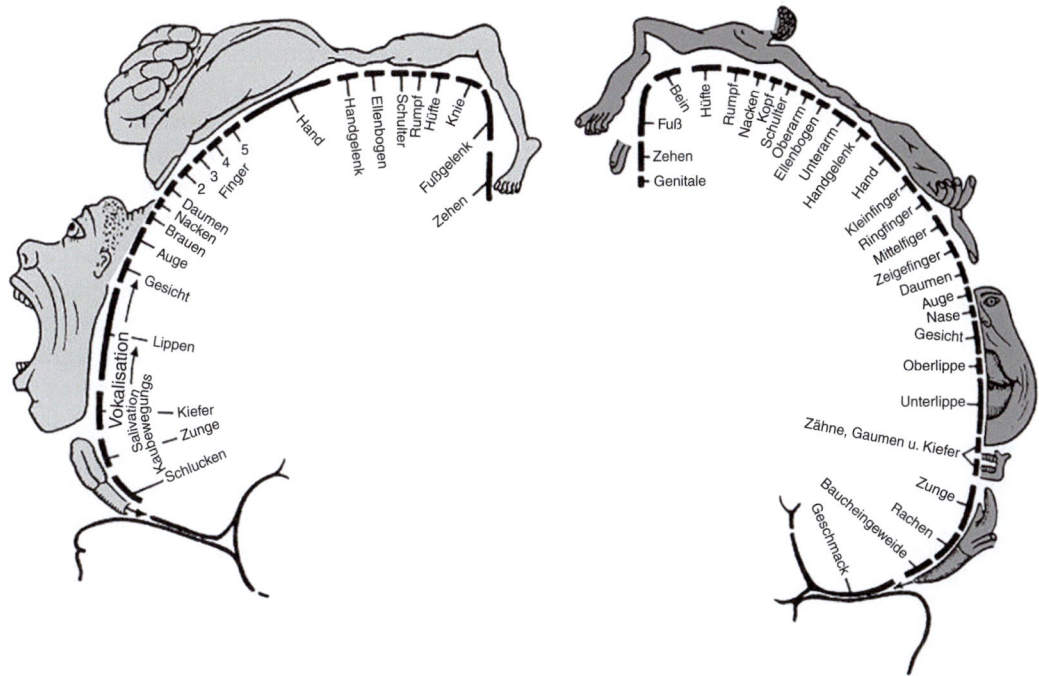

Abb. 4.1 Penfields Homunculus. Links motorisch, rechts sensorisch. Bild mit Genehmigung, © Lexikon der Neurowissenschaft von Hartwig Hanser, Springer Nature

Dabei werden nicht nur verschiedene Methoden zur sensorischen Stimulation eingesetzt wie TENS, sondern auch Spiegel (Wand et al. 2014), künstliche Hände (Lee et al. 2015) und akustische Reize (Lundborg 2003), um das ZNS auszutricksen (Lundborg und Rosén 2007; Ehrsson et al. 2008; Kaas et al. 2013; Dempsey-Jones et al. 2019). Wir wissen, dass mit elektrischer Stimulation in der Peripherie über einen Nerv oder einen motorischen Punkt die Aktivität des motorischen Cortex im entsprechenden Projektionsbereich erhöht wird (Ridding et al. 2000; Charlton et al. 2003), insbesondere wenn die Stimulation Kontraktionen auslöst (Chipchase et al. 2011). Die Reaktion des sensomotorischen Cortex ist dosisabhängig: je intensiver die NMES, umso stärker die mit functional Magnetic Resonance Imaging (fMRI) gemessene Reaktion (Smith et al. 2003). Wenn die NMES mit einer aktiven Bewegung kombiniert wird, ist mit fMRI eine stärkere kortikale Aktivierung nachweisbar als mit nur NMES oder nur Aktivität (Joa et al. 2012). Längerdauernde Stimulation mit TENS führt dazu, dass das zum stimulierten Muskel gehörende Gebiet auf dem Cortex größer wird (Meesen et al. 2011) – ein Effekt, der mit fMRI auch bei der Akupunktur nachweisbar ist (Jiang et al. 2013).

Diese Ausführungen sollen klarmachen, dass eine Muskelstimulation nicht nur „etwas mit dem Muskel macht", sondern weitreichende Konsequenzen für mit der Bewegung korrelierte kognitive Eigenschaften hat.

Außerdem ist dies womöglich die wichtigste Begründung, bei Patienten nach einer peripheren Nervenläsion eine Stimulation der denervierten Muskulatur durchzuführen. Wenn nach vielen Monaten eine Reinnervation stattfindet, soll der reinnervierte Muskel bitteschön über ein funktionierendes kommunikationsfähiges Hirnareal verfügen.

Sonst heißt es dann leider „Keine Verbindung unter dieser Nummer."

4.6.5 Inkontinenz

Es würde den Rahmen dieses Buches sprengen, sämtliche Aspekte der Inkontinenz ausführlich zu besprechen, dazu gibt es gute Fachbücher. Im Nachfolgenden wird deshalb nur auf einige allgemeine Aspekte eingegangen. Urininkontinenz bezeichnet die Unfähigkeit, den Harn zurückzuhalten, Stuhlinkontinenz ist die Unfähigkeit, den Stuhl zurückzuhalten. Von beiden gibt es eine Anzahl Untergruppen. Bei der Harninkontinenz handelt es sich am häufigsten um eine Belastungs- oder Stressinkontinenz, eine Drang- oder Urgeinkontinenz (english, to urge = drängen) oder eine Kombination der beiden. Eine Stressinkontinenz ist gekennzeichnet durch Urinverlust als Folge eines Anstiegs des intraabdominalen Drucks bei körperlicher Anstrengung, dies führt zu einen Anstieg des Blaseninnendrucks, der in diesem Fall den maximalen Harnröhrenverschlussdruck übersteigt. Dies tritt zum Beispiel auf beim Husten, Niesen, Lachen, Treppensteigen oder Springen. Bei der Dranginkontinenz tritt ein starker sog. imperativer Harndrang auf, der nicht korreliert mit dem Grad der Blasenfüllung, der Patient hat dauernd das Gefühl „zu müssen". Die leichte Form nennt man auch überaktive Blase oder (nervöse) Reizblase. Beim Mischbild treten die Symptome zusammen auf.

Außer medikamentösen und operativen Maßnahmen mit implantierten Stimulatoren gibt es die Möglichkeit, eine Inkontinenz mit einer NMES/TENS anzugehen (Allon 2019; Mazur-Bialy et al. 2020). Die Methode ist in vielen Fällen erfolgreich, obwohl der letzte Cochrane-Review selbstverständlich die üblichen Mängel der beurteilten Studien auflistet: zu kleine Gruppen, keine Kontrollgruppen, keine Verblindung, unterschiedliche Behandlungsparameter usw. Trotzdem kamen die Autoren 2017 zum Schluss, dass die Methode eine wertvolle Ergänzung zu den üblichen Therapien darstellt und dass eine solche Behandlung unbedingt mit einer gezielten aktiven Therapie kombiniert werden soll (Stewart et al. 2017). Die NMES wird entweder mit normalen (Klebe-)Elektroden durchgeführt, wobei die Elektroden an verschiedenen Stellen angebracht werden können, zum Beispiel sakral zur Stimulation der sakralen Nerven, am medialen Unterschenkel zur Stimulation des N. tibialis posterior oder auf den sensiblen Ast des N. pudendus: bei Frauen auf den N. clitoridis, bei Männer auf den N. dorsalis penis (Abb. 4.2). Bei asymmetrisch kompensierten Impulsen kommt

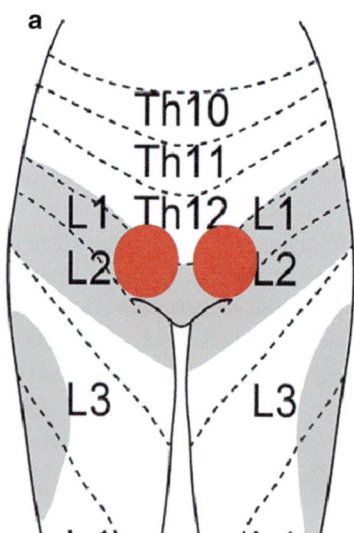
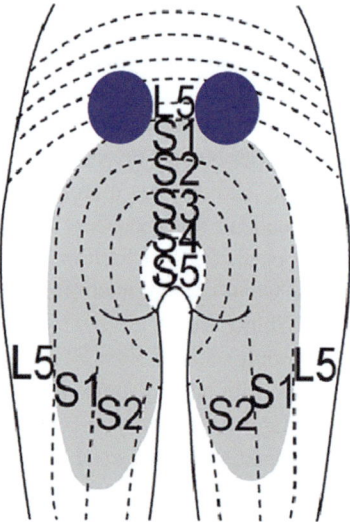

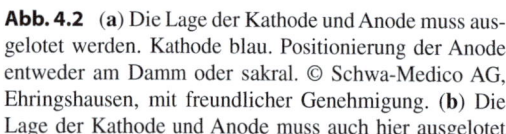

Abb. 4.2 (**a**) Die Lage der Kathode und Anode muss ausgelotet werden. Kathode blau. Positionierung der Anode entweder am Damm oder sakral. © Schwa-Medico AG, Ehringshausen, mit freundlicher Genehmigung. (**b**) Die Lage der Kathode und Anode muss auch hier ausgelotet werden. Positionierung der Anode entweder am Damm oder sakral. © Schwa-Medico AG, Ehringshausen, mit freundlicher Genehmigung. (**c**) Gerät zur Stimulation bei Inkontinenz. © Schwa-Medico AG, Ehringshausen, mit freundlicher Genehmigung

4.6 Anwendung

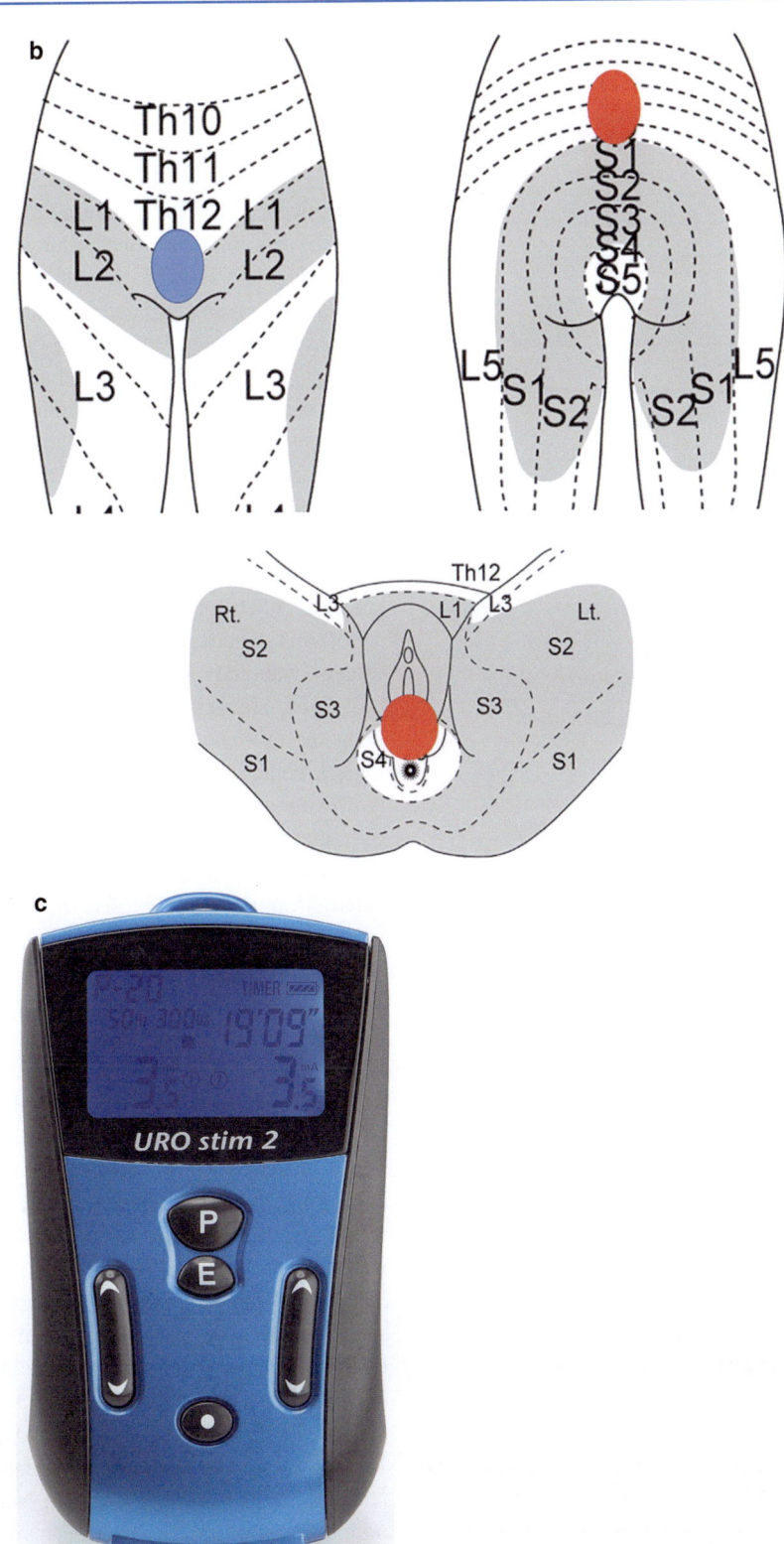

Abb. 4.2 (Fortsetzung)

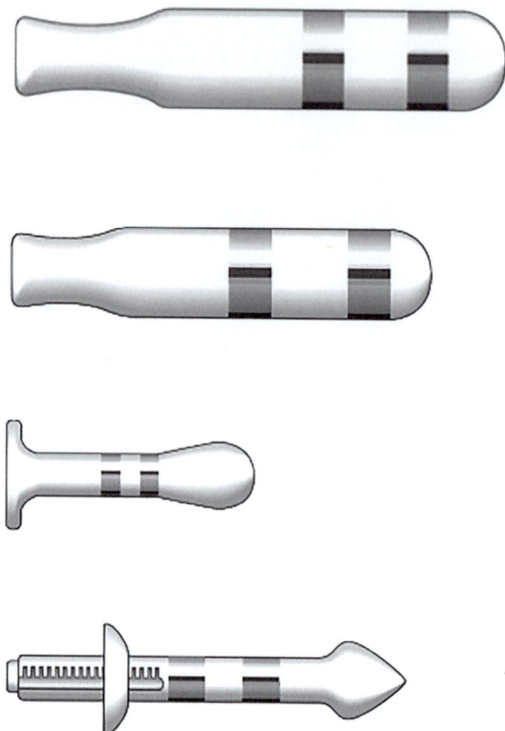

Abb. 4.3 Spezialelektroden. © Schwa-Medico AG, Ehringshausen, mit freundlicher Genehmigung

die Kathode auf die zu reizende Stelle. Bei symmetrisch kompensierten ist es egal. Man kann auch spezielle Sonden verwenden, die vaginal oder rektal eingeführt werden, damit man nahe an den N. pudendus im Becken herankommt (Abb. 4.3). Der Gebrauch einer solchen Sonde ist effektiv, kann aber zu Infektionen führen (Dmochowski et al. 2019). Solche Sonden verfügen manchmal über Drucksensoren, mit denen man die Leistung der Beckenbodenmuskulatur beurteilen kann. Therapieerfolge stellen sich oft nach wenigen Behandlungen ein, und es ist naheliegend, die weiter oben besprochenen zentralneurologischen Mechanismen zumindest teilweise dafür verantwortlich zu machen.

Die verwendeten Parameter sind sehr heterogen (Berghmans et al. 2000). Es wird mit verschiedenen Stromformen gearbeitet. Meistens handelt es sich um TENS-artige, niederfrequente Ströme, es kommen aber auch mittelfrequente Ströme zum Einsatz, entweder prämoduliert (endogene Interferenz, also im Gerät) oder tetrapolar, exogen, klassisch nach Nemec, eine Methode, von der wir wissen, dass sie nicht funktioniert, die aber trotzdem lokal eine sensorische Wirkung entfalten kann. Wie unter TENS dargelegt (zum Beispiel unter Abschn. 3.10.8), finden Patienten die MF-Anwendung oft angenehmer als TENS – ein Vorteil, den man bei Anwendungen in diesem empfindlichen Bereich ausnutzen kann. Die Stimulationsparameter unterscheiden sich hinsichtlich der Frequenzen, der Phasendauer und der Stimulationsintensität, und man hat bis heute noch keine optimale einheitliche Kombination der Parameter gefunden. La Rosa et al. (2019a, b) empfehlen unter Berufung auf diverse Reviews eine Stimulation mit 50 Hz für die Behandlung einer Stressinkontinenz und mit 10–20 Hz für die Behandlung einer Dranginkontinenz; dies mit der subjektiv höchstmöglichen Impulsintensität. Die 15–30 min dauernde Behandlung sollte täglich erfolgen, während 4–12 Wochen. Die Parameter mögen ein Hinweis darauf sein, dass an der Wirkung dieser Anwendung – außer bei der neurologisch bedingten Inkontinenz und bei operativen Anwendungen – die Verbesserung der Kinästhetik über die Sensorik beteiligt ist, sie unterscheiden sich nämlich nicht wesentlich von der NMES bei einem M. quadriceps femoris.

4.6.5.1 P-PTNS

Einen sehr interessanten Ansatz hat man bei der perkutanen Stimulation des N. tibialis posterior (Percutaneous Posterior Tibial Nerve Stimulation, P-PTNS) (de Wall und Heesakkers 2017). Bei dieser Anwendung zielt man darauf ab, über den N. tibialis posterior via Querinformation den sakralen Plexus zu stimulieren und eine Neuromodulation zu bewirken (Abb. 4.4). Neuromodulation wird hier definiert als Effekt von „Crosstalk" zwischen sympathischen und parasympathischen postganglionären Nervenendigungen und Synapsen, die eine Veränderung der am Entleerungsreflex beteiligten Nervensignale verursachen sollen (de Groat et al. 2015; Janssen et al. 2017). Dazu wird entweder eine Nadel so nahe wie möglich beim Nerv platziert und elektrisch stimuliert, oder man verwendet herkömmliche Klebeelektroden (Ramírez-García et al. 2019). Die Methode hat ihre Wurzeln in der

4.6 Anwendung

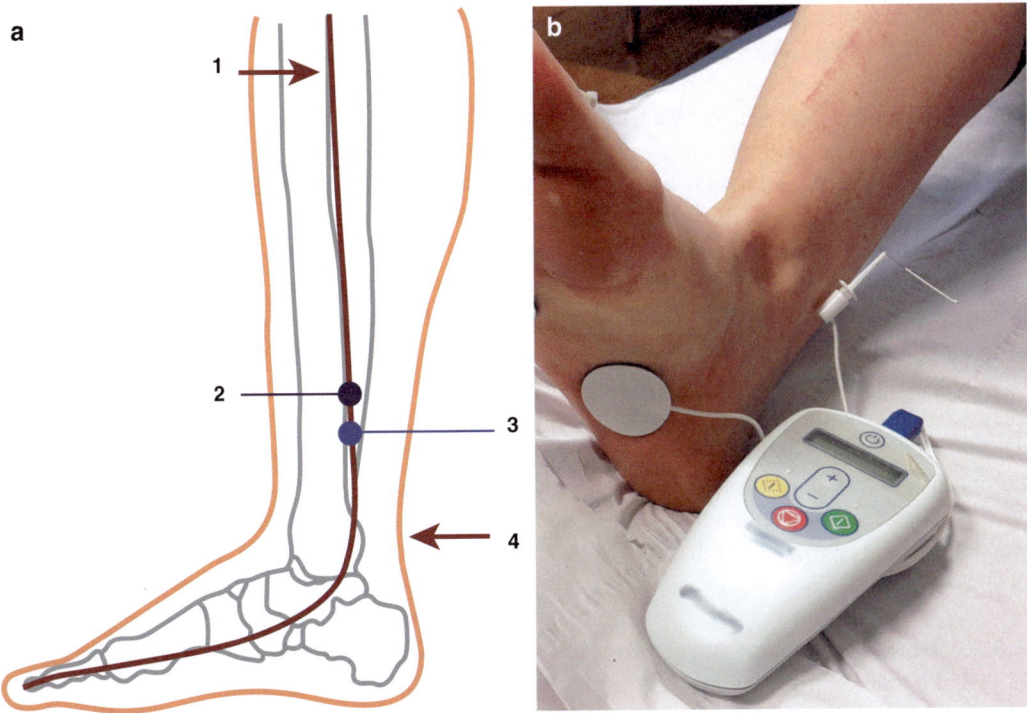

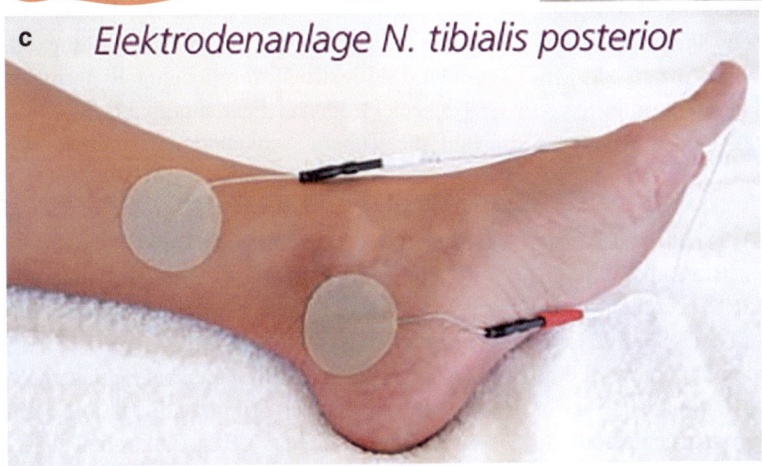

Abb. 4.4 (**a**) P-PTNS. 1 = N. tibialis posterior, 2 = MP6 (Sanyinjiao), 3 = Insertionspunkt für Nadel, 4 = Malleolus medialis. Aus de Wall und Heesakkers 2017, mit freundlicher Genehmigung. (**b**) P-PTNS. Nadel 3 Querfinger proximal der Oberkannte des med. Malleolus. Aus Knowles et al. 2015, mit freundlicher Genehmigung. (**c**) Stimulation des N. tibialis posterior mit Klebeelektroden. Kathode auf MP6. © Schwa-Medico AG, Ehringshausen, mit freundlicher Genehmigung

Traditionellen Chinesischen Medizin. Akupunkturisten benutzen anscheinend seit Jahrhunderten zur Behandlung der Inkontinenz unter anderem den Aku-Punkt MP6 (Milz-Pankreas 6 = Sp6 = Spleen 6) (Janssen et al. 2017), und die Lokalisation von diesem Punkt entspricht der Stelle, wo man den erwähnten Nerv stimuliert. MP6 ist ein sog. Meisterpunkt bei allen geburtshilflich-gynäkologischen Indikationen. Die P-PTNS wird gewöhnlich während 12 Wochen 2- bis 3-mal wöchentlich angewandt und dauert 30 min. Stimulationsparameter: 20 Hz,

200 μs, bis 10 mA. Die Intensität wird hochgeregelt, bis die Fußsohle anfängt zu kribbeln und die Großzehe flektiert oder die Zehen gespreizt werden. Nach diesen 12 Wochen werden monatliche Unterhaltungssitzungen empfohlen. Die Methode wurde anfänglich sehr skeptisch empfangen, nachdem aber Finazzi-Agrò et al. (2010) und Peters et al. (2010) mit gut gemachten RCTs die Effektivität der Behandlung bestätigt hatten, waren auch die größten Skeptiker überzeugt, und die Methode ist nun in den Behandlungsrichtlinien mehrerer internationalen Gremien aufgenommen (International Continence Society, American Urological Association, European Association of Urology) (Janssen et al. 2017). Bei einer Stuhlinkontinenz scheint die Anwendung keine Wirkung zu haben (Knowles et al. 2015).

4.6.5.2 Untersuchungen zum Thema
Zur Effektivitätskontrolle bei dieser Anwendung werden gewisse Standardmessungen durchgeführt. Außer verschiedenen Fragebögen zur Lebensqualität hält man die Anzahl der Inkontinenzepisoden fest und beurteilt mithilfe von Slipeinlagen den Urinverlust über einen bestimmten Zeitraum.

- Ramírez-García et al. (2019) haben an Patienten mit einer überaktiven Blase die Wirkung perkutaner PTNS (P-PTNS) verglichen mit der transkutanen PTNS (T-PTNS). Zur Erinnerung: Bei der perkutanen Version wird eine Nadel in der Nähe des N. tibialis posterior platziert, die zweite Elektrode ist eine normale Klebeelektrode, die in der Nähe platziert wird, oft auf der Fußsohle. Bei der T-PTNS benutzt man zwei normale Klebeelektroden, eine direkt über dem Nerv (5 cm kranial des medialen Malleolus), die zweite wenige Zentimeter weiter kranial oder unter der Fußsohle. Parameter für beiden Gruppen: 20 Hz, 30 min, 12-mal, 1/Woche. Intensität: Kribbeln in der Fußsohle und Flexion der Großzehe. Nach der Behandlungsserie zeigten beide Gruppen die gleiche Besserung im Vergleich zur Kontrollgruppe. Wegen der geringeren Belastung, ohne Nadel, sei die transkutane Version zu bevorzugen. Diese Methode ist auch zu Hause einfach durchführbar.
- Jacomo et al. (2020) haben die Wirkung von T-PTNS (10 Hz, 200 μs, submotorisch, 30 min) verglichen mit einer transkutanen sakralen Stimulation (Klebeelektroden distal der SIPS paravertebral über S2–S4, 10 Hz, 700 μs, 30 min, Intensität „je nach Toleranz") und fanden beide Anwendungen bei der Behandlung einer überaktiven Blase bei älteren Personen effektiv. Die T-PTNS hatte den größeren Effekt.
- Scaldazza et al. (2017) haben die Wirkung von P-PTNS (Standardparameter) als Solobehandlung verglichen mit einer Elektrostimulation mit einer intravaginalen (IV) Elektrode (30 min, 30 s 20 Hz, 30 s 5 Hz), kombiniert mit Beckenbodentraining. Beide Gruppen zeigten deutliche Verbesserungen, wobei die P-PTNS (ohne BB-Training) effektiver war.
- Correia et al. (2014) haben bei Frauen mit einer Stressinkontinenz die Behandlung mit einer IV-Elektrode verglichen mit normalen Klebeelektroden (1 Paar suprapubisch, 1 Paar auf die Tubera ischiadicum). Parameter für beiden Gruppen: 50 Hz, 20 min, 4 s ON, 8 s OFF, 2 s Anstieg, 2 s Abstieg, Toleranzgrenze. Beide Gruppen zeigten nach 12 Sitzungen (2/Woche) signifikante Besserungen, wobei die IV-Gruppe die größere Kraftzunahme der Beckenbodenmuskultur zeigte.
- Guo und Kang (2018) haben bei Schlaganfall-Patienten mit einer Urininkontinenz TENS angewandt. Parameter: 1 Paar Elektroden auf S2 paravertebral, 1 Paar beidseits auf halber Distanz zwischen SIPS und Tuber ischiadicum, 50 Hz, 250 μs, 10 s ON, 30 s OFF, 30 min, Intensität bis zur Toleranzgrenze. Dies täglich während 10 Wochen. Die Verumgruppe war signifikant besser als die Kontrollgruppe.
- Elmelund et al. (2018) haben bei Frauen mit einer inkompletten Querschnittlähmung und Inkontinenz die Wirkung von Beckenbodentraining alleine und BB-Training kombiniert mit Elektrostimulation mit einer IV-Elektrode verglichen und fanden keine Unterschiede beim Endergebnis. Parameter der Stimulation

(es wurden 2 unterschiedliche Programme nacheinander benutzt): zuerst 40 Hz, 250 µs, bis 10 min, 30 Kontraktionen von etwa 10 s mit 10 s Pause, wobei die Frauen mitspannen sollten. Danach 10 Hz, 250 µs, 10–20 min kontinuierlich, wobei die Frauen sich entspannen sollten. Intensität jeweils Toleranzgrenze.
- Tan et al. (2019) konnten nach einer Analyse von kontrollierten Studien zur Behandlung der Stuhlinkontinenz und Konstipation nachweisen, dass auch in den Kontrollgruppen signifikante Besserungen auftraten. Dies weist auf einen nicht zu unterschätzenden Placeboeffekt hin und sollte beim Einsatz dieser Methode bei diesen Diagnosen berücksichtigt werden.

4.6.6 Bewegungsgefühl verbessern

Zur Verbesserung der Kinästhesie kann die NMES wie folgt eingesetzt werden, hier ein Beispiel am Vorderarm:

- Dem Patienten wird man selbstverständlich erklären, worum es bei der Behandlung geht. Es sind die üblichen Kontraindikationen zu beachten (allgemeine Maßnahmen vor der Behandlung).
- Man sollte das Elektrogerät auf Constant Voltage (CV) einstellen, damit man die Elektrode bequem verschieben kann und es dem Patienten keinen putzt, wenn man mal mit der Reizelektrode abrutschen sollte.
- Alle Frequenzen oberhalb 20 Hz sind tetanisierend. Man sollte eine Frequenz einstellen, die für den Patienten angenehm ist, meistens um 50 Hz.
- Je länger die Phasendauer, umso kräftiger die Kontraktion bei gleicher Intensität. 150–200 µs sind für den Einstieg in der Regel genügend, man richtet sich selbstverständlich nach dem Patienten.
- Biphasische symmetrische Rechteckimpulse eignen sich am besten zur Auslösung von Muskelkontraktionen und führen nicht zu Hautirritationen wie bei nichtkompensierten Impulsen.
- Eine große (etwa 7 × 12 cm) indifferente Elektrode (wenn man keine symmetrisch kompensierten Impulse verwendet: die Anode) wird am Oberarm befestigt. Wenn man kompensierte Impulse einsetzt, kann man eine Klebeelektrode verwenden. Man kann aber durchaus eine herkömmliche Leitgummielektrode in einer Schwammtasche nehmen (Schwämme verursachen nicht so ein Geschmier wie Kontaktgel).
- Als Reizelektrode (bei asymmetrisch kompensierten Impulsen die Kathode) benutzt man eine Leitgummielektrode. Man hält die Elektrode so, dass nur eine Ecke der Elektrode mit der Haut Kontakt hat. Keine Angst: Der Therapeut spürt nichts. Stimulation mit kleinen Punktelektroden wird von Patienten häufig als „giftig, stechend" empfunden.
- Man hält nun mit der einen Hand die Reizelektrode auf den Vorderarm des Patienten, da, wo man die relevante motorische Zone vermutet. Die andere Hand ist am Intensitätsregler des Gerätes. Der Blick ist auf dem Patienten. Man dreht behutsam auf, bis der Patient ein deutliches Stromgefühl empfindet. Wenn man Glück hat (oder wenn man gut ist), sieht man bereits eine leichte Kontraktion. Wenn nicht, fährt man mit der Reizelektrode über den zu reizenden Muskel, bis man (im richtigen Muskel, versteht sich) eine Kontraktion auslöst. Die in den meisten Elektrotherapiebüchern aufgezeichneten Reizpunkte sind sehr ungenau (Gobbo et al. 2011, 2014). Die Reizzone befindet sich in der Regel im proximalen Drittel des Muskelbauches.
- Wenn man nur einen einzigen Muskel reizen möchte, kann man an dieser Stelle eine kleine Klebeelektrode platzieren (eventuell zuschneiden); möchte man nacheinander mehrere Muskeln (bzw. Muskelgruppen) stimulieren, macht man manuell weiter.
- Nun regelt man den Strom wieder runter und erklärt dem Patienten nochmal, wie man sich die nun folgende Therapie vorstellt. Hier gibt es viele Möglichkeiten: Der Patient soll sich nur auf die Bewegung konzentrieren, er soll in Gedanken mitmachen und sich die Bewegung

vorstellen, am besten als Funktion, oder er soll versuchen, die Bewegung aktiv mitzumachen oder dagegenzuhalten. Sinnvoll ist ganz bestimmt, die kontralaterale Seite mitarbeiten zu lassen.
- Da, wo möglich, soll man die Aktivität in eine sinnvolle Funktion einbauen. Man kann den Patienten zum Beispiel etwas greifen lassen und mit der NMES das Loslassen unterstützen oder die Greiffunktion mit einer Stimulation der Flexoren unterstützen.
- Man sagt es dem Patienten, wenn der Strom kommt, und regelt dann langsam, während 2–3 s, hoch, bis eine Kontraktion ausgelöst wird. Die Intensität muss einschleichen, die Kontraktion soll nämlich „physiologisch" aussehen: in 2–3 s ansteigen, wenige Sekunden halten, in 1–2 s ausschleichen: also schwellstrommäßig. Die Kontraktionen sollten nicht länger als etwa 5 bis maximal 10 s dauern. Kräftige Kontraktionen lösen mehr kortikale Aktivität aus.
- Nach jeder Kontraktion folgt eine Pause. Die Pausendauer ist vom Patienten abhängig, meistens löst man pro Minute nicht mehr als 4–6 Kontraktionen aus.
- Die Kontraktionskraft wird mit der Intensität reguliert und an die Fähigkeiten des Patienten angepasst. Wenn der Patient Aktivität hat, braucht man nur ganz leicht aufzudrehen, möglicherweise sogar nur sensorisch, damit er den Muskel wahrnimmt. Wenn das Bewegungsgefühl nicht mehr vorhanden ist, muss man meistens etwas kräftiger kontrahieren lassen. Möglichkeiten gibt es da viele. Zum Beispiel 2-bis 3-mal relativ kräftig, dann nur 1-mal schwach, sodass man die Aktivität des Patienten beurteilen kann.
- Selbstverständlich könnte man, wenn man ein entsprechendes Gerät sein Eigen nennt, den Ablauf am Gerät programmieren. Dies schränkt aber die Flexibilität während der Behandlung zu sehr ein und wird vom Autor nicht empfohlen.

Da es bei dieser Anwendung nicht um eine Kräftigungstherapie geht, sondern um eine Bahnung, sollten die Kontraktionsphasen sinnvollerweise mit aktiven Bewegungsübungen abgewechselt werden, am besten funktionell oder zum Beispiel mit PNF-Techniken. Die Methode wirkt ausgezeichnet bei Patienten, die postoperativ ihren Quadriceps „nicht mehr finden".

4.6.7 Allgemeines zur NMES

Vorteil der NMES in der Rehabilitation ist ganz klar die Möglichkeit zur Aktivierung der Muskulatur in Situationen, in denen der Patient dies nicht selbst kann oder darf.

Nachteile sind das Fehlen des Koordinationstrainings, die unphysiologische, meistens eher isometrische Kontraktion und die recht große sensible Belastung durch den Strom. Die Umkehrung der Kontraktionsreihenfolge muss kein Nachteil sein.

Es ist klar, dass die NMES am gesunden Muskel-Nerv-Komplex ein aktives Training nie ersetzen kann, aber durchaus eine sehr sinnvolle Ergänzung darstellt. Ein Patient, der zum Beispiel postoperativ seinen Quadriceps nur schwach anspannen kann, benutzt dazu nur seine Typ-I-Muskelfasern. Wenn dieser Patient nun mit der NMES zusätzlich (vielleicht) seine Typ-II-Fasern stimuliert, ist der Trainingseffekt bestimmt größer.

Die bei TENS verwendeten kompensierten Impulsformen sind hervorragend für die Auslösung von Muskelkontraktionen geeignet, insbesondere die biphasischen Rechteckimpulse. Die Phasendauer kann man meistens zwischen 100 und 400 μs frei wählen, und die Frequenz lässt sich normalerweise auch an kleineren Geräten bequem einstellen. Der Vorteil gegenüber den mittelfrequenten Strömen liegt darin, dass man mit Frequenzen unter 50–60 Hz die HFF vermeidet. Die Phasendauer scheint bei der Kraftentwicklung keine große Rolle zu spielen. Giroux et al. (2018) verglichen die Kraftentwicklung und das subjektive Empfinden während einer supramaximalen Stimulation des Quadriceps mit Phasendauern von 200 und 1000 μs an gesunden Probanden und konnten mit dem Dynamometer keinen Unterschied feststellen.

4.6 Anwendung

Man kann ein „Krafttraining" wie bei der Russian Stimulation „10–50–10" gestalten oder vergleichbare Protokolle verwenden. Zum Beispiel 10–20–30: 10 s aufdrehen bis zur kräftigen Kontraktion, 20 s halten, mindestens 30 s Pause. Sollte der Muskel ermüden, wird die Spannungsphase verkürzt oder die Pause verlängert. Dieser Vorgang wird 15- bis 20-mal wiederholt. Zur Optimierung der Muskelfaserrekrutierung und zur Vermeidung einer lokalen Erschöpfung sollten während des Trainings die Reizparameter und insbesondere die Elektrodenplatzierung variiert werden.

Da bei dieser Anwendung auch die Ermüdungsresistenz trainiert wird, ist ein separates „Ausdauertraining" wahrscheinlich nicht notwendig. Man kann dennoch am Gerät ein auf Ausdauer (oxidativ, aerob) ausgelegtes Protokoll programmieren mit vielen, nicht zu kräftigen Kontraktionen, unterbrochen durch kurze Pausen. Die geleistete Muskelarbeit ist ja für den Trainingseffekt verantwortlich und nicht die verwendete Stimulationsfrequenz.

Die Stimulation findet bei kleineren Muskeln mit einer kleinen Reizelektrode über die motorische Reizzone statt, die zweite indifferente Elektrode liegt in der Nähe. Meistens liegt die motorische Reizzone im proximalen Drittel des Muskels. Am einfachsten ist es, wenn man das Klinikgerät im CV-Modus verwendet, den Strom nicht zu hoch aufdreht und dann die Reizzone sucht. Bei größeren Muskeln werden entsprechend große Elektroden verwendet, wobei darauf zu achten ist, dass so viele Reizzonen wie möglich erreicht werden.

Es ist klar, dass die NMES am gesunden Muskel-Nerv-Komplex ein aktives Training nie ersetzen kann, aber eine sehr sinnvolle Ergänzung darstellt. Ein Patient, der aktiv trainiert und NMES macht, trainiert mehr als einer, der „nur" aktiv trainiert. Was würde aber passieren, wenn dieser Patient die NMES-Zeit durch aktives Training ersetzen würde (Lieber et al. 1996)?

Ein paar Anmerkungen zu den bislang vorliegenden Studien zur NMES:

- Die Methode wird fast immer an gesunden Probanden angewandt, unser Wissen über Patienten ist eher beschränkt.
- Wenn die aktive Leistung mittels Feedback (EMG) kontrolliert werden konnte, war aktives Training genau so gut wie NMES.
- Es wurden häufig keine Kontrollgruppen verwendet.
- In der Regel stellte sich heraus, dass aktives Training kombiniert mit NMES effektiver ist als nur (gleich langes) aktives Training oder nur NMES.
- Batteriebetriebene Geräte sind genauso gut wie netzbetriebene Geräte.
- NMES zur Atrophieprophylaxe ist besser, als nichts zu tun.

4.6.8 Indikationen

- Muskeltraining zur Erhaltung oder Verbesserung der Kinästhetik in Situationen, wo eine normale Muskelaktivität nicht gewährleistet ist.
- Verhinderung und/oder Beseitigung von Inaktivitätsatrophien nach/während längerer Ruhigstellung.
- Muskeltraining nach Operationen und traumatisch oder medizinisch bedingten Funktionsstörungen.
- Intentionstraining bei Koordinationsstörungen nach peripherer Lähmungen oder zentralneurologischen Affektionen.
- Skoliosen bei jungen CP-Patienten.

4.6.9 Kontraindikationen

Siehe Niederfrequenz/TENS, insbesondere die Ausführungen unter Abschn. 3.12.3 zum Thema „Schrittmacher".

Selbstverständlich muss bei einer Muskelstimulation die lokale strukturelle Stabilität berücksichtigt werden. Es wird ausdrücklich empfohlen, mit dem zuständigen Chirurgen Kontakt

4.7 Muskelstimulation mit mittelfrequenten Wechselströmen

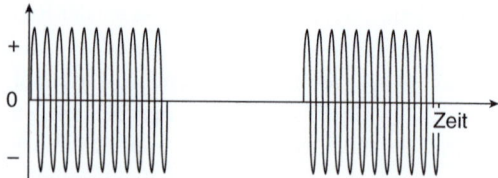

Abb. 4.5 Russian Stimulation oder BMAC. Aus Ward 2009, mit freundlicher Genehmigung

Neben den niederfrequenten, TENS-ähnlichen Impulsströmen werden zur Stimulation innervierter Muskeln mittelfrequente Wechselströme, auch Kilohertz-Ströme genannt, eingesetzt. Der Einsatz dieser Stromform wurde sehr populär, nachdem in den 1970er-Jahren von den angeblich großen Erfolgen der sog. Russian Stimulation berichtet wurde. Die Methode sei nicht nur besonders effektiv, sondern sei auch angenehmer als eine NF-Stimulation (Andrianowa et al. 1974).

Die verwendeten Impulse eines MF-Stromes sind sehr kurz (125 µs bei 4000 Hz, 200 µs bei 2500 Hz), sodass nur ein intakter Nerv-Muskel-Komplex darauf reagieren kann. Die Reizung findet am Nerv statt („indirekt"), der die Aktionspotenziale zum Muskel weiterleitet. Bei einer peripheren Nervenläsion sind diese Ströme wirkungslos, hier benötigt man längere Dreieckimpulse, die Reizung findet dann am Muskel statt („direkt"). Zur Bestätigung von Behauptungen, dass MF-Ströme „direkt" am Muskel etwas bewirken, gibt es keine Belege.

4.7.1 BMAC, Russian Stimulation

Zur Beschreibung dieser Kilohertz-Ströme werden verschiedene Bezeichnungen verwendet. Am bekanntesten sind die tetrapolare exogene Interferenz nach Nemec und die bipolare endogene Interferenz, auch prämodulierte Interferenz genannt. Die klassische tetrapolare Version sollte zur Kräftigung wirklich nicht mehr verwendet werden, da es vollkommen unmöglich ist, damit eine gezielte Stimulation zu bewirken. Die Gründe dafür sind im Kapitel über Interferenzstrom nachzulesen (Abschn. 3.10.6). Die prämodulierte IF ist zur Kraftentwicklung nicht effektiv, da ein Teil der Impulse im sinusförmigen Burst unterschwellig bleibt und wirkungslos ist (Abb. 4.5D). Bei der Russian Stimulation (RS) hingegen wird ein kontinuierlicher sinusoidaler 2500 Hz-Wechselstrom in 10 ms-Bursts zerlegt; die Frequenz, mit der diese Bursts abgegeben werden, kann man am Gerät einstellen. Sämtliche Pulse im Burst haben die gleiche Intensität (= Amplitude), deshalb ist diese Methode deutlich effektiver als die beiden vorher erwähnten (Abb. 4.5, siehe auch Abb. 3.7). Es handelt sich hier um einen frequenzmodulierten mittelfrequenten Wechselstrom, die verbreitetste Bezeichnung lautet Burst Mode Alternating Current (BMAC) (Ward et al. 2004; Ward 2009; Ward und Chuen 2009).

Die Russian Stimulation wurde in den 1970er-Jahren populär aufgrund der angeblich sehr guten Resultate von Dr. Yakov Koz (auch „Kotz" oder „Kots" geschrieben), damals Professor für Körperkultur an der Staatsakademie von Moskau. Dr. Koz verabreichte seinen Sportlern und Kosmonauten als Zugabe zum normalen Training Elektrostimulationen und behauptete, mit seiner Methode Kraftzunahmen von rund 40 % in 3 Wochen zu erreichen. Diese Behauptungen konnten während eines Austauschprogramms in Kanada 1977 nicht bestätigt werden (Ward und Shkuratova 2002).

Seine Begründung für die Kombination eines aktiven Trainings mit EMS war wie folgt: Damals wurde beim Training hauptsächlich auf Umfang und Kraft trainiert. Bezüglich des Muskelfasertyps bezog sich dieses Training also hauptsächlich auf die Slow-Twitch-Motorunits – Units, die langsam ermüden und über Aα2-Neurone innerviert werden. Es war bereits bekannt, dass die Elektrostimulation vor allem die Fast-Twitch-Motoreinheiten stimuliert – also die Units, die bei der Kontrolle von raschen, präzisen Bewegungen eingesetzt werden und über Aα1-Motoneuronen innerviert werden. Mit der Kombination beider Methoden konnte man also beide Motorunit-Typen aktivieren.

Koz benutzte ursprünglich einen niederfrequenten 50 Hz-Rechteckimpulsstrom, Phasendauer 1 ms, also neofaradisch. Aufgrund vieler Versuche stellte er fest, dass ein 10–50–10-Modus für das Training optimal sei: 10 s maximal spannen, 50 s Pause, 10-mal wiederholen, einmal am Tag (Andrianowa et al. 1974). Koz benutzte anfänglich keine mittelfrequenten Ströme, diese wurden erst später eingesetzt und hatten eine etwas andere Auswirkung auf die Ermüdung. Die gefundene Strom- und Trainingsform ergibt physiologisch betrachtet durchaus einen Sinn: Bei 50 Hz Stimulationsfrequenz liegen die Ermüdungsgründe in der Erschöpfung der Neurotransmitterreserven und in Leitungsproblemen im T-Tubuli-System, also keine Ermüdungserscheinungen, wie sie zum verbesserten Trainingszustand führen würden. Es ist also sinnvoll, die Ermüdung zu vermeiden, deshalb die 50 s Pause.

Später haben andere Wissenschaftler anstelle der Koz'schen Stromform einen mittelfrequenten Impulsstrom eingesetzt (Andrianowa et al. 1974). Dieser in 50 Hz-Bursts zerlegte MF-Strom mit einer Grundfrequenz von 2500 Hz löst aber eine relativ rasche Ermüdung über eben diese Mechanismen aus und kann deshalb nicht so effektiv sein wie die Form, welche Koz benutzte. Die höheren Frequenzen sind aber unumstritten viel angenehmer für das Training. Die Stimulation findet entweder direkt am Muskel statt (über die motorischen Reizzonen), wobei Andrianova fand, dass Frequenzen um 2500 Hz optimal seien, oder „indirekt" am Nerv mit Frequenzen um 1000 Hz. Die Unterscheidung ist rein akademisch, da die sehr kurzen Impulse immer nur den Nerv reizen. Koz' Behauptung, das Training sei aufgrund der verwendeten Frequenzen nicht schmerzhaft, muss relativiert werden: Seine Anwender, Eliteathleten in der ehemaligen UdSSR, waren gewöhnt, einiges auf sich zu nehmen, um zur Weltspitze gehören zu dürfen. Es sei hiermit auf den damaligen Zeitgeist hingewiesen. Übrigens fanden Bergquist et al. (2012), dass bei einer Quadriceps-Stimulation über den N. femoralis mehr Motorunits rekrutiert werden als bei einer herkömmlichen Stimulation am Muskel. Da sich die Stimulation über den Nerv aber als etwas unpraktisch gestaltet (die Reizelektrode verschiebt sich bei jede Kontraktion) und da nur etwa 30 % der MVC erreicht wurden, sehen die Untersucher den Einsatz eher als Ergänzung einer normalen Stimulation denn als deren Ersatz.

4.7.2 BMAC, Aussie-Stimulation

Seit vielen Jahren haben sich australische Untersucher in einer Gruppe um Alex Ward mit der RS befasst und haben versucht, die Stimulation hinsichtlich Verträglichkeit und Effektivität zu optimieren. Dabei haben sie herausgefunden, dass ein 1000 Hz-Wechselstrom, appliziert mit 2–4 ms Bursts, optimal sei (Ward 2009). Der Strom wurde in Anlehnung an die RS rasch als Aussie-Stimulation bekannt. Da andere Untersucher später mit unterschiedlichen Parametern weitergeforscht haben, aber trotzdem weiterhin die Bezeichnung benutzten, hat man, um Verwirrung zu vermeiden, den Ausdruck Burst Mode Alternating Current ins Leben gerufen: BMAC (Abb. 4.5). Diese Bezeichnung ist vorzuziehen, da sie genau ausdrückt, was gemeint ist, und jeder Untersucher kann seine bevorzugten Parameter verwenden. Solange man diese korrekt rapportiert, versteht sich. Vor einigen Jahren hat sich eine neue Stromform dazu gesellt, die Burst Modulated Biphasic Pulsed Current oder BMBPC (Abb. 4.6). Bei der BMAC benutzt man Bursts, die aus sinusförmigen Einzelimpulsen bestehen, wie die RS. Die BMBPC bildet Bursts aus einem Wechselstrom, der aus Rechteckimpulsen besteht. Die 1000 Hz-BMAC und 1000 Hz-BMBPC scheinen zur Kraftentwicklung gleich effektiv zu sein und sind deutlich effektiver als 2500 Hz-BMAC (= Russian Stimulation) (Adams et al. 2018). Ob BMAC zur Kraftentwicklung effektiver ist als eine NF-Stimulation, ist

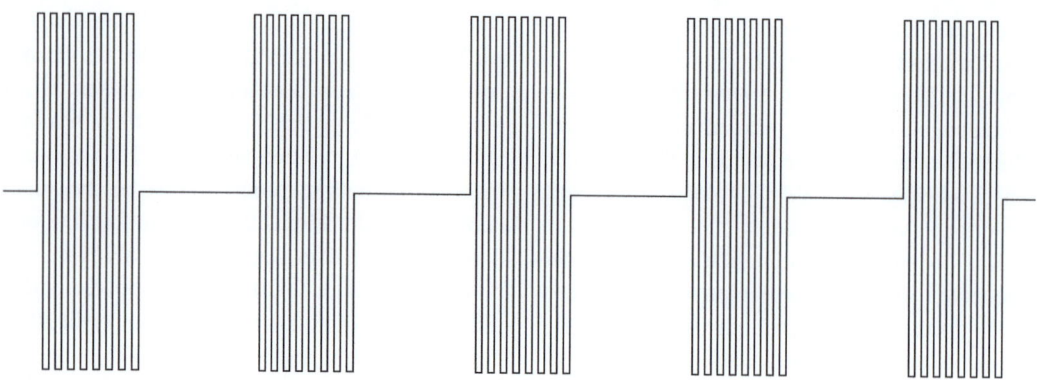

Abb. 4.6 BMBPC: Burst Modulated Biphasic Pulsed Current, Rechteckimpulse

etwas umstritten, obwohl eine „gewöhnliche" NF-Stimulation die Nase vorn zu haben scheint. Da Silva et al. (2015) konnten keinen Unterschied feststellen, Scott et al. (2015) fanden NF-Stimulation zur Kraftentwicklung effektiver und Szecsi und Fornusek (2014) favorisieren BMAC. Medeiros et al. (2017) fanden BMAC und NF zur Stimulation des M. quadriceps gleich effektiv, falls dieselbe Phasendauer (250 µs) benutzt wird (und gleich unangenehm). Stimulation mit längeren Phasen (500 µs) war aber effektiver zur Kraftentwicklung. Modesto et al. (2019) fanden bei ihren Fußballspielern keinen Unterschied bei den Ergebnissen mit BMAC (2500 Hz, 250 µs) oder NF-Stimulation (100 Hz, 200 µs). Die Probanden fanden NF aber angenehmer und deshalb sei diese Methode besser. Vaz und Frasson fanden in ihrem Review (2018) keine Gründe, BMAC gegenüber NF-Stimulation zu bevorzugen.

4.8 Motorische Punkte oder Muskelreizpunkte

In fast allen Elektrotherapiebüchern finden sich Abbildungen, die zeigen sollen, wo ein bestimmter Muskel am besten reizbar ist. Nun hat schon mancher Kollege vergeblich versucht, anhand dieser Darstellungen bestimmte Punkte aufzufinden, und hat am Schluss verzweifelt mit der Reizelektrode herumgeschoben, bis er eine kräftige Kontraktion hat auslösen können. Die Ursache? Die Zeichnungen sind zu ungenau. Erstens gibt es keine Reizpunkte, sondern Reizzonen. Zweitens haben größere Muskeln mehrere Reizpunkte (zum Beispiel 7, wenn man den ganzen Quadriceps stimulieren möchte, Lim et al. 2021). Drittens gibt es einen Unterschied zwischen Nerveneintrittsstellen und motorischen Reizzonen, und diese stimmen qua Lokalisation nur selten überein. Die Nerveneintrittsstelle (NES) entspricht der Stelle, wo die motorische Nerventerminale das Perimysium penetriert (Botter et al. 2011). Der motorische Punkt (MP) entspricht dem Ort, wo mit der geringsten Stimulationsintensität eine Kontraktion ausgelöst werden kann (Botter et al. 2011; Gobbo et al. 2011, 2014; Behringer et al. 2014). Leider werden diese Begriffe durcheinander benutzt und das kann zu Problemen mit der Lokalisation führen. Botter et al. (2011) haben eine Übersicht erstellt von motorischen Reizpunkten am Bein und zeigen auf eindrucksvolle Weise, wie groß die Variation von deren Lokalisation ist (Abb. 4.7). Franz et al. (2018) haben mit Elektrostimulation an der oberen Extremität MP lokalisiert und deren Lokalisation verglichen mit der von NES, gefunden mittels Kadaverstudien. Nur die Lokalisation im Pectoralis minor und Trapezius descendens stimmten überein, die übrigen (Biceps, Latissimus, Pectoralis major, Trapezius ascendens und transversus) nicht. Es gibt vergleichbare Untersuchungen betreffend Muskeln wie dem Tibialis anterior, den Hüftadduktoren, den Bauchmuskeln, dem Soleus u. v. m., und alle Autoren kommen zum gleichen Schluss: Die Lokalisatio-

4.8 Motorische Punkte oder Muskelreizpunkte

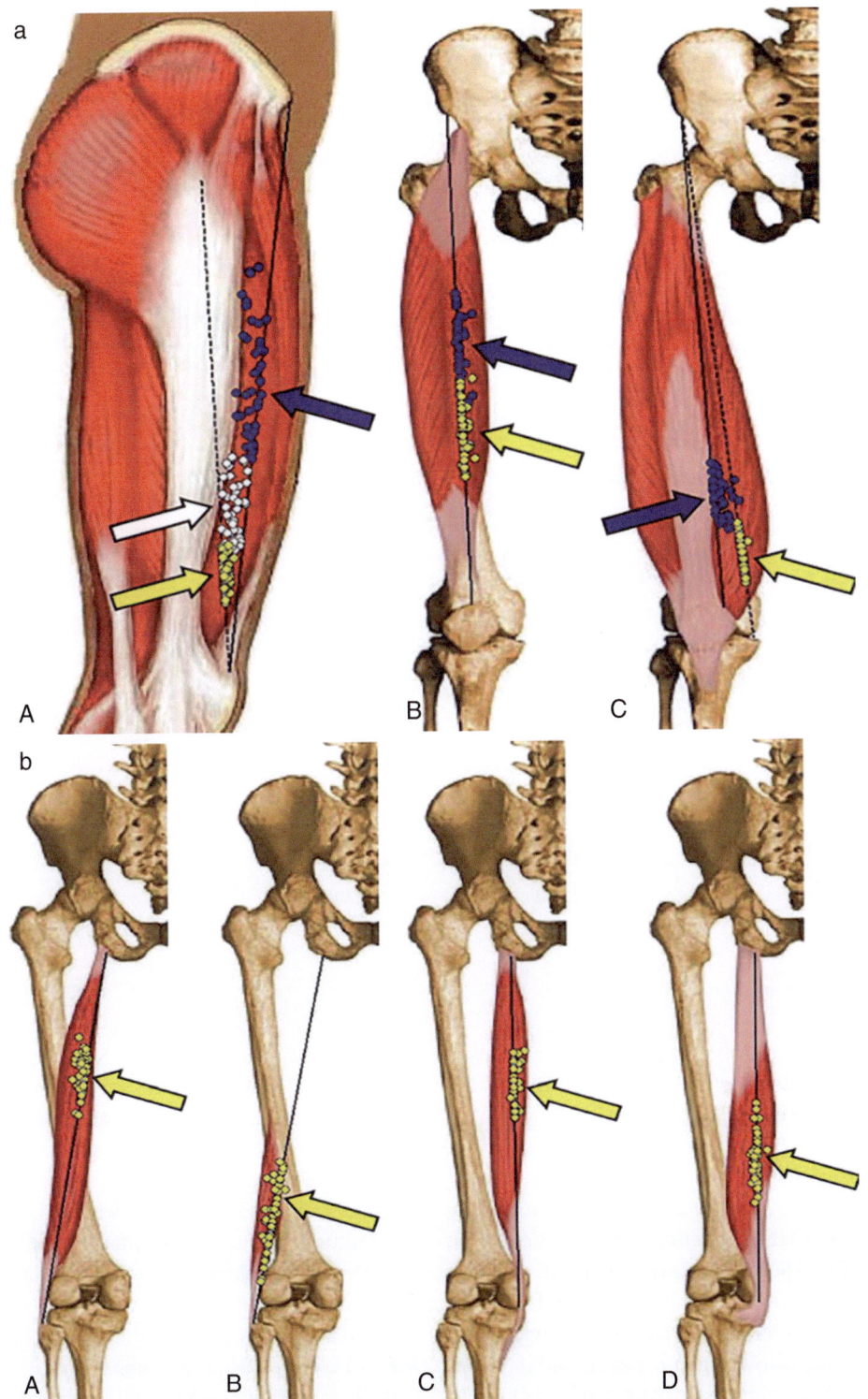

Abb. 4.7 (**a**) Motorische Punkte in unterschiedlichen Bereichen des m. Quadriceps bei 53 Probanden. A: Vastus lateralis, B: Rectus, C: Vastus medialis. Pfeile zeigen das durchschnittliche Areal. (**b**) Motorische Punkte in den Hamstrings. A: Caput longum, B: Caput breve, C: Semitendinosus, D: Semimembranosus. (**c**) Motorische Punkte im Unterschenkel. A: Tibialis anterior, B: Peroneus longus, C: Gastrocnemius. Aus Botter et al. 2011, mit freundlicher Genehmigung

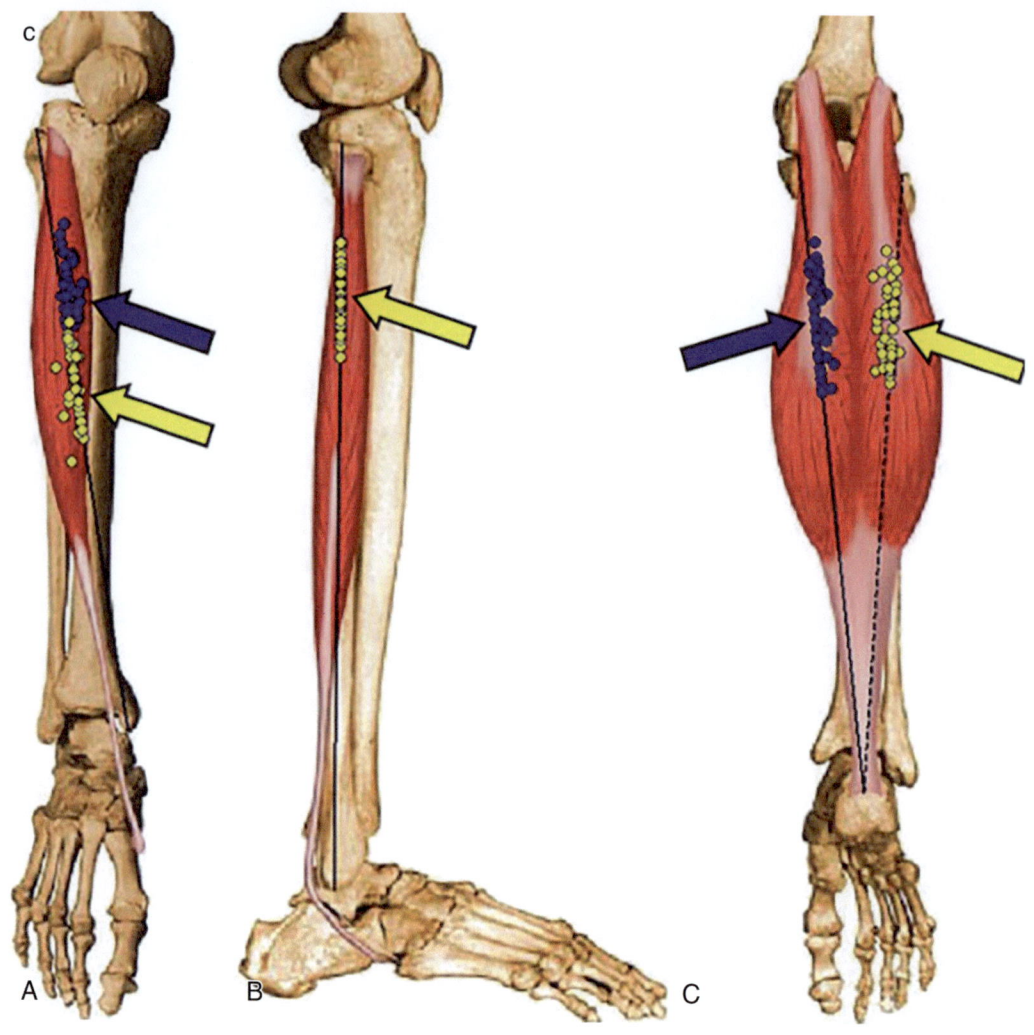

Abb. 4.7 (Fortsetzung)

nen zeigen eine große Variation, die Zonen liegen aber generell etwa im proximalen Drittel des Muskelbauches. Immerhin etwas.

Lokalisationstest

Gobbo et al. (2014) weisen zurecht darauf hin, dass eine NMES eindeutig weniger effektiv ist, wenn die Elektroden nicht korrekt platziert werden. Sie erwähnen, dass viele Hersteller ihren Stimulationsgeräten Abbildungen mit Platzierungsvorschlägen beilegen, die in vielen Fällen unbrauchbar sind. Die Autoren empfehlen deshalb, vor jeder Anwendung einen kurzen, einfachen Lokalisationstest durchzuführen. Dazu wird eine große, indifferente Elektrode auf den oder in der Nähe des zu stimulierenden Muskels platziert. Mit einer Frequenz von 1–2 Hz, einer Phasendauer von 100–200 µs, einer niedrigen Intensität und einer kleinen Reizelektrode wird dann im vermuteten Reizareal die Stelle gesucht, wo die kräftigste Kontraktion ausgelöst werden kann. Diese Stelle wird markiert und danach kann die eigentliche Stimulation losgehen. Die Autoren machen außerdem darauf aufmerksam, dass die MP bei einem Positionswechsel im relevanten Gelenk nach kaudal oder kranial wandern, dem ist natürlich Rechnung zu tragen. Anders gesagt: Nicht in voller Extension testen und anschließend in 90°-Flexion stimulieren.

Aus den oben erwähnten Gründen verzichtet der Autor dieses Buches auf Zeichnungen mit Darstellungen von einzelnen motorischen Punkten. Als allgemeine Faustregel gilt, dass sich die motorische Reizzone meistens im proximalen Drittel des Muskelbauches findet. Des Weiteren sollte man unbedingt auf die Empfehlung von Gobbo et al. hören.

4.9 Stimulation denervierter Muskeln

Die Effektivität der Stimulation denervierter Muskeln ist bis heute umstritten, da am Menschen bislang nicht nachgewiesen wurde, dass es die Reinnervation verbessert. Zudem ist man sich nicht einig darüber, ob eine Stimulation schädlich ist oder nicht. Tierversuche zeigen, dass eine NMES nicht nur die Physiologie und Struktur des Gewebes erhält, indem sie Veränderungen vom Bindegewebe verhindert, sondern auch die Reinnervation verbessert.

Was wissen wir?

Es gibt Studien an Nagern, die zeigen, dass eine sehr intensive, täglich 12–24 h dauernde Elektrostimulation, eventuell sogar kombiniert mit vermehrter Aktivität (stundenlanges Tretmühle-Rennen), eine Reinnervation behindert. Ironton et al. (1978) haben zum Beispiel nachgewiesen, dass 10–12 h elektrische Stimulation täglich das Nervenwachstum behindert. Tam et al. (2001) beobachteten ein ähnliches Ergebnis nach einem Monat 8 h Dauerstimulation täglich. Gigo-Benato et al. (2010) haben, nicht ganz überraschend, herausgefunden, dass ein Protokoll von 20 Kontraktionen im 48-Stunden-Intervall eine Atrophie nicht aufhalten kann. Diese Art von Studien wird gerne von den Gegnern einer NMES zitiert. Es wird argumentiert, dass eine übermäßige Aktivierung denervierter Muskeln (elektrisch oder aktiv) die Produktion von bestimmten trophischen Faktoren negativ beeinflusst und so die Empfänglichkeit für neue funktionelle Verbindungen herabsetzt (Tam et al. 2001; Willand et al. 2013a, b). In diesem Zusammenhang werden mehrere Mechanismen diskutiert, zum Beispiel eine verstärkte lokale Acetylcholin-Ausschüttung, die Unterdrückung von ACh-Rezeptoren, die Herabsetzung von gewissen Wachstumsfaktoren wie IGF (Insulin-like Growth Factor) und Neural Cell Adhesion Molecule (NCAM) und eine erhöhte lokale Calciumkonzentration. Wie dem auch sei: Es gilt als gesichert, dass eine gemäßigte Stimulation denervierter Muskulatur in vivo die Reinnervation nicht verlangsamt (Rozman et al. 2000; Gittins et al. 1999; Willand et al. 2013a, b; Mäkelä et al. 2019), sondern sogar verbessert (Willand 2015; Willand et al. 2015), wahrscheinlich durch eine erhöhte intramuskuläre Produktion von BDNF und GDNF.

BDNF und GDNF (Brain-Derived und Glial Cell Line-Derived Neurotrophic Factor) sind potente neurotrophe Faktoren, welche die Nervenregeneration nach Verletzungen stimulieren. BDNF ist einer der Wichtigsten und verantwortlich für die Förderung des Sproutings und Wachstums von motorischen und sensorischen Neuronen. GDNF fördert das Überleben der Motoneuronen und verbessert die Myelinisierung nach Verletzungen, verstärkt den Neuritenauswuchs und wirkt als ein Synaptotrophin zur Förderung der terminalen Verzweigung an den motorischen Endplatten und Synapsen.

Das nach Meinung des Autors wichtigste Argument für eine solche Stimulation beruht auf Erkenntnissen aus Studien über die Hirnplastizität. Wie bereits ausführlich dargelegt, werden nichtbenutzte Hirnareale nach Denervierungen oder Amputationen von benachbarten Arealen „übernommen". Deshalb muss man bei Patienten mit operierten Nervenläsionen oder nach Replantationen das betroffene Hautareal so häufig wie möglich und – ganz wichtig – so variiert wie möglich stimulieren. Es ist sehr wahrscheinlich (aber nie untersucht worden), dass eine Muskelstimulation für den motorischen Cortex Vergleichbares bewirkt wie die sensorische Stimulation für den sensorischen Cortex. Dies würde auch erklären, weshalb die funktionellen Ergebnisse bei Patienten nach einem sensorischen Reinnervationstraining besser sind als bei den Nichtstimulierten (Lundborg 2003).

Man kann trotzdem häufig beobachten, dass eine Atrophie mit Elektrostimulation in vivo nicht verhindert werden kann, sondern dass diese lediglich gebremst wird. Die Ursache ist unklar, vielleicht spielen die oben erwähnten Wachstumsfaktoren eine Rolle. Möglicherweise hängt dies auch damit zusammen, dass eine Stimulation am Menschen meistens erst relativ spät begonnen wird. Viele Patienten, bei denen eine Stimulation indiziert wäre, haben ernste Verletzungen, die bei der Behandlung im Vordergrund stehen. Bis diese Probleme wenigstens teilweise behoben sind, ist meistens so viel Zeit vergangen, dass bereits eine deutliche Atrophie aufgetreten ist. Diese ist dann schwer wieder rückgängig zu machen. Für ein effektives Muskeltraining mit NMES braucht es kräftige Kontraktionen und posttraumatisch/postoperativ liegt die Schmerzschwelle eben niedrig. Außerdem benutzt man häufig eine zu niedrige Stimulationsintensität aus der unbegründeten Angst, man könne dem Reinnervationsprozess stören.

Bei der Elektrostimulation geht es nicht nur um Atrophieprophylaxe und Erhaltung der Kinästhetik. In einem denervierten Muskel nimmt die Menge an Fett und Kollagen zu. Zuerst ist diese Zunahme lediglich relativ, weil die Muskelmenge abnimmt, später ist sie aber absolut, weil tatsächlich mehr Fett und Kollagen produziert werden: Es kann eine Fibrose auftreten. Diese Gewebeveränderung stört selbstverständlich die Muskelfunktion und kann sogar die Reinnervation behindern. Ein traumatisierter oder überbelasteter denervierter Muskel fibrosiert möglicherweise rascher, weil wegen der Denervierung die Heilungsprozesse gestört sind, diese Prozesse werden ja neurogen gesteuert. Eine konsequente Stimulation kann diese Fibrosierung verhindern (Zealear et al. 2000a, b).

Man geht heute davon aus, dass Stoffwechselprozesse, die nur an denervierten Muskeln auftreten, eine wichtige Funktion bei der Reinnervation haben und dass bestimmte Proteine, die vermehrt produziert werden, als „Lotse" fungieren. Der denervierte Muskel produziert zum Beispiel an seiner Membran vermehrt Acetylcholin (ACh)-Rezeptoren. Aus diesem Grund reagiert ein solcher Muskel stärker auf bestimmte Reize. Diese Rezeptoren funktionieren wahrscheinlich als Zielgeber für nachwachsende Axone. Weiter finden sich in denervierten Muskeln erhöhte Konzentrationen von NCAM (Neural Cell Adhesion Molecule). Dies ist ein Glycoprotein, das beim Embryo in Muskeln vorkommt, bevor diese innerviert wurden. Das NCAM leitet Axone in die Richtung des noch nicht innervierten Muskels. Der Muskel signalisiert mit diesen Prozessen also sehr wahrscheinlich dem Nervensystem seinen denervierten Zustand, damit überhaupt eine Reinnervation stattfinden kann. Wie sollten die Nervenfasern sonst wissen, wohin (Brushart 1993; Brushart et al. 1998; Zealear et al. 2002, 2014)?

4.9.1 Praktische Durchführung

Es wurde in jüngerer Zeit deutlich gezeigt, dass eine Stimulation denervierter Muskulatur sinnvoll ist. Die Behandlungsparameter sind leider unklar. Es scheint allerdings klug, die Stimulation nicht zu übertreiben: Der denervierte Muskel muss ja auch weiterhin für das Nervensystem als geschädigt erkennbar bleiben, und man möchte eventuelle inhibierende Prozesse, wie weiter oben beschrieben, vermeiden. Diesbezüglich haben glücklicherweise viele Studien wenigstens etwas Gemeinsames herausgefunden: Es zeigt sich, dass trotz manchmal intensiver Stimulation eine Reinnervation stattfindet. Der Muskel bleibt also offenbar trotz (oder dank) einer Stimulation für den nachwachsenden Nerv ein interessantes Ziel und kontraktionsfähig. Trotzdem bleibt die Frage nach der „Sitzungsfrequenz" offen. Unsere Stimulationspatienten benötigen ohnehin in der Regel wegen parallel laufender Therapien 2- bis 3-mal wöchentlich eine aktive Therapie, sei dies beim Physio- oder beim Ergotherapeuten. Wieso also nicht kombinieren? Je vielfältiger die Information für den sensomotorischen Kortex, umso besser. Wahrscheinlich.

Tetanisierende Impulsströme sind für den Patienten meistens angenehmer als Muskelzuckungen, die mit Einzelimpulsen ausgelöst werden. Mit relativ langen Dreieckimpulsen und niedrigen Frequenzen können, je nach Dauer der

Denervation, tetanisierende Impulsströme konstruiert werden. Die niedrigeren Frequenzen können benutzt werden, weil denervierte Muskelfasern langsamer zucken und es oft bereits ab 10–20 Hz zu tetanischen Kontraktionen kommt.

Es sollten nur so viele Kontraktionen ausgelöst werden, bis erste Ermüdungserscheinungen auftreten. Die denervierte Muskulatur reagiert empfindlich auf Überforderung. Es ist sinnvoll, die Leistungsgrenze in den ersten Sitzungen behutsam auszuloten. Auch wenn der Patient nach einer gewissen Zeit die Muskulatur wieder willkürlich anspannen kann, bedeutet dies nicht, dass man die Therapie beenden soll. Nach Rücksprache mit dem Neurologen sollte man die Stimulation weiterführen, selbstverständlich kombiniert mit einer aktiven Bewegungstherapie und eventuellen weiteren Maßnahmen wie Sensibilitätstraining, bis man ein optimales funktionelles Ergebnis erreicht hat.

Die Stimulation partiell denervierter Muskeln ist wahrscheinlich unnötig. Es tritt bei einer partiellen Denervierung ziemlich rasch über das sog. nodale und das terminale Sprouting eine kollaterale Reinnervierung auf. Beim nodalen Sprouting wächst aus einem Ranvierschen Knoten 100–200 μ von einer denervierten Endplatte entfernt ein Seitenast. Dieser Ast wächst zur denervierten Muskelfaser hin und adoptiert diese. Beim terminalen Sprouting wächst aus einer Nervenfaserterminale, welche bereits eine Muskelfaser innerviert, eine Verzweigung, die dann die Innervation einer in der Nähe liegenden denervierten Muskelfaser sicherstellt. Die Motorunits werden in solchen Fällen selbstverständlich größer.

Diese Prozesse verlaufen relativ rasch, weil die neuen Fasern nur eine kurze Strecke überbrücken müssen: Sie wachsen ja aus unbeschädigten Nervenfasern im selben Muskel bei einem Gesunden mit einer Geschwindigkeit von etwa 1 mm pro Tag. Man kann es sich also leisten, zuerst einmal den Verlauf abzuwarten. Zur Prognose der Reinnervation sei noch erwähnt, dass das Nervenwachstum bei älteren Patienten, Diabetikern und Alkoholikern verlangsamt ist.

4.9.2 Vorgehen bei der Elektrostimulation denervierter Muskulatur

Siehe auch „Allgemeine Maßnahmen vor, nach und während der Behandlung" bei Niederfrequenz (Abschn. 2.11.1 ff).

Klebeelektroden

Klebeelektroden dürfen normalerweise absolut nicht benutzt werden, wenn man mit nichtkompensierten Impulsen arbeitet, also solchen mit einem Gleichanteil (= Gleichstromanteil) – Impulse die man normalerweise bei der Stimulation denervierter Muskeln einsetzt.

Nun hatte eine deutsche Firma Einmalelektroden im Programm mit einer speziellen Klebeschicht. Diese Klebeschicht war chemisch so zusammengestellt, dass sie die bei monophasischen (also nichtkompensierten) Impulsen entstandene Lauge und Säure puffert, also neutralisiert. Deshalb durften diese Elektroden bei Strömen mit Gleichstromanteil verwendet werden. Aber nur einmal, versteht sich.

Tja, und dann wurden die Anforderungen an die Elektroden geändert, die Firma hat neue Versuche durchgeführt, die leider zu inkonsistenten Ergebnissen geführt haben, und nun hat die Firma sich dazu entschieden, ihre Elektroden nicht mehr für die Verwendung mit nichtkompensierten Impulsen freizugeben.

Ich zitiere hier einen Mitarbeiter der Firma, der so freundlich war, mir die Sache genau zu erklären:

> „Die Beschichtung der Einmalelektroden ist in der Tat dafür ausgelegt, bei Gleichströmen oder nichtkompensierten Ströme entstehende Ionen zu puffern. Bis Anfang 2021 konnten wir eine Stromdichte von 1 mA DC pro cm^2 Elektrodenfläche für die Anwendung freigeben. Dies war auch so auf der Verpackung der Elektroden angegeben. Im Zuge der Umstellung der Elektroden auf die neuen Vorgaben der MDR [Medical Device Regulation] wurden entsprechende Versuche wiederholt, diesmal bedauerlicherweise mit inkonsistenten Ergebnissen. Da weiterer Forschungsaufwand nicht betrieben werden konnte, mussten wir uns leider dazu entschließen, die Anwendung von Gleichströmen

und Strömen mit Gleichanteil auszuschließen. Eine puffernde Wirkung ist also gegeben, jedoch lässt sie sich leider nicht sicher quantifizieren. Eine Mehrfachanwendung der Elektroden schließen wir aus. Der unbestimmbare und somit limitierende Faktor ist die Klebkraft der Elektroden, die nach einmaliger Anwendung (zum Beispiel durch Fett oder Schweiß) beeinträchtigt sein kann. Auch hier können wir leider – auch wenn die Elektrode dies in einzelnen Fällen rein technisch gestatten würde – aufgrund der nicht mehr sicher gegebenen Eigenschaften keine Mehrfachanwendung zulassen. Bei Ablösen der Elektrode von der Haut des Patienten würde die verkleinerte Kontaktfläche eine erhöhte Stromdichte erzeugen."

Theoretisch könnte man durch Umpolung oder Vertauschung der Elektroden eine Art Regeneration des Puffers erreichen, da vor der Umpolung entstandene Säuren und Basen jeweils mit der basischen und sauren Komponente des Puffers reagiert hat. Die Umpolung würde so zu einer einfachen Neutralisation der durch Elektrolyse entstandenen Säuren und Basen führen.

Wenn es sich bei diesen „Pufferelektroden" jedoch um ein zugelassenes medizintechnisches Produkt handelt, würde eine nicht anwendungskonforme Regeneration zu rechtlichen Schwierigkeiten führen in Fällen von Patientenklagen bei allfälligen Schäden.

Es sei also an dieser Stelle mit Nachdruck darauf hingewiesen, dass der Anwender (der Therapeut) im Falle einer Schädigung (Verätzung) aufgrund einer nichtkonformen Verwendung bei diesen Einmalelektroden für den Schaden haftbar ist. Eine Firma übernimmt in diesem Falle selbstverständlich keine Verantwortung.

Was ist nun bei der praktischen Durchführung einer solchen Stimulation zu beachten?

- Vor der ersten Behandlung kann man, so man will, eine I/t-Kurve anfertigen, damit man den Zustand der Muskulatur grob einschätzen kann (Stephens 1973; Paternostro-Sluga et al. 2002). Als Verlaufskontrolle ist die Kurve wertlos, da sie in den verschiedenen Phasen einer Denervation und Reinnervation sehr unterschiedliche, klinisch irrelevante Formen annehmen kann. Da der Neurologe eine solche Beurteilung eindeutig genauer durchführen kann, muss man den Wert einer solchen Kurve infrage stellen. Zur Bestimmung der Stimulationswerte ist die Kurve ebenfalls wertlos. Die optimale Phasendauer könne man anhand der I/t-Kurve bestimmen: Man nehme dazu den Wert, an der die Dreieckimpulskurve (DIC) den tiefsten Punkt erreicht. Da dieser Wert den Schwellenwert darstellt, ist sie für eine Behandlung eindeutig zu niedrig. Dazu muss man kräftigere Kontraktionen auslösen und das macht man mit längeren Impulsen und deutlich höheren Intensitäten (Pieber et al. 2015). Die verwendete Intensität richtet sich selbstverständlich auch nach dem Patienten.
- Die Behandlungsparameter lassen sich ohne I/t-Kurve sehr einfach wie folgt einschätzen:
  – Bei einer leichten Entartung (eher frische Verletzung, bis zu einige Wochen):
    Falls man Einzelimpulse (Dreieck) einsetzen möchte: T = 20–100 ms, R = 1000–2000 ms
    Falls man mit Schwellstrom arbeiten kann: zum Beispiel T = 10 ms, R = 20 ms, oder T = 30 ms, R = 60 ms (Verhältnis 1:2), Anstieg etwa 2 s, Halten 2–5 s, Pause 10–30 s
- Bei einer mittleren Entartung (nach etwa 30 Tage) (Stephens 1973):
  – Hier muss man mit Einzelimpulsen (Dreieck) arbeiten: T = 100–200 ms, R = 1000–2000 ms
- Bei einer schweren Entartung (nach Monaten):
  – Einzelimpulse, Dreieck, T = 200–500 ms, R = 1000–2000 ms
- Größere Muskeln werden bipolar stimuliert mit 2 gleichgroßen Elektroden, welche der Muskelgröße angepasst sein müssen. Kleinere Muskeln (Hand, Vorderarm) können mit einer einzelnen kleinen Elektrode stimuliert werden. Die indifferente Elektrode (meistens die Anode) wird in der Nähe platziert. Knopfelektroden sind für kleine Handmuskeln praktisch, Patienten finden die Impulse oft eher unangenehm. Eine Gummielektrode mit etwas Ultraschall-Gel oder in einer Schwammtasche lässt sich bequem zurechtbiegen und funktioniert prima.

4.9 Stimulation denervierter Muskeln

- Damit so viel wie möglich Muskelfasern erfasst werden, sind die Elektroden am proximalen und distalen Ende des Muskels auf dem Muskel zu platzieren und müssen so groß wie möglich sein. Achtung: Wenn die Elektroden zu groß sind, könnte die benachbarte innervierte Muskulatur mitkontrahieren (sog. Durchschlagen).
- Damit die Muskulatur nicht zu stark beansprucht wird, sollte zu Beginn nicht gegen die Schwerkraft gearbeitet werden. Der Muskel wird nicht vorgedehnt, relevante Gelenke werden in einer für den Patienten angenehmen neutralen Position gelagert. Mit der Zeit kann man die Belastung steigern.
- Damit die denervierten Muskelfasern selektiv stimuliert werden, benutzt man Dreieckimpulse. Intakte Nerven passen sich, im Gegensatz zu den denervierten Muskeln, an die einschleichenden langen Impulse an. Deshalb kontrahieren die innervierten Muskelfasern nicht mit.
- Durch Umpolen wird ausprobiert, wie die beste Kontraktion ausgelöst wird: Kathode distal oder proximal. Meistens bekommt man die besseren Kontraktionen, wenn die Kathode distal liegt. Beim denervierten Tibialis anterior scheint es zu besseren Kontraktionen zu kommen, wenn die Kathode proximal liegt (Pieber et al. 2015).
- Bei frischen Verletzungen, das heißt in den ersten 3–4 Wochen, können mit relativ kurzen Impulsen tetanisierende Pulsströme eingestellt werden. Die Pausen zwischen den einzelnen Impulsen in einer Pulsserie dürfen nicht zu kurz sein, in der Regel etwa 2-mal so lang wie die Phasendauer, dies muss man ausloten. Bei einer Phasendauer von 10 ms ergibt dies eine Pause von etwa 20 ms und folglich eine Frequenz von gut 330 Hz (Frequenz = 1000 ms ÷ Phasendauer PLUS_SPI Phasenintervall). Eine Phasendauer von 30 ms verlangt eine Pause von etwa 60 ms. Dies ergibt eine Reizfrequenz von etwa 11 Hz.
- Die Kontraktionen müssen, falls es der Patient toleriert, kräftig sein, sollten aber nicht länger als einige Sekunden dauern, damit keine Überforderung der Muskulatur auftritt. Die Pausen zwischen den Kontraktionen müssen lange genug sein, damit die Muskulatur nicht zu rasch ermüdet, in der Regel bis etwa 30 s. Manchmal muss man nach einer Serie (8- bis 10-mal) eine längere Pause einlegen (5–10 min). Diese Zeit soll man sinnvoll nutzen.
- Damit die Kontraktionen für den Patienten nicht zu unangenehm werden, ist ein Schwellstrom empfehlenswert: 1–2 s Anstiegszeit, 2–4 s halten, 1 s Abstieg.
- Falls der Muskel ermüdet, wird die Sitzung beendet. Das Verlängern der Phasendauer oder das Erhöhen der Reizintensität könnte den Muskel schädigen. Studien dazu am Menschen gibt es nicht.

Zur Optimierung der Therapie soll der Patient sich die auszuführende Bewegung während der Anspannungsphase vorstellen und falls möglich mitmachen. Auch soll der Patient mit der kontralateralen Seite mitarbeiten.

- Bei länger bestehenden Denervierungen müssen längere Impulse eingesetzt werden, in diesem Fall können die Kontraktionen nur mit Einzelimpulsen ausgelöst werden. Manchmal benötigt man bis 600 ms Phasendauer oder länger, wobei die längeren Impulse nicht gerade angenehm sind. Untersuchungen an querschnittgelähmten Patienten zeigen, dass Muskulatur auch nach jahrelanger Denervation erfolgreich stimuliert werden kann und dass sich die Muskulatur strukturell und dadurch auch funktionell verbessern kann (Kern et al. 2004, 2005).

Handelsübliche TENS-Geräte, auch wenn diese über NMES-Programme verfügen, sind zur Stimulation denervierter Muskeln untauglich. Die Impulse sind in der Regel viel zu kurz (meistens bis maximal 400 Mikrosekunden statt einige Hundert Millisekunden). Es gibt heute aber sehr gute (Miet-)Geräte zur Heimtherapie. Dass ein Patient, ehe ein solches Gerät abgegeben wird, außerordentlich gut aufgeklärt werden muss und regelmäßig überwacht werden soll, ist wohl klar.

4.9.2.1 Indikationen
- Paresen aufgrund von Läsionen peripherer Nerven (zum Beispiel Radialisparese, Peroneusparese, Fazialisparese).
- Paresen aufgrund von Rückenmarksläsionen.
- Paresen aufgrund von Läsionen im ZNS.
- Die Atrophieprophylaxe während einer Ruhigstellung (zum Beispiel Stimulation der Wadenmuskulatur nach Achillessehnenriss oder die Quadriceps-/Hamstring-Stimulation nach einer Knieoperation) gehört zum Indikationsgebiet der normalen Muskelstimulation, da hier die Innervation intakt ist.

4.9.2.2 Kontraindikationen
- Siehe Niederfrequenz Abschn. 3.11.
- Speziell beachten: Trophikstörungen und Sensibilitätsverlust im Behandlungsgebiet, nichtbelastungsstabile Zustände (Frakturen, Nerven-, Sehnen- und Bändernähte).
- Metallimplantate, Schrittmacher.

4.9.3 Die I/t-Kurve

Zur klinischen Relevanz der I/t-Kurve (Reizstärke/Reizzeit-Kurve, englisch: Strength-Duration Curve = S-D Curve) gibt es keine Untersuchungen. Die wenigen relevanten Publikationen zum Thema werden im Nachfolgenden erwähnt.

Das Erstellen einer I/t-Kurve gehörte einmal zur Pflicht beim physiotherapeutischen Elektrotherapie-Unterricht, heute ist dieser Aspekt zurecht eher in den Hintergrund gerückt, da den Neurologen seit vielen Jahrzehnten Methoden zur Verfügung stehen, die eine raschere und vor allem bedeutend präzisere und aussagekräftigere Beurteilung eines denervierten Muskels erlauben. Der Physiotherapeut kann nichtinvasiv und kostengünstig in wenigen Minuten die Chronaxie, Rheobase und den Akkomodationskoeffizienten bestimmen. Diese Bestimmungen haben sogar eine sehr gute Interrater-Zuverlässigkeit, der Kappa-Wert ist besser als 0,9 (Nelson und Hunt 1981; Schuhfried et al.

2005). Die Sensitivität der Untersuchung ist sehr gut, man kann damit also durchaus bestimmen, ob ein Muskel denerviert ist oder nicht. Und damit hat sich's dann auch. Eine Korrelation mit dem Ausmaß bzw. dem Verlauf einer Denervierung gibt es nämlich nicht (Paternostro-Sluga et al. 2002). Eventuell auftretende „Knicks" in der Kurve, die auf eine partielle Denervation bzw. eine Reinnervation hindeuten, sind mit größter Vorsicht zu interpretieren. Die I/t-Kurve gibt nämlich nur Auskunft über die Reizbarkeit der Muskelfasern in direkter Nähe der Elektroden, sie ist also definitiv nicht repräsentativ für den ganzen Muskel, es sei denn, derselbe ist sehr klein. Außerdem laufen im Muskel in den ersten Wochen nach einer Denervation und bei einer nachfolgenden Reinnervation viele Prozesse ab, die zu Änderungen in den Kurven führen, die sehr interpretationsresistent sind (Stillman 1967; Paternostro-Sluga et al. 2002) (Abb. 4.8).

Zur Reizstromdiagnostik gehört traditionell auch die Prüfung der sog. Faradisierbarkeit eines Muskels. Dazu wird überprüft, ob ein Muskel mit einem (neo-)faradischen Strom reizbar ist, einer Stromform, die heutzutage aus nichtkompensierten Rechteckimpulsen von 1 ms Dauer und 19 ms Phaseninterval besteht, also mit einer Frequenz von 50 Hz (es gibt dazu tatsächlich eine etwas ältere Referenz: Rosenthal und Bernhardt 1884). Spricht der Muskel prompt an, so ist er nicht denerviert, es sei denn, der Vorfall liegt bloß wenige Tage zurück. Spricht er gar nicht an oder zeigt eine abnormale Art zu kontrahieren, „wurmförmig", weiß man auch nicht viel mehr. Solche nichtssagenden „diagnostischen" Tests sollten wir endlich unterlassen und die kostbare Zeit im Unterricht und am Patienten sinnvoller benutzen.

Nachfolgend werden einige Begriffe im Zusammenhang mit der I/t-Kurve erläutert, da sie in der Literatur des Öfteren auftauchen und die Kommunikation mit Spezialisten ermöglichen. Auf eine Beschreibung der Durchführung und die Interpretation der Kurve wird aus den oben erwähnten Gründen verzichtet.

Bei einer I/t-Kurve wird das Verhältnis der Stromstärke (I) und der Impuls- bzw. Phasen-

4.9 Stimulation denervierter Muskeln

dauer (t) eines Rechteck- und Dreieckimpulses in zwei Kurven grafisch wiedergegeben. Ziel der Bestimmung ist es, einen Einblick in die elektrische Reizbarkeit der Muskulatur zu bekommen. Dazu wird an den zu untersuchenden Muskeln mit Rechteck- und Dreieckimpulsen unterschiedlicher Dauer eine gerade wahrnehmbare Zuckung ausgelöst. „Wahrnehmbar" bedeutet hier, dass der Untersucher die Kontraktion wahrnehmen muss, nicht der Patient. Die jeweilige Intensität (meistens den Strom in mA, manchmal die Spannung in V) wird zusammen mit der verwendeten Phasendauer in einer vorgedruckten speziellen Grafik aufgezeichnet. Die so entstandenen Kurven wollen nicht nur Rückschlüsse auf den Denervationsgrad der Muskulatur erlauben, sondern auch auf den Therapieverlauf.

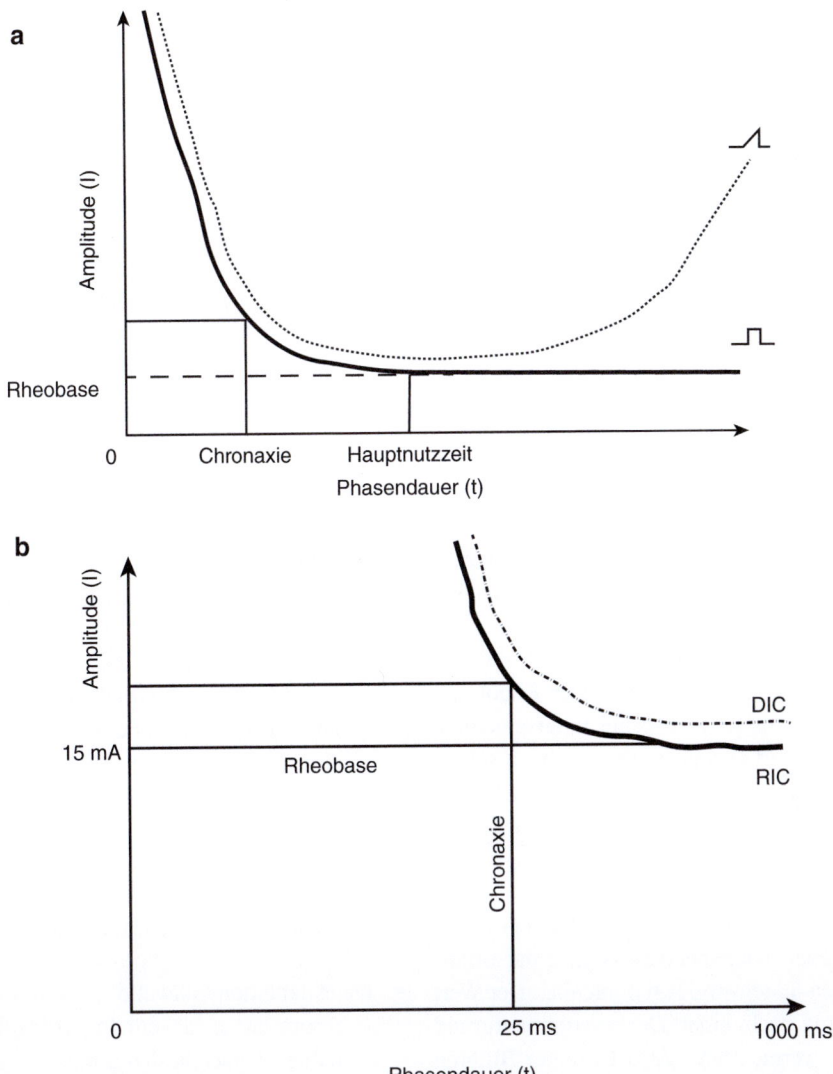

Abb. 4.8 (**a**) I/t-Kurve eines innervierten Muskels, (**b**) I/t-Kurve eines denervierten Muskels, (**c**) I/t-Kurve eines partiell denervierten Muskels. Die „Knicks" oder „Girlanden" entstehen, weil man de facto mehrere I/t-Kurven in einer Grafik zusammenfasst RIC: Rechteckimpulscharakteristik. DIC: Dreieckimpulscharakteristik

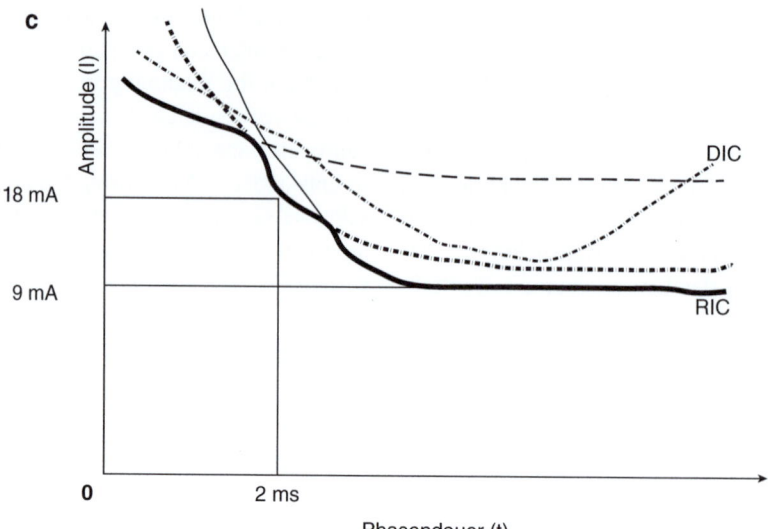

Abb. 4.8 (Fortsetzung)

Die Rechteckimpulskurve (RIC = Rechteckimpulscharakteristik) zeigt:

- Die Rheobase
  - Stromstärke, die ein Rechteckimpuls von „unendlicher" Dauer haben muss, um eine gerade noch wahrnehmbare Kontraktion auszulösen. Zu diesem Zweck wird eine Phasendauer von 500 ms oder 1000 ms eingestellt, wobei das Phasenintervall mindestens doppelt so lang sein muss, um eine Ermüdung der Muskulatur zu vermeiden. Das bedeutet, dass mit einer Frequenz von rund 0,5–1 Hz stimuliert wird. Der Rheobasewert ist für jeden Muskel unterschiedlich und variiert normalerweise auch am selben Muskel recht stark. Dies unter anderem je nach Elektrodendruck, vorhandenem Ödem, Hautdurchblutung, Umgebungstemperatur, Schweißabsonderung, Hauttrophik und Dicke des subkutanen Fettgewebes. Die Rheobase ist also nur im direkten Seitenvergleich brauchbar. Der Wert nimmt nach einer Denervation aufgrund der vermehrten ACh-Rezeptor-Bildung während etwa 3 Wochen ab (Dobin und Fizzell 1951; Walton 1954).
- Die Chronaxie
  - Zeit, die ein Rechteckimpuls mit doppelter Rheobaseintensität benötigt, um eine gerade noch wahrnehmbare Kontraktion auszulösen. Der Wert liegt normalerweise bei 0,1–1 ms und steigt nach einer Denervation bereits in den ersten Tagen danach an. Werte über 1 ms gelten als pathologisch (Paternostro-Sluga et al. 2002), bis 7 ms als „mäßig erhöht", und 10–100 ms deuten auf eine schwere Schädigung bei einer totalen Denervierung hin.
- Die Hauptnutzzeit
  - Zeit, die ein Rechteckimpuls benötigt, um beim *Rheobasewert* eine gerade noch wahrnehmbare Kontraktion auszulösen. Bei gesundem Gewebe liegt dieser Wert bei etwa 10 ms und entspricht in etwa dem Punkt der Rechteckkurve, in dem die „Horizontale" nach links anzusteigen beginnt.

Bei der Dreiecksimpulskurve (DIC = Dreieckimpulscharakteristik) beurteilt man:

- Die Adaptationsschwelle
  - Stromstärke, die ein Impuls von „unendlicher" Dauer besitzen muss, um eine gerade noch wahrnehmbare Kontraktion auszulösen. Dieser Wert wird bei einer Phasendauer von 500 ms oder 1000 ms ermittelt, wobei der 1000 ms-Impuls als sehr unangenehm empfunden wird.

- Die optimale Phasendauer
  - Phasendauer, die ein Dreieckimpuls benötigt, um bei einem Muskel mit kleinstmöglicher Stromstärke eine gerade noch wahrnehmbare Kontraktion auszulösen. Angeblich ist dies die für eine therapeutische Anwendung am besten geeignete Einstellung. Es gibt keine Studien, die dies bestätigen. Zur Therapie muss man eher kräftige Kontraktionen auslösen. Pieber et al. (2015) haben in ihrer Untersuchung zu den optimalen Parametern für eine Stimulation denervierter Muskeln ohne Rücksicht auf eine I/t-Kurve „mittelmäßig kräftige" Kontraktionen ausgelöst, ohne „unnötige Unannehmlichkeiten" für den Patienten, wobei in den betreffenden Gelenken (Handgelenk und Sprunggelenk) eine Bewegung ausgelöst wurde. Parameter: 1 Hz, 200 ms, Dreieckimpuls, 30 mm Ø Elektroden für den Extensor digitorum communis und 50 mm Ø für den Tibialis anterior.
- Quotient der Adaptationsschwelle der DIC und der Rheobase der RIC ergibt den Akkomodationskoeffizienten AK (auch AQ) oder α. Sind die Werte gleich, ist der AK = 1. Dies bedeutet einen völligen Verlust der Akkomodationsfähigkeit und deutet auf eine vollständige Denervation hin. Bei 1000 ms liegt der AK zwischen 2 und 6, bei 500 ms zwischen 1,5 und 2,5.

Wie bereits erwähnt, sollten wir solche Tests den Spezialisten überlassen, da sie für die Therapie keinen Mehrwert bringen.

Literatur

Adams C, Scott W, Basile J, Hughes L, Leigh J, Schiller A, Walton J (2018) Electrically elicited quadriceps muscle torque: a comparison of 3 waveforms. J Orthop Sports Phys Ther 48(3):217–224

Alamer A, Melese H, Nigussie F (2020) Effectiveness of neuromuscular electrical stimulation on post-stroke dysphagia: a systematic review of randomized controlled trials. Clin Interv Aging 15:1521–1531

Allon EF (2019) The role of neuromuscular electrical stimulation in the rehabilitation of the pelvic floor muscles. Br J Nurs 28(15):968–974

Amaral SL, Linderman JR, Morse MM, Greene AS (2001) Angiogenesis induced by electrical stimulation is mediated by angiotensin II and VEGF. Microcirculation 8(1):57–67

Andersen JL, Gruschy-Knudsen T, Sandri C, Larsson L, Schiaffino S (1999) Bed rest increases the amount of mismatched fibers in human skeletal muscle. J Appl Physiol 86(2):455–460

Andersen JL, Weiss A, Sandri C, Schjerling P, Thonell LE, Pedrosa-Domellof F, Leinwand L, Schiaffino S (2002) The 2B myosin heavy chain gene is expressed in human skeletal muscle. J Physiol 539:29–30

Andrianowa GG, Koz JM, Martjanow WA, Chwilon WA (1974) Die Anwendung der Elektrostimulation für das Training der Muskelkraft. Leistungssport 4(2):138–142

Appell JJ (1992) Elektrotherapie zum Kraftaufbau der Skelettmuskulatur. Morphologische und elektrophysiologische Zusammenhänge. In: Wentzensen A, Schmelz A (Hrsg) Elektromyostimulation in der Traumatologie. Thieme, Stuttgart/New York, S 1–7

Ausoni S, Gorza L, Schiaffino S, Gundersen K, Lømo T (1990) Expression of myosin heavy chain isoforms in stimulated fast and slow rat muscles. J Neurosci 10(1):153–160

Behringer M, Franz A, McCourt M, Mester J (2014) Motor point map of upper body muscles. Eur J Appl Physiol 114(8):1605–1617

Berghmans LC, Hendriks HJ, De Bie RA, van Waalwijk van Doorn ES, Bø K, van Kerrebroeck PE (2000) Conservative treatment of urge urinary incontinence in women: a systematic review of randomized clinical trials. BJU Int 85(3):254–263

Bergquist AJ, Clair JM, Collins DF (2011) Motor unit recruitment when neuromuscular electrical stimulation is applied over a nerve trunk compared with a muscle belly: triceps surae. J Appl Physiol 110(3):627–637

Bergquist AJ, Wiest MJ (1985) Collins DF (2012) Motor unit recruitment when neuromuscular electrical stimulation is applied over a nerve trunk compared with a muscle belly: quadriceps femoris. J Appl Physiol 113(1):78–89

Bickel CS, Gregory CM, Dean JC (2011) Motor unit recruitment during neuromuscular electrical stimulation: a critical appraisal. Eur J Appl Physiol 111(10):2399–2407

Binder-Macleod S, Russ D (1999) Effects of activation frequency and force on low-frequency fatigue in human skeletal muscle. J Appl Physiol 86(4):1337–1346

Björkman A, Rosén B, Lundborg G (2004) Acute improvement of hand sensibility after selective ipsilateral cutaneous forearm anaesthesia. Eur J Neurosci 20(10):2733–2736

Blickenstorfer A, Kleiser R, Keller T, Keisker B, Meyer M, Riener R, Kollias S (2009) Cortical and subcortical correlates of functional electrical stimulation of wrist extensor and flexor muscles revealed by fMRI. Hum Brain Mapp 30(3):963–975

Bossert FP, Jenrich W, Vogedes K (2006) Leitfaden Elektrotherapie: mit Anwendungen bei über 130 Krankheitsbildern. Urban & Fischer Verlag/Elsevier GmbH, München, ISBN-13: 978-3437319235

Botter A, Oprandi G, Lanfranco F, Allasia S, Maffiuletti NA, Minetto MA (2011) Atlas of the muscle motor points for the lower limb: implications for electrical stimulation procedures and electrode positioning. Eur J Appl Physiol 111(10):2461–2471

Brandes R, Lang F, Schmidt RF (2019) Physiologie des Menschen: mit Pathophysiologie, 32. Aufl. Springer-Lehrbuch, Berlin/Heidelberg, ISBN-13: 978-3662564677

Brushart T (1993) Motor axons preferentially reinnervate motor pathways. J Neurosci 13(6):2730–2738

Brushart T, Gerber J, Kessens P, Chen YG, Royall R (1998) Contributions of pathway and neuron to preferential motor reinnervation. J Neurosci 18(21):8674–8681

Burnley M, Jones AM (2018) Power-duration relationship: physiology, fatigue, and the limits of human performance. Eur J Sport Sci 18(1):1–12

Caiozzo V, Baker M, Herrick R, Tao M, Baldwin K (1994) Effect of spaceflight on skeletal muscle: mechanical properties and myosin isoform content of a slow muscle. J Appl Physiol 76:1764–1773

Caiozzo V, Baker M, Baldwin K (1997) Modulation of myosin isoform expression by mechanical loading: role of stimulation frequency. J Appl Physiol 82(1):211–218

Carraro U, Boncompagni S, Gobbo V, Rossini K et al (2015) Persistent muscle fiber regeneration in long term denervation. Past, present, future. Eur J Transl Myol 25(2):4832

Carriker CR (2017) Components of fatigue: mind and body. J Strength Cond Res 31(11):3170–3176

Cattagni T, Lepers R, Maffiuletti NA (2018) Effects of neuromuscular electrical stimulation on contralateral quadriceps function. J Electromyogr Kinesiol 38:111–118

Chan Kwan Kit-lan P (1991) Contemporary trends in electrical stimulation: the frequency-specificity theory. Hong Kong Physiother J 13:23–27

Charlton CS, Ridding MC, Thompson PD, Miles TS (2003) Prolonged peripheral nerve stimulation induces persistent changes in excitability of human motor cortex. J Neurol Sci 208(1–2):79–85

Chipchase LS, Schabrun SM, Hodges PW (2011) Peripheral electrical stimulation to induce cortical plasticity: a systematic review of stimulus parameters. Clin Neurophysiol 122(3):456–463

Collins DF (2007) Central contributions to contractions evoked by tetanic neuromuscular electrical stimulation. Exerc Sport Sci Rev 35(3):102–109

Collins DF, Burke D, Gandevia SC (2001) Large involuntary forces consistent with plateau-like behavior of human motoneurons. J Neurosci 21(11):4059–4065

Collins DF, Burke D, Gandevia SC (2002) Sustained contractions produced by plateau-like behaviour in human motoneurones. J Physiol 538(Pt 1):289–301

Correia GN, Pereira VS, Hirakawa HS, Driusso P (2014) Effects of surface and intravaginal electrical stimulation in the treatment of women with stress urinary incontinence: randomized controlled trial. Eur J Obstet Gynecol Reprod Biol 173:113–118

Del Vecchio A, Casolo A, Negro F, Scorcelletti M, Bazzucchi I, Enoka R, Felici F, Farina D (2019) The increase in muscle force after 4 weeks of strength training is mediated by adaptations in motor unit recruitment and rate coding. J Physiol 597(7):1873–1887

Dempsey-Jones H, Themistocleous AC, Carone D, Ng TWC, Harrar V, Makin TR (2019) Blocking tactile input to one finger using anaesthetic enhances touch perception and learning in other fingers. J Exp Psychol Gen 148(4):713–727

Dirks ML, Wall BT, Snijders T, Ottenbros CL, Verdijk LB, van Loon LJ (2014) Neuromuscular electrical stimulation prevents muscle disuse atrophy during leg immobilization in humans. Acta Physiol (Oxford) 210(3):628–641

Dirks ML, Hansen D, Van Assche A, Dendale P, Van Loon LJ (2015) Neuromuscular electrical stimulation prevents muscle wasting in critically ill comatose patients. Clin Sci (Lond) 128(6):357–365

Dmochowski R, Lynch CM, Efros M, Cardozo L (2019) External electrical stimulation compared with intravaginal electrical stimulation for the treatment of stress urinary incontinence in women: a randomized controlled noninferiority trial. Neurourol Urodyn 38(7):1834–1843

Dobin NB, Fizzell JA (1951) Electrodiagnostic and electromyographic study of muscle denervated by section of the anterior roots. Q Bull Northwest Univ Med Sch 25(4):338–341

Ehrsson HH, Rosén B, Stockselius A, Ragnö C, Köhler P, Lundborg G (2008) Upper limb amputees can be induced to experience a rubber hand as their own. Brain 131(Pt 12):3443–3452

Elmelund M, Biering-Sørensen F, Due U, Klarskov N (2018) The effect of pelvic floor muscle training and intravaginal electrical stimulation on urinary incontinence in women with incomplete spinal cord injury: an investigator-blinded parallel randomized clinical trial. Int Urogynecol J 29(11):1597–1606

Erickson ML, Ryan TE, Backus D, McCully KK (2017) Endurance neuromuscular electrical stimulation training improves skeletal muscle oxidative capacity in individuals with motor-complete spinal cord injury. Muscle Nerve 55(5):669–675

Fahrer H, Rentsch HU, Gerber NJ, Beyeler C, Hess CW, Grünig B (1988) Knee effusion and reflex inhibition of the quadriceps. A bar to effective retraining. J Bone Joint Surg (Br) 70(4):635–638

Filipovic A, Kleinöder H, Dörmann U, Mester J (2011) Electromyostimulation – a systematic review of the influence of training regimens and stimulation parameters on effectiveness in electromyostimulation training of selected strength parameters. J Strength Cond Res 25(11):3218–3238

Filipovic A, Kleinöder H, Dörmann U, Mester J (2012) Electromyostimulation – a systematic review of the effects of different electromyostimulation methods on selected strength parameters in trained and elite athletes. J Strength Cond Res 26(9):2600–2614

Finazzi-Agrò E, Petta F, Sciobica F, Pasqualetti P, Musco S, Bove P (2010) Percutaneous tibial nerve stimulation effects on detrusor overactivity incontinence are not due to a placebo effect: a randomized, double-blind, placebo-controlled trial. J Urol 184(5):2001–2006

Francis S, Lin X, Aboushoushah S, White TP, Phillips M, Bowtell R, Constantinescu CS (2009) fMRI analysis of active, passive and electrically stimulated ankle dorsiflexion. Neuroimage 44(2):469–479

Franz A, Klaas J, Schumann M, Frankewitsch T, Filler TJ, Behringer M (2018) Anatomical versus functional motor points of selected upper body muscles. Muscle Nerve 57(3):460–465

Gandhoke GS, Belykh E, Zhao X, Leblanc R, Preul MC (2019) Edwin Boldrey and Wilder Penfield's homunculus: a life given by Mrs. Cantlie (in and out of realism). World Neurosurg 132:377–388

Gigo-Benato D, Russo TL, Geuna S, Domingues NR, Salvini TF, Parizotto NA (2010) Electrical stimulation impairs early functional recovery and accentuates skeletal muscle atrophy after sciatic nerve crush injury in rats. Muscle Nerve 41(5):685–693

Giroux C, Roduit B, Rodriguez-Falces J, Duchateau J, Maffiuletti NA, Place N (2018) Short vs. long pulses for testing knee extensor neuromuscular properties: does it matter? Eur J Appl Physiol 118(2):361–369

Gittins J, Martin K, Sheldrick J, Reddy A, Thean L (1999) Electrical stimulation as a therapeutic option to improve eyelid function in chronic facial nerve disorders. Invest Ophthalmol Vis Sci 40(3):547–554

Gobbo M, Gaffurini P, Bissolotti L, Esposito F, Orizio C (2011) Transcutaneous neuromuscular electrical stimulation: influence of electrode positioning and stimulus amplitude settings on muscle response. Eur J Appl Physiol 111(10):2451–2459

Gobbo M, Maffiuletti NA, Orizio C, Minetto MA (2014) Muscle motor point identification is essential for optimizing neuromuscular electrical stimulation use. J Neuroeng Rehabil 11:17

Gondin J, Brocca L, Bellinzona E, D'Antona G, Maffiuletti NA, Miotti D, Pellegrino MA, Bottinelli R (2011) Neuromuscular electrical stimulation training induces atypical adaptations of the human skeletal muscle phenotype: a functional and proteomic analysis. J Appl Physiol 110(2):433–450

Graham GM, Thrasher TA, Popovic MR (2006) The effect of random modulation of functional electrical stimulation parameters on muscle fatigue. IEEE Trans Neural Syst Rehabil Eng 14(1):38–45

Gregory CM, Bickel CS (2005) Recruitment patterns in human skeletal muscle during electrical stimulation. Phys Ther 85(4):358–364

de Groat WC, Griffiths D, Yoshimura N (2015) Neural control of the lower urinary tract. Compr Physiol 5(1):327–396

Guo GY, Kang YG (2018) Effectiveness of neuromuscular electrical stimulation therapy in patients with urinary incontinence after stroke: a randomized sham-controlled trial. Medicine (Baltimore) 97(52):e13702

Harkey MS, Gribble PA, Pietrosimone BG (2014) Disinhibitory interventions and voluntary quadriceps activation: a systematic review. J Athl Train 49(3):411–421

Henneman E, Somjen G, Carpenter DO (1965) Excitability and inhibitability of motoneurons of different sizes. J Neurophysiol 28(3):599–620

Henriksson-Larsén K, Fridén J, Wretling ML (1985) Distribution of fibre sizes in human skeletal muscle. An enzyme histochemical study in m tibialis anterior. Acta Physiol Scand 123(2):171–177

Hong Z, Sui M, Zhuang Z, Liu H, Zheng X, Cai C, Jin D (2018) Effectiveness of neuromuscular electrical stimulation on lower limbs of patients with hemiplegia after chronic stroke: a systematic review. Arch Phys Med Rehabil 99(5):1011–1022.e1

Hopkins JT, Ingersoll CD, Krause BA, Edwards JE, Cordova ML (2001) Effect of knee joint effusion on quadriceps and soleus motoneuron pool excitability. Med Sci Sports Exerc 33(1):123–126

Hopkins J, Ingersoll CD, Edwards J, Klootwyk TE (2002) Cryotherapy and transcutaneous electric neuromuscular stimulation decrease arthrogenic muscle inhibition of the vastus medialis after knee joint effusion. J Athl Train 37(1):25–31

Hortobágyi T, Maffiuletti NA (2011) Neural adaptations to electrical stimulation strength training. Eur J Appl Physiol 111(10):2439–2449

Hortobágyi T, Dempsey L, Fraser D, Zheng D, Hamilton G, Lambert J, Dohm L (2000) Changes in muscle strength, muscle fibre size and myofibrillar gene expression after immobilization and retraining in humans. J Physiol 524(Pt 1):293–304

Hudlická O, Tyler K, Aitman T (1980) The effect of long-term electrical stimulation on fuel uptake and performance in fast skeletal muscle. In: Pette D (Hrsg) Plasticity of muscle. Walter de Gruyter, Berlin, S 401–408

Ironton R, Brown MC, Holland RL (1978) Stimuli to intramuscular nerve growth. Brain Res 156(2):351–354

Jacomo RH, Alves AT, Lucio A, Garcia PA, Lorena DCR, de Sousa JB (2020) Transcutaneous tibial nerve stimulation versus parasacral stimulation in the treatment of overactive bladder in elderly people: a triple-blinded randomized controlled trial. Clinics (Sao Paulo) 75:e1477

Janssen DA, Martens FM, de Wall LL, van Breda HM, Heesakkers JP (2017) Clinical utility of neurostimulation devices in the treatment of overactive bladder: current perspectives. Med Devices (Auckl) 10:109–122

Jiang Y, Wang H, Liu Z, Dong Y, Dong Y, Xiang X, Bai L, Tian J, Wu L, Han J, Cui C (2013) Manipulation of and sustained effects on the human brain induced by different modalities of acupuncture: an fMRI study. PLoS One 8(6):e66815

Joa KL, Han YH, Mun CW, Son BK, Lee CH, Shin YB, Ko HY, Shin YI (2012) Evaluation of the brain activation induced by functional electrical stimulation and voluntary contraction using functional magnetic resonance imaging. J Neuroeng Rehabil 9:48

Jones DA, Bigland-Ritchie B, Edwards RH (1979) Excitation frequency and muscle fatigue: mechanical responses during voluntary and stimulated contractions. Exp Neurol 64(2):401–413

Jubeau M, Gondin J, Martin A, Sartorio A, Maffiuletti NA (2007) Random motor unit activation by electrostimulation. Int J Sports Med 28(11):901–904

Kaas AL, van de Ven V, Reithler J, Goebel R (2013) Tactile perceptual learning: learning curves and transfer to the contralateral finger. Exp Brain Res 224(3):477–488

Kamel DM, Yousif AM (2017) Neuromuscular electrical stimulation and strength recovery of postnatal diastasis recti abdominis muscles. Ann Rehabil Med 41(3):465–474

Karabay İ, Doğan A, Ekiz T, Köseoğlu BF, Ersöz M (2016) Training postural control and sitting in children with cerebral palsy: Kinesio taping vs. neuromuscular electrical stimulation. Complement Ther Clin Pract 24:67–72

Kern H, Chr H, Moedlin M, Forstner C, Vogelauer M, Richter W, Mayer W, Zanin ME, Rossini K, Carraro U (2004) First sound evidence of muscle regeneration in recovery of function of human permanent denervated muscle by a long-lasting functional electrical stimulation training: biopsy findings. Zdrav Vestn 73:II-29-31

Kern H, Rossini K, Carraro U, Mayer W, Vogelauer M, Hoellwarth U, Chr H (2005) Muscle biopsies show that FES of denervated muscles reverses human muscle degeneration from permanent spinal motoneuron lesion. J Rehab Research Dev 42(3 Suppl 1):43–53

Klakowicz PM, Baldwin ER, Collins DF (2006) Contribution of M-waves and H-reflexes to contractions evoked by tetanic nerve stimulation in humans. J Neurophysiol 96(3):1293–1302

Knowles CH, Horrocks EJ, Bremner SA, Stevens N, Norton C, O'Connell PR, Eldridge S, CONFIDeNT study group (2015) Percutaneous tibial nerve stimulation versus sham electrical stimulation for the treatment of faecal incontinence in adults (CONFIDeNT): a double-blind, multicentre, pragmatic, parallel-group, randomised controlled trial. Lancet 386(10004):1640–1648

Kolasinski J, Makin TR, Logan JP, Jbabdi S, Clare S, Stagg CJ, Johansen-Berg H (2016) Perceptually relevant remapping of human somatotopy in 24 hours. elife 5:e17280

La Rosa VL, Ciebiera M, Lin LT, Sleiman Z, Cerentini TM, Lordelo P, Kahramanoglu I, Bruni S, Garzon S, Fichera M (2019a) Multidisciplinary management of women with pelvic organ prolapse, urinary incontinence and lower urinary tract symptoms. A clinical and psychological overview. Prz Menopauzalny 18(3):184–190

La Rosa VL, Platania A, Ciebiera M, Garzon S, Jędra R, Ponta M, Butticè S (2019b) A comparison of sacral neuromodulation vs. transvaginal electrical stimulation for the treatment of refractory overactive bladder: the impact on quality of life, body image, sexual function, and emotional well-being. Prz Menopauzalny 18(2):89–93

Lee JH, Baker LL, Johnson RE, Tilson JK (2017) Effectiveness of neuromuscular electrical stimulation for management of shoulder subluxation post-stroke: a systematic review with meta-analysis. Clin Rehabil 31(11):1431–1444

Lee IS, Jung WM, Lee YS, Wallraven C, Chae Y (2015) Brain responses to acupuncture stimulation in the prosthetic hand of an amputee patient. Acupunct Med 33(5):420–424

Lieber RL, Silva PD, Daniel DM (1996) Equal effectiveness of electrical and volitional strength training for quadriceps femoris muscles after anterior cruciate ligament surgery. J Orthop Res 14(1):131–138

Lim D, Del Castillo M, Bergquist AJ, Milosevic M, Masani K (2021) Contribution of each motor point of quadriceps femoris to knee extension torque during neuromuscular electrical stimulation. IEEE Trans Neural Syst Rehabil Eng. https://doi.org/10.1109/TNSRE.2021.3052853. Epub ahead of print

Lundborg G (2000) Brain plasticity and hand surgery: an overview. J Hand Surg (Br) 25(3):242–252

Lundborg G (2003) Richard P. Bunge memorial lecture. Nerve injury and repair – a challenge to the plastic brain. J Peripher Nerv Syst 8(4):209–226

Lundborg G (2005) Nerve injury and repair, regeneration, reconstruction, and cortical remodeling, 2. Aufl. Churchill Livingstone, London, ISBN-13: 978-0443067112

Lundborg G, Rosén B (2007) Hand function after nerve repair. Acta Physiol (Oxford) 189(2):207–217

Maddocks M, Nolan CM, Man WD, Polkey MI, Hart N, Gao W, Rafferty GF, Moxham J, Higginson IJ (2016) Neuromuscular electrical stimulation to improve exercise capacity in patients with severe COPD: a randomised double-blind, placebo-controlled trial. Lancet Respir Med 4(1):27–36

Maffiuletti NA (2010) Physiological and methodological considerations for the use of neuromuscular electrical stimulation. Eur J Appl Physiol 110(2):223–234

Maffiuletti NA, Gondin J, Place N, Stevens-Lapsley J, Vivodtzev I, Minetto MA (2018) Clinical use of neuromuscular electrical stimulation for neuromuscular rehabilitation: what are we overlooking? Arch Phys Med Rehabil 99(4):806–812

Mäkelä E, Venesvirta H, Ilves M, Lylykangas J, Rantanen V, Ylä-Kotola T, Suominen S, Vehkaoja A, Verho J, Lekkala J, Surakka V, Rautiainen M (2019) Facial muscle reanimation by transcutaneous electrical stimulation for peripheral facial nerve palsy. J Med Eng Technol 43(3):155–164

Mazur-Bialy AI, Kołomańska-Bogucka D, Nowakowski C, Tim S (2020) Urinary incontinence in women: modern methods of physiotherapy as a support for surgical treatment or independent therapy. J Clin Med 9(4):1211

Medeiros FV, Bottaro M, Vieira A, Lucas TP, Modesto KA, Bo APL, Cipriano G Jr, Babault N, Durigan JLQ (2017) Kilohertz and low-frequency electrical stimulation with the same pulse duration have similar efficiency for inducing isometric knee extension torque and discomfort. Am J Phys Med Rehabil 96(6):388–394

Meesen RL, Cuypers K, Rothwell JC, Swinnen SP, Levin O (2011) The effect of long-term TENS on persistent neuroplastic changes in the human cerebral cortex. Hum Brain Mapp 32(6):872–882

Mesin L, Merlo E, Merletti R, Orizio C (2010) Investigation of motor unit recruitment during stimulated contractions of tibialis anterior muscle. J Electromyogr Kinesiol 20(4):580–589

Miller BF, Gruben KG, Morgan BJ (2000) Circulatory responses to voluntary and electrically induced muscle contractions in humans. Phys Ther 80(1):53–60

Minetto MA, Botter A, Bottinelli O, Miotti D, Bottinelli R, D'Antona G (2013) Variability in muscle adaptation to electrical stimulation. Int J Sports Med 34(6):544–553

Miyamoto T, Kamada H, Tamaki A, Moritani T (2016) Low-intensity electrical muscle stimulation induces significant increases in muscle strength and cardiorespiratory fitness. Eur J Sport Sci 16(8):1104–1110

Modesto KAG, de Oliveira PFA, Fonseca HG, Azevedo KP, Guzzoni V, Bottaro MF, Babault N, Durigan JLQ (2019) Russian and low-frequency currents training programs induced neuromuscular adaptations in soccer players: randomized controlled trial. J Sport Rehabil 29:1–25

Moe JH, Post HW (1962) Functional electrical stimulation for ambulation in hemiplegia. J Lancet 82:285–288

Morrissey MC (1988) Electromyostimulation from a clinical perspective. A review. Sports Med 6(1):29–41

Morrissey MC (1989) Reflex inhibition of thigh muscles in knee injury. Causes and treatment. Sports Med 7(4):263–276

Nelson RM, Hunt GC (1981) Strength-duration curve: intrarater and interrater reliability. Phys Ther 61(6):894–897

Nix WA, Vrbova G (Hrsg) (1986) Electrical stimulation and neuromuscular disorders. Springer Verlag, Berlin/Heidelberg, ISBN-13 978-3-642-71339-2

Nuhr M, Crevenna R, Gohlsch B, Bittner C, Pleiner J, Wiesinger G, Fialka-Moser V, Quittan M, Pette D (2003) Functional and biochemical properties of chronically stimulated human skeletal muscle. Eur J Appl Physiol 89(2):202–208

Paternostro-Sluga T, Schuhfried O, Vacariu G, Lang T, Fialka-Moser V (2002) Chronaxie and accommodation index in the diagnosis of muscle denervation. Am J Phys Med Rehabil 81(4):253–260

Penfield W, Boldrey E (1937) Somatic motor and sensory representation in the cerebral cortex of man as studied by electrical stimulation. http://citeseerx.ist.psu.edu/viewdoc/download?doi=10.1.1.873.4232&rep=rep1&type=pdf. Zugegriffen am 20.02.2021

Pérez M, Lucia A, Rivero JL, Serrano AL, Calbet JA, Delgado MA, Chicharro JL (2002) Effects of transcutaneous short-term electrical stimulation on M. vastus lateralis characteristics of healthy young men. Pflugers Arch 443(5–6):866–874

Peters KM, Carrico DJ, Perez-Marrero RA, Khan AU, Wooldridge LS, Davis GL, Macdiarmid SA (2010) Randomized trial of percutaneous tibial nerve stimulation versus Sham efficacy in the treatment of overactive bladder syndrome: results from the SUmiT trial. J Urol 183(4):1438–1443

Pette D, Staron RS (2000) Myosin isoforms, muscle fiber types, and transitions. Microsc Res Tech 50(6):500–509

Pieber K, Herceg M, Paternostro-Sluga T, Schuhfried O (2015) Optimizing stimulation parameters in functional electrical stimulation of denervated muscles: a cross-sectional study. J Neuroeng Rehabil 12:51

Pogliano C (2012) Penfield's homunculus and other grotesque creatures from the Land of If. Nuncius 27(1):141–162

Popović DB (2014) Advances in functional electrical stimulation (FES). J Electromyogr Kinesiol 24(6):795–802

Porcelli S, Marzorati M, Pugliese L, Adamo S, Gondin J, Bottinelli R, Grassi B (2012) Lack of functional effects of neuromuscular electrical stimulation on skeletal muscle oxidative metabolism in healthy humans. J Appl Physiol 113(7):1101–1109

Prochazka A (2019) Motor neuroprostheses. Compr Physiol 9(1):127–148

Proske U, Gandevia SC (2018) Kinesthetic senses. Compr Physiol 8(3):1157–1183

Qi YC, Niu XL, Gao YR, Wang HB, Hu M, Dong LP, Li YZ (2018) Therapeutic effect evaluation of neuromuscular electrical stimulation with or without strengthening exercise on spastic cerebral Palsy. Clin Pediatr (Phila) 57(5):580–583

Ramírez-García I, Blanco-Ratto L, Kauffmann S, Carralero-Martínez A, Sánchez E (2019) Efficacy of transcutaneous stimulation of the posterior tibial nerve compared to percutaneous stimulation in idiopathic overactive bladder syndrome: randomized control trial. Neurourol Urodyn 38(1):261–268

Rice DA, McNair PJ (2010) Quadriceps arthrogenic muscle inhibition: neural mechanisms and treatment perspectives. Semin Arthritis Rheum 40(3):250–266

Ridding MC, Brouwer B, Miles TS, Pitcher JB, Thompson PD (2000) Changes in muscle responses to stimulation of the motor cortex induced by peripheral nerve stimulation in human subjects. Exp Brain Res 131(1):135–143

Rodriguez-Falces J, Place N (2013) Recruitment order of quadriceps motor units: femoral nerve vs. direct quadriceps stimulation. Eur J Appl Physiol 113(12):3069–3077

Roig M, Reid WD (2009) Electrical stimulation and peripheral muscle function in COPD: a systematic review. Respir Med 103(4):485–495

Rosén B, Chemnitz A, Weibull A, Andersson G, Dahlin LB, Björkman A (2012) Cerebral changes after injury to the median nerve: a long-term follow up. J Plast Surg Hand Surg 46(2):106–112

Rosenthal J, Bernhardt M (1884) Elektrizitätslehre für Mediziner und Elektrotherapie, 3. Aufl. Verlag August Hirschwald, Berlin. https://ia800907.us.archive.org/17/items/elektrizittsle00rose/elektrizittsle00rose_bw.pdf. Zugegriffen am 15.02.2021

Rozman J, Zorko B, Seliskar A (2000) Regeneration of the radial nerve in a dog influenced by electrical stimulation. Pfluegers Arch – Eur J Physiol 439(3 Suppl):R184–R186

Sanjuán Vásquez M, Montes-Castillo ML, Zapata-Altamirano LE, Martínez-Torres S, Vázquez-Mellado J, López López CO (2019) Combining Russian stimulation with isometric exercise improves strength, balance, and mobility in older people with falls syndrome. Int J Rehabil Res 42(1):41–45

Scaldazza CV, Morosetti C, Giampieretti R, Lorenzetti R, Baroni M (2017) Percutaneous tibial nerve stimulation versus electrical stimulation with pelvic floor muscle training for overactive bladder syndrome in women: results of a randomized controlled study. Int Braz J Urol 43(1):121–126

Schiaffino S, Reggiani C (2011) Fiber types in mammalian skeletal muscles. Physiol Rev 91(4):1447–1531

Schnizer W, Manert W, Kleinschmidt J, Magyarosy I, Drexel H (1980) Die Wirkung verschiedener elektrotherapeutischer Verfahren auf Durchblutung und Venenkapazität der unteren Extremität. Z Phys Med 9:85

Schuhfried O, Vacariu G, Paternostro-Sluga T (2005) Reliability of chronaxie and accommodation index in the diagnosis of muscle denervation. Phys Med Rehab Kur 15(3):174–178

Scott W, Adams C, Cyr S, Hanscom B, Hill K, Lawson J, Ziegenbein C (2015) Electrically elicited muscle torque: comparison between 2500-Hz burst-modulated alternating current and monophasic pulsed current. J Orthop Sports Phys Ther 45(12):1035–1041

Seyri K, Maffiuletti N (2011) Effect of Electromyostimulation Training on Muscle Strength and Sports Performance. Strength Cond J 33(1):70–75

da Silva VZ, Durigan JL, Arena R, de Noronha M, Gurney B, Cipriano G Jr (2015) Current evidence demonstrates similar effects of kilohertz-frequency and low-frequency current on quadriceps evoked torque and discomfort in healthy individuals: a systematic review with meta-analysis. Physiother Theory Pract 31(8):533–539

Smerdu V, Karsch-Mizrachi I, Campione M, Leinwand L, Schiaffino S (1994) Type IIX MHC transcripts are expressed in type IIb fibers of human skeletal muscle. Am J Phys 267(6 Pt 1):C1723–C1728

Smith GV, Alon G, Roys SR, Gullapalli RP (2003) Functional MRI determination of a dose-response relationship to lower extremity neuromuscular electrical stimulation in healthy subjects. Exp Brain Res 150(1):33–39

Spector P, Laufer Y, Elboim Gabyzon M, Kittelson A, Stevens Lapsley J, Maffiuletti NA (2016) Neuromuscular electrical stimulation therapy to restore quadriceps muscle function in patients after orthopaedic surgery: a novel structured approach. J Bone Joint Surg Am 98(23):2017–2024

Spencer JD, Hayes KC, Alexander IJ (1984) Knee joint effusion and quadriceps reflex inhibition in man. Arch Phys Med Rehabil 65(4):171–177

Staron R, Hagerman F, Hikida R, Murray T, Hostler D, Crill M, Ragg K, Toma K (2000) Fiber type composition of the Vastus Lateralis muscle of young men and women. J Histochem Cytochem 48:623–630

Stein C, Fritsch CG, Robinson C, Sbruzzi G, Plentz RD (2015) Effects of electrical stimulation in spastic muscles after stroke: systematic review and meta-analysis of randomized controlled trials. Stroke 46(8):2197–2205

Steinacker JM, Wang L, Lormes W, Reissnecker S, Liu Y (2002) Strukturanpassungen des Skeletmuskels auf Training. Dtsch Z Sportmed 12:354–360

Stephens WGS (1973) The assessment of muscle denervation by electrical stimulation. Physiotherapy 59(9):292–294

Stewart F, Berghmans B, Bø K, Glazener CM (2017) Electrical stimulation with non-implanted devices for stress urinary incontinence in women. Cochrane Database Syst Rev 12(12):CD012390

Stillman BC (1967) Some aspects of the theory, performance, and interpretation of the strength duration test. Aust J Physiother 13(2):62–71

Szecsi J, Fornusek C (2014) Comparison of torque and discomfort produced by sinusoidal and rectangular alternating current electrical stimulation in the quadriceps muscle at variable burst duty cycles. Am J Phys Med Rehabil 93(2):146–159

Tam SL, Archibald V, Jassar B, Tyreman N, Gordon T (2001) Increased neuromuscular activity reduces sprouting in partially denervated muscles. J Neurosci 21(2):654–667

Tan K, Wells CI, Dinning P, Bissett IP, O'Grady G (2019) Placebo response rates in electrical nerve stimulation trials for fecal incontinence and constipation: a systematic review and meta-analysis. Neuromodulation. https://doi.org/10.1111/ner.13092. Epub ahead of print. Zugegriffen am 12.02.2021

Thériault R, Boulay MR, Thériault G, Simoneau JA (1996) Electrical stimulation-induced changes in performance and fiber type proportion of human knee extensor muscles. Eur J Appl Physiol Occup Physiol 74(4):311–317

Thrasher A, Graham GM, Popovic MR (2005) Reducing muscle fatigue due to functional electrical stimulation using random modulation of stimulation parameters. Artif Organs 29(6):453–458

Thrasher TA, Popovic MR (2008) Functional electrical stimulation of walking: function, exercise and rehabilitation. Ann Readapt Med Phys 51(6):452–460

Vanderthommen M, Duchateau J (2007) Electrical stimulation as a modality to improve performance of the neuromuscular system. Exerc Sport Sci Rev 35(4):180–185

Vaz MA, Frasson VB (2018) Low-frequency pulsed current versus kilohertz-frequency alternating current: a scoping literature review. Arch Phys Med Rehabil 99(4):792–805

Veldman MP, Gondin J, Place N, Maffiuletti NA (2016) Effects of neuromuscular electrical stimulation training on endurance performance. Front Physiol 7:544

Vieira PJ, Chiappa AM, Cipriano G Jr, Umpierre D, Arena R, Chiappa GR (2014) Neuromuscular electrical stimulation improves clinical and physiological function in COPD patients. Respir Med 108(4):609–620

Vromans M, Faghri PD (2018) Functional electrical stimulation-induced muscular fatigue: effect of fiber composition and stimulation frequency on rate of fatigue development. J Electromyogr Kinesiol 38:67–72

de Wall LL, Heesakkers JP (2017) Effectiveness of percutaneous tibial nerve stimulation in the treatment of overactive bladder syndrome. Res Rep Urol 9:145–157

Walløe L, Wesche J (1988) Time course and magnitude of blood flow changes in the human quadriceps muscles during and following rhythmic exercise. J Physiol 405:257–273

Walton JN (1954) The value of electrodiagnostic methods in the investigation of neuromuscular disease. Physiotherapy 40(3):76–84

Wand BM, Stephens SE, Mangharam EI, George PJ, Bulsara MK, O'Connell NE, Moseley GL (2014) Illusory touch temporarily improves sensation in areas of chronic numbness: a brief communication. Neurorehabil Neural Repair 28(8):797–799

Ward AR (2009) Electrical stimulation using kilohertz-frequency alternating current. Phys Ther 89(2):181–190

Ward AR, Chuen WL (2009) Lowering of sensory, motor, and pain-tolerance thresholds with burst duration using kilohertz-frequency alternating current electric stimulation: part II. Arch Phys Med Rehabil 90(9):1619–1627

Ward AR, Shkuratova N (2002) Russian electrical stimulation: the early experiments. Phys Ther 82(10):1019–1030

Ward AR, Robertson VJ, Ioannou H (2004) The effect of duty cycle and frequency on muscle torque production using kilohertz frequency range alternating current. Med Eng Phys 26(7):569–579

Watanabe K, Kouzaki M, Ando R, Akima H, Moritani T (2015) Non-uniform recruitment along human rectus femoris muscle during transcutaneous electrical nerve stimulation. Eur J Appl Physiol 115(10):2159–2165

Wesche J (1986) The time course and magnitude of blood flow changes in the human quadriceps muscles following isometric contraction. J Physiol 377:445–462

Willand MP (2015) Electrical stimulation enhances reinnervation after nerve injury. Eur J Transl Myol 25(4):243–248

Willand MP, Holmes M, Bain JR, Fahnestock M, De Bruin H (2013a) Electrical muscle stimulation after immediate nerve repair reduces muscle atrophy without affecting reinnervation. Muscle Nerve 48(2):219–225

Willand MP, Zhang JJ, Chiang CD, Borschel GH, Gordon T (2013b) Electrical muscle stimulation increases early reinnervation following nerve injury and immediate repair. In: 6th International IEEE/EMBS conference on Neural Engineering (NER), San Diego, S 315–318

Willand MP, Chiang CD, Zhang JJ, Kemp SW, Borschel GH, Gordon T (2015) Daily electrical muscle stimulation enhances functional recovery following nerve transection and repair in rats. Neurorehabil Neural Repair 29(7):690–700

Willand MP, Borschel GH, Gordon T (2016a) Electrically stimulating nerve and muscle to enhance regeneration and reinnervation following peripheral nerve injury. IFESS 2016 – La Grande Motte, France. https://ifess2016.inria.fr/files/2016/02/IFESS_2016_paper_49.pdf. Zugegriffen am 10.02.2021

Willand MP, Rosa E, Michalski B, Zhang JJ, Gordon T, Fahnestock M, Borschel GH (2016b) Electrical muscle stimulation elevates intramuscular BDNF and GDNF mRNA following peripheral nerve injury and repair in rats. Neuroscience 334:93–104

Zealear DL, Billante CL, Chongkolwatana C, Herzon GD (2000a) The effects of chronic electrical stimulation on laryngeal muscle reinnervation. ORL J Otorhinolaryngol Relat Spec 62(2):87–95

Zealear DL, Billante CR, Chongkolwatana C, Rho YS, Hamdan AL, Herzon GD (2000b) The effects of chronic electrical stimulation on laryngeal muscle physiology and histochemistry. ORL J Otorhinolaryngol Relat Spec 62(2):81–86

Zealear D, Rodriguez R, Kenny T, Billante M, Cho Y, Billante C, Garren K (2002) Electrical stimulation of a denervated muscle promotes selective reinnervation by native over foreign motoneurons. J Neurophysiol 87(4):2195–2199

Zealear DL, Mainthia R, Li Y, Kunibe I, Katada A, Billante C, Nomura K (2014) Stimulation of denervated muscle promotes selective reinnervation, prevents synkinesis, and restores function. Laryngoscope 124(5):E180–E187

Zoladz JA (2018) Muscle and exercise physiology, 1. Aufl. Elsevier, Academic Press, London, ISBN: 9780128145937

Ultraschalltherapie 5

5.1 Definition Schall

Schall besteht aus mechanischen Schwingungen in einem Medium, also aus raschen Bewegungen von Molekülen und Atomen. Bei Frequenzen unter 20 Hz spricht man von Subschall oder Infraschall, bei Frequenzen über 20 kHz (20.000 Hz) von Ultraschall. Diese Definition von Schall bezieht sich auf das menschliche Gehör. Sie wurde willkürlich festgelegt.

Unter Ultraschalltherapie versteht man die medizinische Anwendung akustischer Energie mit einer Frequenz von mehr als 20 kHz. In der Praxis werden Schallfrequenzen zwischen 0,7 und 3 MHz verwendet. Dies als Kompromiss zwischen einer akzeptablen Penetrationstiefe und einer nicht allzu starken Divergenz (Streuung). Niedrigere Frequenzen dringen zwar tiefer ein, divergieren aber mehr, höhere Frequenzen dringen in ein homogenes Medium weniger tief ein und zeigen dafür eine geringere Divergenz.

Infraschall kann unter Laborbedingungen das Wachstum von verschiedenen menschlichen Zellen und solche von Nagetieren je nach Bedingungen stimulieren oder hemmen. Wissenschaftlich belegte therapeutische Anwendungen gibt es bis heute keine, deshalb wird hier nicht darauf eingegangen.

Schallwellen benötigen ein Medium zur Weiterleitung (Gas, Flüssigkeit, feste Materie). Durch die Einwirkung von Schall werden die Teilchen in einem Medium zu raschen Schwingungen um ihre Ruhelage angeregt. Wenn ein Molekül in Bewegung gesetzt wurde, werden seine direkten Nachbarn mitbewegt, bis die Bewegung durch das ganze Material fortgeleitet ist oder die Bewegungsenergie in thermische Energie umgewandelt wurde.

Eine Schallwelle ist also akustische Energie, welche von einem Molekül oder Atom zum anderen weitergegeben wird. Es kommt in Ausbreitungsrichtung zu periodischen Verdichtungen, wenn die Teilchen sich annähern (Kompressionen), und zu Verdünnungen, wenn sie sich voneinander wegbewegen (Expansionen), man spricht in diesem Zusammenhang von Longitudinalwellen. Dabei entstehen wechselnde Druckzustände im Gewebe (Abb. 5.1).

Ergänzende Information Die elektronische Version dieses Kapitels enthält Zusatzmaterial, auf das über folgenden Link zugegriffen werden kann [https://doi.org/10.1007/978-3-662-70732-6_5].

© Der/die Herausgeber bzw. der/die Autor(en), exklusiv lizenziert an Springer-Verlag GmbH, DE, ein Teil von Springer Nature 2025
P. van Kerkhof, *Evidenzbasierte Elektrotherapie*, https://doi.org/10.1007/978-3-662-70732-6_5

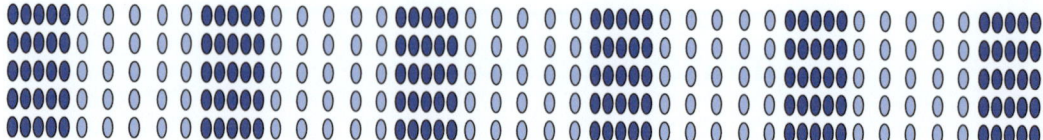

Abb. 5.1 Kompressionen (Überdruck) und Expansionen (Unterdruck) im Ultraschallbündel (schematisch)

5.2 Verhalten von Schall

Es gibt sechs Möglichkeiten, wie der Schall sich verhält, wenn er auf ein Hindernis trifft. Dabei verhält sich Ultraschall genauso wie der hörbare Schall.

1. Reflexion
2. Absorption
3. Streuung
4. Brechung
5. Beugung
6. Bündelung

5.2.1 Reflexion

Reflexion tritt auf, wenn Schall auf ein Medium mit einer anderen Schallkennimpedanz trifft. Der Schallkennimpedanz oder der Wellenwiderstand eines Mediums ist ein Wert, der etwas darüber aussagt, wie Schall sich in diesem Medium ausbreitet. Bei der Reflexion wird ein Teil des Schalls an der Grenzfläche zwischen den beiden Medien zurückgeworfen und ein Teil dringt in das andere Medium ein (Transmission). Je größer der Unterschied der Schallkennimpedanz zwischen zwei Medien, umso mehr Schall wird reflektiert. Die eindringende Schallenergie wird in thermische Energie umgewandelt, es entsteht Wärme.

An einer glatten Fläche wie an einem Metallimplantat wird Schall wie an einem Spiegel reflektiert. Da Osteosynthesematerial in der Regel konvex ist, wird der Schall zerstreut (Arnold 1983). Wegen der sehr unterschiedlichen Schallkennimpedanzen von Wasser (im Gewebe) und Stahl wird Ultraschall nahezu vollständig reflektiert. Ist die Oberfläche sehr unregelmäßig wie beim Knochen, findet eine diffuse ungleichmäßige Reflexion statt.

Der Einfallswinkel entspricht dem Ausfallswinkel. Dabei gelten die aus der Optik bekannten Gesetze der Reflexion an ebenen, konvexen und konkaven Spiegeln. Konkave Flächen bündeln (konzentrieren) den Schall, konvexe Flächen zerstreuen ihn. Ebene und konkave Flächen, die durch Ultraschall erreicht werden könnten, gibt es im menschlichen Körper nicht. Osteosynthesematerial ist immer konvex, deshalb werden auftreffende Schallwellen immer in allen Richtungen zerstreut.

5.2.2 Stehende Wellen

Zwischen Gewebeschichten mit unterschiedlicher Schallkennimpedanz kann es aufgrund der Reflexion zu sog. stehenden Wellen kommen: Eine senkrecht auftreffende Schallwelle wird reflektiert und trifft wieder auf die ihr entgegenkommende Schallwelle. Hierdurch werden die Schallwellen immer wieder von Reflexionen überlagert und es kann zu Interferenzen kommen.

Durch diese Interferenzphänomene können sich an gewissen Punkten die Schallwellen ganz oder teilweise gegenseitig auslöschen oder verstärken. Eine solche stehende Welle kann nur bei Dauerschall (= kontinuierlicher Schall) und bei statischer Anwendung entstehen. Bereiche, in der die Schallwellen sich gegenseitig verstärken, nennt man Hotspots. Aufgrund der normalen, konstruktionsbedingten Inhomogenität eines Schallbündels kommt es ebenso zu Hotspots, dieses Phänomen wird im Abschn. 5.2.9 über das Bündel-Inhomogenitätsverhältnis (BNR) besprochen. Speziell wenn die Gewebeschicht bis zum Knochen dünn ist (Patella, Handgelenksbereich,

Malleoli), kann es zu thermischen, äußerst schmerzhaften Periostreizungen kommen.

Es ist deshalb wichtig, den Schallkopf während der Behandlung zu bewegen. Damit wird die Schallenergie gleichmäßiger im Gewebe abgegeben und das Entstehen von Hotspots wegen eines solchen Interferenzphänomens weitgehend vermieden.

5.2.3 Absorption

Wenn Schallwellen auf ein Medium treffen, werden die Wellen je nach Medium ganz oder teilweise absorbiert oder reflektiert. Der Schallabsorptionsgrad ist abhängig von der Schallfrequenz und vom Auftreffwinkel und selbstverständlich vom Medium. Je mehr die Schallkennimpedanzen der angrenzenden Gewebe sich voneinander unterscheiden, umso mehr Schall wird reflektiert, umso weniger Schall dringt ein. Bei der Absorption wird die Schallenergie in das Gewebe durch Reibung in Wärme umgewandelt.

Dichteres Gewebe wie Kollagen und Knochen absorbiert mehr Schallenergie als weniger dichtes wie Fett oder Muskelgewebe. Dies deshalb, weil im dichteren Gewebe mehr Moleküle bewegt werden müssen, und das braucht mehr Energie. Der Schall dringt aus diesem Grund weniger tief in dichteres Gewebe ein, verursacht dafür mehr Reibung, und deshalb entsteht in diesem Gewebe und an der Grenzfläche mehr Wärme. Das umliegende Gewebe wird in der Folge durch Konduktion stärker erwärmt. Normalerweise wird diese Wärme durch den Blutkreislauf abtransportiert.

Schall mit einer Frequenz von 3 MHz dringt in ein homogenes Medium weniger tief ein als Schall mit einer niedrigeren Frequenz wie 1 MHz. Die mit 3 MHz zu rascheren Bewegungen gezwungenen Moleküle absorbieren mehr Energie. Deshalb erwärmen höhere Frequenzen das Gewebe rascher als niedrige. Mehrere Untersucher haben mit Messungen in vivo gezeigt, dass 3 MHz Ultraschall das Gewebe tiefer erwärmt als erwartet, darüber später mehr.

Die Tiefe, auf der sich die Schallenergie aufgrund der Absorption um die Hälfte reduziert hat, bezeichnet man als Halbwerttiefe (HWT). In einem Wasserbehälter oder in einem Gewebephantom ist diese Energieabnahme messbar, und so lässt sich die HWT für homogene Medien berechnen. Interessanterweise zeigte Draper 1995, dass der Temperaturanstieg bei einer Beschallung mit 1 MHz auf 2,5 und 5 cm Tiefe nach einer bestimmten Zeit gleich groß war. Offenbar ist die Energieabgabe im inhomogenen menschlichen Gewebe in vivo nicht mit der in einem Wasserbehälter oder in einem Gewebephantom vergleichbar. Dies wirft Zweifel bezüglich der klinischen Bedeutung der HWT auf.

5.2.4 Beugung und Brechung

Als Beugung bezeichnet man das Phänomen, dass die ursprüngliche Ausbreitungsrichtung einer Schallquelle durch ein Objekt oder in einem inhomogenen Medium umgeformt (verbogen) wird. Unter Schallbrechung versteht man die Richtungsänderung der Schallwellen beim Übergang zwischen zwei Medien mit unterschiedlicher Dichte. Wie bizarr solche Brechungen im menschlichen Gewebe sein können, haben Frye et al. 2007 feststellen müssen. Bei drei Probanden traten anterior am Unterschenkel Blasen auf, 6 h nachdem dorsal an der Wade mit 1 MHz, 1,5 W/cm^2, kontinuierlich während 10 min beschallt wurde. Die Blasen lagen genau gegenüber dem Behandlungsareal, auf einer Distanz von etwa 10 cm. Medizinische Gründe wurden ausgeschlossen, die Untersucher vermuten eine technische Ursache.

5.2.5 Frequenz

Die Frequenz gibt an, wie viele Schwingungen pro Zeiteinheit stattfinden. Je größer die Anzahl der Schwingungen pro Zeiteinheit ist, desto höher ist der Ton bei hörbarem Schall. Ultraschall mit einer Frequenz von 3 MHz anzuwenden bedeutet, dem Gewebe 3.000.000

Schwingungen pro Sekunde aufzuzwingen. Je höher die Frequenz, umso rascher ist die den Molekülen aufgezwungene Bewegung, umso stärker die Reibung, umso stärker die Erwärmung. Je rascher die Bewegung, umso höher ist auch der Energieverlust über einer bestimmten Distanz, also bleibt weniger Energie übrig, um tiefer in das Gewebe einzudringen.

5.2.6 Druckveränderungen im Gewebe

Physikalisch interessant sind dabei die enormen Druckveränderungen, die im Gewebe auftreten. Da die Bewegungsrichtung sehr rasch wechselt (bei 1 MHz 1.000.000-mal pro Sekunde), ist die Teilchenbeschleunigung sehr hoch: etwa 1.000.000 m/s^2, also das 100.000-Fache der Erdbeschleunigung! Daraus resultiert ein hoher Schallwechseldruck: Es kommt zu abwechselnden Über- und Unterdruckphasen, deren Maximalwerte um etwa 2 bar (etwa 20 m Wassersäule) differieren. Hierbei verschieben sich durch Reflexionen im Gewebe und Interferenzen innerhalb der Schallwellen die Druckverhältnisse von Ort zu Ort, was zu großen Druckdifferenzen zwischen den Teilchen führt. Diese Druckdifferenz kann etwa 8–9 bar/mm betragen. Zum Vergleich: Der Autoreifendruck beträgt etwa 2,5 bar. Die Druckschwankungen betragen bei 1 W/cm^2 und 1 MHz 1,7 bar. Bei einer Wellenlänge von 1,5 mm bedeutet dies einen Druckgradienten von 3,4 bar über eine Entfernung von 0,75 mm.

5.2.7 Erzeugung von Ultraschall

1880 entdeckten die französische Physiker Pierre und Jacques Curie den piezoelektrischen Effekt (Curie und Curie 1880; Abb. 5.2). Wenn auf einen Kristall Druck ausgeübt wird, entstehen an der Oberfläche des piezoelektrischen Materials elektrische Ladungen. Darauf basiert auch die Wirkung des Tonabnehmers beim Plattenspieler und der Tonabnehmer für Saiteninstrumente: Kleine Sensorplättchen, die im Steg einer Gitarre unterhalb der Saiten befestigt sind, nehmen die von den Saiten erzeugten Schwingungen auf und wandeln sie in elektrische Signale um. Damals

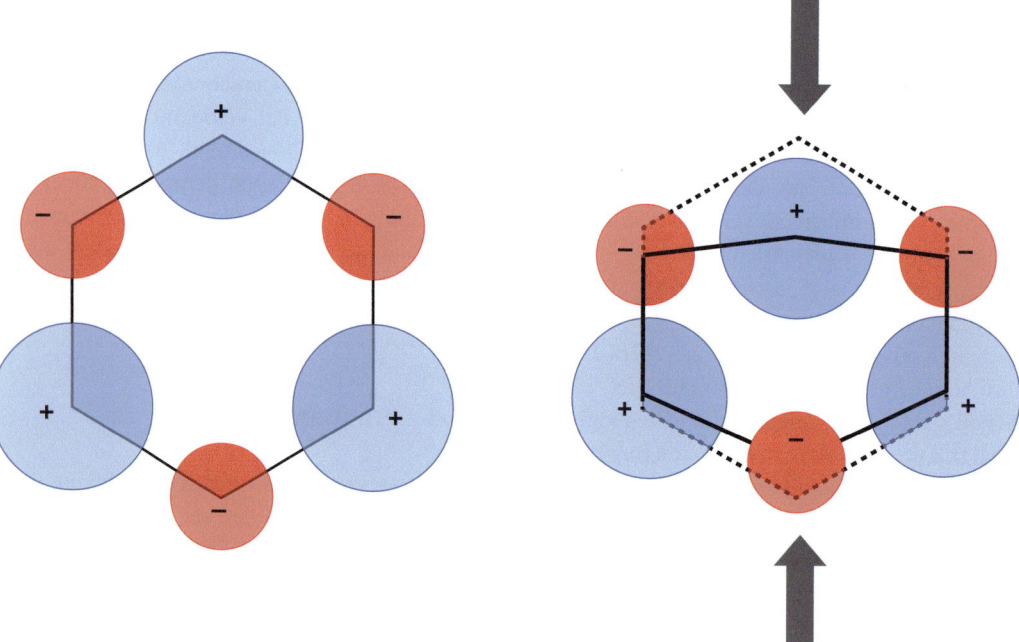

Abb. 5.2 Piezoelektrischer Effekt. Links die Ausgangslage, rechts die Ladungsverschiebung auf Grund der mechanischen Deformierung

benutzten die Curie-Brüder Turmalin, Quarz, Topaz, Rohrzucker und Natriumkaliumtartrat, heute nimmt man bestimmte polykristalline Stoffe wie Blei-Zirkonat-Titanat, Bariumtitanat oder Siliziumazetat.

In einem piezoelektrischen Kristall sind die positiven und negativen Ladungen getrennt. Die Ladungen sind ausgeglichen. Die Verschiebung der Ionen in Kristallen durch mechanische Belastung verschiebt die Ladungsschwerpunkte von negativer und positiver Ladung relativ zueinander, was zu einer elektrischen Polarisation führt und dies wiederum zu einer messbaren elektrischen Spannungsdifferenz an den Flächen des Kristalls.

Diese piezoelektrischen Effekte treten auch im menschlichen Körper auf, vor allem in Knochengewebe, Kollagenfasern und Proteinen. Es ist durchaus möglich, aber nicht bewiesen, dass diese Phänomene an den biologischen Wirkungen des Ultraschalls beteiligt sind. Eine Theorie geht davon aus, dass unter Einfluss des Schalldrucks eine mechanische Formveränderung von Enzymen auftritt, welche die Aktivität dieser Enzyme entweder stimuliert („einschaltet") oder hemmt („ausschaltet") (Johns 2002). Diese Theorie wird u. a. unterstützt durch Francis et al. (1992). Die Untersucher konnten zeigen, dass eine verbesserte Fibrinolyse mit therapieüblichen Dosen (1 MHz, 1 W/cm^2) nicht temperaturabhängig war und auch nicht aufgrund einer mechanischen Zerstörung (Kavitation) zu erklären war. Sie gehen davon aus, dass die für die Fibrinolyse verantwortlichen Enzyme mechanisch „potenziert" werden.

Der französisch-luxemburgische Physiker und Erfinder Gabriel Jonas Lippmann hat 1881 mathematisch nachgewiesen, dass dieser piezoelektrische Effekt umkehrbar ist (Lippmann 1881), und die Curies haben dies sofort praktisch bestätigt. Das bedeutet: Wenn das piezoelektrische Material einer Wechselspannung ausgesetzt wird, macht dieses Material eine Formveränderung durch, und zwar entsprechend der Frequenz der Wechselspannung und der Resonanzfrequenz des piezoelektrischen Materials, also sofern die Dicke des Kristalls stimmt.

Beim Anlegen eines externen elektrischen Feldes an den Kristall werden die Ionen in jeder Einheitszelle durch die elektrostatischen Kräfte so verschoben, dass sich der gesamte Kristall verformt. Beträgt die Frequenz der Wechselspannung 1000 Hz, schwingt der Kristall, wenn die Dicke stimmt, mit einer Frequenz von 1000 Hz und produziert einen Ton mit f = 1000 Hz = Schall. Beträgt die angelegte Wechselspannung 1 MHz, wird Schall mit einer Frequenz von 1 MHz erzeugt. Auf diese Weise kann Schall mit sehr hohen Frequenzen erzeugt werden.

Paul Langevin, ein Freund der Curies, besonders von deren Schwester Marie, hat 1917 zusammen mit Constantin Chilowski dieses Prinzip angewandt zur Konstruktion des ASDIC (Anti Submarine Division Investigation Committee), eines U-Boot-Ortungssystems, dem Vorläufer des Sonars (Sound Navigation and Ranging).

Er war angeblich auch der Erste, der biologische Effekte des Ultraschalls beobachtete. Er setzte Fische in einem Aquarium hohen Ultraschallintensitäten aus: 1 kW/cm^2. Die Tierchen richteten sich zuerst in der Schallrichtung aus und schwammen, nachdem sie sich kurz sehr heftig bewegt hatten, bauchaufwärts. Die Todesursache wurde nicht eruiert: Embolie? Gekochtes Hirn? Langevin beschrieb angeblich auch, dass es äußerst schmerzhaft war, die Hand ins Wasser zu halten. Leider ist die Referenz für diese Aussagen unauffindbar, der Autor hat es auch nur wieder abgeschrieben. Die ersten auch für Menschen geeigneten Geräte wurden rund 1938 konstruiert und erfolgreich bei der Behandlung von Ischialgien, Rückenschmerzen, Plexusneuralgien und Myalgien eingesetzt.

Ein Ultraschallgerät besteht im Wesentlichen aus einem Wechselstromgenerator, der den hochfrequenten Wechselstrom erzeugt, der notwendig ist, um das im Schallkopf montierte piezoelektrische Element in Schwingung zu bringen.

Es lassen sich im Schallbündel zwei Felder unterscheiden (Abb. 5.5):

1. das Nahfeld, auch Fresnel-Zone genannt, und
2. das Fernfeld, die Fraunhofer-Zone.

Da ein piezoelektrisches Element normalerweise nicht gleichmäßig schwingt, ist auch die Energieabgabe nicht gleichmäßig. Die Vorderseite eines Schallkopfes, wo der Schall herauskommt, schwingt nicht als Einheit. Man muss sich die vordere Fläche vorstellen wie eine große Menge einzelner Punkte, die Schall abgeben. Die austretenden Schallwellen beeinflussen sich gegenseitig. Das Nahfeld kennzeichnet sich deshalb durch Interferenzphänomene im Schallbündel, die zu erheblichen Intensitätsschwankungen führen, sog. Hotspots, und durch eine leichte Konvergenz des Schallbündels. Es können Intensitäten auftreten vom 5- bis 10-Fachen bis manchmal zum 30-Fachen des eingestellten Wertes. Die Bereiche treten nicht immer an der gleichen Stelle im Bündel auf. Weil das beschallte Gewebe nicht homogen ist und deshalb viele verschiedene Reflexionen auftreten, wandern die Hotspots während der Beschallung. Es lässt sich demnach nicht vorhersagen, wo im Bündel diese Energiespitzen auftreten.

Die Konvergenz ist die direkte Folge der erwähnten destruktiven und konstruktiven Interferenzphänomene. Die therapeutischen Effekte spielen sich hauptsächlich im Nahfeld ab. Im Fernfeld fehlen diese Interferenzphänomene und wird das Schallbündel mehr zerstreut. Die meiste Schallenergie wird um die zentrale Achse des Schallbündels herum abgegeben, zum Rand des Schallkopfes hin nimmt die Schallenergie deutlich ab (Abb. 5.3 und 5.4). Der Durchmesser dieser zentralen Achse variiert von Schallkopf zu Schallkopf, und damit variiert auch die Energieabgabe in diesem Bereich. Johns et al. (2007a, b) vermuten, dass dies eine der Ursachen der manchmal recht unterschiedlichen Temperaturmessungen im Gewebe ist (Abb. 5.5).

Die Länge des Nahfeldes ist abhängig vom Durchmesser des Schallkopfes und der Wellenlänge und beträgt bei einem 5 cm²-Kopf und 1 MHz etwa 10 cm, beim 1 cm² Schallkopf und 1 MHz etwa 2 cm. Die Länge des Nahfeldes bei 3 MHz ist 3-mal so lang, weil die Wellenlänge proportional kürzer ist.

Die Länge des Nahfeldes ergibt sich aus der Formel $r^2 \div \lambda$. Hier ist „r" der Radius des Schallelementes und λ die Wellenlänge. Rechenbeispiel: 25 mm Kopf, 3 MHz: $12{,}5^2 \div 1{,}5 = 10$ cm Nahfeldlänge.

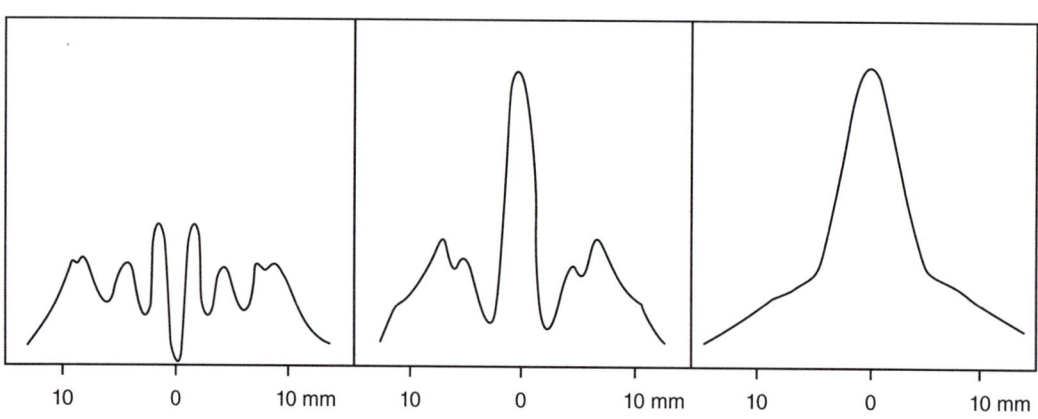

Abb. 5.3 Verteilung der Schallenergie im Querschnitt (verschiedene Schallköpfe). Beachte die Energiespitzen im Zentrum. © Enraf-Nonius B.V. Delft, Niederlande, mit freundlicher Genehmigung

5.2 Verhalten von Schall

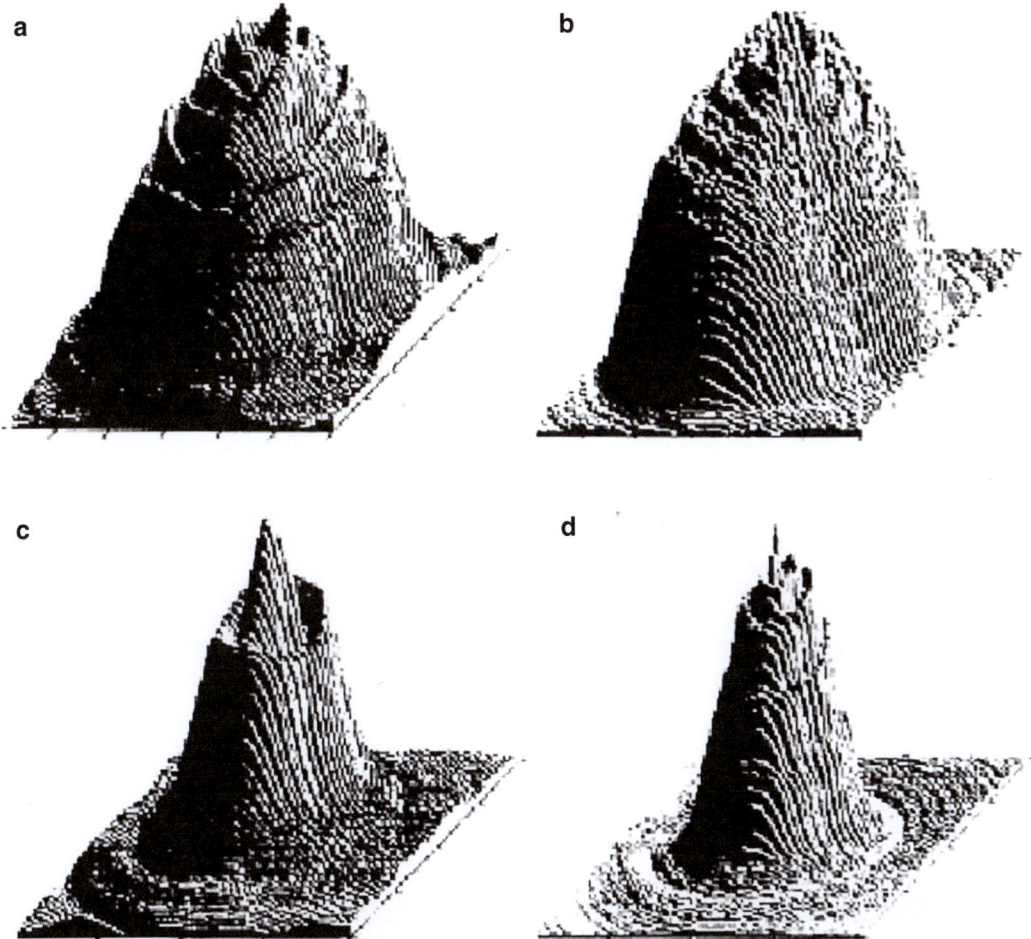

Abb. 5.4 Energieverteilung über dem Schallkopf. **a**: Großer Kopf 1 MHz, **b**: großer Kopf 3 MHz, **c**: kleiner Kopf 1 MHz, **d**: kleiner Kopf, 3 MHz. © Enraf-Nonius B.V. Delft, Niederlande, mit freundlicher Genehmigung

Die Wellenlänge des austretenden Ultraschalls ist abhängig von der Dicke des Piezoelements. Bei 3 MHz beträgt die Wellenlänge 0,5 mm, bei 1 MHz 1,5 mm. Die Dicke des Elements beträgt die Hälfte der gewünschten Wellenlänge, bei 1 MHz also 0,7 mm und bei 3 MHz deren 0,25 mm. Sehr dünn und empfindlich also. Deshalb ertragen die Schallköpfe keine grobe Behandlung. Dieses Element wird durch Hochspannungsimpulse zum Schwingen angeregt und produziert auf diese Weise die gewünschte Schallfrequenz.

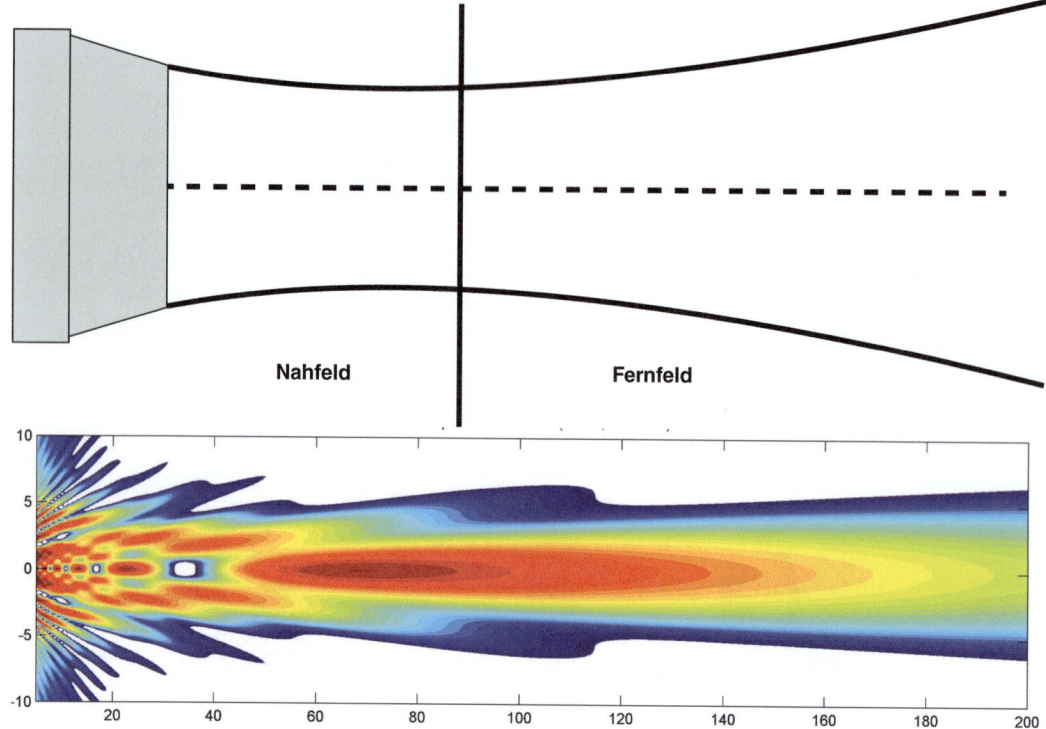

Abb. 5.5 Schalldruck im Wasser, 4 MHz. Man beachte die chaotischen Verhältnisse in den ersten 40 mm. © Michael Lenz, Wikimedia Commons, lizenziert unter CreativeCommons-Lizenz by-sa-2.0-de, URL: http://creativecommons.org/licenses/by-sa/2.0/de/legalcode

5.2.8 Effective Radiating Area (ERA)

Aus der Vorderseite des Schallkopfes kommt Schall heraus. Aber nicht alles, was man vorne sieht, produziert Schall. Das Gehäuse, in dem sich das Piezoelement befindet, hat ja eine gewisse Dicke, und deshalb ist der Durchmesser des Piezoelements etwas geringer als die Außenfläche des Schallkopfes. Die Fläche, die tatsächlich Schall produziert, nennt man die ERA: die wirksame Strahlungsfläche oder Effective Radiating Area. Ein Schallkopf kann eine Fläche von 5 cm² haben, die ERA kann in so einem Falle 4–4,5 cm² betragen. Die Größe der ERA ist bei der Bestimmung der Dosierungsparameter unbedingt zu berücksichtigen (Abb. 5.6).

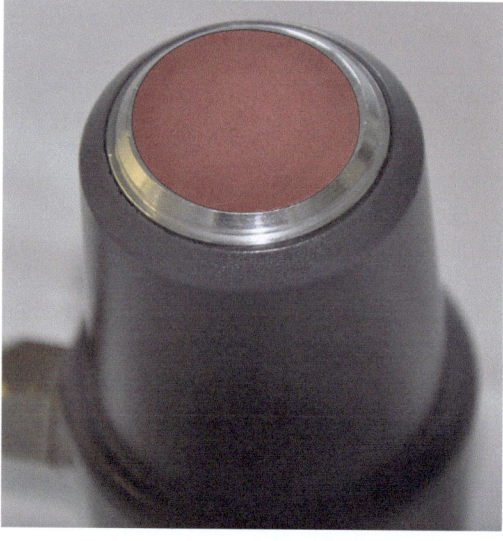

Abb. 5.6 Ein ältere Schallkopf. Die ERA ist rot

5.2.9 Beam Nonuniformity Ratio (BNR)

Dass das Schallbündel nicht homogen ist, ist also bekannt. Die am Schallkopf vermerkte „Beam Nonuniformity Ratio" (BNR, Bündel-Inhomogenitätsverhältnis) gibt an, wie hoch der Spitzenwert im Bündel relativ zur eingestellten Intensität ist. Etwas technischer ausgedrückt: Die BNR ist der Quotient von der maximal abgegebenen Energie und der durchschnittlich abgegebenen Energie.

Manchmal wird die BNR nicht am Schallkopf, sondern auf einem Kunststoffstreifen vermerkt, welcher an das Schallkopfkabel geklebt wird. Diese Klebestreifen haben die Eigenschaft, rasch zu verschwinden.

Bei einer BNR von 5:1 und einer eingestellten Intensität von 1,5 W/cm^2 beträgt der **normalerweise** auftretende Spitzenwert also $5 \times 1{,}5 = 7{,}5$ W/cm^2. Wann und wo im Schallbündel dieser Wert auftritt, ist unvorhersehbar.

Die BNR kann als Qualitätsmerkmal betrachtet werden. Je höher die BNR, umso höher die Energiespitzen. Schallköpfe mit einer BNR über 8:1 sind für medizinische Anwendungen nicht zugelassen. Auf Anfrage bei einem Elektrotherapiegerätevertreiber, wie hoch denn der BNR eines bestimmten Gerätes sei, kam als Antwort, dass ihre Geräte nicht über einen BNR verfügen würden. Fachkompetenz …

BNR-Werte von 5:1 bis 6:1 sind normal, ideal wäre eine BNR = 1:1, dieser Wert ist aber technisch nicht erreichbar. Auch bei sehr gut konstruierten modernen Schallköpfen beträgt der BNR in der Regel 2:1 bis 5:1, es ist also *immer* mit Spitzenwerten zu rechnen!

Diese Verstärkung der Schallenergie unterscheidet sich von der Verstärkung durch Reflexion an Grenzschichten und lässt sich durch Bewegen des Schallkopfes **nicht** verhindern. Das Bewegen verhindert jedoch eine lokale Überwärmung, weil die Schallenergie besser über das Behandlungsareal verteilt wird. Die Phänomene beeinflussen einander wahrscheinlich gegenseitig.

Es ist klar, dass dieses Phänomen Konsequenzen hat für die Dosierung. Weiter unten wird näher darauf eingegangen. Wegen der ungleichmäßigen Schallenergieverteilung kommt es auch zu einem ungleichmäßigen Auftreten der sog. akustischen Kavitation (siehe weiter unten Abschn. 5.3.2). Da bei der Kavitation auch Wärme erzeugt wird, könnte dies ebenso das Auftreten der Hotspots erklären.

Die Energieangabe in Watt/cm^2 am Gerät bezieht sich auf die durchschnittlich über die ganze Schallkopffläche abgegebene Energie. Dies nennt man die „spatial average intensity". Manche Geräte zeigen den Wert in Watt pro cm^2 an, andere erlauben die Anzeige der vom ganzen Kopf abgegebenen Energie.

So kann zum Beispiel das Display bei einem 5 cm^2-Kopf mit einer Einstellung von 1 W/cm^2 den Wert 5 W anzeigen. Das ist nicht die Intensität pro cm^2, bitte nicht verwechseln und immer auf die Einstellungen am Gerät achten!

Die Energiespitzen, die aufgrund der (normalen!) Inhomogenität auftreten, bezeichnet man als „spatial peak intensity". Diese Spitzen werden nicht auf einem Display angezeigt.

Bei gepulstem Schall bezeichnet man die durchschnittlich über eine bestimmte Zeit abgegebene Energie als „temporal average", die Energiespitzen als „temporal peak", dies ist die maximale Energie, die abgegeben wird während eines Schallimpulses. Das bedeutet, dass man zum Beispiel am Gerät im Pulsbetrieb 1 W/cm^2 einstellt (das ist die effektive Energie eines Impulses), aber, da man im Pulsbetrieb arbeitet, über die eingestellte Zeit – je nach Puls-Einstellung – nur 20 % davon abgegeben wird. Mit den verschiedenen Fachausdrücken entstehen interessante Wortgebilde (Tab. 5.1). Zu weiteren Fachausdrücke siehe Tab. 5.2.

Eine SATA von 0,5 W/cm^2 bekommt man mit einer Einstellung von 0,5 W/cm^2 Dauerschall oder mit einer Einstellung von 1 W/cm^2 Impulsschall, 50 % gepulst. Falls nun mit diesen Einstellungen gleich lang behandelt wird, kommt im Gewebe genau gleich viel Schallenergie an. Draper et al. haben 2004 nachgewiesen, dass dies zu einer gleich starken Erwärmung des beschallten Gewebes führt.

Dies bedeutet, dass bei gleicher SATA bei pulsierendem Schall die gleichen thermischen Effekte auftreten wie beim Dauerschall. Wenn man

Tab. 5.1 Ultraschall-Fachausdrücke

Spatial Average Temporal Average, SATA	Durchschnittliche Energieabgabe im Schallbündel über eine bestimmte Zeit
Spatial Peak Temporal Average, SPTA	Maximale Energieabgabe im Schallbündel über eine bestimmte Zeit
Spatial Peak Temporal Peak, SPTP	Maximale Energieabgabe während eines Schallimpulses im Bündel
Spatial Average Temporal Peak, SATP	Durchschnittliche Energieabgabe während der Schallimpulse

Tab. 5.2 Glossar Ultraschall

Wellenlänge	Länge zwischen 2 gleichen Verdichtungs- bzw. Verdünnungszonen der Materie ($\lambda = c/f$)
Schalldruck	Infolge der Schwingungen der Teilchen in einem Medium entstehender Wechseldruck = acoustic streaming = „sonischer Wind"
Schallkennimpedanz	Veraltet: Schallwellenwiderstand = akustische Impedanz = Schallwellenimpedanz. Definiert sich über das Verhältnis von Schalldruck zu Schallschnelle ($R = p/v$). Eine weitere, physikalisch wenig sinnvolle Bezeichnung ist Schallhärte
Absorptionskoeffizient	Beschreibt die Absorptionsrate. Bestimmt neben der Reflexion wesentlich die Ausbreitung des Ultraschalls im Gewebe
Halbwertsdicke, Halbwerttiefe	Strecke, nach der sich die Schallintensität auf die Hälfte reduziert hat. Im „weichen Körpergewebe" bei 1 MHz angeblich etwa 3–4 cm, bei 3 MHz angeblich etwa 2,5 cm. Stimmt aber nicht
Penetrationstiefe	Die größte Tiefe, in der noch ein therapeutischer Effekt erwartet werden kann. Dies ist der Punkt, an dem noch 10 % der verabreichten Energie verbleiben
ERA = effective radiating area	Wirksames Strahlungsareal des Schallkopfes
BNR (Bündel-Inhomogenitätsverhältnis)	Gibt an, wie hoch der Spitzenwert im Bündel relativ zur eingestellten Intensität ist. Darf nicht mehr als 8 betragen, liegt i. d. R. um 4–5

diese thermischen Effekte mit pulsierendem Schall verhindern möchte, muss man unbedingt die SATA berücksichtigen.

5.3 Wirkung von Ultraschall

Wie oben dargelegt, benötigen Schallschwingungen für ihre Fortpflanzung ein Medium, im Vakuum kann sich Schall nicht fortpflanzen. Somit ist der erste Effekt, der im Gewebe auftritt, mechanischer Art. Die Schwingungen verursachen im Gewebe Kompressionen und Expansionen in der gleichen Frequenz wie der des Ultraschalls. Dies führt zu Druckschwankungen im Gewebe und Volumenveränderungen der Körperzellen. Die raschen Bewegungen im Gewebe führen durch Reibung zu einer Erwärmung. Je höher die Schallfrequenz, umso rascher die Bewegungen, umso rascher die Erwärmung.

Der Schalldruck verursacht eine Strömung im Gewebe, die als „acoustic streaming", also „akustische Strömung" oder mehr poetisch als „sonischer Wind" bezeichnet wird. Die akustische Strömung ist mitbeteiligt am verbesserten Teilchentransport im Gewebe durch Ultraschall. Die mechanische Wirkung ist von großer therapeutischer Bedeutung, da wahrscheinlich alle Effekte des Ultraschalls durch sie hervorgerufen werden. Diese Effekte treten sowohl bei kontinuierlichem wie auch bei pulsierendem Ultraschall auf. In diesem Sinne können die thermischen Effekte als sekundär zu den mechanischen Effekten betrachtet werden.

5.3.1 Demonstration der Wirkung

Bei der Anwendung von Ultraschall spürt der Patient meistens die lokale Wärme. Speziell bei der Behandlung von periostnahen Strukturen kann es unter Umständen, wenn man nicht aufpasst, schon mal kurz recht schmerzhaft werden. Der Patient merkt also, dass etwas passiert. Je nach Dosierung spürt der Patient nichts. Es ist deshalb sinnvoll, dem Patienten in der ersten Sitzung zu zeigen, dass trotzdem „etwas passiert". Man sollte ohnehin seine Patienten vollständig über die anzuwendende Therapie aufklären. Am einfachsten geht das wie folgt (die Methode taugt *nicht* zur Funktionskontrolle!):

Man tröpfelt etwas Wasser auf den sorgfältig horizontal gehaltenen Schallkopf und dreht die Intensität hoch. Das Wasser beginnt, sich unter Einfluss der Schallwellen zu bewegen, und es bilden sich oft konzentrische Kreise. Wenn man die Intensität erhöht, wird die Bewegung heftiger, es bildet sich ein Nebel, kein Dampf: Das Wasser kocht ja nicht. Das Wasser spritzt nun richtig hoch, die Tröpfchen werden mechanisch weggeschleudert. So funktioniert übrigens ein Ultraschallvernebler. Am deutlichsten lässt sich dies im pulsierenden Betrieb demonstrieren.

Es gibt eine zweite, etwas aufwendigere Methode, diese ist allerdings äußerst eindrücklich und eignet sich sehr für Schulungen. Man verteilt dazu etwas Kontaktgel auf dem Schallkopf und hält den Kopf auf den (eigenen) supinierten Handrücken, etwas medial oder lateral des Metacarpalen III. Man macht eine Hohlhand und gießt etwas Wasser hinein. Man kann den Schallkopf zwischen den Knien halten, damit man eine Hand frei hat. Oder sich von einem Studierenden assistieren lassen.

Wenn man nun die Intensität hochdreht (oder hochdrehen lässt) und den Schallkopf oder die Hand vorsichtig etwas hin und her bewegt, kann man den Schall zwischen den Metacarpalia „hindurchzielen". Man sieht dann, wie das Wasser in der Hand aufgewühlt wird. Je nach Intensität bilden sich deutliche Strudel und Wellen. Hiermit lässt sich eindrücklich die Schallpenetration demonstrieren. Aufgepasst: Wenn man zu lange an der gleichen Stelle bleibt, kann es aufgrund der Periostreizung äußerst schmerzhaft werden! Der Lerneffekt ist jedoch riesig.

5.3.2 Kavitation

Der wahrscheinlich wichtigste mechanische Effekt ist die akustische Kavitation (ter Haar et al. 1982; ter Haar 1999; O'Brien 2007). Kavitation ist der Prozess, bei dem durch Einwirkung von externen Kräften in einer Flüssigkeit Blasen entstehen. Dass Kavitationsblasen in vivo bei therapeutisch üblichen Intensitäten auftreten können, hat ter Haar nachgewiesen (ter Haar et al. 1982). Das war zwar an einem Meerschweinchen-Oberschenkel, und Ultraschall wurde nicht dynamisch angewandt, aber immerhin in vivo. Frequenz 0,75 MHz, Intensität 0,68 W/cm^2, Schallkopf Diameter 2,5 cm, subaqual beschallt, also recht niedrig dosiert. Für das Auftreten der Kavitation gibt es zwei physikalische Erklärungsmodelle. Beide Deutungen gehen davon aus, dass bei Druckveränderungen in einer Flüssigkeit Blasen entstehen können:

1. **Wasser wird mechanisch auseinandergerissen**

Flüssigkeiten werden durch Kohäsion zusammengehalten. Diese Kohäsionskraft bestimmt die Zugfestigkeit der Flüssigkeit. Wenn zum Beispiel eine Schiffschraube mit hoher Geschwindigkeit durch das Wasser dreht, wird diese Kohäsionskraft überwunden und das Wasser wird buchstäblich auseinandergerissen, in der Folge entstehen im Wasser Hohlräume: Blasen. Auch in Wasser, das mit hoher Geschwindigkeit über Felsen fließt, können so Blasen entstehen.

Sobald diese Blasen eine bestimmte Größe erreicht haben und der Blaseninnendruck kleiner wird als der Wasserdruck, kollabieren die Blasen. Bei diesen Implosionen können derart gewaltige Kräfte freikommen, dass die Schiffsschraube korrodiert, man nennt das Kavitationsfraß. Bei einer Ultraschallanwendung kommt es infolge des Schallwechseldruckes in der longitudinalen Schallwelle zu Kompressionen und Expansionen (= Dilatationen) in der Flüssigkeit. Die Zugkräfte in der Expansionsphase (die Phase zwischen zwei aufeinanderfolgenden Kompressionen) können, ähnlich wie bei der drehenden Schiffsschraube, die Flüssigkeit zerreißen, wodurch es ebenso zur Bildung von Hohlräumen (Cavitas) kommt – es bilden sich Blasen, je nach Schallfrequenz bis zu einer Größe von etwa 150 µm, also nicht so dramatisch wie bei der Schiffsschraube. Die Blasen sind entweder leer oder mit Gas oder Dampf gefüllt.

2. **Wasser verdampft bei Körpertemperatur**

Wasser verdampft normalerweise bei einem Luftdruck von 1013,25 hPa (millibar) bei 100 °C. Wenn der Druck zum Beispiel bis etwa 56 hPa abfällt, verdampft Wasser bereits bei 35 °C, noch tiefer runter zum Beispiel bis 31 hPa bei 25 °C. Aus diesem Grund kocht das Wasser in einer Berghütte auf 2000 m schneller, wird aber nur etwa 93 °C heiß.

Zwischen den Kompressions- und Expansionsphasen bei einer Ultraschallanwendung kommt es bekanntlich zu starken Druckschwankungen: bei 1 W/cm^2 um 1,7 bar = 1722 hPa. In den Unterdruckphasen nimmt der Druck also so stark ab, dass Wasser bereits bei Körpertemperatur verdampfen kann, und beim Verdampfen bilden sich Blasen.

Es laufen bei der Kavitation verschiedene Prozesse ab. Bereits in der Flüssigkeit vorhandene Blasen können pulsieren oder wachsen, es können neue Blasen entstehen und Interaktionen zwischen den verschiedenen Gasblasen auftreten. Man kennt zwei verschiedene Arten von Kavitation: eine stabile und eine transiente (= inerte) Kavitation. Bei der stabilen Kavitation pulsieren die Gasblasen während einer gewissen kurzen Zeit, ohne zu kollabieren. Bei der inerten Kavitation wachsen die Blasen, bis sie eine gewisse kritische Größe erreicht haben, und implodieren dann. Dies passiert, wenn der Blaseninnendruck kleiner ist als der Flüssigkeitsdruck. Der Verdampfungsvorgang hört auf und die Dampfblasen fallen in sich zusammen. Solche Ereignisse dauern nur wenige Mikrosekunden, haben aber dennoch einen mechanischen Einfluss auf die umliegenden Zellen (van Warmel et al. 2006). Bei diesen Implosionen können Druckstöße mit Druckwellen mit enorm hohen Spitzen (bis zu mehreren 1000 bar) entstehen, und diese können Druckwellen mit einer Geschwindigkeit von 10^3 m/s auslösen. Finden solche Implosionen in der Nähe eines festen Gegenstandes – einer Schiffschraube, einer Zellwand oder eines Nierensteins – statt, so entstehen Flüssigkeitsstrahlen, Microjets genannt. Diese Microjets können Geschwindigkeiten von 100 m/s erreichen (Abb. 5.7 und 5.8).

Unter Einfluss von therapeutischem Ultraschall expandieren und kontrahieren die Gasbläschen, ohne eine bestimmte kritische Größe zu erreichen. Aufgrund der hohen Frequenzen (rund 1 MHz) sind die Schallimpulse so kurz, dass die

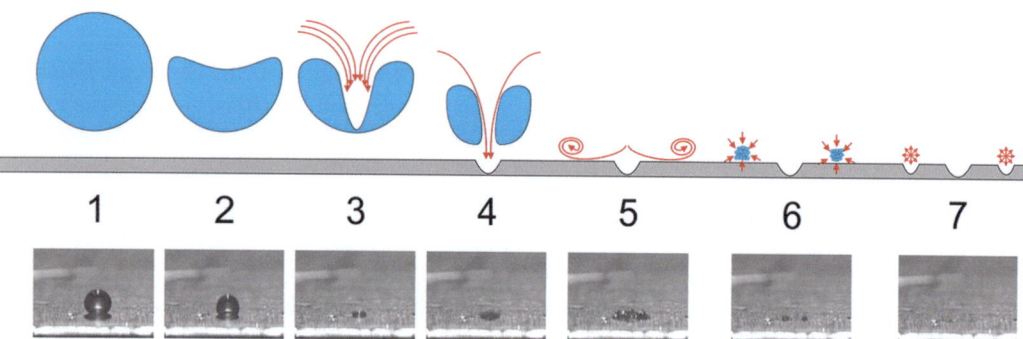

Abb. 5.7 Inerte (transiente, instabile) Kavitation. 1–7: Die Blase kollabiert und es entsteht ein Microjet. Durch die Kraft des Microjets wird die Oberfläche in der Nähe beschädigt. Unten: Aufnahmen vom Ablauf. Aus Dular et al. 2019, mit freundlicher Genehmigung

5.3 Wirkung von Ultraschall

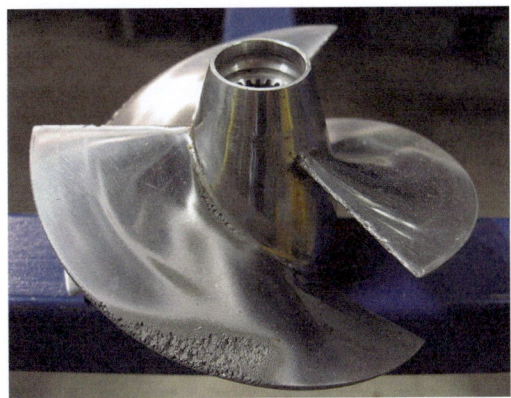

Abb. 5.8 Kavitationsfraß an einem Schiffspropeller. Beachte den größeren Schaden am Außenrand, wo die Geschwindigkeit am größten ist. © Axda0002, Wikimedia Commons, lizenziert unter CreativeCommons-Lizenz by-sa-2.0-de, URL: http://creativecommons.org/licenses/by-sa/2.0/de/legalcode

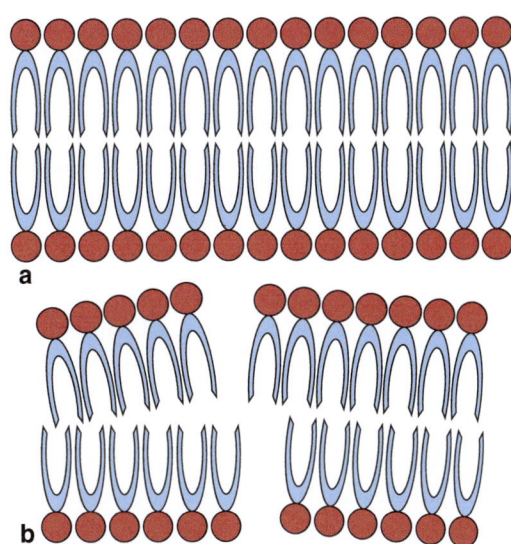

Abb. 5.9 a Intakte Lipiddoppelschicht einer Zellmembran, **b** durch Kavitation destabilisierte Zellmembran

Zeit, in der die Bläschen wachsen können, auch nur sehr kurz ist. Das Pulsieren des Ultraschalls bewirkt wahrscheinlich das Gleiche: Es kann keine Schallenergie akkumulieren, wodurch die Bläschen während der „Off"-Phase zu ihrer ursprünglichen Größe zurückkehren können. Diese Blasen wachsen und schrumpfen, also im Wechsel der Kompressions- und Expansionsphasen, und solange der Blasen-Innendruck oberhalb des Flüssigkeitsdrucks bleibt, bleiben diese stabil und pulsieren im Rhythmus der (Ultra-)Schallwelle. Dies nennt man eine „stabile Kavitation" (englisch: noninertial cavitation). Sämtliche oben beschriebenen Vorgänge führen dazu, dass die Struktur, in der die Kavitation stattfindet, mechanisch destabilisiert wird. So entstehen zum Beispiel reversible Öffnungen im Stratum corneum, wodurch dieses durchlässiger wird (Abb. 5.9). Diese Permeabilitätsverbesserung, unterstützt durch den Schalldruck, ermöglicht das Einschleusen von Medikamenten, auch Sonophorese oder Phonophorese genannt (Mitragotri et al. 1995a, b).

Das Auftreten von Kavitation unter Einfluss von Ultraschall ist frequenzabhängig, die Grenze, bei der in Flüssigkeiten mit therapeutischem Ultraschall Kavitation auftritt, liegt bei 2,5 W/cm^2. Mitragotri et al. (1995a, b) fanden in vitro eine 13-fache Permeabilitätszunahme der Haut für Estradiol bei der Anwendung von 1 MHz, 2 W/cm^2 Dauerschall. Bei Verwendung von 3 MHz, 2 W/cm^2 war die Verbesserung nur knapp 2-fach, mit pulsierendem Ultraschall (1 MHz, Puls 2 ms, 100 Hz, 2 W/cm^2) war keine Verbesserung nachweisbar. Die durch Kavitation verursachte Destabilisierung der Phospholipid-Doppelschicht der Haut und von Zellen ist laut den Autoren für die Permeabilitätsverbesserung verantwortlich. Die Größe der Kavitationsblasen ist ebenso frequenzabhängig. Niedrigere Frequenzen (20 kHz) verursachen Blasen von maximal 150 µm. Höhere Frequenzen, zum Beispiel 1 MHz, verursachen deutlich kleinere Blasen bis 1 µm. Die Blasengröße bestimmt, wo im Gewebe diese Blasen auftreten können. In der Haut können die Blasen nicht besonders wachsen, deshalb treten die Kavitationseffekte mit physiotherapeutisch üblichen Frequenzen und Intensitäten wahrscheinlich nur in der Haut auf (Mitragotri et al. 1995a, b). Die größeren Blasen, die bei der Verwendung von Ultraschall mit einer Frequenz von 20 kHz auftreten, sind wahrscheinlich dafür verantwortlich, dass diese Frequenz besonders effektiv ist bei der Sonophorese von größeren Molekülen wie Insulin, welches eine molare Masse von 5808 g/mol hat. Die auftretende inerte Kavitation mit ihren Mikrojets und Stoßwellen verursacht eine stärkere Destabilisierung der Lipiddoppelschichten im Vergleich zu den Effekten, die bei der Verwendung von 1 MHz Ultraschall auftreten (Wolloch und Kost 2010). Zum Vergleich: Das oben erwähnte Estradiol hat eine molare Masse (M) von 272 g/mol.

Die Bläschenaktivität verstärkt die Wirkung des Schalldruckes. Die physiologischen Effekte dieser Membrandestabilisierung wirken sich auf die Membranpermeabilität aus. Die Permeabilität der Haut und Zellmembranen nimmt zu, was sich zum Beispiel äußert in einer Zunahme der intrazellulären Ca-Konzentration in Chondrozyten, der sofortigen Abnahme der Kalium-Konzentration in Thymozyten (Vorstufe der T-Lymphozyten) und der vermehrten Aufnahme von Kalzium in Knorpel- und Knochenzellkulturen (siehe auch die Ausführung über Sonophorese Abschn. 5.9) Die erhöhte intrazelluläre Ca-Konzentration hat zum Beispiel Einfluss auf die Proteinsynthese. Diese vermehrte Proteinbildung könnte aber auch als Reaktion auf eine primäre Gewebeschädigung aufgrund der instabilen Kavitation auftreten.

5.3.3 Microstreaming, Small Scale Streaming

In der Flüssigkeit um die pulsierenden Blasen herum bilden sich Turbulenzen, Strudel und Strömungen, welche zusätzlich zum Schalldruck einen signifikanten mechanischen Stress für die Zellwand darstellen, der zu einer mechanischen Destabilisierung der Zellwand führt. Dies bewirkt eine Verbesserung der Permeabilität und wurde in vitro zum Beispiel anhand einer gesteigerten intrazellulären Calciumkonzentration nachgewiesen (Mortimer und Dyson 1988). Die mikroskopische Zirkulation (die Strudel und Wirbel) wird als „Microstreaming" (Elder 1959) oder, nach Kolb und Nyborg (1956), „small scale streaming" bezeichnet.

Es ist nicht sicher, ob eine instabile Kavitation bei den üblichen therapeutischen Dosierungen auftritt. Tezel und Mitragotri (2003) gehen davon aus, dass bei sog. Low Frequency Ultrasound (20–100 kHz) direkt auf der Hautoberfläche an der Grenze zum Stratum corneum eine instabile Kavitation abläuft. Aufgrund dieser instabilen (inerten) Kavitation würden Mikrojets entstehen. Die Kombination Implosionen-Mikrojets würde die Permeabilität des Stratum corneum vergrößern. Diese Untersucher haben berechnet, dass pro cm^2 etwa 1–10 solcher Jets entstehen, wobei die Flüssigkeit bis auf 50–150 m/s (180–540 km/h!) beschleunigt wird. Eine instabile Kavitation kann, wie bereits histologisch und makroskopisch in vitro durch Frenkel und Mitarbeiter 1999 bei Fischen nachgewiesen wurde, bei genügend hoher Dosierung zu Zellzerstörungen führen. Frenkel et al. arbeiteten mit 1 MHz Ultraschall, statisch subaqual angewendet, ERA 10 cm^2, 0,5–1,0 W/cm^2, Distanz Schallkopf-Fischkopf 15 cm (Frenkel et al. 1999). Nach 90 s Beschallung mit 0,75 W/cm^2 waren mikroskopisch geringfügige Schädigungen in der obersten Hautschicht nachweisbar. Eine thermische Wirkung wurde ausgeschlossen, bei der Verwendung von entgastem Wasser traten die Effekte nicht auf, es war also Kavitation im Spiel. Betrachtet man diese Ergebnisse im Licht der Messungen von Ward und Robertson (1996a, b, siehe Abschn. 5.6.2), stellt sich die Frage, wie viel Schallenergie nach 15 cm überhaupt noch beim Fisch ankam und inwiefern die Kopfhaut eines Fisches mit der menschlichen Haut vergleichbar ist.

5.3.4 Histamin

Ultraschall kann eine Mastzelldegranulation und folglich eine Freisetzung von Histamin auslösen (Fyfe und Chahl 1984). Dies verursacht eine Vasodilatation und eine Plasmaextravasation und beeinflusst so die lokale Entzündungsreaktion. Diese Reaktion wurde bei Ratten beobachtet, kann aber bei Menschen durchaus ebenso auftreten. Fyfe und Chahl meinen, dass dieses Histamin an den mittels Ultraschall stimulierten Heilungsprozessen beteiligt sein kann.

Ob der Schall direkt auf die Mastzellen einwirkt, ist unklar. Die Ausschüttung kann sehr wohl indirekt in Zusammenhang mit einer lokalen

Entzündung ablaufen. Die für diese neurogen gesteuerte Reaktion verantwortlichen TRPV1-Rezeptoren reagieren normalerweise auf Temperaturen um 43 °C. Wenn eine lokale Entzündungsreaktion vorliegt, werden diese Rezeptoren durch die verschiedenen Entzündungsmediatoren (Prostaglandine, Bradykinin) sensibilisiert. Die Rezeptoren feuern nun bereits bei Körpertemperatur oder darunter: ein Grund für den Ruheschmerz bei entzündungsartigen Prozessen. Bereits ein Temperaturanstieg von 0,5–1 °C führt so zu einer zusätzlichen Reizung der betroffenen Nervenfasern. Diese schütten ihre Neuropeptide aus und die freigesetzte Substanz P triggert die Freisetzung von Histamin aus den Mastzellen.

Es ist demnach möglich, mit Ultraschall eine Histaminausschüttung auszulösen. Dies kann im Falle einer chronifizierten Entzündungsreaktion durchaus erwünscht sein, bei einer frischen Verletzung mit einer normal ablaufenden Entzündungsreaktion könnte dies die Heilung stören und die Entzündungsreaktion unerwünscht verlängern. Man muss sich also gut überlegen, im Falle einer Entzündungsreaktion thermisch zu dosieren.

5.3.5 Wärme

Die schnellen Bewegungen im Gewebe erzeugen Reibungswärme. Die Besonderheit der Wärmeentwicklung ist die selektive Erwärmung von Grenzschichten, zum Beispiel in den Übergängen zwischen subkutanem Fettgewebe und Muskelfaszie, zwischen lockerem Bindegewebe und Sehnen oder Gelenkkapsel und am Knochen. Insbesondere die Reflexion am Knochen: Rund 30 % der Schallenergie bewirkt eine ausgeprägte Erwärmung von knochennahen Strukturen wie Muskelansätzen, Gelenkkapseln und Bändern. Durch die Erwärmung werden, falls der Temperaturanstieg groß genug ist und lange genug andauert, verschiedene Sekundärwirkungen ausgelöst.

Zu den nachgewiesenen Wirkungen gehören:

- Erwärmung mit all ihrer Folgen: eine Steigerung der Stoffwechselaktivität, Schmerzlinderung, Entspannung, verbesserte Dehnbarkeit von Kollagen, Durchblutungsverbesserung (Mense 1978; Lehmann 1990; Baker und Bell 1991; Draper et al. 1995; Rose et al. 1996; Draper et al. 1998a, b; Hardy und Woodall 1998; Cruz et al. 2016)
- Verbesserter Teilchentransport durch Acoustic Streaming (Tezel und Mitragotri 2003; Dalecki 2004; Joshi und Raje 2002; Polat et al. 2011; ter Haar 2007)
- Permeabilitätsverbesserung durch Kavitation (Joshi und Raje 2002; Merino et al. 2003; Alvarez-Román et al. 2003; Rich et al. 2014; ter Haar 2007; Tezel und Mitragotri 2003; Ueda et al. 2009; Wolloch und Kost 2010)
- Microstreaming durch Kavitation (Joshi und Raje 2002; Polat et al. 2011; Smith 2007; Wolloch und Kost 2010)
- Einfluss auf die Nervenleitung (Halle et al. 1981; Kramer 1987)
- Verstärkte Histaminausschüttung (Fyfe und Chahl 1984; Dyson und Luke 1986)
- Vermehrte Vaskularisation (Young und Dyson 1990; Huang et al. 2014; Nazer et al. 2015)
- Beschleunigte Fibrinolyse (Francis et al. 1992; Everbach und Francis 2000; Sakharov et al. 2000)

Diese Effekte treten erst bei Temperaturen zwischen 40 und 45 °C auf, wobei die erhöhte Temperatur 5–30 min auf dem erhöhten Niveau gehalten werden muss (Lehmann 1990).

Wie lange es dauert, bis man eine bestimmte Temperatur erreicht hat, wurde in vivo an Menschen und Tieren mehrmals untersucht (Adair und Levine 2019; Draper et al. 1993, 1995; Hynynen et al. 1990; Levine et al. 2001; Montgomery et al. 2013). Anhand der Resultate dieser Untersuchungen kann man ziemlich genau berechnen, wie lange man beschallen muss, bis man eine bestimmte Temperatur erreicht hat. Wie genau, wird weiter unter im Abschn. 5.8 erklärt.

Der thermische Effekt war lange der einzige in vivo gesicherte Effekt. Inwiefern die verschiedenen biologischen Effekte spezifisch mechanisch sind oder doch sekundär zu der Temperaturzunahme, ist bis heute umstritten.

5.4 Anwendung

Man unterscheidet zwischen „Dauer-" oder „kontinuierlichem" Schall und „Impuls" oder „pulsierendem" Schall. Normalerweise wird der Schallkopf dabei auf die Haut gesetzt und über das zu behandelnde Gewebe bewegt mit einer Geschwindigkeit von 2–4 cm/s (so schnell wie eine Ameise läuft), manchmal bis zu 8 cm/s, wobei die Geschwindigkeit den Temperaturanstieg nicht beeinflusst, solange man sorgfältig arbeitet (Weaver et al. 2006). Je mehr man sich ablenken lässt, umso mehr verlässt man das relevante Behandlungsareal (Grey 2003).

Der Dauerschall ist eine ohne Unterbrechung mit konstanter Intensität verabreichte Beschallung. Beim Impulsschall wird der Schall impulsweise abgegeben. Damit vermindert man die thermische Wirkung, wobei die mechanische Wirkung erhalten bleibt.

Pulsierend ist nicht gleichbedeutend mit athermisch! Pulsierender Ultraschall mit einer 50 % Pulseinstellung (Duty Cycle), 3 MHz, 1,0 W/cm^2, 10 min erwärmt das Gewebe genau so stark wie Dauerschall, 3 MHz, 0,5 W/cm^2 während 10 min, nämlich fast 3 °C Zunahme auf 2 cm Tiefe in der Wadenmuskulatur von 16 gesunden Freiwilligen (Gallo et al. 2004).

5.5 Beschallungsort

Normalerweise behandelt man lokal. Die indirekte Beschallung will über die Behandlung von Nerven, Nervenwurzeln und segmentalen Verbindungen Wirkungen erzielen. Es bieten sich verschiedene Ansätze an wie die radikuläre, paravertebrale Behandlung, die segmentale Beschallung hyperalgetischer Zonen (Head), die direkte Beschallung von peripheren Nerven und die gangliotrope Behandlung (das Ganglion stellatum) bei Durchblutungsproblemen im Arm (Raynaud, CRPS). Die Effektivität dieser Behandlungen wurde nie eindeutig bewiesen. Aus den 50er-Jahren des vorigen Jahrhunderts gibt es Publikationen von Autoren, die beschreiben, dass die Behandlung des Ganglion stellatum mit Ultraschall ein mit einer Blockade vergleichbares Resultat ergab. Eine Untersuchung aus dem Jahre 2014 zum selben Thema konnte keine Wirkung nachweisen (0,5 W/cm^2 und 3 W/cm^2, 1:4 Puls, 1 cm^2 ERA, 5 min, 20 Behandlungen) (Askin et al. 2014). Außerdem gibt es aus dieser Zeit Publikationen über erfolgreiche Behandlungen von radikulären Schmerzen und postherpetischen Schmerzen. Die verwendeten Dosierungsparameter sind leider unklar. Es ist aber bekannt, dass eine Erwärmung die Nervenleitungsgeschwindigkeit beeinflusst (Mense 1978; Halle et al. 1981; Kramer 1985, 1987), und vielleicht lassen sich die Effekte irgendwie so erklären (Übersicht in Lehmann 1990).

Der in manchen Elektrotherapiebüchern beschriebene sog. neuraltherapeutische Aufbau in Anlehnung an die Bindegewebsmassage entbehrt jeglicher wissenschaftlichen Grundlage.

5.6 Ankopplungsmedien

5.6.1 Direkte Ankopplung

Damit der Schall überhaupt auf das Gewebe übertragen wird, benötigt man eine Ankopplungssubstanz. Der Schall würde sonst am Schallkopf-Luft-Übergang zu 100 % reflektiert werden (die Schallkennimpedanz von Aluminium ist 34.600-mal so groß wie die von Luft). Man benutzt in der Regel eine spezielle Substanz (z. B. Aquasonic®), die auch elektrisch leitet. Dadurch werden, falls man das möchte, Kombinationen von Ultraschall mit verschiedenen Elektrotherapien möglich, sog. Simultanverfahren. Für Simultanverfahren gibt es jedoch weder eine physiologische Basis noch klinische Beweise, dass diese Methode effektiver wäre als die separate Anwendung von Ultraschall und zum Beispiel TENS (Royer et al. 2018; Sangtong et al. 2019). Es wird deshalb nicht auf das Verfahren eingegangen.

Pharmazeutische Gels eignen sich auch zur Ankopplung. Bei der sog. Sonophorese (siehe Abschn. 5.9) wird mittels Ultraschall ein Medikament lokal durch die Haut eingeschleust. Dazu kann man das Medikament mit normalem Schallgel 1:1 mischen (Myrer et al. 2001) oder nur das pharmazeutische Gel verwenden (Cage et al. 2013). Salben absorbieren wegen des hohen Fettgehaltes sehr viel Schall und sind deshalb als Ankopplungsmittel völlig ungeeignet (Ashton et al. 1998; Cameron und Monroe 1992; Cage et al. 2013). Falls man Ultraschall zur lokalen Erwärmung einsetzen möchte, sollte man dazu unbedingt ein normales Ultraschallgel benutzen. Selbstverständlich sollte das Ankopplungsmittel eine angenehme Temperatur haben.

Die Temperatur des Ankopplungsmittels ist nicht unwichtig! Oshikoya et al. fanden heraus, dass zu kaltes (18 °C) oder zu warmes (39 °C) Gel den in vivo gemessenen Temperaturanstieg eher negativ beeinflusste (Oshikoya et al. 2000). Die Messungen fanden an 18 gesunden jungen Männern statt. Diese bekamen eine Temperatursonde auf 5 cm Tiefe in die Wade gesteckt. Das beste Ergebnis erreichten die Untersucher mit einem 25 °C warmen Gel (Temperaturanstieg 39,8 °C nach 10,63 min auf 5 cm Tiefe, 1 MHz, BNR 4:1, ERA 4,1 cm^2, Gerät war kalibriert). Mit dem 18 °C-Gel wurde – mit demselben Gerät – nach 12,96 min eine Temperatur von 38,9 °C erreicht, mit dem 39 °C Gel war nach 11,12 min das Gewebe auf 38,82 °C erwärmt. Zu kalt und zu warm bremsten demnach den Temperaturanstieg. Nicht viel, aber immerhin.

5.6.2 Wasser

Wasser wird bei der sog. subaqualen Anwendung von Ultraschall gerne als Medium zur indirekten Ankopplung benutzt, insbesondere wenn das Behandlungsfeld holprig ist oder klein wie bei Handpatienten oder um das obere Sprunggelenk herum. Das Problem ist aber, dass Wasser bei Weitem nicht so gut leitet, wie man meinen würde (Robertson und Ward 1995a, b; Draper et al. 1993). Wenn man die Methode dennoch anwenden möchte, gibt es einiges zu beachten.

Man nehme, wie Robertson und Ward (1995a, b; 1996), mehrere Schweinshaxen und platziert dieselben unter genau festgelegten Bedingungen in einen Wasserbehälter, steckt in die Haxen ein Thermoelement und man beschalle. Dass es hier um totes Gewebe geht, ist unerheblich, der kühlende Kreislauf hätte das Resultat nur deutlicher gemacht. Ergebnis: Nimmt man die mit 0 cm Behandlungsdistanz (also Direktkontakt) gemessene Temperaturzunahme im Gewebe als 100 %-Wert, beträgt die Temperaturzunahme im Gewebe mit dem Schallkopf auf 1 cm Abstand 69 % davon, auf 2 cm 56 % und auf 4 cm nur noch 44 % des Ausgangswertes (Ward und Robertson 1996a). Die Autoren empfehlen deshalb, zur Bestimmung der gewünschten Intensität einen Dosierungsfaktor zu benutzen. Die Intensität sei um diesen Faktor zu erhöhen: um den Faktor 1,3 auf 1 cm, 1,59 auf 2 cm, 2,07, wenn auf 4 cm Distanz beschallt wird. Oder, etwas einfacher: direkter Kontakt = 0 cm = 0 Anpassung, 1 cm Abstand = 30 % höher, 2 cm = 55 % höher und bei 3 cm = 80 % höher dosieren. Von der Behandlung auf 4 cm Abstand wird abgeraten, da sich bei den notwendigen hohen Einstellungen rasch Kavitationsblasen auf dem Schallkopf bilden, und diese behindern die Energieabgabe in hohem Maße. Man könnte zwar abgekochtes und unter Verschluss abgekühltes Wasser verwenden. Wenn man das Wasser aber nicht unter Verschluss hält, nimmt es wieder Gas auf (Stickstoff, Sauerstoff usw.) und der Aufwand war umsonst. In einer zweiten Untersuchung haben die Autoren die Richtigkeit dieser Faktoren übrigens deutlich bestätigt (Ward und Robertson 1996a, b).

Jeder, der mal subaqual behandelt hat, weiß, wie schwierig es ist, den Abstand zum Zielgewebe konstant zu halten.

Draper et al. haben bei 20 Personen auf 3 cm Tiefe in der Wade Temperaturmessungen durchgeführt während einer Ultraschallapplikation (1,5 W/cm^2, 1 MHz, 10 min, Gerät war kalibriert, ERA 5 cm^2) (Draper et al. 1993). Bei 10 Probanden wurde mit dem Schallkopf mittels Gel normal direkt auf der Haut Kontakt gemacht, bei 10 anderen wurde subaqual behandelt mit einem konstanten Abstand Schallkopf-Wade von 1 cm. Die Gel-Gruppe erreichte nach 10 min eine Temperatur von durchschnittlich 40,3 °C, die Subaqual-Gruppe erreichte lediglich 37,5 °C. Die Anfangstemperatur betrug 35,5 °C. Fast 4 °C Differenz wegen 1 cm! Laut Robertson hätte man die Intensität auf 1,95 W/cm^2 erhöhen müssen: 30 % plus.

Außerdem ist zu beachten, dass Becken aus Metall Schall reflektieren und Kunststoffbecken Schall absorbieren. Robertson konnte 1995 zeigen, dass die Temperatur im oben erwähnten 45 mm dicken Stück Schweinefleisch bei Verwendung eines Metallbeckens um 50 % mehr anstieg als bei Ultraschall in einem Kunststoffbecken (2 cm Abstand, 1 MHz, ERA 5 cm², 1 W/cm², statisch behandelt während 40 min). Dies sehr wahrscheinlich wegen der vielen Reflexionen im Metallbecken. Die oben erwähnten Dosierungsfaktoren wurden in Kunststoffbecken ermittelt. Das bedeutet, dass die Dosierung bei Verwendung eines Metallbeckens irgendwie angepasst werden muss, und dazu fehlen leider die Daten. Also bitte Plastikbecken verwenden.

Für den Therapeuten ist es empfehlenswert, die Hand nicht (zu lange) im Wasser zu halten. Dies kann auf Dauer zu unangenehmen Sensationen führen, manche Kollegen und Kolleginnen bekommen mit der Zeit sogar richtig Schmerzen in den Fingern. Zur Vermeidung solcher Irritationen kann man einen dicken Küchenhandschuh tragen. Die Luft im Handschuh verhindert eine Schallpenetration. Dünne, enganliegende Latexhandschuhe können den Schall leiten.

5.6.3 Gelpads

Eine recht elegante Ankopplungsart stellt die Verwendung von speziellen Gelpads dar (Merrick et al. 2002). Diese 1–2 cm dicken, aus Polyacrylamid hergestellten Einmal-Pads werden in Situationen eingesetzt, bei denen ein direkter Kontakt vermieden werden sollte, zum Beispiel bei der Wundbehandlung. Sie können selbstverständlich auch in holprigen Bereichen wie bei den MCP-Gelenken eingesetzt werden. Wenn man bei der Wundbehandlung zwischen Pad und Wunde etwas sterile physiologische Kochsalzlösung oder steriles Schallgel appliziert, verbessert dies die Schallübertragung. Hierbei ist die Bildung von Luftblasen unbedingt zu vermeiden. Bei einer normalen Behandlung kommt zwischen Haut und Pad und Pad und Schallkopf wie üblich etwas Gel, also Haut-Gelpad-Gel-Schallkopf (Bishop et al. 2004).

Die Schallübertragung mit Pads ist nicht gleich wie mit normalem Gel, Bishop et al. fanden zum Beispiel auf 1 cm Tiefe posterolateral am Sprunggelenk, auf halbem Wege zwischen dem lateralen Malleolus und der Achillessehne, nach 10 min Schall bei der Anwendung von Gel einen Temperaturanstieg von 7,72 °C, beim Pad ohne Gel 4,98 °C und bei der Kombination Gelpad-Gel 6,68 °C (1 W/cm², 3 MHz, ERA 4 cm², BNR 3:1, n = 18, je 3 Messungen).

5.6.4 Latexhandschuhe

Lima et al. haben geprüft, ob sich wassergefüllte Latex- und Nitrilhandschuhe als kostengünstige Pads für die Ultraschallbehandlung eignen (Lima et al. 2017). Dazu wurde im Labor untersucht, wie viel Schallenergie durch mit entgastem, demineralisiertem Wasser gefüllte Handschuhe aus Latex und Nitril hindurch kam. Die Untersucher erwähnen leider nicht, ob sie zwischen Schallkopf und Handschuh ein Ultraschallgel verwendet haben. Trotzdem waren die Ergebnisse sehr gut, der Energieverlust war nie mehr als 0,5 W/cm². Die verwendeten Handschuhe hatten eine Stärke von 12 µm, also 0,012 mm. Selbstverständlich können auch mit Wasser gefüllte Kondome verwendet werden. Diese gibt es in verschiedenen Stärken, von 45 bis 105 µm, also deutlich dicker als die erwähnten Handschuhe.

Damit durch Kavitation keine Luftblasen entstehen, muss das Wasser vorher abgekocht werden und man sollte vor dem Verschließen so viel Luft wie möglich aus dem Handschuh herausdrücken, da Luft die Schallenergieübertragung stark behindert. Dies erfordert einiges an Geschick und sollte geübt werden, bevor man dies im Beisein eines Patienten macht. Plastikbeutel mit einem sog. Zip-Lock-Verschluss sind einfach zu verschließen, aber möglicherweise zu dick. Literatur dazu gibt es keine.

Steiss und Adams haben untersucht, wie stark Luft zwischen Schallkopf und Haut die Penetration behindert (Steiss und Adams 1999). Die Autoren haben bei Hunden im M. biceps femoris auf 5 und 10 cm Tiefe den Temperaturanstieg während einer Ultraschallbehandlung gemessen.

Parameter: Intensitäten gestuft 0,5–2,0 W/cm², 10 min, 1 MHz, Dauerschall. Ergebnisse: Temperaturanstieg auf 5 cm Tiefe bei rasiertem Behandlungsareal > 1,6 °C. Unrasiert: Anstieg auf 5 cm Tiefe zwischen 0,4 °C und 0,7 °C, je nach Haarlänge. Im Fell wurden Anstiege von 8,3 °C (Kurzhaar) bis zu 22,2 °C (Langhaar) gemessen! Haare sind hohl und enthalten Luft. Bitte rasieren, nicht nur bei Hunden.

Bei der Wundbehandlung mit dieser Methode sollte die Wunde zur besseren Ankopplung mit steriler Kochsalzlösung oder sterilem Gel benetzt werden. Um die Übertragung zu optimieren, sollte zwischen dem Schallkopf und dem Handschuh (Kondom) Ultraschallgel appliziert werden. Bei intakter Haut kommt Gel auf die Haut. Der Schallkopf wird nun mit so viel Druck auf den Handschuh gehalten, dass etwa 1 cm zwischen dem Kopf und der Haut verbleibt. Man kann den Kopf nun bewegen, ohne über den Handschuh zu gleiten, nur indem man das Gebilde deformiert, oder man fährt mit dem Schallkopf wie üblich über die Oberfläche. Unbedingt beachten, dass der Kopf immer senkrecht zum Gewebe gehalten wird, da sonst der Schall reflektiert wird!

5.7 Applikationstechnik

Normalerweise wird dynamisch behandelt: Zur gleichmäßigen Energieverteilung und zur Vermeidung von Hotspots wird der Schallkopf kontrolliert über das zu behandelnde Gebiet bewegt, mit einer Geschwindigkeit von etwa 2–4 cm pro Sekunde. Ob man dabei nun Kreise oder Achten dreht oder hin und her pinselt, ist egal, solange man beachtet, dass in der Mitte des Schallbündels die meiste Energie abgegeben wird. Hier wird das Gewebe deshalb am stärksten erwärmt. Es ist also sinnvoll, überlappend zu beschallen.

Grey hat gezeigt, wie wichtig es ist, den Schallkopf äußerst gleichmäßig über das Behandlungsareal zu bewegen, ohne das zu behandelnde Gebiet zu verlassen (Grey 2003). Sobald sich Therapeuten durch lockere Gespräche usw. ablenken lassen, werden die Grenzen des Behandlungsareals dauernd überschritten und dies muss durch eine Anpassung der Behandlungszeit kompensiert werden!

> **Fazit**
> Der Autor meint, dass Schablonen, wie sie in vielen Untersuchungen verwendet werden, sehr sinnvoll sind. Vielleicht können sich unsere Gerätehersteller da mal was einfallen lassen?

Das Bewegen um eine zentrale Achse herum ist sinnlos und obendrein gefährlich: Die meiste Schallenergie wird in der Mitte des Schallkopfes abgegeben. Deshalb würde dieses zentrale Drehen lediglich zu einer sehr starken Erwärmung in der Mitte führen und bestimmt nicht zu einer besseren Verteilung der Schallenergie.

5.8 Behandlungstechnik, Dosierung

Die erste Frage, die sich wie bei jeder Anwendung stellt, ist, ob Ultraschall indiziert ist oder nicht. Zur Beantwortung dieser Frage kann man nachfolgendes Schema verwenden (Abb. 5.10):

1. Gibt es irgendwelche **Kontraindikationen**? Siehe dazu weiter unten.
2. Welches **Behandlungsziel** verfolgst du?
   – Möchtest du Stoffwechselprozesse stimulieren bzw. eine Entzündungsreaktion (re)aktivieren und damit die Heilung beschleunigen?
   – Möchtest du eine Schmerzlinderung oder eine Durchblutungsverbesserung?
   – Möchtest du die Dehnbarkeit von verkürzten oder vernarbten Strukturen verbessern?
   – Möchtest du ein Medikament einschleusen?

Falls weder eine Entzündung noch Schmerzen oder eine Vernarbung vorliegen, ist Ultraschall nicht indiziert.

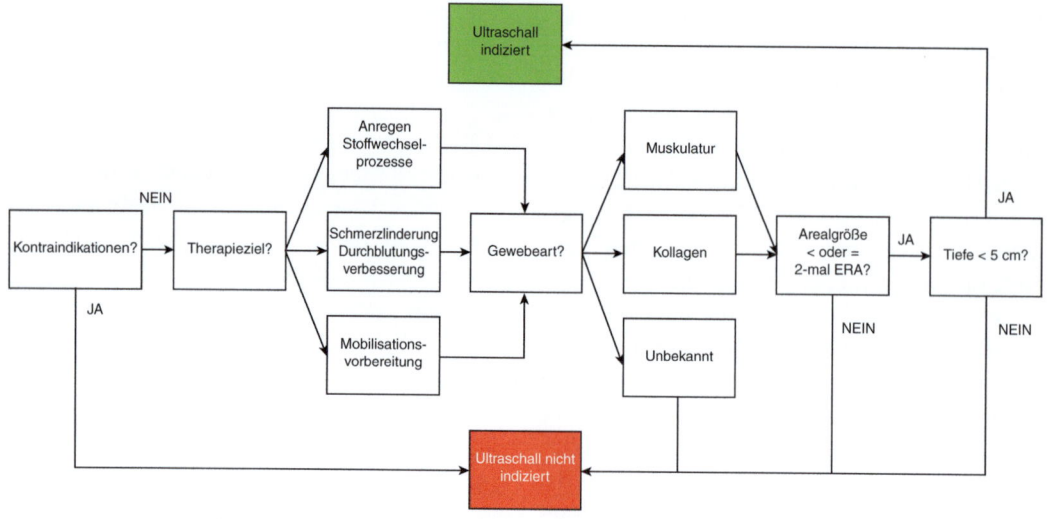

Abb. 5.10 Entscheidungshilfe zur Anwendung von Ultraschall

3. Welches **Gewebe** möchtest du behandeln: Kollagen oder Muskulatur? Bedenke, dass Kollagen etwa 2- bis 3-mal rascher erwärmt wird als Muskulatur (siehe weiter unten)! Wenn das Zielgewebe unbekannt ist, wird selbstverständlich nicht behandelt.
4. Wie groß ist das **Behandlungsareal**? Größer als etwa 2- bis 3-mal die ERA sollte es nicht sein.
5. Wie **tief** liegt das Problem? Etwa 5 cm sind das Limit.

Nachdem Sie diese Fragen beantwortet haben und zum Schluss gekommen sind, dass Ultraschall eine sinnvolle Ergänzung zu Ihrer Behandlung darstellt, kommt die Frage der Dosierung. Im Nachfolgenden werden Überlegungen zur Dosierung beim thermischen Einsatz von Ultraschall dargelegt.

5.8.1 Behandlungsareal

Die Größe des Behandlungsareals ist von entscheidender Bedeutung. Ist das zu behandelnde Gebiet zu groß, wird die Behandlung zu lange dauern, und während man in einem Teilbereich beschallt, kühlt das Gewebe anderswo wieder ab (Garrett et al. 2000). Bedenke, dass es je nach Indikation einige Minuten dauert, bis man die gewünschte Temperatur im Gewebe erreicht hat. Danach gilt es, diese Temperatur während mindestens 5 min oder länger auf diesem Niveau zu halten. Bricht man die Behandlung zu früh ab, war sie sinnlos und man hat Zeit und Geld verschwendet. Die nachfolgenden Angaben zur Dosierung basieren auf Ergebnissen von Untersuchungen, bei denen ein Bereich von 2 × ERA behandelt wurde und deren Effektivität in Untersuchungen an Patienten bestätigt wurde.

Diese Behandlungen dauerten in der Regel rund 10–15 min. Nun kann man sich fragen, wie man dosieren soll bei kleineren Arealen, zum Beispiel bei einem in der Beweglichkeit eingeschränkten Akromioklavikulargelenk, welches man auf eine Mobilisation vorbereiten möchte. Das Behandlungsareal entspricht etwa einmal einer ERA von 5 cm². In der Praxis wird man schnell feststellen, dass dies kein Problem darstellt. Führt man den Schallkopf sorgfältig gleichmäßig über das Gelenk, so beschallt man praktisch ein Areal von 2 × ERA. Bitte beachten, dass die meiste Schallenergie im zentralen Bereich des Behandlungsareals abgegeben wird: Die Ränder bekommen deutlich weniger ab (Miller et al. 2008), das Zielgewebe sollte also im Zentrum des Behandlungsareals liegen.

5.8.2 Dosierung

Die Dosierung bei Ultraschall ist etwas schwierig, aber nicht unmöglich.

Auf Dosierungsvorschläge, wie diese in älteren Elektrotherapiebüchern gegeben werden, wird nicht eingegangen. Diese Vorschläge berücksichtigen weder das Zielgewebe noch das Therapieziel oder die Größe des Behandlungsareals (van Kerkhof 2011; Draper 2014).

In den letzten 25 Jahren haben verschiedene Forscher Untersuchungen durchgeführt mit der Absicht, Grundlagen für die Dosierung von Ultraschall zu erörtern. Draper und seine Mitarbeiter waren da besonders gründlich und produktiv und haben zum Beispiel in vivo, meistens an der Wadenmuskulatur, untersucht, wie die intramuskuläre Temperatur auf verschiedenen Tiefen, mit verschiedenen Intensitäten und verschiedenen Frequenzen ansteigt. Dazu kamen Untersuchungen nach dem Einfluss von Vorbehandlungen mit Eis oder Hotpacks, die subaquale Behandlung, Behandlung mit Gel und Gelpads, der Einfluss der Dicke der subkutanen Fettschicht und die Erwärmung von Kollagengewebe. Alles wurde akribisch dokumentiert, damit eine Grundlage für den fundierten Einsatz von Ultraschall geschaffen werden konnte. Andere Untersucher widmeten sich vergleichbaren Themen und mussten feststellen, dass Drapers Ergebnisse manchmal trotz vergleichbarer Parameter nicht reproduzierbar waren. Die Ursache stand alsbald fest: Das, was an einem Ultraschallgerät eingestellt wird, ist sehr häufig nicht das, was aus dem Schallkopf herauskommt, kurz: Es mangelt an der Leistung. Nun ist das keine neue Erkenntnis.

In den USA, Australien und Europa wurden in den 70er- und 80er-Jahren des vorigen Jahrhunderts bereits Untersuchungen zu diesem Thema durchgeführt, immer mit sehr deprimierenden Ergebnissen. Die älteste zugängliche Publikation zu diesem Thema ist die von Stewart et al. aus dem Jahre 1974, worin die Autoren zum Beispiel feststellen mussten, dass bei 85 % der untersuchten 64 Ultraschallgeräte die Intensität um mehr als 20 % vom eingestellten Wert abwich (Stewart et al. 1974). Nicht dass sich danach viel geändert hat. Pye und Milford haben zum Beispiel 20 Jahre später, im Jahre 1994, feststellen müssen, dass von 85 täglich benutzten Ultraschallgeräten in einer Region in Schottland 69 % eine Energieabgabe hatten, die mehr als 30 % vom eingestellten Wert abwich (Pye und Milford 1994). Manche Geräte funktionierten überhaupt nicht. Beim Schreiben dieser Zeilen (2021) datiert die aktuellste Publikation zu diesem Thema aus 2016 (Gange et al. 2018). Die Autoren verglichen die Leistung von zwei Geräten unterschiedlicher Herkunft und stellten fest, dass mit einem Gerät die gewünschte Gewebetemperatur mit auf der Forschung basierten Parametern nicht erreicht werden konnte, die Behandlungen waren entsprechend wirkungslos. Die Liste von Publikationen zum selben Thema ist leider lang, und sämtliche Studien berichten von großen Abweichungen bei fabrikneuen Geräten und unterschiedlichen Leistungen von Schallköpfen, neu und alt, inter- und intra-Hersteller. Nicht zuletzt berichten sie von der Frustration der Untersucher, die sich beklagen über die Sinnlosigkeit von Forschung, weil die Geräte bezüglich der Leistung nicht untereinander austauschbar sind. Wie soll man die Parameter von Draper et al. benutzen, wenn der Gesetzgeber den Herstellern von Ultraschallgeräten Fehlermargen erlaubt, die kumuliert bis zu 150 % von den eingestellten Werten abweichen (Johns et al. 2007a, b; Straub et al. 2008)? Kein Wunder also, dass die Ergebnisse von klinischen Studien und Behandlungen in der täglichen Praxis häufig enttäuschen. Dies, obwohl uns heutzutage gute Messmethoden zur Verfügung stehen und in den deutschsprachigen Ländern die verschiedenen Gesetze Medizinprodukte betreffend unzweideutig eine regelmäßige Leistungs- und Sicherheitskontrolle der verwendeten Geräten vorschreiben. Letztendlich ist es eine Frage des Qualitätsmanagements und der Ethik (Roman 2017). Hersteller sollten von ihren Geräten Daten liefern, die es den Anwendern ermöglichen, korrekte Behandlungsparameter zu verwenden.

Die nachfolgenden Ausführungen basieren auf den Ergebnissen der Messungen von Draper et al. (1993, 1995), Rose et al. (1996), Chan et al. (1998), Gallo et al. (2004) und Miller et al.

(2008). Die Untersucher haben Ultraschallgeräte verwendet, die auch bei anderen Forschern reproduzierbare Ergebnisse lieferten. Bei Gerätetests zeigten die Schallköpfe von diesen Herstellern stets die kleinsten Abweichungen. Das Buch von Justus Lehmann (1990) ist die Referenz für die temperaturbedingten biologischen Effekte im Gewebe.

Dosisparameter sind:

- Intensität,
- Behandlungsdauer,
- Behandlungsintervall,
- Größe der Behandlungsserie.

5.8.3 Thermische Wirkung

Der thermische Effekt von kontinuierlichem Ultraschall wurde in vielen Studien belegt.

Unter Einfluss von Wärme (Lehmann 1990)

- wird der Muskeltonus herabgesetzt (Mense 1978),
- wird die Durchblutung verbessert (Baker und Bell 1991),
- wird die Permeabilität gesteigert (Sundaram et al. 2003; ter Haar 2007),
- tritt eine Schmerzlinderung auf (Williams et al. 1987; Mardiman et al. 1995) und
- wird die Dehnbarkeit von Kollagen verbessert (Lehmann et al. 1970; Warren et al. 1971).

In vielen Untersuchungen hat man übereinstimmend festgestellt, dass erst, nachdem die Temperatur 5–30 min auf einem höheren Niveau gehalten wird, die erwünschten Wirkungen auftreten (Lehmann 1990).

Die Angaben zur Höhe der anvisierten therapeutisch wirksamen Temperatur sind bei verschiedenen Untersuchern leider unterschiedlich. In Justus Lehmanns Klassiker *Therapeutic Heat and Cold* aus dem Jahre 1990 wird unmissverständlich von therapeutisch wirksamen Temperaturen zwischen 40 °C und 45 °C gesprochen. Dieser Temperaturbereich wird mit vielen Untersuchungen begründet. Lehmann benutzt den Ausdruck „vigorous heating" (vigorous = stark, kräftig) für eine Behandlung, wobei im Gewebe die Temperatur bis zur Toleranzgrenze erhöht wird, ohne das Gewebe zu schädigen, also nahe an 45 °C. Ein sehr produktiver Forscher wie David Draper bezeichnet aber eine Zunahme von 3–4 °C unter Berufung auf Lehmann ebenso als „vigorous heating". Ausgehend von einer intramuskulären Temperatur von 34–36 °C (M. triceps surae auf 3 cm Tiefe) bedeutet eine 3 °C-Zunahme, dass die gewünschten 40 °C unter Umständen nicht erreicht werden.

Diese etwas niedrigere Temperatur reicht aber aus, um Stoffwechselprozesse zu stimulieren. Abramson et al. (1958) konnten nachweisen, dass eine mit einem 45 °C heißen Armbad auf 38 °C erhöhte intramuskuläre Temperatur einen deutlich erhöhten Sauerstoffverbrauch und eine Durchblutungsverbesserung im Vorderarm nach sich zog.

Möchte man die Dehnbarkeit von Kollagen beeinflussen, muss das Kollagen während mindestens 5 min auf eine Temperatur von 40–45 °C erwärmt werden, damit es sich besser dehnen lässt. Eine Achillessehne hat normalerweise eine intratendinöse Temperatur von etwa 30°. Nach Drapers Definition würde für „vigorous heating" ein Temperaturanstieg von > 4 °C ausreichen, um die Dehnbarkeit der Sehne zu verbessern. Die Temperatur muss in diesem Fall um mindestens 10 °C ansteigen. Das ist verwirrend und wurde bereits von mehreren Autoren angesprochen, man sollte sich an Lehmann halten. Diese verbesserte Dehnbarkeit hält übrigens nach der Beschallung maximal etwa 3–5 min an. Diese 3–5 min bezeichnen Draper und Rose als „stretching window" (Draper et al. 1995; Rose et al. 1996).

Wie lange es dauert, bis mit Ultraschall eine therapeutisch wirksame Temperatur erreicht ist, wurde für Muskelgewebe und Sehnen in vivo gemessen.

5.8.4 Temperaturanstieg in Muskelgewebe

Draper et al. haben bei 12 Probanden im medialen Triceps surae auf verschiedenen Tiefen Temperaturmesssonden implantiert, für die

5.8 Behandlungstechnik, Dosierung

Messung mit 1 MHz Ultraschall auf 2,5 cm (die theoretische Halbwerttiefe für 1 MHz Ultraschall) und 5,0 cm (doppelte HWT) sowie für die Messung mit 3 MHz (bei 12 anderen Personen) auf 0,8 cm (theoretische HWT für 3 MHz Ultraschall) und 1,6 cm Tiefe (doppelte HWT). Jede Person erhielt insgesamt 4 zehnminütige Ultraschallbehandlungen, jeweils mit 0,5, 1,0, 1,5 und 2,0 W/cm², kontinuierlich. Die Temperatur wurde alle 30 s gemessen, die ERA betrug 4,5 cm², das Behandlungsareal entsprach 2 × ERA und wurde mithilfe einer Schablone genau eingehalten, die BNR betrug sensationelle 1,8:1, das Gerät war kalibriert (Draper und Ricard 1995).

Es wurde kein Unterschied festgestellt beim Temperaturanstieg in den verschiedenen Tiefen, das Gewebe wurde also homogen erwärmt (!), 3 MHz Ultraschall erwärmte, wie erwartet, das Gewebe deutlich rascher als 1 MHz Ultraschall, obwohl nicht so wie theoretisch erwartet 3-mal so rasch (Tab. 5.3).

Draper hatte in einer früheren Untersuchung (Draper et al. 1993) gezeigt, dass die Dicke der subkutanen Fettschicht den Temperaturanstieg nicht signifikant beeinflusst. Bei 4–30 mm Fettschicht blieb der Anstieg auf 3 cm Tiefe in der Wade nahezu gleich.

Die Werte finden sich in Tab. 5.4 und 5.5. Anhand dieser Tabellen ist es möglich, den Temperaturanstieg im Muskelgewebe abzuschätzen, genaue Berechnungen sind selbstverständlich nicht möglich.

Tab. 5.3 Temperaturanstieg im medialen Triceps surae auf 1,6 cm und 2,5 cm Tiefe

Temperaturanstieg pro Minute mit 1 MHz	Temperaturanstieg pro Minute mit 3 MHz
0,04 °C bei 0,5 W/cm²	0,3 °C bei 0,5 W/cm²
0,16 °C bei 1,0 W/cm²	0,58 °C bei 1,0 W/cm²
0,33 °C bei 1,5 W/cm²	0,89 °C bei 1,5 W/cm²
0,38 °C bei 2,0 W/cm²	1,4 °C bei 2,0 W/cm²

Tab. 5.4 Temperaturanstieg in Muskulatur pro Minute bei 1 MHz kontinuierlichem Ultraschall in einer Tiefe von 2,5 und 5 cm. ERA = 4,5 cm², Behandlungsfläche = 2 × ERA (Draper et al. 1995)

	1′	2′	3′	4′	5′	6′	7′	8′	9′	10′
0,5 W/cm²	0,04 °C	0,08 °C	0,12 °C	0,16 °C	0,20 °C	0,24 °C	0,28 °C	0,32 °C	0,36 °C	0,40 °C
1,0 W/cm²	0,16 °C	0,32 °C	0,48 °C	0,64 °C	0,80 °C	0,96 °C	1,12 °C	1,28 °C	1,44 °C	1,60 °C
1,5 W/cm²	0,33 °C	0,66 °C	0,99 °C	1,32 °C	1,65 °C	1,98 °C	2,31 °C	2,64 °C	2,97 °C	3,30 °C
2,0 W/cm²	0,38 °C	0,76 °C	1,14 °C	1,52 °C	1,90 °C	2,28 °C	2,66 °C	3,04 °C	3,42 °C	3,80 °C

Tab. 5.5 Temperaturanstieg in Muskulatur pro Minute bei 3 MHz kontinuierlichem Ultraschall in einer Tiefe von 0,8 und 1,6 cm. ERA = 4,5 cm², Behandlungsfläche = 2 × ERA, rot = potenziell schädigend (> 45 °C) (Draper et al. 1995)

	1'	2'	3'	4'	5'	6'	7'	8'	9'	10'
0.5W/cm²	0.3°C	0.6°C	0.9°C	1.2°C	1.5°C	1.8°C	2.1°C	2.4°C	2.7°C	3.0°C
1.0W/cm²	0.58°C	1.16°C	1.74°C	2.32°C	2.9°C	3.48°C	4.06°C	4.64°C	5.22°C	5.80°C
1.5W/cm²	0.89°C	1.78°C	2.67°C	3.56°C	4.45°C	5.34°C	6.23°C	7.12°C	8.01°C	8.90°C
2.0W/cm²	1.40°C	2.80°C	4.20°C	5.60°C	7.00°C	8.40°C	9.80°C	11.2°C	12.6°C	14.0°C

5.8.5 Temperaturanstieg in Sehnen

Sehnen haben wie Narben aufgrund ihres höheren Kollagengehaltes eine andere Dichte als Muskelgewebe. Wegen dieser höheren Dichte wird dieses Gewebe rascher erwärmt als Muskelgewebe (Chan et al. 1998; Draper et al. 2010). Chan et al. haben in vivo an 18 Personen die Patellasehnen behandelt mit 3 MHz Ultraschall, 1 W/cm² kontinuierlich, ERA 4,5 cm², Behandlungsgebiet 2 × ERA, Schablone zur Kontrolle, BNR 1,8:1, das Gerät war kalibriert. Das Thermoelement lag „in der Mitte der Sehne", etwa 1 cm distal der Patella, also nicht sehr tief. Nach 4 min war die Temperatur um 8–9 °C mit einer Geschwindigkeit von gut 2 °C pro Minute angestiegen. Das ist fast 3,5-mal rascher, als Muskelgewebe mit derselben Einstellung erwärmt wird! Die Temperatur war nach etwa 4 min wieder unter den therapeutischen Bereich gesunken, womit sich das therapeutische „Fenster" wieder geschlossen hatte (siehe weiter unten). Nebenbei haben die Untersucher gemessen, wie der Temperaturanstieg war bei Verwendung derselben Parameter, aber mit einem Behandlungsareal von 4 × ERA. Wie erwartet, betrug der Anstieg hier lediglich 5 °C, also 1,3°/min, immerhin.

Draper et al. haben es ihnen 2010 nachgemacht, diesmal an der Achillessehne. Ziele der Untersuchung waren das Messen des Temperaturanstieges in der Sehne und das Vergleichen der Schallleitfähigkeit von Ultraschall-Pads und Ultraschall-Gel. Ergebnis: Pads leiten den Schall gut, aber nicht so gut wie Gel, 2 cm dicke Pads leiten weniger gut als 1 cm Pads. Behandlungsparameter: kalibriertes Gerät, 10 min, 3 MHz, ERA 4,2 cm², BNR 3,9:1, Behandlungsareal 2 × ERA (Schablone), Messung auf 1 cm Tiefe in der Sehne. Beschallung lateral auf der Sehne. Spitzentemperaturzunahme mit Gel nach 10 min 13,3 °C (total 42 °C), 1 cm Pad 9,3 °C (37,8 °C), 2 cm Pad 6,5 °C (34,8 °C).

> **Fazit**
> Was sagen uns diese Ergebnisse? Erstens, dass Sehnen und Narben deutlich rascher erwärmt werden als Muskulatur, und das hat Konsequenzen für die Behandlungsparameter. Eine therapeutisch wirksame Gewebetemperatur wird in einer Narbe, Sehne, Gelenkkapsel oder einem Muskelansatz rascher erreicht als im Muskelgewebe. Die unterschiedlichen Anstiegsgeschwindigkeiten von Chan (2 °C/min) und Draper (1,3 °C/min) demonstrieren eindrücklich den Einfluss von Reflexionen am Knochen. Drapers Probanden lagen auf dem Bauch und ihre Achillessehnen wurden von lateral nach medial beschallt, Chans Probanden lagen auf dem Rücken und der Schall kam von ventral auf die Patellarsehne. Draper hatte keine störenden Reflexionen von knöchernen Strukturen, Chan hatte davon jede Menge.

Außerdem zeigen Drapers Ergebnisse, dass die Behandlung mit Pads nicht ohne Vorbehalte empfohlen werden kann. Merrick et al. (2002) untersuchten den Temperaturanstieg in der Wade mit Gel und Pads und 1 MHz Ultraschall, 1,5 W/cm² während 7 min, und hatten deutliche bessere Ergebnisse. Vielleicht lag es an ihren Parametern oder doch am Schallkopf, trotz Kalibrierung. Johns et al. (2007a, b) erklären, wie die herkömmlichen, gesetzlich vorgeschriebenen Messmethoden leider ein inkomplettes Bild von der genauen Leistung eines Schallkopfes liefern, insbesondere des dreidimensionalen Energiefeldes. Anders gesagt: Die Energieverteilung im akustischen Feld kann enorm variieren, und das ist nicht messbar mit einfachen Messmethoden, die nur die ERA oder die BNR beschreiben. Qureshi et al. (2015) haben eine auf Flüssigkristallen basierende temperaturempfindliche Platte entwickelt, die sofort die Wärmeverteilung direkt am Schallkopf zeigt. Leider nur eindimensional, aber für eine rasche tägliche Kontrolle brauchbar (Žauhar et al. 2019), außerdem kostengünstig. Hier sind die Hersteller wieder am Ball.

5.8.6 Behandlungsbeispiele

Mal ganz allgemein: Wenn man seine Schallköpfe nicht regelmäßig auf ihre Leistung kontrolliert, kann man nicht wissen, was an Schallenergie rauskommt. Dies macht die nachfolgenden Dosierungsangaben natürlich völlig sinnlos.

> **Fazit**
> Also: Bitte Leistungskontrollen veranlassen! Die Gesetzgeber in den deutschsprachigen Länder sind da unzweideutig: Betreiber von Medizingeräten sind verpflichtet, ihre Geräte regelmäßig auf ihre Leistung kontrollieren zu lassen. Die entsprechenden Verordnungen sind online frei zugänglich.

Die Angaben basieren auf den oben erwähnten Untersuchungsergebnissen, also bitte die ERA, BNR und die Größe des Behandlungsareals berücksichtigen. Übrigens: Kommarechnungen sind sinnlos. Es handelt sich hier um ungefähre Angaben, die Leistung des verwendeten Ultraschallgerätes kann durchaus von den Referenzgeräten abweichen. Selbstverständlich muss immer der individuelle Verlauf beachtet werden, und falls die Therapieergebnisse enttäuschen, sind die Parameter individuell anzupassen, bevor man die sprichwörtliche Flinte im Korn zurücklässt.

Triggerpunkte im M. trapezius descendens auf 1–2 cm Tiefe (siehe dazu auch Draper 2010)
Was auch immer in einem Triggerpunkt vor sich geht: Wir haben es zu tun mit einer muskulären Problematik mit lokalem Druckschmerz und einer lokalen Stoffwechselproblematik (Moraska et al. 2013). Mit Ultraschall können wir die Druckdolenz herabsetzen (Mardiman et al. 1995; Draper 2010), die Muskelspindelaktivität beeinflussen (Mense 1978), die Durchblutung verbessern (Lehmann 1990) und Stoffwechselprozesse anregen (van't Hoff Regel, Abramson et al. 1958). Die Tiefe ist hier irrelevant, zwischen 0,5 und 2,5 cm wird mit 3 MHz das Gewebe gleichmäßig erwärmt, mit 1 MHz bis zu 5 cm, dafür deutlich weniger rasch (Draper et al. 1993, 1995). Das Behandlungsareal ist etwa 10 cm^2 groß, bei einem 5 cm^2-Schallkopf entspricht das in etwa 2 × ERA. Bitte beachten, dass die ERA immer kleiner ist als der „Außenbereich" vom Schallkopf. Zielgewebe: Muskulatur. Behandlungsziel: Schmerzlinderung vor der „eigentlichen" manuellen Triggerpunktbehandlung, außerdem werden wir wahrscheinlich Stoffwechselprozesse anregen wollen. Was mit den Muskelspindeln passiert und wie dies den Triggerpunkt beeinflusst, ist unklar. Zieltemperatur im Gewebe: etwa 40 °C, das heißt, ausgehend von einer Anfangstemperatur von 35–36 °C möchten wir etwa 4 °C Erwärmung.

Mit 1 MHz Ultraschall wird diese Temperatur mit 2 W/cm^2 etwa nach 10 min erreicht. Danach müsste die Temperatur mindestens 5 min auf diesem Niveau gehalten werden, das wird eine lange Sitzung! Da die Triggerpunkte nicht tief im Gewebe liegen, kann man hier sehr effektiv mit 3 MHz US behandeln, 3 MHz erwärmt ja tiefer als allgemein angenommen (Draper et al. 1995; Hayes et al. 2004; Franson et al. 2014). Mit 1,5 W/cm^2 hat man nach etwa 5 min die Zieltemperatur erreicht. Wenn der Patient dies gut toleriert, könnte man sogar mit 2 W/cm^2 behandeln, dann erreicht man die Temperatur bereits nach etwa 3 min. Der Patient soll sich bitte melden, falls die Behandlung unangenehm wird. Hier zeigt sich wieder mal der Sinn einer Sensibilitätsprüfung und einer guten Patienteninstruktion.

Temperatur im therapeutischen Bereich halten
Jetzt folgt ein sehr wichtiger Schritt! Es reicht nicht, das Gewebe um 4–5 °C zu erwärmen, man muss die Temperatur unbedingt mindestens 5 min auf diesem Niveau halten (Lehmann 1990). Würde man die Therapie jetzt abbrechen, wäre

die Behandlung sehr wahrscheinlich sinnlos. Aber wenn man mit denselben Einstellungen weiterbehandelt, könnte die Gewebetemperatur so stark ansteigen, dass es lokal zu Verbrennungen kommt (Selbstverständlich würde der Patient sich vorher melden). Um dies zu verhindern, stehen einem drei Strategien zur Verfügung:

1. Man schaltet das Gerät bei gleichbleibender Intensität und Frequenz auf 50 % Impulsschall um (= 1:2 an manchen Geräten). Wie oben bereits dargelegt, ist Impulsschall nicht gleichbedeutend mit einer athermischen Behandlung. Wenn bei gleichbleibender Frequenz und Intensität auf 50 % umgeschaltet wird, entspricht dies einer Halbierung der Schallenergie, wobei der Temperaturanstieg während den nächsten 5 min lediglich um etwa 2 °C ansteigt.
   Die Temperatur steigt bei 3 MHz und 1,5 W/cm^2 bei 50 % Impulsbetrieb nach 5 min etwa 2 °C an (50 % × 0,89 × 5). Bei 1,0 W/cm^2, 1:2 pulsierend, steigt die Temperatur 50 % × 0,58 × 5 = etwa 1,5 °C an und bei 2 W/cm^2 gut 2 °C.
2. Man reduziert bei gleicher Frequenz die anfänglichen 2 W/cm^2 auf 1 W/cm^2. Nach 5 min wäre die Temperatur mit 2 W/cm^2 weiter um 5 × 1,4 °C, also 7 °C, angestiegen, das könnte eine Endtemperatur von rund 43 °C bedeuten. Diese 43 °C sind bestimmt nicht zu hoch, dennoch kann die lokale Schmerzempfindlichkeit dazu führen, dass der Patient dies nicht toleriert. Beim Halbieren der Intensität steigt die Temperatur nur langsam weiter an und die angepeilte therapeutisch relevante Temperatur bleibt zwischen 40 und 45 °C, ohne das Gewebe zu stark zu erwärmen.
3. Als dritte Alternative kann man von 3 MHz auf 1 MHz umschalten. Bei 1 MHz und 2,0 W/cm^2 beträgt der Temperaturanstieg etwa 0,4 °C/min, die Temperatur steigt demnach während der nächsten 5 min von etwa 40 °C auf etwa 42 °C an, immer noch im therapeutischen Bereich.

Den Schallkopf rascher zu bewegen ist sinnlos, das Vergrößern des beschallten Areals ist zu ungenau.

Die zweite Methode – das Halbieren der Intensität – wurde 2004 von Burr et al. ausprobiert und hat leider enttäuscht (Burr et al. 2004). Die Untersucher haben die erforderlichen Messungen auf 3 cm Tiefe mit 1 MHz Ultraschall durchgeführt, und die Reduktion von 2,4 W/cm^2 auf 1 W/cm^2 führte zu einer anfänglich leichten Abnahme der erreichten Temperatur. Nach etwa 3 min war die Temperatur wieder auf dem gewünschten Niveau. Die Autoren geben an, dass eine Reduktion auf 1,5 W/cm^2 womöglich effektiver gewesen wäre, um die Wunschtemperatur zu halten. Weshalb die Temperatur nach dem Umschalten nicht wie erwartet 0,16°/min anstieg, ist unklar. Möglicherweise haben die Faktoren, die Johns et al. (2007a, b) erwähnt, eine Rolle gespielt, oder der kühlende Effekt der verbesserten Durchblutung war „schuld".

Mobilisation eines posttraumatisch oder postchirurgisch in der Beweglichkeit eingeschränkten Handgelenks (nach Draper 2010)

Das Behandlungsareal liegt volar und dorsal am Handgelenk und ist je etwa 1 × ERA (5 cm^2) groß. Bei den zu behandelnden Strukturen handelt es sich hauptsächlich um sehr oberflächliches Kollagengewebe wie Bänder, Gelenkkapseln und eventuell Narbengewebe, wobei die knöchernen Strukturen ebenso sehr oberflächlich liegen, es ist also mit Reflexionen zu rechnen. Man möchte das verkürzte, vernarbte Kollagengewebe auf eine Mobilisationsbehandlung vorbereiten. Dazu muss das Gewebe auf eine Temperatur über 41 °C erwärmt und die erhöhte Temperatur mindestens 5 min auf diesem Niveau gehalten werden. Es gibt folgende spezielle Bedingungen zu beachten:

1. Es gibt zwei Behandlungsareale, eines volar und eines dorsal. Es ist sinnvoll, sich in einer Therapiesitzung für eines der beiden zu entscheiden. Beide Seiten adäquat zu behandeln, ist unmöglich. Wenn man zum Beispiel volar die Wunschtemperatur erreicht hat und danach dorsal beschallt, ist nach der für dorsal erforderlichen Zeit das therapeutische Fenster (siehe Punkt 3) für volar wieder geschlossen.

5.8 Behandlungstechnik, Dosierung

Also entweder die Flexion oder die Extension angehen. Man behandelt in einer Sitzung zum Beispiel nur dorsal und macht seine direkt anschließende Mobilisationsbehandlung, wie man es gelernt hat. Der Wiederbefund wird zeigen, ob die Entscheidung richtig war.

2. Das Zielgewebe ist Kollagen, und dieses Gewebe hat andere akustische Eigenschaften als Muskulatur. Insbesondere wird Kollagen 2- bis gut 3-mal rascher erwärmt als Muskulatur (Draper et al. 2010; Chan et al. 1998). Das hat Konsequenzen für die Behandlungsdauer.
3. Die gewünschte Temperatur beträgt 41–45 °C. In diesem Temperaturbereich erlauben die Änderungen der physiologischen Eigenschaften von Kollagen eine plastische Anpassung an eine Dehnung (Lehmann et al. 1970). Es gibt interessanterweise ein sog. „therapeutisches Fenster". Draper et al. (1995) und Rose et al. (1996) haben nachgewiesen, dass, nachdem man die Beschallung beendet hat, das Gewebe nur während etwa 3–5 min auf der gewünschten therapeutischen Temperatur von über 40 °C bleibt. Nur während dieser Zeit lässt sich das Kollagengewebe plastisch verformen (Lehmann et al. 1970; Warren et al. 1971). Nachdem diese Zeit verstrichen ist, findet keine plastische Anpassung mehr statt, das Fenster ist zu.

Es ist also durchaus sinnvoll, bereits während der Beschallung mit vorsichtigen Dehnungen zu beginnen! Und es ist folglich völlig sinnlos, in der Elektrotherapieabteilung eine Ultraschallbehandlung zur Mobilisationsvorbereitung durchzuführen (bzw. durchführen zu lassen…), wonach der Patient eine halbe Stunde auf den behandelnden Therapeuten für die anschließende Mobilisation warten muss.

Die Ausgangstemperatur liegt bei 30 °C (Schmidt et al. 2011), die Wunschtemperatur ist etwa 10 °C höher. Mit 3 MHz und 1 W/cm^2 wird – wegen der Knochennähe – mit einem Temperaturanstieg von 2 °C/min (Chan et al. 1998) die Wunschtemperatur von > 40 °C nach 5–6 min erreicht, mit 1,5 W/cm^2 bereits nach 4–5 min. Man kann mit 1,5 W/cm^2 anfangen und, falls der Patient Schmerzen verspürt, die Intensität auf 1 W/cm^2 reduzieren. Nach dieser Zeit wird dann wie im oberen Beispiel auf Pulsbetrieb umgeschaltet und mindestens 5 min weiterbehandelt. Zur optimalen Ausnutzung des Therapiefensters sollte man die Mobilisationsbehandlung bereits während der Ultraschallbehandlung beginnen, am besten, sobald man mit der Temperatur im therapeutischen Bereich ist.

Subakuter lokaler Überbelastungsproblematik, beispielsweise am lateralen Ellbogen

Nehmen wir beim Zielgewebe an, es sei der Muskelansatz, ein Mischgewebe. Das Behandlungsziel ist das Anregen von Stoffwechselprozessen, und dazu möchte man die lokale Temperatur ansteigen lassen. Die van't Hoff'sche Regel besagt, dass man mit einer Temperaturerhöhung von 10 °C die Aktivität der Stoffwechselprozesse um das 2- bis 3-Fache erhöhen kann, jedes Grad bedeutet also gut 10 % mehr Aktivität. Demnach scheint es egal, wie hoch die Temperatur lokal ansteigt, solange man unter 45 °C bleibt, damit keine Gewebeschäden auftreten. Eine Überbelastungsproblematik ist in der Regel lokal schmerzhaft, deshalb möchte man die Temperatur nicht allzu stark ansteigen lassen. Außerdem möchte man in einem zeitlich vernünftigen Rahmen bleiben. Wählen wir für unseren Patienten deshalb einen lokalen Temperaturanstieg von rund 4 °C. Ausgehend von einer lokalen Temperatur von etwa 33 °C bedeutet das etwa 37–38 °C. Abramson (1958) hatte auf 3 cm Tiefe im Brachioradialis eine Temperatur von gut 35 °C gemessen, unser Muskelansatz wird etwas kälter sein. Das Kollagen in diesem Mischgewebe wird rascher erwärmt als das Muskelgewebe, die Behandlungsparameter stellen also einen Kompromiss dar. Die Erfahrung zeigt, dass es besser ist, die Dosierung nach dem Kollagen zu richten, damit dieses Gewebe nicht überwärmt wird, nicht zuletzt wegen der Knochennähe und der lokalen Empfindlichkeit. Das Muskelgewebe wird durch Konvektion (über das Blut) und Konduktion (Wärmediffusion) ohnehin miterwärmt.

Mit 3 MHz und 1 W/cm^2 erreicht man die Zieltemperatur nach 3–4 min; bedenken Sie, dass wir Sehnengewebe behandeln. Nachdem die Zieltemperatur erreicht wurde, wird auf 1:2 (50 %) pulsierend umgeschaltet und 5 min (länger darf auch!) weiter beschallt.

Beim thermischen Einsatz kann man davon ausgehen, dass zum Aufwärmen des Gewebes mit einem Schallkopf mit einer ERA von 5 cm² Behandlungszeiten von mindestens etwa 10 bis maximal 15 min für eine Fläche bis 10 cm² adäquat sind. Dies schränkt natürlich das Indikationsgebiet für Ultraschall sehr ein. Dennoch, bei der Behandlung von Triggerpunkten und den meisten Ansatztendinosen ist die zu behandelnde Fläche normalerweise nicht viel größer. Das Gewebe hat je nach Tiefe und verwendeter Frequenz etwa 3–8 min Zeit, sich erwärmen zu lassen, und die erhöhte Temperatur wird mindestens 5 min gehalten. Bei größeren Behandlungsflächen dauert die Behandlung mit Ultraschall zu lange und man sollte als Alternative Kurzwellen mit einer Spule einsetzen. Garrett et al. haben eindrücklich gezeigt, dass für größere Flächen (200 cm² am Unterschenkel) eine Behandlung mit Kurzwelle (27,12 MHz) einer Ultraschallbehandlung deutlich überlegen ist (Garrett et al. 2000). KW, pulsierend, durchschnittliche Energieabgabe 48 W, 20 min, 3 cm Tiefe: Temperaturzunahme 3–4 °C, Ultraschall 1 MHz, 1,5 W/cm², 20 min: 0,09–0,17 °C (40 × ERA!).

Bei den Überlegungen zur Dosierung sollte man immer die Zieltemperatur und die aktuelle lokale Temperatur berücksichtigen. Zur Erwärmung einer Achillessehne mit einer normalen intratendinösen Temperatur von etwa 30 °C auf 41 °C muss man anders dosieren als bei einer intramuskulären Narbe auf einer Tiefe von 3 cm. Hier hat das Narbengewebe die gleiche Temperatur wie das Muskelgewebe, also rund 35 °C. Eine verklebte Operationsnarbe bis 1 cm Tiefe hat die gleiche Temperatur wie das umliegende Gewebe, zwischen 31 und 34 °C an den Extremitäten (Schmidt et al. 2011), gegebenenfalls noch weniger an den Händen.

Apropos Bewegungsgeschwindigkeit
Es gibt unterschiedliche Angaben zur Geschwindigkeit, mit der der Schallkopf über das Behandlungsareal bewegt werden soll. Weaver et al. haben untersucht, wie unterschiedliche Geschwindigkeiten sich auf die Temperaturentwicklung auf 3 cm Tiefe in der Wadenmuskulatur auswirken (Weaver et al. 2006). Parameter: 1 MHz, 1,5 W/cm², ERA 5 cm², Areal 2 × ERA (Schablone), BNR 2,1:1. Geschwindigkeiten 2–3 cm/s, 4–5 cm/s, 7–8 cm/s, kontrolliert mit einem Metronom. Ergebnis: Die Geschwindigkeit hat keinen Einfluss auf den Temperaturanstieg. Außer vielleicht, dass einen die 7–8 cm/s vielleicht etwas nervös machen. Die Gerätehersteller seien an dieser Stelle noch einmal auf die weiter oben erwähnte Schablone aufmerksam gemacht.

Apropos Behandlungsdruck
Wie bei der Geschwindigkeit gibt es unterschiedliche Angaben zum Druck, mit dem der Schallkopf auf das Gewebe gehalten werden soll. Gann hat diese Frage im Labor beantwortet und Krasinski et al. haben sich diesem Problem in vivo gewidmet (Gann 2003; Krasinski et al. 2013). Parameter: 3 MHz, ERA 4,1, Areal 2 × ERA (Schablone), BNR 4,5:1, 1,5 cm Tiefe in der Wade, Intensitäten 0,5–2,0 W/cm². Druck 200 g, 600 g und 800 g, der Schallkopf wurde mit Gewichten beschwert. Gemessen wurde die Zeit, bis ein Temperaturanstieg von 2 °C erreicht wurde. Ergebnis: Der Unterschied war nicht signifikant, wobei mit 600 g Druck die 2 °C doch etwas rascher erreicht wurden. Der Grund ist unklar. Die Untersucher geben an, dass vielleicht der kühlende Kreislauf durch den Druck unterbrochen wurde oder dass die Gewebekompression den Abstand Kopf-Thermoelement verringert hat. Dann hätten aber 800 g Druck diese Effekte verstärkt zeigen müssen, und das war nicht der Fall. Nehmen wir zur Kenntnis, dass der Druck keinen signifikanten Einfluss auf das Behandlungsergebnis hat.

Apropos Halbwerttiefe
Theoretisch muss man, je nach Tiefe der Pathologie, am Gerät die Intensität anpassen. Die durchschnittlichen Halbwerttiefen (HWT) werden in der Literatur aber sehr unterschiedlich beurteilt. Die HWT bei 1 MHz variiert je nach Autor von 2,5 cm bis etwa 4 cm, die HWT von 3 MHz zwi-

5.8 Behandlungstechnik, Dosierung

schen 0,8 und etwa 2,5 cm. Es handelt sich hier um ungenaue Schätzwerte. Je nach Dicke der subkutanen Fettschicht (HWT 50 mm und 16,5 mm bei 1 bzw. 3 MHz) müsste diese variieren: Ein Triggerpunkt tief im Gesäß verlange deshalb eine andere Einstellung als ein TP im dorsalen Vorderarm. Draper und Sunderland haben aber in vivo nachgewiesen, dass die Dicke der subkutanen Fettschicht, zumindest von 4 bis 30 mm, keinen signifikanten Einfluss hat auf die Erwärmung mit 1 MHz Ultraschall auf 3 cm Tiefe in der Wade (Draper und Sunderland 1993).

Interessanterweise zeigte eine andere Studie von Draper und Ricard (1995), dass der Temperaturanstieg auf der theoretischen HWT und auf der doppelten HWT mit 1 MHz und 3 MHz Ultraschall nach einer bestimmten Zeit gleich groß war! Demmink et al. (2003) fanden während ihren thermografischen Untersuchungen an Schweinshaxen mit und ohne Knochen keine unterschiedlichen Penetrationstiefen mit 2 W/cm² und 0,86, 2 und 3 MHz Ultraschall. Diese Ergebnisse zeigen, dass Dosisberechnungen, welche die Penetrationstiefe von Ultraschall berücksichtigen wollen, in der Praxis unmöglich sind. Die Gründe?

- Erstens kommt es konstruktionsbedingt im Schallbündel zu unregelmäßigen Interferenzphänomene mit Energiespitzen, wobei die BNR uns sagt, wie stark die sind.
- Zweitens variiert die dreidimensionale Energieverteilung im Schallbündel von Schallkopf zu Schallkopf, messbar mit der sog. Schlieren-Methode (Johns et al. 2007a, b; Straub et al. 2008).
- Drittens ist die Energieabgabe über den Schallkopf gemessen nicht gleichmäßig (Quan et al. 1989).
- Viertens treten im Gewebe an Grenzschichten und am Knochen unvorhersehbare Reflexionen und Interferenzen auf.
- Fünftens ist der Schallkopf vielleicht beschädigt, weil er zu Boden gegangen ist und keiner etwas gesagt hat.

Hier wird nicht behauptet, dass es tiefer im Gewebe keine Energieabnahme und folglich eine geringere Erwärmung gibt. Diesbezügliche Berechnungen sind aber müßig.

Apropos 3 MHz oder 1 MHz
Die verbreitete Faustregel „oberflächlich = 3 MHz und tief = 1 MHz" ist unhaltbar. 3 MHz müsste aus physikalischen Gründen das Gewebe eher oberflächlich und 1 MHz eher tiefer erwärmen. Hayes et al. (2004) fanden überraschend heraus, dass 3 MHz Schall auf **2,5 cm Tiefe** bereits nach 3,35 min (± 1,23 min) einen Temperaturanstieg von 4 °C bewirkte, 40 °C wurden nach 4,13 ± 1,69 min erreicht. Parameter: ERA unbekannt (< 5 cm²), BNR 5,5:1 (nicht überprüft), Areal 2 × ERA (mit Schablone), 1,5 W/cm². Die zum Vergleich ausgeführte 1 MHz-Behandlung hatte diesen Anstieg nach 10 min nicht einmal entfernt erreicht (etwa 1,5 °C Zunahme), aber möglicherweise war der Kopf defekt. Das Ergebnis bedeutet, dass 3 MHz Ultraschall mindestens noch auf die doppelte (theoretische) HWT effektiv eingesetzt werden kann und nicht, wie immer behauptet, nur bei sehr oberflächlichen Pathologien auf 0,3–1,5 cm Tiefe. Franson et al. (2014) haben mit 3 MHz auf 3 cm und 3,5 cm ebenfalls in der Wade den Temperaturanstieg gemessen und festgestellt, dass nach 8 min die Temperatur in 3 cm Tiefe um 4 °C angestiegen war (von 36,51 °C auf 40,15 °C). In 3,5 cm waren es noch deren 3,18 °C. Parameter: 1,4 W/cm², ERA 4,2 cm², BNR 3:1, Areal 2 × ERA (wieder diese Schablone …). Es ist klar, dass für sehr viele Indikationen in der Physiotherapie und Ergotherapie 3 MHz effizient eingesetzt werden kann. Die gewünschte Temperatur wird eindeutig rascher erreicht, besonders deshalb, da es sich beim Zielgewebe in vielen Fällen um Narbengewebe handelt, welches ja 2- bis gut 3-mal rascher erwärmt wird als Muskelgewebe. Für größere Bereiche in der Muskulatur bietet sich die induktive KW-Behandlung an.

5.8.7 Pulsierender Ultraschall

Der Pulsbetrieb soll die thermischen Effekte von Ultraschall verhindern oder reduzieren, mit Erhalt der mechanischen Effekte. Die Pause verhindert eine Akkumulation der Wärme, indem der Blutkreislauf diese abtransportieren kann. Im Pulsbetrieb wird der Dauerschall dazu je nach Einstellung kurz unterbrochen, also gepulst. Die Einstellungen am Gerät können je nach Hersteller Unterschiedliches bedeuten. Zum Beispiel kann 1:4 bedeuten, dass während 1 ms beschallt wird, wonach eine Unterbrechung von 4 ms folgt, oder dieselbe Einstellung bedeutet, dass nach 2 ms Ultraschall eine Pause von 8 ms folgt. In beiden Fällen wird die Gesamtabgabe von Schallenergie auf 25 % reduziert. Andere Hersteller geben diese Werte in Prozenten an, wobei zum Beispiel 50 % bedeutet, dass nur die Hälfte der Schallenergie abgegeben wird. Die Energiespitzen bleiben aber gleich! Wenn 1 W/cm^2 eingestellt wurde, wird zum Beispiel während 2 ms auch wirklich 1 W/cm^2 abgegeben, die Pausen sorgen dafür, dass die Leistung über die gesamte Behandlungszeit reduziert wird. Mehr dazu findet man normalerweise mehr oder weniger verständlich beschrieben in der Betriebsanleitung.

Pulsierender Ultraschall wird gerne als „athermischer Ultraschall" bezeichnet. Das ist falsch. Es gibt immer eine thermische Komponente (siehe dazu Gallo et al. 2004).

Ob dieses Pulsen sinnvoll ist, ist umstritten. Viele Autoren betrachten Ultraschall als eine ziemlich effektive und bequeme lokale Wärmeapplikation. Dennoch treten im Gewebe Effekte auf, die nicht oder nicht vordergründig temperaturgebunden sind und auf rein mechanische Effekte zurückzuführen sind, wobei zur Erklärung die akustische Kavitation ein guter Kandidat ist. Lennart Johns beschreibt in seiner Publikation aus dem Jahre 2002, wie die mechanische Ultraschallenergie durch Proteine absorbiert wird und wie dies zu strukturellen Veränderungen führen kann. In der Folge könnte die Funktion eines Enzyms oder Enzymkomplexes geändert werden, wodurch gewisse intrazelluläre Prozesse beeinflusst werden. Er nennt seine originelle Theorie die „Frequency Resonance Hypothesis" und seine Publikation ist durchaus interessant. Sämtliche mechanische Effekte sind nur schwer in vivo messbar und unser Wissen beschränkt sich auf Ergebnisse von Laboruntersuchungen an Zellkulturen und Tierversuche.

Das große Problem bei den Zellkulturen liegt in die Umsetzung der Dosierung. Wir verfügen unter anderem deshalb bis heute nicht über klare Behandlungsrichtlinien, wann, wie und ob Ultraschall nach einer Verletzung eingesetzt werden soll. Robertson und Baker haben 2001 einen Review zum Thema Effektivität von Ultraschall publiziert. Von den vielen Publikationen, die sie gesichtet haben, waren 10 wissenschaftlich akzeptabel, und diese wurden weiter analysiert. Berichtet wurde von kontinuierlicher und pulsierender Beschallung mit 5 verschiedenen Frequenzen, mit Intensitäten zwischen 0,02 und 2,6 W/cm^2 und während 2–15 min. Und das zur Behandlung von 9 unterschiedlichen Indikationen. Nicht berücksichtigt wurde die Qualität bzw. die Kalibrierung der verwendeten Ultraschallgeräte.

Was der Kliniker braucht, sind genaue Angaben zur Pathologie, inklusive Stadium, Dosierung und verwendeter Hardware. Außerdem hätten wir gerne vom Hersteller genaue Angaben zu den Erwärmungsraten in verschiedenen Tiefen in Muskulatur und Sehnen, zur ERA und BNR. Und wenn's nicht zu viel verlangt ist, bitte eine Methode, um im Alltag schnell und genau die Leistung meines Gerätes zu überprüfen. Danke!

Die Untersucher im Labor sind da etwas konsequenter. Meistens wird während 10 min mit 1 MHz oder 3 MHz beschallt mit Intensitäten von 0,1–1,5 W/cm^2 (Johns 2002). Das oft benutzte Argument, dass man nicht von der Petrischale auf Patienten schließen kann, ist nicht ganz richtig. Wenn der Stimulus stimmt, das heißt, wenn eine bestimmte Reizschwelle überschritten wird, reagiert eine Zelle – ob sie sich nun in einer Petrischale befindet oder im menschlichen Körper. Nachfolgend eine unvollständige Liste mit im Labor nachgewiesenen Effekten von Ultraschall:

- Ultraschall stimuliert bei Osteoblasten und Monozyten die Produktion von Interleukin-1β, Interleukin-8, Vascular Endothelial Growth Factor, Basic Fibroblast Growth Factor, Fibroblast Growth Factor und Kollagen (Doan et al. 1999; Reher et al. 1999).
- Ultraschall stimuliert das Wachstum von Fibroblasten und Osteoblasten (Harvey et al.

5.8 Behandlungstechnik, Dosierung

1975; Webster et al. 1980; Doan et al. 1999; Reher et al. 2002).
- Die Kavitation (ter Haar et al. 1982), gemeinsam mit dem damit zusammenhängenden Microstreaming, verbessert die Permeabilität, und dies ermöglicht das Einschleusen von Medikamenten (u. a. Mitragotri et al. 1995a, b; ter Haar 2007).
- Ultraschall stimuliert die Neubildung von Blutgefäßen (Young und Dyson 1990; Reher et al. 1999; Nazer et al. 2015).
- Pulsierender Ultraschall unterstützt bei Ratten, Hühnern, Zwergschweinen und Menschen die Wundheilung (Byl et al. 1992; Gan et al. 1995; Emsen 2007; Taradaj et al. 2008).
- Pulsierender 1 MHz und 3 MHz Ultraschall verursacht am gesunden Menschen eine arterielle Vasodilatation über die Stimulation des Arterienendothels (Cruz et al. 2016; Hauck et al. 2019).

In diesem Sinne ist Ultraschall nicht entzündungshemmend, sondern entzündungs- bzw. wachstumsstimulierend, und diese Eigenschaft ist besonders wertvoll bei der Behandlung von frischen Verletzungen und Wunden (ter Haar 1999; Ennis et al. 2016).

Nun stellt sich die Frage der Dosierung, eine Hühnersehne ist nun mal keine menschliche Achillessehne. Sehen wir uns mal einige Daten an:

- Emsen (2007) behandelte seine hauttransplantierten Ratten täglich „mindestens 5 min" mit pulsierendem Ultraschall (2 ms on, 8 ms off), 1 MHz und 3 MHz, 0,1 W/cm^2 und 0,18 W/cm^2, und hatte mit beiden Einstellungen Erfolg, das heißt, weniger Nekrosen als in der Kontrollgruppe. Mit der etwas höheren Dosierung erzielte er bessere Ergebnisse.
- Gan et al. (1995) tenotomierten und rekonstruierten bei Leghorns eine Flexor-digitorum-profundus-Sehne. Eine Gruppe Hühner wurde nicht beschallt, eine Gruppe erst ab den 7. postoperativen Tag, eine Gruppe ab den 42. postoperativen Tag. Es wurde direkt beschallt mit einem 0,5 cm^2 Kopf (sic), 3 MHz, 0,8 W/cm^2, 3 min, 25 % gepulst. Die beschallten Hühner zeigten eine regelmäßigere Narbenstruktur und weniger entzündliches Infiltrat, wobei die früh beschallte Gruppe die besseren Ergebnisse hatte. Die Zugfestigkeit war bei beiden beschallten Gruppen gleich und nicht weniger als bei den nicht beschallten Hühnern. Hühnersehnen sind in der Zusammenstellung übrigens vergleichbar mit menschlichen Sehnen (Turner et al. 1989).
- Taradaj et al. (2008) stellten in vivo eine beschleunigte Heilung von Beinulcera fest mit folgenden Behandlungsparametern: 0,5 W/cm^2, Puls 2 ms, Pause 8 ms, 1 MHz, subaqual, Distanz Kopf-Ulcus 2 cm. Ein 5 cm^2 Ulcus bekam 5 min Ultraschall, für jeden cm^2 wurde die Behandlungsdauer um 1 min verlängert. Ulcera größer als 20 cm^2 wurden in zwei Etappen behandelt. Es wurde täglich behandelt, 6-mal pro Woche, während 7 Wochen. Die Ergebnisse der Ultraschallgruppe waren besser als bei der nichtbeschallten Kontrollgruppe und vergleichbar mit eine Gruppe von Patienten, die operiert wurden. Operierte Patienten zu beschallen erwies sich als sinnlos.
- Young und Dyson (1990) fanden nach 5 Tagen mehr Blutgefäße in Hautschnitten bei Ratten, wenn diese behandelt waren mit Ultraschall, 5 min täglich, 0,75 MHz und 3,0 MHz, 0,1 W/cm^2. Nach 7 Tagen war der Unterschied zwischen behandelt und nichtbehandelt nicht mehr sichtbar.
- Byl et al. (1992) behandelten Ohrverletzungen bei Zwergschweinen mit 1 MHz Ultraschall, 2:8 gepulst, 10 min, 3 Tage 0,5 W/cm^2 und dann 2 Tage 1,5 W/cm^2. Trotz der Tatsache, dass durch den Verband hindurch beschallt wurde, waren die behandelten Ohren nach einer Woche zugfester als die nichtbehandelten, und es wurden bei den beschallten Wunden mehr degranulierte Mastzellen gezählt.
- Reher et al. (1999) arbeiteten mit Mäusen und fanden, dass 3 MHz US, 1:4 gepulst, 0,1 W/cm^2 die im Knochen anwesenden Osteo-

blasten stark stimulierten. Höhere Intensitäten, 0,75–2 W/cm², hemmten die Aktivität.
- Doan et al. (1999) benutzten ein therapieübliches Ultraschallgerät mit den Einstellungen 1 MHz, 2:8 gepulst und Intensitäten von 0,1, 0,4, 0,7 und 1,0 W/cm². Die höheren Intensitäten (0,7 und 1,0 W/cm²) zeigten die stärksten Zunahmen der DNA-Synthese. Reher et al. (1999) benutzten ebenfalls ein normales Ultraschallgerät und erzielten die beste Resultate mit 1 MHz und 0,1 und 0,4 W/cm², 2:8 gepulst (2 ms Schall, 8 ms Pause). Beide Untersuchergruppen haben ihre Geräte fortlaufend kalibriert.
- Cruz et al. (2016) und Hauck (2019) haben an Menschen untersucht, wie Ultraschall das Endothel einer Arterie beeinflusst. Ihre Parameter: herkömmliches Therapiegerät, kalibriert, ERA 5 cm², 0,4 W/cm², 5 min, kontinuierlich und 2:8 gepulst, 1 MHz, gemessen wurde der Durchmesser der A. brachialis nach der FMD-Methode am Oberarm. Sie stellten eine signifikante Dilatation der Arterie fest, die 20 min anhielt. Eine thermische Komponente wurde ausgeschlossen.

Bei Verletzungen laufen sehr komplexe Prozesse ab, deshalb ist es sinnvoll, so wenig wie möglich störend in diese Prozesse einzugreifen. Das bedeutet nicht, dass Therapie nicht indiziert wäre. Bei den Tierversuchen mussten gesunde, gut ernährte Tiere herhalten, man kann also davon ausgehen, dass die Wundheilungsprozesse bei diesen Tieren auch ohne „Therapie" optimal ablaufen würden. Trotzdem wurden mit Ultraschall bessere Ergebnisse erzielt als bei den nichtbehandelten Kontrolltieren. In diesem Sinne kann Ultraschall auch zur Optimierung dieser Prozesse bei Gesunden eingesetzt werden, wie es zum Beispiel in der Sportphysiotherapie üblich ist. Beim Vorhandensein einer Grunderkrankung, wobei der normale Heilungsverlauf sich verzögert, wie zum Beispiel bei Diabetes, ist therapeutisches Eingreifen klar indiziert. Dabei empfiehlt sich, so hoch wie nötig, aber so niedrig wie möglich zu dosieren. Auf jeden Fall scheint pulsierender Schall zur Stimulation der Wundheilung besser geeignet als Dauerschall, da die oben erwähnten Prozesse nicht temperaturabhängig sind. Außerdem vermeidet man damit eine potenziell schädigende Wirkung vom kontinuierlichen Ultraschall (Pan et al. 2005).

Es ist klar, dass wir zur Entwicklung von Behandlungsrichtlinien eine Standardisierung der Untersuchungsmethoden brauchen. Ganz allgemein ist dennoch ersichtlich, dass bei der Stimulation von an der Wundheilung beteiligten biologischen Prozessen eher niedrige Dosierungen wie 0,5–1 W/cm², 2:8 gepulst nach wenigen Minuten zu messbaren Resultaten führen. Die Frequenz scheint dabei irrelevant zu sein. Das ist logisch, da in den oben erwähnten Untersuchungen die Penetrationstiefe unwichtig war.

Ein weiteres Einsatzgebiet für pulsierenden Ultraschall ist das Einschleusen von Medikamenten, die Sonophorese.

5.9 Sonophorese

(Ultra-)Sonophorese, auch Phonophorese genannt, bezeichnet das Einschleusen von Medikamenten mit Ultraschall durch die intakte Haut. Dass die Methode funktioniert, ist unumstritten. Wie sie funktioniert, ist auch ziemlich klar: Kavitation im Stratum corneum führt zur Permeabilitätsverbesserung, und der Schalldruck „treibt" das Medikament durch die entstandenen „Kanäle" hindurch tiefer in das Gewebe hinein (Nyborg 1982; Meidan et al. 1995; Mitragotri et al. 1995a, b; Wolloch und Kost 2010). Cagnie et al. haben auf elegante Weise nachgewiesen, dass mit Sonophorese gut 10-mal so viel Ketoprofen in die Synovialmembran des Knies eingeschleust werden kann wie mit einer normalen topischen Applikation (Ballerini et al. 1986; Cagnie et al. 2003). Pulsierender Ultraschall war hierbei effektiver als die kontinuierliche Anwendung (1 MHz, 1,5 W/cm², ERA 5 cm², Areal 2 × ERA, 20 % gepulst, 5 cm Fastum®-Gel, 5 min). Andere Untersucher kamen zu ähnlichen Ergebnissen, mal beim Menschen (Ebrahimi et al. 2012), mal bei Ratten (Asano et al. 1997). Rosim und Mitarbeiter waren sehr originell und haben am Rücken von 14 Probanden 2 Areale von je 225 cm² (!) mit 1 MHz Ultraschall, 0,5 W/cm² Dauerschall beschallt und direkt danach pro Areal je 2,5 g eines handelsüblichen Diclofenac-Gels appliziert (Rosim et al. 2005). Vorher, 1, 2 und 3 h danach wurde Blut abgenommen und analysiert. Die gleiche Prozedur wurde einen Monat später mit denselben Probanden wiederholt, aber diesmal mit einem ausgeschalteten Gerät, also wie bei einer normalen topischen Gel-Anwendung. Ergebnis: 1 und 2 h nach der Vorbehandlung mit Ultraschall war die Diclofenac-Konzentration im Serum 2,4- bzw. 1,4-mal so hoch! Pulsierender Ultraschall scheint zur Sonophorese effektiver zu sein, obwohl unklar ist weshalb. Ebrahimi und Asano bevorzugen pulsierenden Ultraschall, weil er es ihnen erlaubt, mit höheren Intensitäten zu arbeiten, ohne eine wesentliche thermische Wirkung zu erzeugen, dafür haben sie mehr „Schalldruck". Laut den Autoren wäre die Erwärmung nicht nur unangenehm für den Patienten, sondern könnte auch das Medikament zerstören. Außerdem ist bekannt, dass die Permeabilitätsverbesserung frequenzabhängig ist (Meidan et al. 1995; Mitragotri et al. 1995a, b; ter Haar 2007; Wolloch und Kost 2010), wobei mit niedrigeren Frequenzen wie 20 kHz oft bessere Ergebnisse erzielt werden. Man kann darüber spekulieren, ob ein pulsierender 1 MHz Ultraschall ähnliche Eigenschaften besitzt wie der 20 kHz Ultraschall. Die Frequenz ist aber nicht der einzige Parameter im Spiel, auch die physikalisch-chemischen Eigenschaften des verwendeten Medikamentes spielen eine sehr wichtige Rolle bei der Sonophorese. Beetge et al. (2000) und Mitragotri et al. (1995a, b) erklären, wie vor allem die lipophilen und hydrophilen Eigenschaften eines Wirkstoffes eine wichtige Rolle spielen bei der Frage, ob ein Medikament erfolgreich eingeschleust werden kann oder nicht.

Von den in Tab. 5.6 aufgeführten Wirkstoffen liegen positive Ergebnisse aus klinischen Studien mit Menschen vor. Das bedeutet, dass die Verwendung dieser Substanzen sich positiv auf das untersuchte Krankheitsbild ausgewirkt hat im Vergleich zu einer Kontrollgruppe. Nicht aufgeführt sind Medikamente, von denen keine Wirkung nachgewiesen worden konnte, und Untersuchungen, von denen die Parameter nicht eruierbar waren. Wenn für ein bestimmtes Medikament die Ergebnisse verschiedener Untersuchungen vergleichbar waren, wurde die methodisch bessere Studie aufgelistet.

Es gibt eine Vielzahl von Untersuchungen zum Thema Sonophorese, leider sind die meisten

Tab. 5.6 Substanzen, von denen brauchbare Ergebnisse aus klinischen Untersuchungen vorliegen

Ketoprofen 2,5 %	CTS 1:4 Puls, 1 MHz, 1 W/cm^2, ERA 5 cm^2, 15 min. Besser als Placebo und nur Schiene (Yildiz et al. 2011) Arthrose/Arthritis Knie: 1 MHz, 1,5 W/cm^2, 8 min, ERA 5 cm^2, besser als Kontrollgruppe, aber gleiches Ergebnis wie UKW und Ultraschall ohne Medikament (Boyaci et al. 2013)
Diclofenac	Epicondylitis lateralis: 1 MHz, kontinuierlich, 2 W/cm^2, 7 min. Besser als Kontrollgruppe, fraglich besser als mit LLLT (Faisal et al. 2013) CTS: 3 MHz, kontinuierlich, 1,5 W/cm^2, ERA 5 cm^2, besser als Kontrollgruppe (Soyupek et al. 2012) Kniearthrose/-arthritis: 1 MHz, 1,5 W/cm^2 kontinuierlich oder 1:5 Puls, ERA 5 cm^2, Areal 2 × ERA, 5 min. Phono besser als Kontrollgruppe, puls/kontinuierlich gleiches Ergebnis (Deniz et al. 2009) Kniearthrose/-arthritis: ERA 4 cm^2, 1 MHz, 1 W/cm^2, 5 min, kontinuierlich. Besser als Ultraschall ohne Medikament (Akinbo et al. 2007)
Dexamethasone	Kniearthrose/-arthritis 1 MHz, kontinuierlich, 1 W/cm^2, 10 min. Besser als Ultraschall ohne Medikament (Said Ahmed et al. 2019) CTS ERA 5 cm^2, 1 W/cm^2, 1 MHz, 20 % puls, 5 min, besser als Ionto (Bakhtiary et al. 2013)
Betamethasone 0,1 %	CTS 1 MHz, 1 W/cm^2, kontinuierlich, 10 min. Besser als Kontrollgruppe (Gurcay et al. 2012)
Ibuprofen 5 %	Kniearthrose/-arthritis 1 MHz, 1 W/cm^2, 5 min, kontinuierlich. Gel besser als Creme besser als Kontrollgruppe (Benlidayi et al. 2018) Psoriasisarthritis Hand: 1 MHz, 1,5 W/cm^2, 5 min, kontinuierlich. Besser als topisch und Placebo US (Abd el Baky und Waked 2011)
Indomethacin 1 %	Kiefergelenk: 1 MHz, 0,8–1,5 W/cm^2, ERA 3,4 cm^2, 15 min, kontinuierlich. Besser als Placebo (Shin und Choi 1997)

unbrauchbar, weil die Behandlungsparameter nicht nachvollziehbar sind. Die in der Tabelle aufgeführten Studien sind bestimmt keine Highlights der Physiotherapie-relatierten Forschung, da auch an diesen Publikationen einiges auszusetzen ist, meistens sind die Fallzahlen klein und die technischen Angaben zu den Geräten unvollständig. Kein einziger Autor erwähnt zum Beispiel, ob das verwendete Gerät kalibriert wurde, und bei der Größe des Behandlungsareals muss man raten. Die aufgelisteten Publikationen mögen dem Leser trotzdem Anhaltspunkte für die Dosierung liefern.

Konsequenzen für den Einsatz der Sonophorese, Risiken und Nebenwirkungen
Bei der Sonophorese gibt es einiges zu beachten:
- Erstens, wie oben dargelegt, ist nicht jede Substanz zur Sonophorese geeignet. Die Erfahrung zeigt (Achtung: zweitniedrigste Evidenzstufe!), dass Kollegen manchmal interessante Substanzen zur Sonophorese benutzen. Dem Autor sehr gut in Erinnerung bleibt der Patient, bei dem ein Kollege eine Salbe verwendete, die ein bestimmtes Schlangengift (made in the USA) enthielt. Der Patient hatte dieses Mittel von einer Reise mitgebracht und wollte seinen Tennisellenbogen damit behandelt haben. Die lokale Reaktion war beeindruckend, trotz der Tatsache, dass Salben nur wenig Schall „durchlassen". Man sollte unbedingt beim Patienten vorab an einer unauffälligen Stelle einen Allergietest machen, außer der Patient hat das Mittel bereits (glaubwürdig) problemlos verwendet.
- Zweitens ist nicht jedes Mittel geeignet zur Ankopplung. Salben enthalten zu viele fettige Substanzen und absorbieren deshalb zu viel Schall, Gels sind zur Ankopplung besser geeignet. Selbstgebastelte Ankopplungsmittel mit Salben und Ultraschallgel funktionieren nicht oder sehr schlecht (Casarotto et al. 2004; Cage et al. 2013).
- Drittens sind Physiotherapeuten und ihr Material ein nicht zu unterschätzender Vektor bei der Verbreitung von nosokomialen Infektionen (Crowcroft et al. 1996; Schabrun und Chipchase 2006; Sprat et al. 2014). Am häufigsten betrifft es hier unspezifische Mikroorganismen im Ultraschallgel, aber leider auch findet sich darin manchmal auch Methicillin-resistenter Staphylococcus aureus (MRSA). In einer eigenen Untersuchung in einer großen Klinik stießen wir im Ultraschallgel auf Burkholderia cepacia, einen multiresistenten Mikroorganismus, den jeder von uns an den Schuhsohlen hat und der insbesondere bei Patienten mit Mukoviszidose zu sehr schlimmen Komplikationen führen kann. Es zeigte sich, dass im Zentrallabor der Klinik sämtliche Abteilungen, die Ultraschall benutzen (Orthopädie, Rheumatologie, Gynäkologie), aus einem großen Vorratskanister mit Ultraschallgel versorgt wurden, und eben dieser Kanister war kontaminiert. Es versteht sich, dass rasch auf die etwas kostenintensivere Anschaffung von kleinen Flaschen gewechselt wurde. Die Mär, dass Ultraschallköpfe für Therapie nicht mit 70 % Alkohol gereinigt werden dürfen, hält sich leider hartnäckig. Dies gilt aber nur für Schallköpfe, die zur Echografie benutzt werden. Diese haben vorne ein Gebilde, das durch Alkohol beschädigt werden kann. Für diese Köpfe gibt es deshalb spezielle Wipes.
- Viertens muss man sich beim Einsatz eines Entzündungshemmers das Therapieziel sehr gut überlegen. Die In-vitro-Studien zeigen klar, dass Ultraschall das Wachstum von an der Wundheilung beteiligten Zellen stimuliert, in diesem Sinne ist Ultraschall entzündungsfördernd. Li et al. haben 2007 an Ratten mit einer Stressfraktur die Wirkung von LIPUS (Low Intensity Pulsed Ultrasound) und Celecoxib (ein NSAR) untersucht. Ergebnis: LIPUS stimulierte die Knochenheilung, das Celecoxib hatte eine signifikant hemmende Wirkung auf die Aktivität der Osteoblasten. Wenn man also bei einem Patienten zum Beispiel mit einer frischen OSG-Distorsion Sono-

5.11 High Power Pain Threshold Ultrasound (HPPTUS)

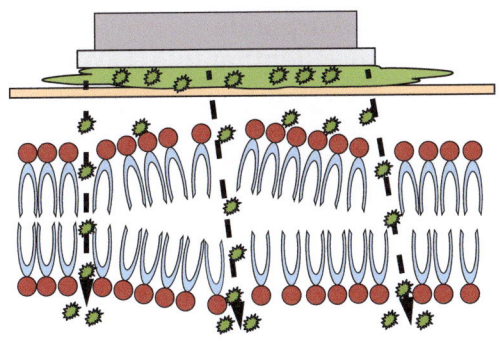

Abb. 5.11 Sonophorese. Die durch Kavitation verbesserte Permeabilität vereinfacht das Einschleusen von Wirkstoffen (grün) mit dem Schalldruck

phorese mit Diclofenac appliziert, tut man ihm bestimmt keinen Gefallen.

- Fünftens: Wir können Medikamente auf zwei Wegen einschleusen: mit Ultraschall und mit Strom. Dass Iontophorese funktioniert, ist bewiesen, mehr dazu im entsprechenden Abschn. 2.13. Die Iontophorese hat aber zwei entscheidende Nachteile: Erstens erreicht man damit keine tiefen Schichten (Panus et al. 1999), und zweitens besteht, auch wegen der sehr langen Behandlungsdauer, immer die Gefahr einer Elektrolyse der Haut, die hässliche Verätzung. Mit der Sonophorese erreicht man in kurzer Zeit tiefere Schichten ohne Verbrennungsgefahr. Übrigens zeigt die Studie von Rosim et al., dass es durchaus sinnvoll ist, nach der Sonophorese das verwendete Gel lokal einzumassieren, um so die verbesserte Permeabilität auszunutzen (Abb. 5.11).

5.10 Ultraschall und Wundheilung

Ultraschall wird seit Jahrzehnten bei der Behandlung von schlecht heilenden Wunden eingesetzt. Trotz einer Vielzahl von Publikationen zu diesem Thema gibt es keinen Konsens über das genaue Vorgehen und über die Effektivität. Ein wichtiger Grund dafür ist erstens die schlechte Qualität der Untersuchungen, wie zwei Cochrane-Reviews zeigen (Cullum und Liu 2017; Kavros und Coronado 2018). Die Autoren kommen zu dem Schluss, dass es zu wenig gute Studien gibt, um die Effektivität von Ultraschall bei der Behandlung von venösen und arteriellen Ulcera abschließend zu beurteilen. Erschwerend ist die Heterogenität der untersuchten Fälle. Ein Dekubitus bei einem querschnittgelähmten Patienten hat nun mal eine andere Ätiologie als ein Ulcus cruris mit einem venösen, arteriellen oder diabetischen Hintergrund oder gar eine Kombination von einer arteriellen Verschlusskrankheit mit einer diabetischen Neuropathie. Zweitens sind bei vielen Untersuchungen die Dosierung und die Ausführung unklar, die Behandlungszeiten werden häufig arbiträr bestimmt. Außerdem haben wir gesehen, wie die Leistung von Ultraschallgeräten im Alltag variieren kann. Aus den vielen Publikationen kann man dennoch die Parameter herausdestillieren, die am häufigsten zum Erfolg führen. Es wird in der Regel eher niedrig dosiert, Intensitäten von 0,5 W/cm^2 bis maximal 1 W/cm^2, 2:8 pulsierend sind üblich (2 ms on, 8 ms off). 1 MHz scheint effektiver zu sein als 3 MHz, und eine Behandlungsdauer von 1–3 min pro cm^2 wird als angemessen betrachtet. Es werden die Wunde selbst und die Wundränder behandelt. Es ist nicht notwendig, mit dem Ultraschallkopf durch die offene Wunde zu fahren. Poltawski und Watson haben 2007 untersucht, ob zur Wundbehandlung der Schall durch das Verbandmaterial hindurch appliziert werden kann, und haben festgestellt, dass es eine Vielzahl von Folienpflastern gibt, die den Schall hervorragend leiten. Die vollständige Liste findet sich in der Publikation, welche frei im Internet heruntergeladen werden kann (Poltawski und Watson 2007). Selbstverständlich muss darauf geachtet werden, dass sich unter dem Verbandmaterial keine Luftblasen befinden, da der Schall sonst vollständig reflektiert wird.

5.11 High Power Pain Threshold Ultrasound (HPPTUS)

Eine wohl eher spezielle Art, Ultraschall einzusetzen, ist der HPPT-Ultraschall. Die Methode wird bei der Behandlung von myofaszialen Triggerpunkten eingesetzt und wurde durch Travell und Simons im Teil 1 ihrer Triggerpunkt-Klassiker kurz beschrieben (Travell und Simons 1999, Vol. 1, S. 146). Die erste systematische klinische Untersuchung stammt aus dem Jahre 2004 (Majlesi und Ünalan 2004), es folgten Publikationen mit Erfolgsmeldungen von Bahadir et al. (2009) und Kim et al. (2014a, b). Es werden eine Intensität von 1,5 bis 2 W/cm^2 und eine Frequenz von 1 MHz benutzt. Der Schallkopf wird stationär auf dem Triggerpunkt gehalten, bis die Schmerztoleranzgrenze des Patienten erreicht wird. Nachdem 4–5 s unter Schmerzen ausgeharrt wurden, wird der Schallkopf während 15–30 s über ein größeres Areal bewegt, bis der Schmerz zurückgegangen ist. Dieser Vorgang wird danach noch 2-mal wiederholt. Majlesi und Ünalan erwähnen, dass die Methode eine große Konzentration erfordert und eine gute Kommunikation zwischen Patient und Therapeut voraussetzt. Kim et al. fanden eine bessere Wirkung mit HPPTUS als mit konventionellem Ultraschall (1 MHz, kontinuierlich, 1 W/cm^2, 5 min), interessanterweise nicht bei älteren Patienten (rund 70-jährig), wo die Anwendung die gleichen Ergebnisse zeigte wie herkömmlicher Ultraschall (1 MHz, 1 W/cm^2, kontinuierlich, 5 min) (Kim et al. 2014a, b). Bahadir et al. konnten mit EMG nachweisen, dass die sog. LTR (Local Twitch Response) nach dem HPPTUS abnahm. Die HPPTUS-Gruppe kombiniert mit aktiver Bewegungstherapie hatte bessere Ergebnisse als die Dry-Needling-Gruppe mit der gleichen Bewegungstherapie. Der Wirkungsmechanismus ist unklar. Eine thermische Komponente ist wegen der kurzen Dauer unwahrscheinlich, vielleicht gibt es eine kurze, aber heftige Permeabilitätsverbesserung, die sich auf den lokalen Stoffwechselzustand auswirkt. Eine Schmerzlinderung im Sinne der DNIC käme allerdings auch in Frage.

5.12 Extrakorporale Stoßwellentherapie (ESWT)

Die extrakorporale Stoßwellentherapie (ESWT) wird als eine spezielle Art Ultraschall betrachtet, wobei zum Teil dieselben Prozesse stimuliert werden. Es ist eine Anwendung, bei der mechanische Reize mit unterschiedlichen Frequenzen und unterschiedlicher Intensität auf das Gewebe übertragen werden und wobei unterschieden werden muss zwischen Stoßwellen und Druckwellen (Abb. 5.12). „Richtige" Ultraschallwellen sind mechanische Wellen, die während einer bestimmten Zeit mit gleichbleibender Intensität mit gleichgroßen positiven und negativen Druckphasen auf das Gewebe einwirken. Eine Stoßwelle hat eine sehr kurze Wellenlänge von etwa 1,5 mm (wie Ultraschall) und eine sehr rasch an Intensität zunehmende positive Druckphase (< 1 ns) und daraufolgend eine eher schwache negative „Auspendelphase" (Abb. 5.12). Eine Druckwelle hat eine deutlich längere Wellenlänge von 15 cm bis 1,5 m und eine etwas langsamer ansteigende Intensität (bis 5 µs), der Druck im Gewebe kann dabei zunehmen bis zu 1 MPa (10 Atm), und das Auspendeln im Gewebe dauert etwas länger. Die Wellenfront bei Stoßwellen, in der die Kompression stattfindet, ist ein Bereich, in dem im Gewebe plötzliche enorme Veränderungen von Spannung, Dichte und Temperatur auftreten, man erreicht Druckzunahmen bis 100 MPa, fast 1000 Atm! Stoßwellen werden entweder elektromagnetisch, elektrohydraulisch oder piezoelektrisch ausgelöst, hier wird nicht weiter auf die Technik eingegangen. Es ist wichtig zu unterscheiden zwischen den hochenergetischen fokussierten Stoßwellen (auch fESWT oder „hard shockwave" genannt) und den niederenergetischen radialen Druckwellen (oft RSWT, rESWT oder „soft shockwave" genannt).

Der Vollständigkeit halber sei noch erwähnt, dass anstelle von RSWT auch der Ausdruck Extrakorporale Puls-Aktivierungstherapie (EPAT)

5.12 Extrakorporale Stoßwellentherapie (ESWT)

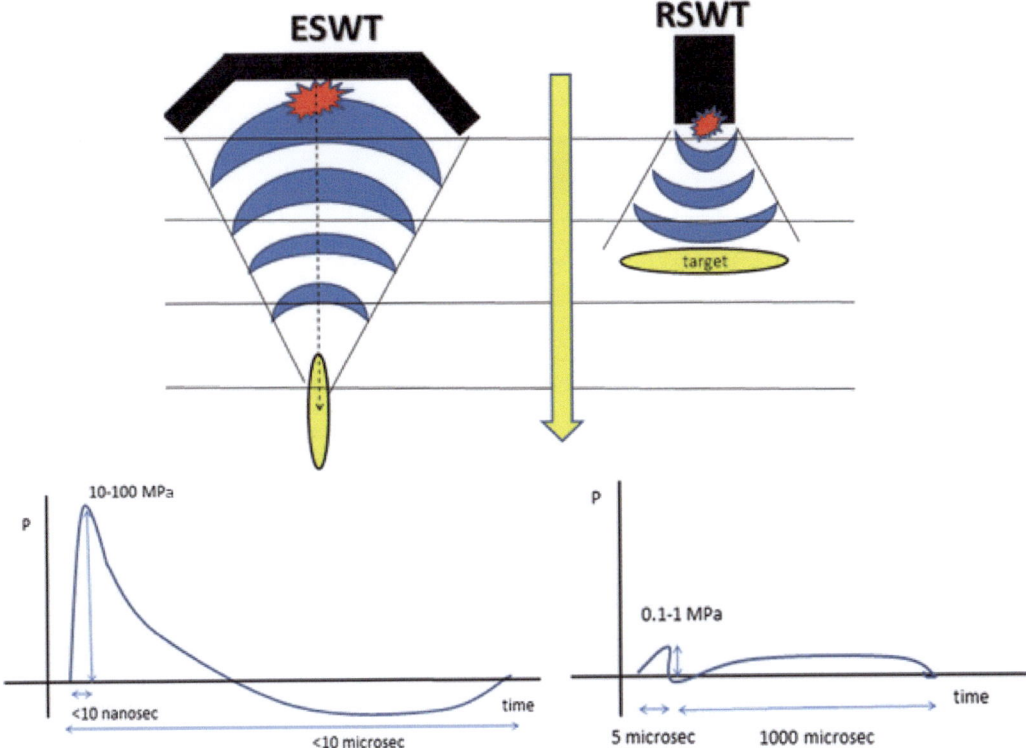

Abb. 5.12 Unterschiede zwischen extrakorporalen Stoßwellen (ESWT) und radialen Druckwellen (RSWT) und. Unten: Verlauf der Stoß- und Druckwelle MPa: Megapascal. Aus Notarnicola et al. 2012, mit freundlicher Genehmigung

benutzt wird. Die Abkürzung ist zum Glück auf Englisch die gleiche, das Verfahren ebenso. Der Unterschied zwischen ESWT und RSWT liegt darin, dass die fokussierten Wellen auf einen bestimmten Punkt konzentriert, also fokussiert werden. An diesem Punkt wird die meiste Energie abgegeben und mit dieser Technik kann man Tiefen bis 20 cm erreichen, im Gegensatz zu den maximal 3,5-4 cm beim radialen Druckwellengerät. Es sind vor allem die sich kugelförmig ausbreitenden Druckwellen der radialen Druckwellentherapie, die bei der Behandlung von Pathologien am Bewegungsapparat durch Therapeuten eingesetzt werden, deshalb wird im Nachfolgenden nur auf diese Methode eingegangen. Die Bezeichnung „radiale Stoßwellentherapie" ist übrigens falsch, es wäre korrekt, von Druckwellen zu reden, weil die Pulsdauer der Druckwellen deutlich länger ist. Die Bezeichnung hat sich aber leider eingebürgert, was die Interpretation von Studien oft sehr erschwert. Im Nachfolgenden wird die Bezeichnung „radiale Druckwellentherapie (rDWT)" verwendet. Radiale Druckwellen werden ballistisch erzeugt. Dazu wird in einem Rohr pneumatisch oder elektromagnetisch ein Projektil mit einer Geschwindigkeit von etwa 5–25 m/s in Richtung des Behandlungskopfes geschossen, und die Aufprallenergie wird auf das Gewebe übertragen. Vergleiche mit einem Luftgewehr sind gar nicht abwegig (Abb. 5.13).

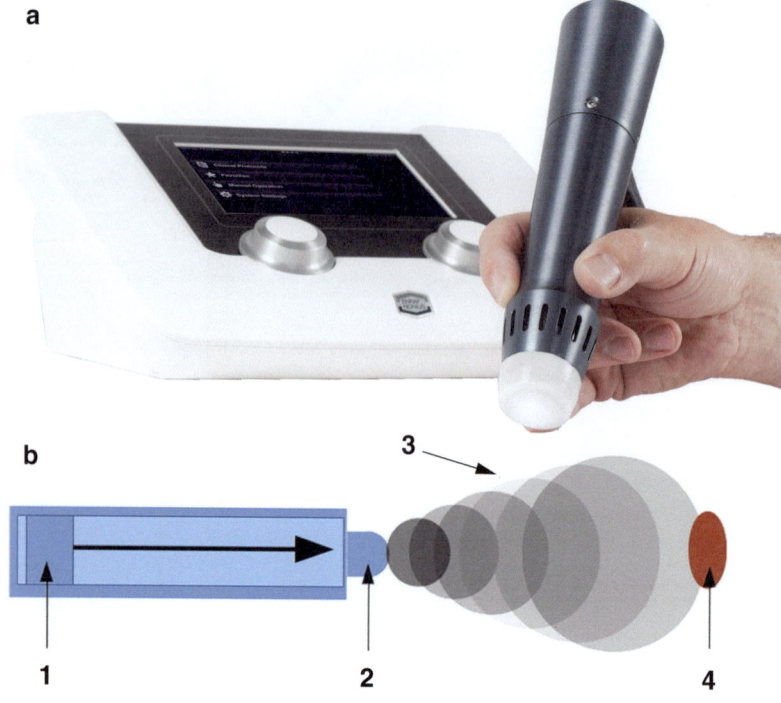

Abb. 5.13 a Druckwellengerät. © Enraf-Nonius B.V. Delft, Niederlande, mit freundlicher Genehmigung. **b** Prinzip eines Druckwellengeräts. 1: Projektil, 2: Applikator, 3: radiale Druckwelle, 4: Ziel

5.12.1 Dosierung der radialen Druckwellentherapie (rDWT)

Bei der Dosierung von Druckwellentherapie sind mehrere Parameter wichtig. Neben der Anzahl abgegebener Impulse und deren Energie und der Frequenz sind da die Anzahl der Behandlungen pro Woche, die Gesamtzahl der Sitzungen und die eventuelle Verwendung eines Lokalanästhetikums, bei der rDWT eher unüblich. Die Energie oder Energy Flux Density (EFD), auf Deutsch Energieflussdichte (zum Glück auch EFD), also die Energie pro Fläche, drückt man bei den „echten" fokussierten ESWT-Geräten in Millijoule pro mm^2 (mJ/mm^2) aus. Die abgegebene Energie wird bei der Luftdruckversion des rDWT-Gerätes in bar angegeben, bei der elektromagnetischen Version in mJ. Um uns Kliniker zu ärgern (der Autor kann keinen anderen Grund erkennen), werden in sehr vielen Publikationen die Begrifflichkeiten gerne durcheinander benutzt. Das ist beim Eruieren der verwendeten Dosierungen nicht hilfreich. Hier eine kleine Hilfestellung: Bei Verwendung eines 15 mm^2-Kopfes am rDWT-Gerät entspricht 1 bar 60 mJ, 2 bar 90 mJ, 3 bar 120 mJ, 4 bar 150 mJ und 5 bar 180 mJ. Die 3 bar entsprechen 0,12 mJ/mm^2 beim fESWT-Gerät und 5 bar entsprechen 0,38 mJ/mm^2 am fESWT-Apparat. Die Behandlung mit den hochenergetischen fokussierten Stoßwellen kann sehr schmerzhaft sein, deshalb wird gerne mal ein Lokalanästhetikum verabreicht. Dies erschwert aber die Behandlung, da man zur exakten Lokalisierung der Stöße oft auf die Aussagen des Patienten angewiesen ist. Außerdem hat man feststellen müssen, dass ein Lokalanästhetikum die Effektivität der Behandlung deutlich reduziert (Klonschinski et al. 2011). Die Erklärung scheint einleuchtend. Das Lokalanästhetikum blockiert die Leitung der nozizeptiven C-Fasern. Diese C-Fasern exprimieren, falls gereizt, Neuropeptide wie CGRP und Substanz P (SP), die eine Schlüsselrolle spielen bei der Wundheilung. Die Substanzen wirken auf Zellen ein wie Mastzellen, Immunzellen und Muskelzellen in der Gefäßwand und verursachen eine Entzündungsreaktion. Diese Reaktion nennt man neurogene Entzündung, weil sie neurogenen Ursprungs ist, sie kennzeichnet sich durch Rötung und Erwärmung (sekundär an der Vasodilatation),

Schwellung (sekundär an der Plasmaextravasation) und eine gesteigerte Empfindlichkeit (sekundär an Veränderungen in der Erregbarkeit von gewissen Nervenfasern): Rubor, Calor, Tumor und Dolor (Herbert und Holzer 2002a, b). Diese Neuropeptidfreisetzung dient der Gewebeerhaltung und -protektion. Substanz P stimuliert die Proliferation von Fibroblasten (in vitro), SP und CGRP haben eine fördernde Wirkung auf die Angiogenese und beschleunigen die Wundheilung. Weil die Reaktion neurogen erzeugt wird, tritt sie nicht oder weniger ausgeprägt auf, wenn die verantwortlichen Nervenfasern mittels einer Lokalanästhesie ausgeschaltet werden. Klonschinski et al. schlagen vor, bei sehr schmerzhaften Behandlungen den Patienten vorab herkömmliche Schmerzmittel zu verabreichen, da diese einen anderen Wirkungsmechanismus haben und die Wirkung der Stoßwellentherapie nicht stören. Reilly et al. raten allerdings von der Verwendung von NSAR ab, da diese Medikamentengruppe die für die Wirkung von fESWT und rDWT verantwortliche Entzündungsreaktion stören könnte (Reilly et al. 2018).

5.12.2 Wirkungsmechanismus von rDWT und fESWT

Was genau bei einer rDWT und fESWT passiert, ist nach wie vor unklar. Eins ist aber gesichert: Die Methode ist sehr risikoarm (Schmitz et al. 2015; Roerdink et al. 2017). Es werden verschiedene Wirkungsmechanismen diskutiert, aber es gibt unter den Wissenschaftlern dazu noch keinen Konsens. Tab. 5.7 gibt eine Übersicht (nach Reilly et al. 2018). Ein großes Problem ist, dass die Ätiologie von vielen Affektionen, die mit den beiden Verfahren therapiert werden, uns ebenso Rätsel aufgibt. Wenn man zum Beispiel erfolgreich eine Plantarfasziitis behandelt hat, aber nicht genau weiß, wie diese Fasziitis entstanden ist, wie soll man dann deren Genesung erklären?

Tab. 5.7 Übersicht möglicher Wirkungsmechanismen von Druckwellen- und Stoßwellentherapie (Liste aus Reilly et al. 2018)

Neovaskularisation am Sehnen-Knochen-Übergang	Wang et al. 2002
Zerstörung von Kalkablagerungen	Peters et al. 2004
Zunahme Kollagensynthese, Geweberemodelling	Bosch et al. 2007, Vetrano et al. 2011
Leukozyteninfiltration	Rompe et al. 1998
Tenozytenproliferation	Chen et al. 2004
Zunahme Glykosaminoglykane-Synthese, Proteinsynthese	Bosch et al. 2007
Zunahme IL-6, IL-8, MMP-2, MMP-9, Kollagensynthese	Waugh et al. 2015
Zunahme TGF-β1, IGF-1, Kollagensynthese	Wang et al. 2002, Chen et al. 2004
Mechanotransduktion, Zunahme Kollagensynthese	Bosch et al. 2007
Verstärkte Osteoprogenitorzell-Differenzierung	Wang et al. 2002
Stimulation C-Fasern mit Neuropeptid-Ausschüttung	Klonschinski et al. 2011
Nozizeptor-Hyperstimulation/Gate-Control-Theorie	Saggini et al. 2015a, b, Wess 2008, Vahdatpour et al. 2013, Zimmermann et al. 2009
Zunahme lokaler schmerzhemmender Substanzen	Saggini et al. 2015a, b, Wess 2008, Vahdatpour et al. 2013, Zimmermann et al. 2009
Beeinträchtigung Zellmembran-Rezeptorpotenzial	Wess 2008

IL = Interleukin; MMP = Matrix-Metalloproteinase; TGF-β1 = Transforming Growth Factor beta 1; IGF-1 = Insulin-like Growth Factor 1

Tab. 5.8 Pathologien, von denen in Reviews Beurteilungen zur Effektivität gemacht wurden

Pathologie	Dosierungsempfehlung rDWT	Autoren
Tendinopathie Patellasehne	Pulse > 2000 Energie > 2 bar Frequenz 6–1 Hz Sitzungen 2–5	Leal et al. 2015
Tendinitis calcarea Typ I und II (nach Gärtner & Simons) fESWT ist klar überlegen	Pulse 2500 Energie 500 × 1,5 bar, 2000 × 2,5 bar Frequenz 500 × 4,5 Hz, 2000 × 10 Hz Sitzungen 4, 1/Woche	Cacchio et al. 2011 Review von Huisstede et al. 2011
Schulter-Tendinitis ohne Kalkablagerung	Pulse 2200 Energie 1,7 bar Frequenz 5 Hz Sitzungen 7	Malliaropoulos et al. 2017 Review von Testa et al. 2020
Karpaltunnelsyndrom	Pulse 1000 und 5000 Energie 1,5 bar und 4 bar Frequenz 5, 6 und 15 Hz Sitzungen 1 und 3 (1/Woche)	Testa et al. 2020. Drei brauchbare Studien, aber sehr heterogen
Tendinopathie Achillessehne	Pulse 500+2500, 2000, 3000 Energie 1,5 bar, 2,5 bar, 3 bar Frequenz 8 Hz, 15 Hz Sitzungen 2 bis 5, 1/Woche	Stania et al. 2019, mehrere brauchbare Studien, aber sehr heterogen
Fasziitis plantaris	Keine brauchbaren Dosisangaben für rDWT	Review von Wang et al. 2019 belegt Effektivität, erwähnt aber keine brauchbaren Dosierungen
Triggerpunkte		Keine Reviews zu rDWT

5.12.3 Einsatz, Dosierung

Viele Autoren sehen den Einsatz von ESWT gerechtfertigt bei Patienten, die nicht auf die üblichen konservativen therapeutischen Maßnahmen ansprechen und wo nun eine Operation diskutiert wird. Da die Ergebnisse der beiden Methoden durchaus vergleichbar sind, favorisiert die aktuelle Literatur den Einsatz der kostengünstigeren und weniger aggressiven rDWT, wobei die fESWT bei der Behandlung von sog. Kalkschultern jedoch effektiver zu sein scheint, je nach Art der Kalkablagerung. Beide Methoden werden bei vielen Affektionen des Bewegungsapparates eingesetzt, allerdings mit gemischtem Erfolg (Reilly et al. 2018). Das bedeutet erstens, dass nicht alle Affektionen gleich gut auf die Therapie ansprechen, und zweitens, dass es in Patientengruppen mit der gleichen Affektion immer zu unterschiedlichen Ergebnissen kommt. Das optimale Behandlungsprotoll muss für jede Affektion und jeden Patienten neu bestimmt werden, wobei man zum Glück von brauchbaren Werten aus Studien ausgehen kann. In Tab. 5.8 sind Pathologien aufgelistet, von der in Reviews Beurteilungen zur Effektivität gemacht wurden. Es sei ausdrücklich erwähnt, dass es sich hier um Dosierungsangaben zur radialen Druckwellentherapie handelt. Es ist unklar, ob die Ergebnisse der fokussierten ESWT sich eins zu eins auf die der radialen Druckwellentherapie übertragen lassen. Da muss noch viel geforscht werden.

5.12.4 Allgemeines zur radialen Druckwellentherapie (rDWT)

Die Schallköpfe bei der rDWT sind unterschiedlich geformt. Die meistbenutzten Köpfe haben eine Fläche von etwa 1,5–2 cm^2 und sind entweder leicht konvex oder leicht konkav. Die Konkavität soll die Druckwelle etwas fokussieren.

Die Energie wird, wie oben erwähnt, bei den pneumatischen Geräten in bar angegeben. Wenn das Projektil nun mit dem gleichen Druck gegen einen Kopf mit 15 mm Durchmesser und einen mit 30 mm Durchmesser prallt, so wird die Aufprallenergie beim kleineren Kopf auf einer kleineren Fläche abgegeben und die Anwendung wird logischerweise lokal intensiver. Deshalb wäre es sinnvoll, die Energieabgabe immer in mJ/mm² anzugeben.

Die Gesamtenergie einer Behandlung wird berechnet, indem man die Pulsenergie mit der Anzahl an Pulsen multipliziert, zum Beispiel 0,05 mJ/mm² × 2000 = 100 mJ/mm².

Ein wichtiger Faktor bei der Behandlung ist die Pulsfrequenz. Erstens werden höhere Frequenzen von über 10 Hz von den meisten Patienten als angenehmer – oder sagen wir lieber: weniger unangenehm – beschrieben. Deshalb wird oft empfohlen, in der ersten Sitzung mit einer höheren Frequenz zu beginnen und dann während der Behandlung schrittweise herunterzugehen, bis man die gewünschte Frequenz erreicht hat. Die Frequenz hat außerdem einen Einfluss auf die Penetrationstiefe, wobei die höheren Frequenzen etwas weniger tief eindringen als die niedrigeren. Huber et al. (1999) konnten zeigen, dass Frequenzen über 5 Hz mehr Kavitationen verursachen als Frequenzen zwischen 0,5 und 5 Hz. Inwiefern sich das auf das Behandlungsergebnis auswirkt, ist unbekannt.

Schmitz und Mitarbeiter haben 2015 in einem Cochrane-Review nachfolgende Liste erstellt. Leider haben die Untersucher fESWT und rDWT in einen Topf geworfen (Schmitz et al. 2015):

- ESWT ist effektiv.
- ESWT ist sicher.
- Für bestimmte orthopädische Affektionen sind die RCTs ESWT betreffend die häufigsten RCTs in der PEDro Datenbank und/oder erreichen die höchsten Punktezahlen der untersuchten therapeutischen Anwendungen.
- Es gibt keinen Qualitätsunterschied zwischen den RCTs mit negativen und positiven Ergebnissen.
- Die Verabreichung eines Lokalanästhetikums beeinflusst das Resultat bei ESWT negativ.
- Zu niedrige Energie beeinflusst das Resultat bei ESWT negativ.
- Es gibt keinen wissenschaftlichen Beweis die Behandlungsergebnisse betreffend, der für die Verwendung von entweder rDWT oder fESWT spricht.
- Die Bezeichnung von radialer ESWT als „niedrigenergetische ESWT" und von fokussierter ESWT als „hochenergetische ESWT" ist falsch und sollte nicht verwendet werden.
- Es gibt keinen wissenschaftlichen Beweis dafür, dass eine bestimmte fESWT-Technologie einer anderen überlegen wäre.
- Es scheint, dass ein optimales Behandlungsprotokoll für ESWT aus Behandlungen mit 2000 Impulsen mit der höchstmöglichen Intensität besteht, die in drei Sitzungen mit jeweils einer Woche Abstand verabreicht werden.

5.13 Low Intensity Pulsed Ultrasound (LIPUS)

Frakturbehandlung gehört nicht gerade zum physiotherapeutischen Alltag, es wird aber trotzdem kurz auf das Verfahren eingegangen. Low Intensity Pulsed Ultrasound oder niederenergetisch gepulste Ultraschalltherapie (NEGU) ist eine Ultraschallanwendung zur Stimulation der Frakturheilung. LIPUS wird auch eingesetzt bei Affektionen, die traditionell mit „normalem" Ultraschall behandelt werden, da man im Labor die gleichen biologischen Effekte beobachtet hat. Die Frage, ob LIPUS effektiver ist als herkömmlicher Ultraschall, ist noch nicht beantwortet. Zur Frakturbehandlung werden meistens die nachfolgende Parameter verwendet: 1–1,5 MHz Trägerfrequenz, Pulsfrequenz 1 kHz, 0,1–0,3 W/cm² (SATA), Behandlungsdauer 20 min pro Tag. Im Labor kann man nachweisen, dass LIPUS die Cyclooygenase-2 stimuliert (Wadhwa et al. 2002; Reher et al. 2002), was die Prostaglandinproduktion anregt (Saini et al. 2011). Dies wiederum stimuliert die Expression von Genen wie c-fos und Aggrecan, welche die Knochenbildung unterstützen (Warden et al. 2001; Yang et al. 1996). Im Prinzip sind das Reaktionen, die bei normalem therapeutischem Ultraschall bereits nachgewiesen wurden. Reviews aus den Jahren 2007 (Leighton 2007), 2016 (Aleem und Bhandari 2016, Rutten et al. 2016), 2017 (Poolman et al. 2017, Schandelmeier et al. 2017) und 2019 (Arand 2019; Lou et al. 2018) fanden keinen Grund, LIPUS bei der Frakturbehandlung einzusetzen. Die Heilung wird zwar stimuliert, dies führt aber außer zu einem schöneren Röntgenbild nicht zu einer rascheren funktionellen Besserung. Leighton et al. und Arand sehen den Einsatz vor allem als Alternative bei schlecht heilenden Frakturen bei Hochrisikofällen, bei denen man eine Operation vermeiden möchte.

5.14 Zusammenfassung Ultraschall

- Ultraschall ist primär eine mechanische Anwendung. Die raschen Bewegungen im Gewebe verursachen Reibung und dies führt zu einer Temperaturzunahme im Gewebe, speziell an den Grenzschichten.
- Diese Erwärmung führt zu einer verbesserten Dehnbarkeit von Kollagengewebe (Narben, Sehnen, Bänder), wenn das Gewebe auf 40–45 °C erwärmt wird und diese erhöhte Temperatur während mindestens 5 min auf diesem Niveau bleibt.
- Zudem kommt es zu einer Durchblutungsverbesserung, einer Schmerzlinderung und einer Stimulation von Stoffwechselprozessen.
- Der mechanische Reiz kann kontinuierlich oder pulsierend angewendet werden. Das Pulsieren soll dem Kreislauf die Möglichkeit geben, einen Temperaturanstieg im Gewebe auszugleichen. Der thermische Effekt ist bei kontinuierlich verabreichtem Ultraschall ausgeprägter.
- Das Konzept der Halbwerttiefe muss in Frage gestellt werden.
- 3 MHz Schall erwärmt das Gewebe auf größeren Tiefen als bisher angenommen und ist dabei effizienter als 1 MHz Schall.
- Aufgrund der Druckveränderungen im Gewebe tritt eine stabile akustische Kavitation auf.
- Die Kavitation verursacht Wirbelströmungen in der interzellulären Flüssigkeit um die entstandenen Gasbläschen herum, welche mechanische Auswirkungen auf die umliegenden Zellen haben. Zellmembranen werden vorübergehend mechanisch destabilisiert und es kommt zu einer Permeabilitätsverbesserung.
- Bei höheren Dosierungen kommt es möglicherweise zu einer instabilen Kavitation mit potenziell gewebeschädigender Wirkung.

5.15 Indikationen und Kontraindikationen

- Indikationen sind Erkrankungen und Verletzungen am Bewegungs- und Stützapparat, entzündlich oder degenerativ, akut oder chronisch.
- Wegen der effektiven Erwärmung von dichtem Gewebe wie Narben, Ligamenten, Gelenkkapseln und Sehnen sind Probleme an diesen Strukturen am ehesten indiziert.
- Das Behandlungsareal sollte nicht größer sein als die zwei- bis dreifache ERA des Schallkopfes, und die zu behandelnde Struktur sollte nicht tiefer als etwa 5 cm liegen.

Zu den allermeisten Kontraindikationen gibt es keine Studien, welche die Risiken belegen, und die wenigen, die es gibt, wurden an Nagern durchgeführt. Es gilt also, den gesunden Menschenverstand zu benutzen. Kontraindikationen sind demnach:

- Die Benutzung eines Gerätes, das nicht regelmäßig überprüft wird.
- Die Benutzung eines Schallkopfes, der Beschädigungen ausweist, wie Kratzer oder Dellen.
- Alle Erkrankungen, bei denen lokale Wärme kontraindiziert ist, wie akute Infektionen, Thrombophlebitiden, Phlebothrombosen, schwere fortgeschrittene Durchblutungsstörungen.
- Tumore sind eine absolute Kontraindikation für eine lokale Behandlung (Maxwell 1995; Sicard-Rosenbaum et al. 1995).
- Selbstverständlich sollten Patienten mit unklaren Pathologien nicht behandelt werden,

ebenso wie Patienten mit einer gestörten Wärmesensibilität.
- Das Vorhandensein von kognitiven Störungen ist eine relative Kontraindikation. Hierzu gehören auch Patienten, die meinen, mehr sei besser, und keine Schmerzen melden.
- Ebenso kontraindiziert ist die lokale Ultraschallbehandlung über Testikeln, Ovarien, gravidem Uterus und dem Auge. Was auch immer man da behandeln möchte.
- Über die Beschallung über aktive Epiphysenfugen ist man sich nicht einig. Lyon et al. fanden, dass Ultraschall an Hasenknien, 1 MHz, 2,2 W/cm^2, pulsierend, ERA 2 cm^2, 20 min statisch, täglich während 6 Wochen nicht ganz unerwartet zu Verbrennungen der Haut und deutlichen Veränderungen am Knochen und an den Epiphysenfugen führte (Lyon et al. 2003). Die beschallte laterale Seite war höher als die mediale Seite. Die Autoren beschreiben die Dosierung als hoch und „nicht therapeutisch". Ogurtan et al. (2002) beschallten Hasenvorderläufe mit 0,2 und 0,5 W/cm^2, ERA 5 cm^2, 1 MHz, Puls 2:8, 5 min während 10, 15 und 20 Tagen. Die Untersucher fanden keinen signifikanten Unterschied zwischen der behandelten und der nichtbehandelten Seite und kommen zum Schluss, dass Ultraschall mit den in der Studie benutzten Parametern nicht schädlich ist für Wachstumsfugen. Sie vergaßen dabei zu erwähnen, dass diese Empfehlung sich auf die Behandlung von Hasen bezieht.

Epiphysenfugen, Meinung des Autors
Interessant ist, dass niedrigdosierter pulsierender Ultraschall in vitro nachweislich das Wachstum von Zellen wie Fibroblasten und Osteoblasten stimuliert, siehe auch LIPUS. Ok, eine schlechtheilende Diaphyse ist keine normalwachsende Epiphyse, möglicherweise reagieren die Zellen anders. Die Beweislage ist aber sehr dünn und der Autor rät deshalb vom Einsatz von Ultraschall, pulsierend und kontinuierlich, bei aktiven Epiphysenfugen ab, solange noch keine eindeutige Entwarnung vorliegt.

- Keine absolute Kontraindikation ist das Vorhandensein von (tiefen) Metallimplantaten und Endoprothesen im Behandlungsgebiet, da diese den Schall vollständig reflektieren (Brunner et al. 1958; Skoubo-Kristensen und Sommer 1982; Arnold 1983; Kocaoğlu et al. 2011; Andrades et al. 2014). Das Metall reflektiert den Schall zu nahezu 100 %. Außerdem werden in der Orthopädie praktisch nur konvexe Metallteile verwendet, sodass der Schall in alle Richtungen zerstreut wird. Die Empfehlung, über dem Metall die Intensität zu reduzieren, ist unbegründet und außerdem unpraktisch. Falls der Patient zum Beispiel bei einer oberflächlich liegenden Platte am Radius jedes Mal ein unangenehmes Gefühl meldet, dann weicht man dieser Stelle einfach aus.

Die International Society for Medical Shockwave Treatment erwähnt in ihrem „Consensus Statement" aus dem Jahre 2016 folgende Kontraindikationen für radiale Druckwellen:

- Maligne Tumoren im Behandlungsareal
- Fötus im Behandlungsareal

Der Autor meint, dass man ohne Weiteres die oben erwähnten Kontraindikationen hinzufügen darf.

5.16 Vorsichtsmaßnahmen

Zwei Dinge sollte man bei der Anwendung von Ultraschall besonders beachten, und zwar die obligatorische regelmäßige Eichung des Geräts und die Hygiene.

Dass die Geräte geeicht werden müssen, wurde bereits erwähnt. Wir sind dazu gesetzlich verpflichtet. Es gibt zu diesem Zweck sehr gute und teure Geräte. So teuer, dass normalerweise nur die Hersteller und die staatlich anerkannten Eichstellen über ein solches Gerät verfügen. Auf Anfrage bei der offiziellen Eichinstanz in der Schweiz – dem Eidgenössischen Institut für Metrologie in Bern –, was denn die Eichung eines Schallkopfes kosten würde, bekam der

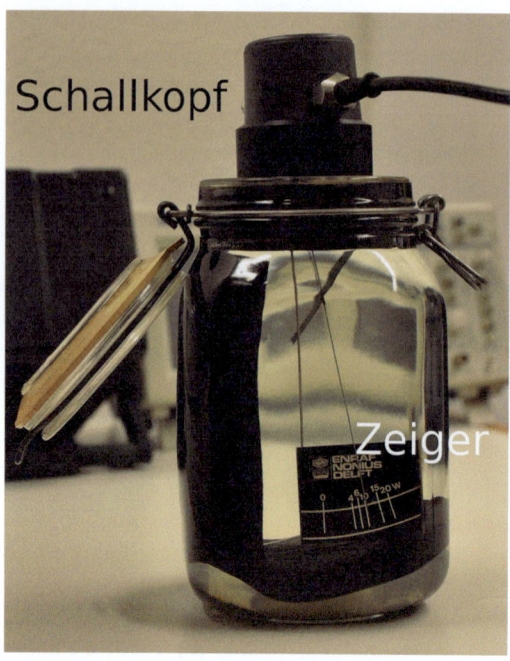

Abb. 5.14 Ultraschall-Waage

Autor die Antwort, dass es sinnvoller sei, im Falle eines heruntergefallenen Schallkopfes einfach den Kopf zu ersetzen. Das sei billiger. Es gibt aber sehr einfache sog. Ultraschall-Waagen (Abb. 5.14), die den Schalldruck messen. Dazu wird der Schallkopf oben auf eine wassergefüllte Weckflasche positioniert. In der Flasche befindet sich ein Konstrukt mit einer dünnen Metallplatte und Hebeln. Der Ultraschall trifft auf die Platte, und Letztere setzt die Hebel in Bewegung. Dies führt dazu, dass ein Zeiger auf einer Skala die Schallenergie anzeigt. Die Methode ist geeignet, um rasch und kostengünstig grob zu überprüfen, ob überhaupt Schall aus den Kopf herauskommt. Mehr aber auch nicht. Wie das Schallbündel aussieht, ob die Schallenergie einigermaßen gleichmäßig verteilt ist, ob vielleicht die Hälfte des Elements keinen Schall produziert, weiß man nicht. Falls also ein Schallkopf heruntergefallen ist, sollte man sich und seinen Patienten den Gefallen tun und den Schallkopf ersetzen. Man will ja nicht als Betrüger dastehen.

Die Hygiene ist ein leidiges Thema. Physiotherapeuten in Krankenhäuser sind außerordentlich mobil und damit bestätigte Vektoren für die Verbreitung von nosokomialen Infektionen (Crowcroft et al. 1996). Hier spielen sehr viele Faktoren mit, einer davon ist der Umgang mit Elektrotherapiegeräten (Lambert et al. 2000; Schabrun et al. 2006; Schabrun und Chipchase 2006). Nicht selten stehen diese Geräte an einer bequemen Stelle, an der jeder (inklusive Patienten) vorbeiläuft, man möchte ja nicht jedes Mal die Strecke zum Geräteraum zurücklegen. Außerdem sind die Geräte selten zugedeckt, jeder kann dran herumfummeln (und dann steckt auch noch der Schlüssel im Laser-Gerät). Die Mär, dass man Schallköpfe nicht mit Alkohol reinigen soll, hält sich hartnäckig. Das. Stimmt. Nicht. Das gilt nur für Schallköpfe für die Sonographie. Diese haben nämlich vorne eine Art Filter, der wirklich nicht mit Alkohol gereinigt werden darf. Dafür gibt es spezielle Wipes. Ältere Köpfe sind besonders heikel (Abb. 5.15a). Da kann sich im Rand an der Vorderseite so einiges ansammeln (Abb. 5.16). Moderne Schallköpfe sind zum Glück anders konstruiert (Abb. 5.15b). Die Kultur im Bild stammt übrigens aus einer kleinen „Praxisflasche" mit Ultraschallgel, die bequemerweise aus einem großen Behälter in der Klinikapotheke nachgefüllt wurde. Überall in der Klinik, wo dieses Gel benutzt wurde, hat man aus demselben kontaminierten Container gezapft: in der Orthopädie, in der Rheumatologie, in der Gynäkologie … Es versteht sich, dass man sofort nach diesem Ergebnis umgestiegen ist auf einzelne kleine Gelflaschen. Etwas teurer, aber weniger teuer als eine nosokomiale Infektion im Krankenhaus, die kostet rasch mal 3000 € (Pittet et al. 2000). Das Problem mit dem Ultraschallgel ist leider ziemlich verbreitet (Oleszkowicz et al. 2012). Es lohnt sich wirklich, im Rahmen eines Qualitäts- bzw. Risikomanagements regelmäßig Kontrollen durchzuführen.

5.17 Ein paar Zahlen

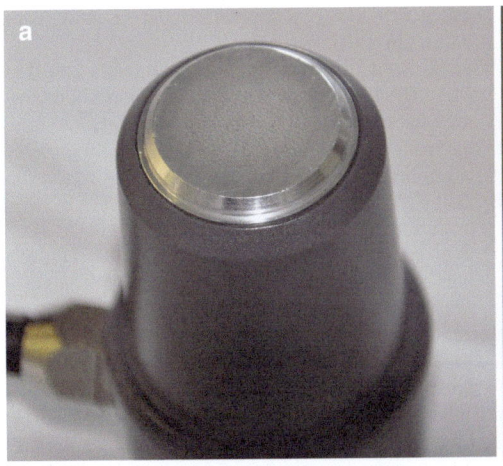
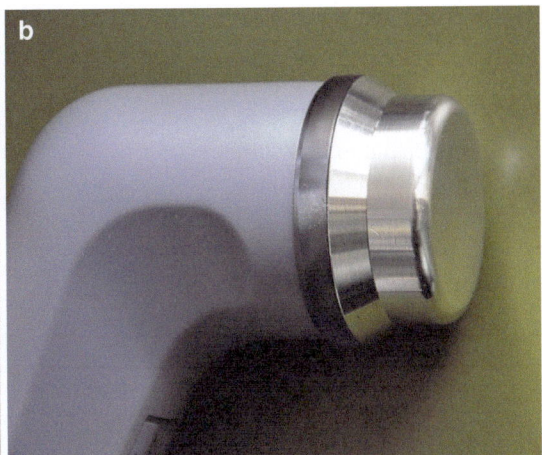

Abb. 5.15 a Älterer Schallkopf, man beachte den Rand, ganz schön schwer zu reinigen. b Neueres Modell Schallkopf, einfache Reinigung mit 70 %igem Alkohol

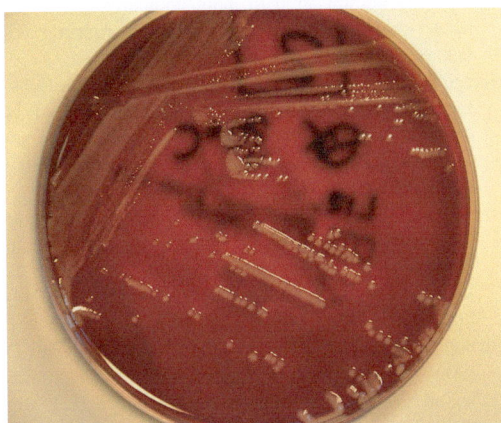

Abb. 5.16 Burkholderia cepacia. Schon mal gezeigt, aber immer wieder beeindruckend

5.17 Ein paar Zahlen

Schallimpedanz Z_F für einige Medien, Einheit: Ns/m^3

1. Luft: 413
2. Wasser (bei 10 °C): 1.440.000
3. Stahl: 45.000.000

Übersicht über die Reflexion an einigen Grenzflächen

1. Aluminium-Luft: 100 %
2. Aluminium-Kontaktmedium: 60 %
3. Schallkopf-Kontaktmedium: 0%
4. Kontaktmedium-Haut: 0,1 %
5. Haut-Fettgewebe: 0,9 %
6. Fettgewebe-Muskel: 0,8 %
7. Muskel-Knochen: 34,5 %

Absorptionskoeffizient in vitro bei 1 MHz und 3 MHz

1. Knochen: 3,22 bzw. 0 mm
2. Haut: 0,62 bzw. 1,86
3. Knorpel: 1,16 bzw. 3,48
4. Sehne: 1,12 bzw. 3,36
5. Muskel (Schall senkrecht zum Gewebe): 0,76 bzw. 2,28
6. Muskel (Schall parallel zum Gewebe): 0,28 bzw. 0,84
7. Fett: 0,14 bzw. 0,42
8. Nerv: 0,2 bzw. 0,6

Theoretische Halbwerttiefe (HWT = D 1/2) für verschiedene Medien bei 1 MHz und 3 MHz

1. Knochen: 2,1 mm bzw. 0 mm
2. Haut: 11,1 mm bzw. 4 mm
3. Knorpel: 6 mm bzw. 2 mm
4. Sehne: 6,2 mm bzw. 2 mm
5. Muskel (Schall senkrecht): 9 mm bzw. 3 mm
6. Muskel (Schall parallel): 24,6 mm bzw. 8 mm
7. Fett: 50 mm bzw. 16,5 mm
8. Wasser: 11.500 mm bzw. 3.833 mm

Theoretische Penetrationstiefe für verschiedene Medien bei 1 MHz und 3 MHz

1. Knochen: 7 mm bzw. 0 mm
2. Haut: 37 mm bzw. 12 mm
3. Knorpel: 20 mm bzw. 7 mm
4. Sehne: 21 mm bzw. 7 mm
5. Muskel (Schall senkrecht): 30 mm bzw. 10 mm
6. Muskel (Schall parallel): 82 mm bzw. 27 mm
7. Fett: 165 mm bzw. 55 mm
8. Wasser: 38.330 mm bzw. 12.770 mm

Literatur

Abd El Baky A, Waked IS (2011) Non-steroidal anti-inflammatory phonophoresis versus topical application in improvement of hand grip strength in psoriatic arthritic patients. J Am Sci 7(6):110–114

Abramson DI, Kahn A, Tuck S Jr, Turman GA, Rejal H, Fleischer C (1958) Relationship between a range of tissue temperature and local oxygen uptake in the human forearm. I. Changes observed under resting conditions. J Clin Invest 37:1031–1038

Adair HS, Levine D (2019) Effects of 1-MHz ultrasound on epaxial muscle temperature in horses. Front Vet Sci 6(6):177

Akinbo SR, Aiyejusunle CB, Akinyemi OA, Adesegun SA, Danesi MA (2007) Comparison of the therapeutic efficacy of phonophoresis and iontophoresis using dexamethasone sodium phosphate in the management of patients with knee osteoarthritis. Niger Postgrad Med J 14(3):190–194

Aleem IS, Bhandari M (2016) Cochrane in CORR: ultrasound and shockwave therapy for acute fractures in adults (review). Clin Orthop Relat Res 474:1553–1559

Alvarez-Román R, Merino G, Kalia YN, Naik A, Guy RH (2003) Skin permeability enhancement by low frequency sonophoresis: lipid extraction and transport pathways. J Pharm Sci 92(6):1138–1146

Andrades AO, Mazzanti A, Beckmann DV, Aiello G, Chaves RO, Santos RP (2014) Heating produced by therapeutic ultrasound in the presence of a metal plate in the femur of canine cadavers. Arq Bras Med Vet Zootec 66(5):1343–1350

Arand M (2019) Physikalische Verfahren mit Einfluss auf die Knochenheilung. Unfallchirurg 12:526–533

Arnold W (1983) Temperatureffekte an chirurgischen Metallimplantaten unter Elektrotherapie – Ultraschall. Z Physiother 35:253–258

Asano J, Suisha F, Takada M, Kawasaki N, Miyazaki S (1997) Effect of pulsed ultrasound on the transdermal absorption of indomethacin from an ointment in rats. Biol Pharm Bull 20(3):288–291

Ashton DF, Draper DO, Myrer JW (1998) Temperature rise in human muscle during ultrasound treatments using flex-all as a coupling agent. J Athl Train 33(2):136–140

Askin A, Savas S, Koyuncuoglu HR, Baloglu HH, Inci MF (2014) Low dose high frequency ultrasound therapy for stellate ganglion blockade in complex regional pain syndrome type I: a randomised placebo-controlled trial. Int J Exp Med 7(12):5603–5611

Bahadir C, Majlesi J, Unalan H (2009) The effect of high-power pain threshold ultrasound therapy on the electrical activity of trigger points and local twitch response on electromyography: a preliminary study. J Musculoskelet Pain 17(2):162–172

Baker RJ, Bell GW (1991) The effect of therapeutic modalities on blood flow in the human calf. J Orthop Sports Phys Ther 13(1):23–27

Bakhtiary AH, Fatemi E, Emami M, Malek M (2013) Phonophoresis of dexamethasone sodium phosphate may manage pain and symptoms of patients with carpal tunnel syndrome. Clin J Pain 29:348–353

Ballerini R, Casini A, Chinol M, Mannucci C, Giaccai L, Salvi M (1986) Study on the absorption of ketoprofen topically administered in man: comparison between tissue and plasma levels. Int J Pharmacol Res 6(1):69–72

Beetge E, du Plessis J, Müller DG, Goosen C, van Rensburg FJ (2000) The influence of the physicochemical characteristics and pharmacokinetic properties of selected NSAID's on their transdermal absorption. Int J Pharm 193(2):261–264

Benlidayi IC, Gokcen N, Basaran S (2018) Comparative short-term effectiveness of Ibuprofen gel and cream phonophoresis in patients with knee osteoarthritis. Rheumatol Int. https://doi.org/10.1007/s00296-018-4099-9

Bishop S, Draper DO, Knight KL, Feland JB, Eggett D (2004) Human tissue-temperature rise during ultrasound treatments with the Aquaflex gel pad. J Athl Train 39(2):126–131

Bosch G, Lin YL, van Schie HT, van De Lest CH, Barneveld A, van Weeren PR (2007) Effect of extracorporeal shock wave therapy on the biochemical composition and metabolic activity of tenocytes in normal tendinous structures in ponies. Equine Vet J 39(3):226–231

Boyaci A, Tutoglu A, Boyaci N, Aridici R, Koca I (2013) Comparison of the efficacy of ketoprofen phonophoresis, ultrasound, and short-wave diathermy in knee osteoarthritis. Rheumatol Int 33(11):2811–8013

Brunner GD, Lehmann JF, McMillan JA, Lane KE, Bell JW (1958) Can ultrasound be used in the presence of surgical metal implants: an experimental approach. Phys Ther Rev 38(12):823–824

Burr PO, Demchak TJ, Cordova ML, Ingersoll CD, Stone MB (2004) Effects of altering intensity during 1-MHz ultrasound treatment on increasing triceps surae temperature. J Sport Rehabil 13(4):275–286

Byl NN, McKenzie AL, West JM, Whitney JD, Hunt TK, Scheuenstuhl HA (1992) Low-dose ultrasound effects on wound healing: a controlled study with Yucatan pigs. Arch Phys Med Rehabil 73:656–664

Cacchio A, Rompe JD, Furia JP, Susi P, Santilli V, De Paulis F (2011) Shockwave therapy for the treatment of chronic proximal hamstring tendinopathy in professional athletes. Am J Sports Med 39(1):146–153

Cage SA, Rupp KA, Castel JC, Saliba EN, Hertel J, Saliba SA (2013) Relative acoustic transmission of topical preparations used with therapeutic ultrasound. Arch Phys Med Rehabil 94:2126–2130

Cagnie B, Vinck E, Rimbaut S, Vanderstraeten G (2003) Phonophoresis versus topical application of Ketoprofen: comparison between tissue and plasma levels. Phys Ther 83(8):707–712

Cameron MH, Monroe LG (1992) Relative transmission of ultrasound by media customarily used for phonophoresis. Phys Ther 72(2):142–148

Casarotto RA, Adamowski JC, Fallopa F, Bacanelli F (2004) Coupling agents in therapeutic ultrasound: acoustic and thermal behaviour. Arch Phys Med Rehabil 85:162165

Chan AK, Myrer JW, Measom GJ, Draper DO (1998) Temperature changes in human patellar tendon in response to therapeutic ultrasound. J Athl Train 3(2):130–135

Chen YJ, Wang CJ, Yang KD, Kuo YR, Huang HC, Huang YT, Sun YC, Wang FS (2004) Extracorporeal shock waves promote healing of collagenase-induced Achilles tendinitis and increase TGF-beta1 and IGF-I expression. J Orthop Res 22(4):854–861

Crowcroft N, Maguire H, Fleming M, Peacock J, Thomas J (1996) Methicillin-resistant Staphylococcus aureus: investigation of a hospital outbreak using a case-control study. J Hosp Infect 34(4):301–309

Cruz JM, Hauck M, Cardoso Pereira AP, Borges Moraes M, Noronha Martins C, da Silva PF, Della Mea Plentz R, Peres W, Vargas da Silva AM, Signori LU (2016) Effects of different ultrasound waveforms on endothelial function in healthy volunteers: a randomized clinical trial. Ultrasound Med Biol 42(2):471–480

Cullum N, Liu Z (2017) Therapeutic ultrasound for venous leg ulcers. Cochrane Database Syst Rev 5(5):CD001180

Curie J, Curie P (1880) Développement par compression de l'électricité polaire dans les cristaux hémièdres à faces inclinées. Bull Soc minér Fr 3(4):90–93

Dalecki D (2004) Mechanical bioeffects of ultrasound. Annu Rev Biomed Eng 6:229–248

Demmink JH, Helders PJM, Hobæk H, Enwemeka C (2003) The variation of heating depth with therapeutic ultrasound frequency in physiotherapy. Ultrasound Med Biol 29(1):113–118

Deniz S, Topuz O, Atalay NS, Sarsan A, Yildiz N, Findikoglu G, Karaca O, Ardic F (2009) Comparison of the effectiveness of pulsed and continuous diclofenac phonophoresis in treatment of knee osteoarthritis. J Phys Sci 21:331–336

Doan N, Reher P, Meghji S, Harris M (1999) In vitro effects of therapeutic ultrasound on cell proliferation, protein synthesis and cytokine production by human fibroblasts, osteoblasts and monocytes. J Oral Maxillofac Surg 57:409–419

Draper DO (2010) Ultrasound and joint mobilizations for achieving normal wrist range of motion after injury or surgery: a case series. J Athl Train 45(5):486–491

Draper DO (2014) Facts and misfits in ultrasound therapy: steps to improve your treatment results. Eur J Phys Rehabil Med 50:209–216

Draper DO, Ricard MD (1995) Rate of temperature decay in human muscle following 3 MHz ultrasound: the stretching window revealed. J Athl Train 30(4):304–307

Draper DO, Sunderland S (1993) Examination of the law of Grotthus-Draper: does ultrasound penetrate subcutaneous fat in humans? J Athl Train 28(3):246, 248–250

Draper DO, Sunderland S, Kirkendall DT, Ricard M (1993) A comparison of temperature rise in human calf muscles following applications of underwater and topical gel ultrasound. J Orthop Sports Phys Ther 17(5):247–251

Draper DO, Castel JC, Castel D (1995) Rate of temperature increase in human muscle during 1 MHz and 3 MHz continuous ultrasound. J Orthop Sports Phys Ther 22(4):142–150

Draper DO, Harris ST, Schulthies S, Durrant E, Knight KL, Ricard M (1998a) Hot-pack and 1 MHz ultrasound treatments have an additive effect on muscle temperature increase. J Athl Train 33(1):21–24

Draper DO, Anderson C, Schulthies S, Ricard MD (1998b) Immediate and residual changes in dorsiflexion range of motion using an ultrasound heat and stretch routine. J Athl Train 33(2):141–144

Draper DO, Mahaffey C, Kaiser D, Eggett D, Jarmin J (2010) Thermal ultrasound decreases tissue stiffness of trigger points in upper trapezius muscles. Physiother Theor Pract 26(3):167–172

Dular M, Požar T, Zevnik J, Petkovšek R (2019) High speed observation of damage created by a collapse of a single cavitation bubble. Wear 418–419:13–23

Dyson M, Luke DA (1986) Induction of mast cell degranulation in skin by ultrasound. IEEE Trans Ultrason Ferroelectr Freq Control 33(2):194–201

Ebrahimi S, Abbasnia K, Motealleh A, Kooroshfard N, Kamali F, Ghaffarinezhad F (2012) Effect of lidocaine phonophoresis on sensory blockade: pulsed or continuous mode of therapeutic ultrasound? Physiotherapy 98:57–63

Elder SA (1959) Cavitation microstreaming. J Acoust Soc Am 31(1):54–64

Emsen IM (2007) The effect of ultrasound on flap survival: an experimental study in rats. Burns 33:369–371

Ennis WJ, Lee C, Gellada K, Corbiere TF, Koh TJ (2016) Advanced technologies to improve wound healing: electrical stimulation, vibration therapy, and ultrasound-what is the evidence? Plast Reconstr Surg 138(3 Suppl):94S–104S

Everbach EC, Francis CW (2000) Cavitational mechanisms in ultrasound-accelerated thrombolysis at 1 MHz. Ultrasound Med Biol 26(7):1153–1160

Faisal Mohamed CK, Sumila M, Mathias L, Ajith S (2013) Comparative study on the effect of low-level laser therapy versus phonophoresis in the management of lateral epicondylitis. NUJHS 3(1):35–44

Francis C, Onundarson PT, Carstensen EL, Blinc A, Meltzer RS, Schwarz K, Marder VJ (1992) Enhancement of fibrinolysis in vitro by ultrasound. J Clin Invest 90(5):2063–2068

Franson J, Draper DO, Rigby JH, Johnson AW, Mitchell UH (2014) Tissues at a 3-cm depth vigorously heat using 3-MHz ultrasound. Athl Train Sports Health Care 6(6):267–272

Frenkel V, Kimmel E, Iger Y (1999) Ultrasound-induced cavitation damage to external epithelia of fish skin. Ultrasound Med Biol 25(8):1295–1303

Frye JL, Johns LD, Tom JA, Ingersoll CD (2007) Blisters on the anterior shin in 3 research subjects after a 1-MHz, 1,5 W/cm^2, continuous ultrasound treatment: a case series. J Athl Train 42(3):425–430

Fyfe MC, Chahl LA (1984) Mastcell degranulation and increased vascular permeability induced by „therapeutic" ultrasound in the rat ankle joint. Br Exp Path 65:671–676

Gallo JA, Draper DO, Thein Brody L, Fellingham GW (2004) A comparison of human muscle temperature increases during 3-MHz continuous and pulsed ultrasound with equivalent temporal average intensities. J Orthop Sports Phys Ther 34:395–401

Gan BS, Huys S, Sherebrin MH, Scilley CG (1995) The effects of ultrasound treatment on flexor tendon healing in the chicken limb. J Hand Surg (Br) 20:809–814

Gange KN, Kjellerson MC, Berdan CJ (2018) The Dynatron Solaris® ultrasound machine: slower heating than textbook recommendations at 3 MHz, 1.0 W/cm^2. J Sport Rehabil 27(1):22–29

Gann N (2003) Relationship between applied pressure and temperature change in a simulated model during therapeutic ultrasound. Physiotherapy 89(12):708–713

Garrett CL, Draper DO, Knight KL (2000) Heat distribution in the lower leg from pulsed short-wave diathermy and ultrasound treatments. J Athl Train 35(1):50–55

Grey K (2003) Distribution of treatment time in physiotherapeutic application of ultrasound. Physiotherapy 89(12):696–707

Gurcay E, Unlu E, Gurhan Gurcay A, Tuncay R, Cakci A (2012) Assessment of phonophoresis and iontophoresis in the treatment of carpal tunnel syndrome: a randomized controlled trial. Rheumatol Int 32:717–722

ter Haar G (1999) Therapeutic ultrasound. Eur J Ultrasound 9(1):3–9

ter Haar G (2007) Therapeutic applications of ultrasound. Prog Biophys Mol Biol 93(1–3):111–129

ter Haar G, Daniels S, Eastaugh KC, Hill CR (1982) Ultrasonically induced cavitation in vivo. Br J Cancer Suppl 5:151–155

Halle JS, Scoville CR, Greathouse DG (1981) Ultrasound's effect on the conduction latency of the superficial radial nerve in man. Phys Ther 61(3):345–350

Hardy M, Woodall W (1998) Therapeutic effects of heat, cold, and stretch on connective tissue. J Hand Ther 11(2):148–156

Harvey W, Dyson M, Pond JB, Grahame R (1975) The stimulation of protein synthesis in human fibroblasts by therapeutic ultrasound. Rheumatol Rehabil 14:237

Hauck M, Noronha Martins C, Borges Moraes M, Aikawa P, da Silva PF, Della Mea Plentz R, Teixeira da Costa S, Vargas da Silva AM, Signori LU (2019) Comparison of the effects of 1 MHz and 3 MHz therapeutic ultrasound on endothelium-dependent vasodilation of humans: a randomised clinical trial. Physiotherapy 105(1):120–125

Hayes BT, Merrick MA, Sandrey MA, Cordova ML (2004) Three-MHz ultrasound heats deeper into the tissues than originally theorized. J Athl Train 39(3):230–234

Herbert MK, Holzer P (2002a) Die neurogene Entzündung I. Grundlegende Mechanismen. Anaesth Intensivmed Notfallmed Schmerzther 37:314–325

Herbert MK, Holzer P (2002b) Die neurogene Entzündung II. Pathophysiologie und klinische Implikationen. Anaesth Intensivmed Notfallmed Schmerzther 37:386–394

Huang JJ, Shi YQ, Li RL, Hu A, Zhou HS, Cheng Q, Xu Z, Yang ZM, Hao CN, Duan JL (2014) Angiogenesis effect of therapeutic ultrasound on ischemic hind limb in mice. Am J Transl Res 6(6):703–713

Huber P, Debus J, Jöchle K, Simiantonakis I, Jenne J, Rastert R, Spoo J, Lorenz WJ, Wannenmacher M (1999) Control of cavitation activity by different shockwave pulsing regimes. Phys Med Biol 44(6):1427–1437

Huisstede BM, Gebremariam L, van der Sande R, Hay EM, Koes BW (2011) Evidence for effectiveness of Extracorporal Shock-Wave Therapy (ESWT) to treat calcific and non-calcific rotator cuff tendinosis – a systematic review. Man Ther 16(5):419–433

Hynynen K, Shimm D, Anhalt D, Stea B, Sykes H, Cassady JR, Roemer RB (1990) Temperature distributions during clinical scanned, focused ultrasound hyperthermia treatments. Int J Hyperth 6(5):891–908

Johns LD (2002) Nonthermal effects of therapeutic ultrasound: the frequency resonance hypothesis. J Athl Train 37(3):293–299

Johns LD, Straub SJ, Howard SM (2007a) Analysis of effective radiating area, power, intensity, and field characteristics of ultrasound transducers. Arch Phys Med Rehabil 88:124–129

Johns LD, Straub SJ, Howard SM (2007b) Variability in effective radiating area and output power of new ultrasound transducers at 3 MHz. J Athl Train 42(1):22–28

Joshi A, Raje J (2002) Sonicated transdermal drug transport. J Control Release 83(1):13–22

Kavros SJ, Coronado R (2018) Diagnostic and therapeutic ultrasound on venous and arterial ulcers: a focused review. Adv Skin Wound Care 31(2):55–65

van Kerkhof PH (2011) Ultraschall systematisch anwenden und dosieren – geht das? Auf einer Literaturrecherche basierender Vorschlag einer Dosierungsmatrix für therapeutischen kontinuierlichen Ultraschall. Physioscience 7(3):112–119

Kim Y, Kim J, Kwak K, Yoon BC (2014a) A preliminary study on the effect of high-power pain threshold ultrasound to desensitize latent trigger points: a double-blinded randomized study. J Musculoskelet Pain 22(2):175–181

Kim Y, Yang HR, Lee JW, Yoon BC (2014b) Effects of the high-power pain threshold ultrasound technique in the elderly with latent myofascial trigger points: a double-blind randomized study. J Back Musculoskelet Rehabil 7:17–23

Klonschinski T, Ament SJ, Schlereth T, Rompe JD, Birklein F (2011) Application of local anesthesia inhibits effects of low-energy extracorporeal shock wave treatment (ESWT) on nociceptors. Pain Med 12(10):1532–1537

Kocaoğlu B, Çabukoglu C, Özeras N, Seyhan M, Karahan M, Yalcin S (2011) The effect of therapeutic ultrasound on metallic implants: a study in rats. Arch Phys Med Rehabil 92:1858–1862

Kolb J, Nyborg WL (1956) Small-scale acoustic streaming in liquids. J Acoustic Soc Am 28(6):1237–1242

Kramer JF (1985) Effect of therapeutic ultrasound intensity on subcutaneous tissue temperature and ulnar nerve conduction velocity. Am J Phys Med 64(1):1–9

Kramer JF (1987) Sensory and Motor Nerve Conduction Velocities Following Therapeutic Ultrasound. Aus J Phys 33(4):235–243

Krasinski D, Thrasher AB, Miller MG, Holcomb WR (2013) Effects of transducer mass on intramuscular temperature during ultrasound treatments. J Sport Rehabil Nov 22(4):296–300

Lambert I, Tebbs SE, Hill D, Moss HA, Davies AJ, Elliott TS (2000) Interferential therapy machines as possible vehicles for cross-infection. J Hosp Infect 44(1):59–64

Leal C, Ramon S, Furia J, Fernandez A, Romero L, Hernandez-Sierra L (2015) Current concepts of shockwave therapy in chronic patellar tendinopathy. Int J Surg 24(Pt B):160–164

Lehmann J (1990) Therapeutic heat and cold, 4. Aufl. Williams & Wilkins, Baltimore, ISBN 0-683-04908-9

Lehmann JF, Masock AJ, Warren CG, Koblanski JN (1970) Effect of therapeutic temperatures on tendon extensibility. Arch Phys Med Rehabil 51(8):481–487

Leighton TG (2007) What is ultrasound? Prog Biophys Mol Biol 93(1–3):3–83

Levine D, Millis DL, Mynatt T (2001) Effects of 3.3-MHz ultrasound on caudal thigh muscle temperature in dogs. Vet Surg 30:170–174

Li J, Waugh LJ, Hui SL, Burr DB, Warden SJ (2007) Low-intensity pulsed ultrasound and nonsteroidal anti-inflammatory drugs have opposing effects during stress fracture repair. J Orthop Res 25:1559–1567

Lima LS, Oliveira DP, Costa-Junior JFS, Pinto PA, Omena TP, Costa RM, von Krüger MA, Pereira WCA (2017) Evaluation of gloves as a water bag coupling agent for therapeutic ultrasound. Res Biomed Eng 33(1):42–49

Lippmann G (1881) Principe de la conservation de l'électricité, ou second principe de la théorie des phénomènes électriques. J Phys Theor Appl 10(1):381–394

Lou S, Lv H, Li Z, Tang P, Wang Y (2018) Effect of low-intensity pulsed ultrasound on distraction osteogenesis: a systematic review and meta-analysis of randomized controlled trials. J Orthop Surg Res 12:205–215

Lyon R, Liu XC, Meier J (2003) The effects of therapeutic vs. high-intensity ultrasound on the rabbit growth plate. J Orthop Res 21:865–871

Majlesi J, Ünalan H (2004) High-power pain threshold ultrasound technique in the treatment of active myofascial trigger points: a randomized, double-blind, case-control study. Arch Phys Med Rehabil 85:833–836

Malliaropoulos N, Thompson D, Meke M, Pyne D, Alaseirlis D, Atkinson H, Korakakis V, Lohrer H (2017) Individualised radial extracorporeal shock wave therapy (rESWT) for symptomatic calcific shoulder tendinopathy: a retrospective clinical study. BMC Musculoskelet Disord 18:513–520

Mardiman S, Wessel J, Fisher B (1995) The effect of ultrasound on the mechanical pain threshold of healthy subjects. Physiotherapy 81(12):718–723

Maxwell L (1995) Therapeutic ultrasound and tumour metastasis. Physiotherapy 81:272–275

Meidan VM, Walmsley AD, Irwin WJ (1995) Phonophoresis – is it a reality? Int J Pharm 118:129–149

Mense S (1978) Effects of temperature on the discharges of muscle spindles and tendon organs. Pflugers Arch 374:15–166

Merino G, Kalia YN, Delgado-Charro MB, Potts RO, Guy RH (2003) Frequency and thermal effects on the enhancement of transdermal transport by sonophoresis. J Control Release 88(1):85–94

Merrick MA, Mihalyov MR, Roethemeier JL, Cordova ML, Ingersoll CD (2002) A comparison of intramuscular temperatures during ultrasound treatments with coupling gel or gel pads. J Orthop Sports Phys Ther 32:216–220

Miller MG, Longoria JR, Cheatham CC, Baker RJ, Michael TJ (2008) Intramuscular temperature differences between the mid-point and peripheral effective radiating area with ultrasound. J Sports Sci Med 7:286–291

Mitragotri S, Edwards DA, Blankschtein D, Langer R (1995a) A mechanistical study of ultrasonically enhanced transdermal drug delivery. J Pharm Sci 84(6):697–706

Mitragotri S, Blankschtein D, Langer R (1995b) Ultrasound-mediated transdermal protein delivery. Science 269(5225):850–853

Montgomery L, Elliott SB, Adair HS (2013) Muscle and tendon heating rate with therapeutic ultrasound in horses. Vet Surg 42:243–249

Moraska AF, Hickner RC, Kohrt WM, Brewer A (2013) Changes in blood flow and cellular metabolism at a myofascial trigger point with trigger point release (ischemic compression): a proof-of-principle pilot study. Arch Phys Med Rehabil 94(1):196–200

Mortimer AJ, Dyson M (1988) The effect of therapeutic ultrasound on calcium uptake in fibroblasts. Ultrasound Med Biol 14(6):499–506

Myrer JW, Measom GJ, Fellingham GW (2001) Intramuscular temperature rises with topical analgesics used as coupling agents during therapeutic ultrasound. J Athl Train 36(1):20–25

Nazer B, Ghahghaie F, Kashima R, Khoklova T, Perez C, Crum L, Matula T, Hata A (2015) Therapeutic ultrasound promotes reperfusion and angiogenesis in a rat model of peripheral arterial disease. Circ J 79:2042–2049

Notarnicola A, Tamma R, Moretti L, Fiore A, Vicenti G, Zallone A, Moretti B (2012) Effects of radial shock waves therapy on osteoblasts activities. Musculoskelet Surg 96(3):183–189

Nyborg WL (1982) Ultrasonic microstreaming and related phenomena. Br J Cancer Suppl 5:156–160

O'Brien W Jr (2007) Ultrasound-biophysics mechanisms. Prog Biophys Mol Biol 93(1–3):212–255

Ogurtan Z, Celik I, Izci C, Boydak M, Alkan F, Yilmaz K (2002) Effect of experimental therapeutic ultrasound on the distal antebrachial growth plates in one-month-old rabbits. Vet J 164:280–287

Oleszkowicz SC, Chittick P, Russo V, Keller P, Sims M, Band J (2012) Infections associated with use of ultrasound transmission gel: proposed guidelines to minimize risk. Infect Control Hosp Epidemiol 33(12):1235–1237

Oshikoya CA, Shultz SJ, Mistry D, Perrin DH, Arnold BL, Gansneder BM (2000) Effect of coupling medium temperature on rate of intramuscular temperature rise using continuous ultrasound. J Athl Train 35(4):417–421

Pan H, Zhou Y, Izadnegahdar O, Cui J, Deng CX (2005) Study of sonoporation dynamics affected by ultrasound duty cycle. Ultrasound Med Biol 31(6):849–856

Panus PC, Ferslew KE, Tober-Meyer B, Kao RL (1999) Ketoprofen tissue permeation in swine following cathodic iontophoresis. Phys Ther 79(1):40–49

Peters J, Luboldt W, Schwarz W, Jacobi V, Herzog C, Vogl TJ (2004) Extracorporeal shock wave therapy in calcific tendinitis of the shoulder. Skeletal Radiol 33(12):712–718

Pittet D, Hugonnet S, Harbarth S, Mourouga P, Sauvan V, Touveneau S, Perneger TV (2000) Effectiveness of a hospital-wide programme to improve compliance with hand hygiene. Infection control programme. Lancet 356(9238):1307–1312

Polak A, Franek A, Taradaj J (2014) High-voltage pulsed current electrical stimulation in wound treatment. Adv Wound Care (New Rochelle) 3(2):104–117

Polat BE, Hart D, Langer R, Blankschtein D (2011) Ultrasound-mediated transdermal drug delivery: mechanisms, scope, and emerging trends. J Control Release 152(3):330–348

Poltawski L, Watson T (2007) Transmission of therapeutic ultrasound by wound dressings. Wounds 19(1):1–12

Poolman RW, Agoritsas T, Siuemieniuk RAC, Harris IA, Schipper IB, Mollon B, Smith M, Albin A, Nador S, Sasges W, Schandelmeier S, Lytvyn L, Kuijpers T, van Beers LWAH, Verhofstad MHJ, Vandvik PO (2017) Low intensity pulsed ultrasound (LIPUS) for bone healing: a clinical practice guideline. BMJ 356:j576

Pye SD, Milford C (1994) The performance of ultrasound physiotherapy machines in Lothian Region, Scotland 1994. Ultrasound Med Biol 20(4):347–359

Quan KM, Shiran M, Watmough DJ (1989) Applicators for generating ultrasound-induced hyperthermia in neoplastic tumours and for use in ultrasound physiotherapy. Phys Med Biol 34(11):1719–1731

Qureshi F, Larrabee Z, Roth C, Hananel A, Eames M, Moore D, Snell J, Kassell N, Aubry J-F (2015) Thermochromic phantom for therapeutic ultrasound daily quality assurance. J Therapeutic Ultrasound 3(suppl 1):72–73

Reher P, Doan N, Bradnock B, Meghji S, Harris M (1999) Effect of ultrasound on the production of IL-8, basic FGF and VEGF. Cytokine 11:416–423

Reher P, Harris M, Whiteman M, Hai HK, Meghji S (2002) Ultrasound stimulates nitric oxide and prostaglandin E2 production by human osteoblasts. Bone 31:236–241

Reilly JM, Bluman E, Tenforde AS (2018) Effect of shockwave treatment for management of upper and lower extremity musculoskeletal conditions: a narrative review. PM&R 10(12):1385–1403

Rich KT, Hoerig CL, Rao MB, Mast TD (2014) Relations between acoustic cavitation and skin resistance during intermediate- and high-frequency sonophoresis. J Control Release 194:266–277

Robertson VJ, Ward AR (1995a) Subaqueous ultrasound: the depth efficiency of heating of 1 MHz and 45 kHz ultrasound machines compared. Arch Phys Med Rehabil 76:569–575

Robertson VJ, Ward AR (1995b) Subaqueous ultrasound: 45 kHz and 1 MHz machines compared. Arch Phys Med Rehabil 76(6):569–575

Roerdink RL, Dietvorst M, van der Zwaard B, van der Worp H, Zwerver J (2017) Complications of extracorporeal shockwave therapy in plantar fasciitis: systematic review. Int J Surg 46:133–145

Roman N (2017) Physiotherapy devices able to generate ethical dilemmas. MATEC Web Conf IManE E 112:1–7

Rompe JD, Kirkpatrick CJ, Küllmer K, Schwitalle M, Krischek O (1998) Dose-related effects of shock waves on rabbit tendo Achillis. A sonographic and histological study. J Bone Joint Surg (Br) 80(3):546–552

Rose S, Draper DO, Schulthies SS, Durrant E (1996) The stretching window part two: rate of thermal decay in deep muscle following 1-MHz ultrasound. J Athl Train 31(2):139–143

Rosim GC, Barbieri CH, Lanças FM, Mazzer N (2005) Diclofenac phonophoresis in human volunteers. Ultrasound Med Biol 31(3):337–343

Royer BC, de Fátima AC, da Silva CF, Walker Zancanaro G, Nakayama GK, Bertolini GRF (2018) Comparison of combined therapy with ultrasound-associated interferential current in healthy subjects. Br J Pain 1(1):51–54

Rutten S, van den Bekerom MPJ, Sierevelt IN, Nolte PA (2016) Enhancement of bone-healing by low-intensity pulsed ultrasound. A systematic review. JBJS Rev 4(3):e6

Saggini R, Di Stefano A, Saggini A, Bellomo RG (2015a) Clinical application of shock wave therapy in musculoskeletal disorders: part I. J Biol Regul Homeost Agents 29(3):533–545

Saggini R, Di Stefano A, Saggini A, Bellomo RG (2015b) Clinical application of shock wave therapy in musculoskeletal disorders: part II related to myofascial and nerve apparatus. J Biol Regul Homeost Agents 29(4):771–785

Said Ahmed MA, Saweeres ES, Abdelkader NA, Abdelmajeed SF, Fares AR (2019) Improved pain and function in knee osteoarthritis with dexamethasone phonophoresis: a randomized controlled trial. Indian J Orthop 53:700–707

Saini V, Yadav S, McCormick S (2011) Low-intensity pulsed ultrasound modulates shear stress induced PGHS-2 expression and PGE2 synthesis in MLO-Y4 osteocyte-like cells. Ann Biomed Eng 39:378–393

Sakharov DV, Hekkenberg RT, Rijken DC (2000) Acceleration of fibrinolysis by high-frequency ultrasound: the combination of acoustic streaming and temperature rise. Thromb Res 100:333–340

Sangtong K, Chupinijrobkob C, Putthakumnerd W, Kuptniratsaikul V (2019) Does adding transcutaneous electrical nerve stimulation to therapeutic ultrasound affect pain or function in people with osteoarthritis of the knee? A randomized controlled trial. Clin Rehab 33(7):1197–1205

Schabrun S, Chipchase L (2006) Healthcare equipment as a source of nosocomial infection: a systematic review. J Hosp Infect 63:239–245

Schabrun S, Chipchase L, Rickard H (2006 Jun) Are therapeutic ultrasound units a potential vector for nosocomial infection? Physiother Res Int 11(2):61–71

Schandelmeier S, Kaushal A, Lytvyn L, Heels-Ansdell D, Siemieniuk RAC, Agoritsas T, Guyat GH, Vandvik PO, Couban R, Mollon B, Busse JW (2017) Low intensity pulsed ultrasound for bone healing: systematic review of randomized controlled trials. BMJ 356:j656

Schmidt RF, Lang F, Heckmann M (2011) Physiologie des Menschen, mit Pathophysiologie. Springer, Berlin/Heidelberg, Print ISBN 978-3-642-01650-9

Schmitz C, Császár NBM, Milz S, Schieker M, Maffulli N, Rompe JD, Furia JP (2015) Efficacy and safety of extracorporeal shock wave therapy for orthopedic conditions: a systematic review on studies listed in the PEDro database. Br Med Bull 116:115–138

Shin SM, Choi JK (1997) Effect of indomethacin phonophoresis on the relief of temporomandibular joint pain. Cranio 15(4):345–348

Sicard-Rosenbaum L, Lord D, Danoff JV, Thom AK, Eckhaus MA (1995) Effects of continuous therapeutic ultrasound on growth and metastasis of subcutaneous murine tumors. Phys Ther 75:3–13

Simons DG, Travell JG (1999) Myofascial pain and dysfunction. The trigger point manual. Volume 1: upper half of body, 2. Lippincott Williams & Wilkins, Baltimore, ISBN 0-683-08363-5

Skoubo-Kristensen E, Sommer J (1982) Ultrasound influence on internal fixation with a rigid plate in dogs. Arch Phys Med Rehabil 63(8):371–373

Smith NB (2007) Perspectives on transdermal ultrasound mediated drug delivery. Int J Nanomedicine 2(4):585–594

Soyupek F, Kutluhan S, Uslusoy G, Ilgun E, Eris S, Askin A (2012) The efficacy of phonophoresis on electrophysiological studies of the patients with carpal tunnel syndrome. Rheumatol Int 32:3235–3242

Sprat HG, Levine D, Tillman L (2014) Physical therapy clinic therapeutic ultrasound equipment as a source for bacterial contamination. Physiother Theory Pract 30(7):507–511

Stania M, Juras G, Chmielewska D, Polak A, Kucio C, Król P (2019) Extracorporeal shock wave therapy for Achilles tendinopathy. Bio Med Res Int 26:3086910

Steiss JE, Adams CC (1999) Effect of coat on rate of temperature increase in muscle during ultrasound treatment of dogs. Am J Vet Res 60(1):76–80

Stewart HF, Harris GR, Herman BA, Robinson RA, Haran ME, McRall GR, Carless G, Rees D (1974) Survey of use and performance of ultrasonic therapy equipment in Pinellas County, Florida. Phys Ther 54(7):707–715

Straub SJ, Johns LD, Howard SM (2008) Variability in effective radiating area at 1 MHz affects ultrasound treatment intensity. Phys Ther 88:50–57

Sundaram J, Mellein BR, Mitragotri S (2003) An experimental and theoretical analysis of ultrasound-induced permeabilization of cell membranes. Biophys J 84(5):3087–3010

Taradaj J, Franek A, Brzezinska-Wcislo L, Cierpka L, Dolibog P, Chmielewska D, Blaszczak E, Kusz D (2008) The use of therapeutic ultrasound in venous leg ulcers: a randomized, controlled clinical trial. Phlebology 23(4):178–183

Testa G, Vescio A, Sessa G, Pavone V, Perez S, Consoli A, Costarella L (2020) Extracorporeal shockwave therapy treatment in upper limb diseases: a systematic review. J Clin Med 9:453–466

Tezel A, Mitragotri S (2003) Interactions of inertial cavitation bubbles with stratum corneum lipid bilayers during low frequency sonophoresis. Biophys J 85:3502–3512

Travell J, Simons D (1999) Myofascial pain and dysfunction. The trigger point manual. 1. Williams and Wilkins, Baltimore, ISBN 0-683-08366-X

Turner SM, Powell ES, Ng CSS (1989) The effect of ultrasound on the healing of repaired cockerel tendon: is collagen cross-linkage a factor? J Hand Surg (Br) 14B:428–433

Ueda H, Mutoh M, Seki T, Kobayashi D, Morimoto Y (2009) Acoustic cavitation as an enhancing mechanism of low-frequency sonophoresis for transdermal drug delivery. Biol Pharm Bull 32(5):916–920

Vahdatpour B, Alizadeh F, Moayednia A, Emadi M, Khorami MH, Haghdani S (2013) Efficacy of extracorporeal shock wave therapy for the treatment of chronic pelvic pain syndrome: a randomized, controlled trial. ISRN Urol 2013:972601

Vetrano M, D'Alessandro F, Torrisi MR, Ferretti A, Vulpiani MC, Visco V (2011) Extracorporeal shock wave therapy promotes cell proliferation and collagen synthesis of primary cultured human tenocytes. Knee Surg Sports Traumatol Arthrosc 19(12):2159–2168

Wadhwa S, Godwin SL, Peterson DR, Epstein MA, Raisz LG, Pilbeam CC (2002) Fluid flow induction of cyclooxygenase 2 gene expression in osteoblasts is dependent on an extracellular signal-regulated kinase signaling pathway. J Bone Miner Res 17:266–274

Wang CJ, Huang HY, Pai CH (2002) Shock wave-enhanced neovascularization at the tendon-bone junction: an experiment in dogs. J Foot Ankle Surg 41(1):16–22

Wang YC, Chen SJ, Huang PJ, Huang HT, Cheng YM, Shih CL (2019) Efficacy of different energy levels used in focused and radial extracorporeal shockwave therapy in the treatment of plantar fasciitis: a meta-analysis of randomized placebo-controlled trials. J Clin Med 8(9):1497

Ward AR, Robertson VJ (1996a) Dosage factors for the subaqueous application of 1 MHz ultrasound. Arch Phys Med Rehabil 77:1167–1172

Ward AR, Robertson VJ (1996b) Comparison of heating of nonliving soft tissue produced by 45 kHz and 1 MHz frequency ultrasound machines. J Orthop Sports Phys Ther 23(4):258–266

Warden SJ, Favaloro JM, Bennell KL, McMeeken JM, Ng KW, Zajac JD, Wark JD (2001) Low-intensity pulsed ultrasound stimulates a bone-forming response in UMR-106 Cells. Biochem Biophys Res Commun 286:443–450

van Warmel A, Kooiman K, Harteveld M, Emmer M, ten Cate FJ, Versluis M, de Jong N (2006) Vibrating microbubbles poking individual cells: drug transfer into cells via sonoporation. J Control Release 112(2):149–155

Warren CG, Lehmann JF, Koblanski JN (1971) Elongation of rat tail tendon: effect of load and temperature. Arch Phys Med Rehabil 52(10):465–474

Waugh CM, Morrissey D, Jones E, Riley GP, Langberg H, Screen HR (2015) In vivo biological response to extracorporeal shockwave therapy in human tendinopathy. Eur Cell Mater 29:268–280. discussion 280

Weaver SL, Demchak TJ, Stone MB, Bruckner JB, Burr PO (2006) Effect of transducer velocity on intramuscular temperature during a 1-MHz ultrasound treatment. J Orthop Sports Phys Ther 36(5):320–325

Webster DF, Harvey W, Dyson M, Pond JB (1980) The role of ultrasound-induced cavitation in the „in vitro" stimulation of collagen synthesis in human fibroblasts. Ultrasonics 18(1):33–37

Wess OJ (2008) A neural model for chronic pain and pain relief by extracorporeal shock wave treatment. Urol Res 36(6):327–334

Williams AR, McHale J, Bowditch M, Miller DL, Reed B (1987) Effects of MHz ultrasound on electrical pain threshold perception in humans. Ultrasound Med Biol 13(5):249–258

Wolloch L, Kost J (2010) The importance of microjet vs shock wave formation in sonophoresis. J Control Release 148(2):204–211

Yang KH, Parvizi J, Wang SJ, Lewallen DG, Kinnick RR, Greenleaf JF, Bolander ME (1996) Exposure to low-intensity ultrasound increases aggrecan gene expression in a rat femur fracture model. J Orthop Res 14(5):802–809

Yildiz N, Atalay NS, Gungen GO, Sanal E, Akkaya N, Topuz O (2011) Comparison of ultrasound and ketoprofen phonophoresis in the treatment of carpal tunnel syndrome. J Back Musculoskelet Rehabil 24:39–47

Young SR, Dyson M (1990) The effect of therapeutic ultrasound on angiogenesis. Ultrasound Med Biol 16(3):261–269

Žauhar G, Radojčić ĐS, Kaliman Z, Schnurrer-Luke-Vrbanić T, Jurković S (2019) Determination of physiotherapy ultrasound beam quality parameter from images derived using thermochromic material. Ultrasonics 99:1–6

Zimmermann R, Cumpanas A, Miclea F, Janetschek G (2009) Extracorporeal shock wave therapy for the treatment of chronic pelvic pain syndrome in males: a randomised, double-blind, placebo-controlled study. Eur Urol 56(3):418–424

Low-Level-Lasertherapie (LLLT), Photobiomodulation (PBM)

6

Zunächst ein Paar erklärende Worte zum Begriff „Photobiomodulation".

Was soll das nun wieder? Photobiomodulation? Nennt man das nicht mehr Low-Level-Lasertherapie (LLLT)?

Nein, eigentlich nicht. Ein Gruppe von großen Namen aus der „Licht-Szene" hat sich im Jahre 2014 getroffen, um sich über die Bezeichnung dessen zu unterhalten, wonach diese Personen seit vielen Jahren forschen: die therapeutische Anwendung von Licht (Anders et al. 2015). Seit in den 1960er-Jahren Endre Mester eher zufällig die stimulierende Wirkung von schwacher Laserstrahlung entdeckt hat, wird in der Medizin dieses Laserlicht als Therapeutikum eingesetzt. Man war fest davon überzeugt, dass die biologischen Effekte sich nur mit den einzigartigen Eigenschaften des Lasers erklären lassen. Bis dann die ersten Studien erschienen, die nachwiesen, dass auch monochromes Licht aus anderen Quellen, wie LEDs (Light-Emitting Diodes), genau die gleichen biologischen Effekte auslösen kann. Und das erst noch mit vergleichbaren Intensitäten und Dosierungen und als Bonus deutlich kostengünstiger als Laser. Man begann, die Therapie anders zu benennen, und das war unpraktisch, nicht zuletzt, weil PubMed LLLT als MeSH-Term benutzte. So gingen Studien zum Thema Photostimulation, Light Stimulation und dergleichen unter. Die Mehrheit der Anwesenden sprach sich für die Bezeichnung „Photobiomodulation (PBM)" aus, weil dieser Name die Anwendung besser beschreibt als LLLT. Groß war dann die Freude, als PubMed auch den neuen Namen in der MeSH-Datenbank aufnahm. Deshalb wird im Nachfolgenden die Bezeichnung LLLT nicht mehr benutzt, sondern PBM. Nicht dass jetzt die Diskussion zwischen Laser-Fans und LEDlern weniger heftig geführt würde! Darüber aber später mehr.

6.1 Laser

Wenn ein Metall zur Weißglut erhitzt wird, strahlt es, bis es soweit ist, Licht unterschiedlicher Farben aus. Zuerst dunkelrot, dann immer heller und heller. Eben bis zur Weißglut. So wird der Glühfaden in einer Glühbirne durch Erhöhen der Strommenge immer heißer und das abgegebene Licht wird immer weißer. Umgekehrt wird Glühlicht, wenn es mit einem Dimmer heruntergeregelt wird, immer rötlicher, „wärmer" sagt man.

1900 präsentierte Max Planck die Erklärung dafür, weshalb Farben sich beim Erwärmen einer Materie bei unterschiedlich hohen Temperaturen ändern (Planck 1900). Er postulierte, dass Strahlung in kleinen Mengen (Quanten) abgegeben wird, also nicht nur als Wellen, sondern auch als Teilchen. Diese Teilchen nennt man Photonen.

Ergänzende Information Die elektronische Version dieses Kapitels enthält Zusatzmaterial, auf das über folgenden Link zugegriffen werden kann [https://doi.org/10.1007/978-3-662-70732-6_6].

Je mehr Energie so ein Quant besitzt, umso kürzer ist seine Wellenlänge und umso heller ist das ausgestrahlte Licht. Dunkelrotes Licht – zum Beispiel von glühendem Eisen mit einer Wellenlänge von etwa 700 nm (1 Nanometer = 1 milliardstel Meter = 10^{-9} m) und einer Farbtemperatur von 1000 K – ist weniger energiereich als blaues Licht mit einer Wellenlänge von 500 nm und einer Farbtemperatur von 10.000 K. Physikalisch betrachtet ist rotes Licht also kälter als blaues Licht. Die Psychologie lassen wir hier mal außer Betracht.

1917 hat Einstein die Prinzipien zum Entstehen von Laserstrahlung mit der Theorie der Quantenmechanik erklärt. Es dauerte bis 1960, bis Theodore Maiman den ersten Laser konstruierte.

Der ungarische Forscher Endre Mester hat dann in den frühen 1960er-Jahren versucht, mit Laser bei Mäusen Krebs auszulösen (Mester et al. 1968). Er rasierte dazu den Rücken bei seinen Mäusen, verteilte sie in zwei Gruppen und bestrahlte eine Gruppe mit einem HeNe-Laser mit einer Wellenlänge von 694 nm. Der Versuch misslang, da sein Laser viel zu schwach war. Er stellte aber fest, dass bei den behandelten Nagern das Haarwachstum beschleunigt war. Er nannte es „Laser-Biostimulation". Das war die Geburtsstunde der Low-Level-Lasertherapie, ein klassischer Fall von Serendipität. Die Therapie sollte übrigens noch viele andere Namen bekommen, wie Soft Laser, Low Intensity Laser Therapy, Low Level Light Therapy u. v. m. Da man festgestellt hat, dass viele (vielleicht sogar alle...) Effekte dieser Lasertherapie auch mit LEDs ausgelöst werden können, und weil die Bezeichnung „Low Level" etwas doppeldeutig ist, ist man irgendwann dazu übergegangen, anstelle von LLLT von Photobiomodulation (PBM) zu sprechen (Hamblin 2016).

Laser ist ein Akronym von „Light Amplification by Stimulated Emission of Radiation" und bedeutet „Lichtverstärkung durch angeregte Strahlungsemission". Eigentlich müsste man also „LASER" schreiben, „Laser" hat sich aber eingebürgert, ebenso wie das Verb „lasern". Mal sehen, welches Verb aus „LED" konstruiert wird.

6.2 Eigenschaften von Laser

Würde man normales Licht mit einem (nichtexistierenden) Supermikroskop betrachten, dann sähe es so aus, als ob man aus großer Höhe auf eine enorme Touristenmenge auf dem Place de la Concorde in Paris hinunterblickt: Jeder ist anders angezogen, jeder bewegt sich in seinem eigenen Tempo mit seiner eigenen Schrittlänge in seine eigene Richtung, ziemlich chaotisch also. Laserlicht hingegen würde aussehen wie eine Kolonne Soldaten am 14. Juli: Alle sind gleichfarbig angezogen und gehen im Gleichschritt der Avenue des Champs-Élysées runter.

Laserlicht unterscheidet sich von normalem Licht aus folgenden Gründen:

- Durch seine Monochromie oder Einfarbigkeit: Laserlicht hat eine bestimmte feste Wellenlänge und deshalb eine bestimmte feste Frequenz.
- Durch seine Kohärenz: Die Strahlung ist in Phase, das heißt, dass die Maxima und Minima der Wellen immer zur gleichen Zeit auftreten. Man nennt dies „zeitliche Kohärenz". Zudem gehen die Wellen in die gleiche Richtung, dies nennt man „räumliche Kohärenz". Der Abstand, über der die Welle in Phase bleibt, nennt man die „Kohärenzlänge". Diese variiert von weniger als einem Millimeter bis zu mehreren hundert Metern.
- Durch seine Kollimation oder Parallelität: Dieser Begriff bezeichnet die Parallelrichtung von Lichtstrahlen. Weil die Strahlung nicht wesentlich divergiert, sondern gebündelt ist, wird die Energie über sehr große Distanzen fortgeleitet. Als Beispiel dafür erwähnt man gerne die Tatsache, dass Reflektoren auf dem Mond einen Laserblitz von der Erde reflektieren können, sodass u. a. die Erde-Mond-Distanz zentimetergenau gemessen werden kann. Weil der Mond doch ziemlich weit weg ist, kommt die äußerst geringe Divergenz des Laserlichtes trotzdem zum Tragen. Der Durchmesser vom „Spotlight" auf dem Mond beträgt ungefähr stolze 6 km. Der Blitz braucht für einmal hin und zurück übrigens etwa 3 s.

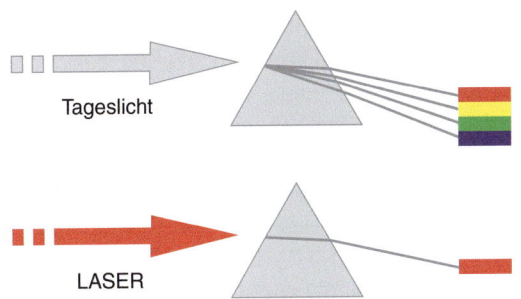

Abb. 6.1 Tageslicht besteht aus vielen unterschiedlichen Wellenlängen, Laserlicht ist monochrom

Wenn Laserlicht auf einen Gegenstand trifft, verhält es sich genauso wie normales Licht: Es wird reflektiert, absorbiert, gebrochen und zerstreut und je nach Beschaffenheit der Materie gehen die Kollimation und Kohärenz verloren. Sobald Laser auf einen Gegenstand trifft, kann man ein für Laser typisches Phänomen betrachten, sog. Speckles. Das sind flimmernde kleine Flecken, die aufgrund von Interferenzen im Laserbündel entstehen (Abb. 6.1).

6.3 Wie entsteht Laserlicht?

6.3.1 Der Quantensprung

Elektronen befinden sich in einer Art Wolke um einem Atomkern herum. Stark vereinfacht stellte man sich früher diese Wolke als Schalen um den Kern vor (Abb. 6.2). Diese Schalen entsprechen unterschiedlichen Energieniveaus der Elektronen. Je weiter das Elektron sich vom Kern entfernt aufhält, umso höher ist sein Energieniveau (wen es interessiert: Bill Bryson (2004) erklärt solche Themen in seinem Buch A short history of nearly everything auf sehr verständliche und sehr humorvolle Weise!).

Die Elektronen in den äußeren „Schalen" können durch Krafteinwirkung von außen beeinflusst werden. Wenn einem Atom Energie zugeführt wird, zum Beispiel durch Erwärmen oder durch intensive Lichtblitze, können diese äußeren Elektronen dazu gebracht werden, sich in ein höheres Energieniveau zu begeben. Der

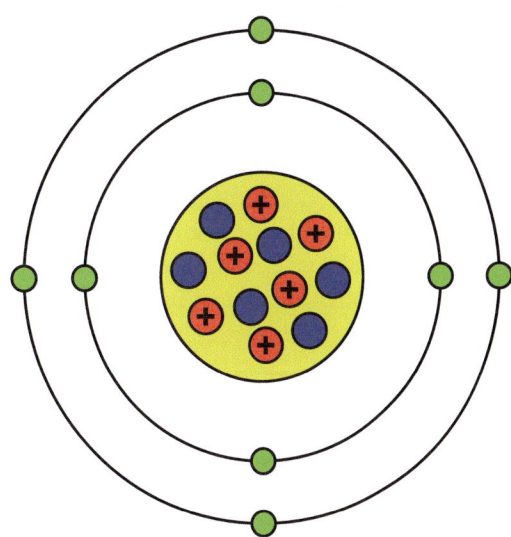

Abb. 6.2 Das Atommodell nach Niels Bohr

Schritt von einem Niveau in das nächsthöhere ist der berühmte Quantensprung: der sprunghafte Übergang eines Systems aus einem Quantenzustand in einen anderen (Abb. 6.3a, b). Diese energiereicheren Elektronen werden aber zum vorherigen, stabileren Niveau zurückkehren wollen, und in diesem Falle muss das Elektron die vorher aufgenommene Energie wieder abgeben. Dies passiert in der Form eines Energiequantums: ein Photon (= Lichtquant). Die Wellenlänge und damit die Frequenz eines solchen Photons ist abhängig von der Differenz zwischen den beiden Energieniveaus: je größer die Differenz, umso kürzer die Wellenlänge und umso höher die Frequenz und umso größer die Energie eines solchen Photons. Fällt das Elektron auf sein altes Niveau zurück, gibt es die gleiche Menge an Energie ab, die es aufgenommen hatte. Wird es höher angehoben und fällt nicht ganz zurück, gibt es weniger Energie ab, als es aufgenommen hatte, das Licht hat in diesem Falle eine andere Wellenlänge.

Rotlicht hat eine längere Wellenlänge als violettes Licht: 750 nm vs. 370 nm. Als Infrarotstrahlung (kurz: IR-Strahlung) bezeichnet man in der Physik elektromagnetische Wellen im Spektralbereich zwischen sichtbarem Licht und der langwelligeren Mikrowellenstrahlung. Dies entspricht einem Wellenlängenbereich von etwa 780 nm bis 1 mm. Die Frequenzen für Infrarotlicht liegen zwischen 0,3 THz und 380 THz (Terahertz = 10^{12} Hz). Man unterscheidet nahes, mittleres und fernes Infrarot. Nahes Infrarot ist das kurzwelligste aus der Familie der Infrarotstrahlung. Es kommt im Spektrum unmittelbar nach dem sichtbaren Licht. Fernes Infrarot ist dagegen viel langwelliger und reicht bis an das Gebiet der Mikrowellen. Eine scharfe Einteilung nach Wellenlängen gibt es nicht (Abb. 6.4).

Ultraviolettstrahlung besteht aus elektromagnetischen Wellen mit einer Wellenlänge von etwa 1–380 nm und einer Frequenz von ca. 790 THz bis 30 PHz (Petahertz = 10^{15} Hz). Man unterscheidet zwischen UV-A (Wellenlänge λ = 315–400 nm), UV-B (λ = 280–315 nm) und UV-C (λ = 100–280 nm). UV-Licht hat aufgrund der kürzeren Wellenlänge die höhere Energie, deshalb könnte man mit Laserlicht aus dem blauen und nahen UV-Bereich mit einer um den Faktor 10 niedrigeren Energiedichte teilweise die gleichen Effekte erreichen wie mit rotem und IR-Laserlicht. Das kurzwellige UV-Licht hat aber eine deutlich geringere Penetrationstiefe, weil das Hämoglobin und das Melatonin das meiste absorbieren. Außerdem ist es außerordentlich aggressiv. Aus diesen Gründen verwendet man für die PBM das langwelligere Rotlicht oder den IR-Laser oder LED.

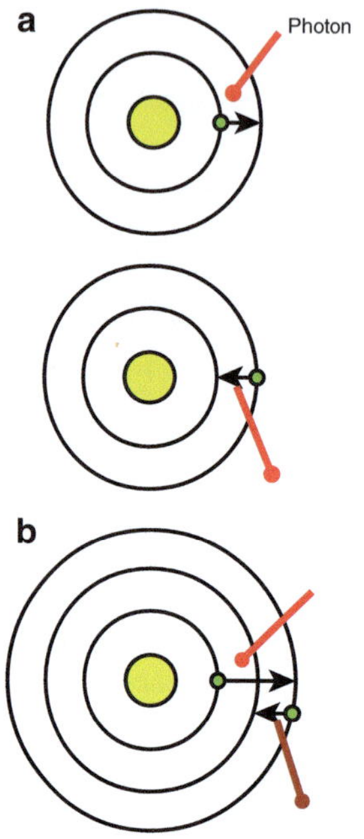

6.3.2 Stimulierte Emission

Wenn ein Elektron sich in einem höheren Energiezustand befindet, bezeichnet man das Atom als *angeregt*. Dieser Zustand dauert normalerweise nur etwa 10^{-8} s, ehe das Elektron wieder in seinen Grundzustand zurückfällt und ein Photon emittiert. Wird zum Beispiel in einer normalen Lampe der Glühdraht erhitzt, werden durch die vielen unterschiedlichen Energiesprünge ebenso viele unterschiedliche

Abb. 6.3 (a) Quantensprung. Ein Photon (rot) regt ein Elektron (grün) an welches beim Zurückfallen ein Photon emittiert. (b) Das Elektron wurde um zwei Niveaus angehoben und fällt ein Niveau zurück

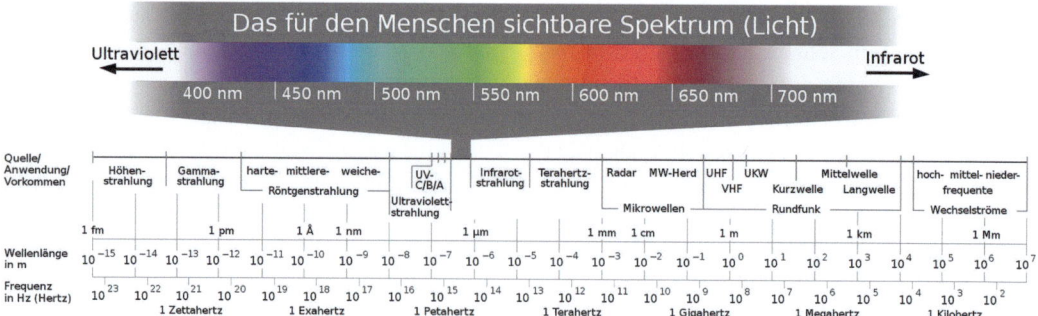

Abb. 6.4 Das elektromagnetische Spektrum. Wikimedia Commons, lizenziert unter CreativeCommons-Lizenz by-sa-2.0-de, http://creativecommons.org/licenses/by-sa/2.0/de/legalcode

Wellenlängen in allen Richtungen ausgestrahlt: Bei dieser sog. spontanen Emission entsteht das bekannte kontinuierliche Spektrum von Infrarot bis und zum sichtbaren Licht (Regenbogen).

Findet diese Emission erzwungen in einem einzigen „reinen" Element statt, sind nur definierte Sprünge möglich: Es werden nur Photonen mit bestimmten Eigenschaften emittiert. Deshalb ist das Spektrum in diesem Falle eng begrenzt und linienförmig. Photonen können, wenn sie absorbiert werden, ein Atom anregen. Dazu muss die Energie eines solchen Photons exakt korrespondieren mit der Energiedifferenz des Ruhezustands und des angeregten Zustands eines Elektrons. Wenn ein Elektron bereits in einem höheren Energiezustand ist und das Atom mit einem Photon mit entsprechender Energie kollidiert, kann das Elektron zurückfallen unter Emission eines mit dem kollidierenden Photon völlig identischen Photons. Diesen Prozess nennt man „stimulierte Emission".

Die Anwesenheit einer großen Anzahl angeregter Atome kann zu einer Verstärkung führen, weil ein Photon ein zweites Photon „freisetzt" und diese zwei Photonen danach weitere zwei und so weiter: ein Schneeballeffekt (Abb. 6.5).

Dieser Prozess funktioniert aber nur, wenn sich mehr Elektronen in einem höheren Energiezustand befinden als im Grundzustand. Dieser Zustand kommt normalerweise in der Natur nicht vor und wird deshalb als Besetzungsinversion bezeichnet. Ein solcher Zustand kann während kurzer Zeit erreicht werden, indem man mit einem großen Energieinput – man nennt das Pumpen – viele Atome in einen sog. metastabilen Zustand bringt. Dies ist ein relativ stabiler Anregungszustand, in dem die Elektronen einen höheren Energiezustand haben. Dieses höhere Niveau kann dann nur durch Kollision mit anderen Atomen oder Photonen wieder aufgegeben werden. Die Atome bleiben relativ lange (0,001 s) in diesem Zustand, sodass während einer bestimmten Zeit mehr Elektronen in einen metastabilen Zustand kommen als herausgehen. Beim Zurückfallen in den Grundzustand wird die aufgenommene Energie wieder abgegeben.

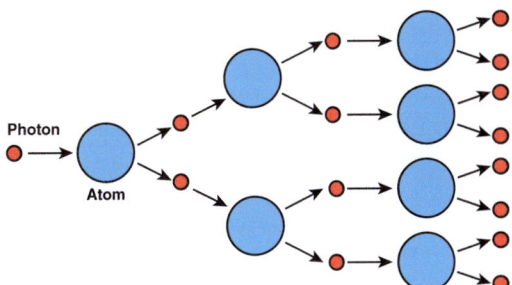

Abb. 6.5 Kettenreaktion. Ein Photon regt ein Atom an welches 2 Photonen abgibt die 2 Atome anregen und so weiter

6.4 Aufbau eines Lasers

Ein Laser hat grundsätzlich drei Komponenten:

- ein aktives Medium (Lasermaterial), in dem die Laserstrahlung durch stimulierte Emission erzeugt wird,
- einen Pumpmechanismus, der dem aktiven Medium Energie zuführt,
- einen Resonator zur Verstärkung der Laserstrahlung.

Die Anregung (das Pumpen) der Atome kann je nach Lasertyp durch unterschiedliche Pumpmechanismen geschehen:

- Stoßanregung der Atome, Moleküle oder Plasmen (Gaslaser, zum Beispiel Helium-Neon-Laser),
- Anregung durch elektromagnetische Strahlung (optisches Pumpen), zum Beispiel mit intensiven Blitzlampen, kontinuierlich strahlenden Hochdrucklampen und Pumplasern,
- Anregung durch chemische Reaktionen (chemische Laser),
- Anregung durch Strom (Laserdioden).

Als Lasermedien können alle Stoffe dienen, bei denen eine Besetzungsinversion erreicht werden kann. Dabei kann es sich um folgende Stoffe handeln:

- gasförmige Atome oder Moleküle in ionisierter oder ungeladener Form (Gaslaser),
- Farbstoffmoleküle in Lösungen (Farbstofflaser),

- Atome oder Ionen in Festkörpern (Festkörperlaser),
- dotierte Halbleiter (Diodenlaser),
- freie Elektronen (Free Electron Laser).

6.4.1 Funktionsweise eines Rubinlasers

Der Rubinlaser wurde von Theodore Maiman als erster Laser überhaupt im Jahre 1960 konstruiert und besteht aus einem künstlich hergestellten Rubinstab aus Chromaluminiumoxid. Um den Stab herumgewickelt ist ein Xenon-Blitzrohr. Beide Enden des Rubinstabes sind reflektierend, das eine Ende ist teilweise transparent, sodass etwas Licht austreten kann. Ein kurzer (0,5 ms) Blitz regt die Rubinmoleküle an und hebt viele Elektronen auf ein höheres Energieniveau. Atome haben aber nicht nur zwei potenzielle Anregungszustände, sondern mehrere. Infolge der Blitzeinwirkung werden die Elektronen in den höchsten Anregungszustand versetzt und fallen praktisch sofort zurück auf den zweiten, den metastabilen Zustand. Es findet also eine Besetzungsinversion statt. Beim Zurückfallen (Relaxieren) aus diesem Niveau in den Grundzustand werden Photonen mit einer Wellenlänge von 694,3 nm emittiert.

Diese Photonen hätten exakt die richtige Energiemenge, um ein Elektron, welches sich im Grundzustand befindet, in ein höheres Niveau anzuheben. Da sich nun aber mehr Elektronen in einem höheren Niveau befinden als im Grundniveau (die erwähnte Besetzungsinversion), werden die emittierten Photonen eher mit diesen metastabilen Elektronen kollidieren. Diese werden in der Folge auf ihr niedrigeres Energieniveau zurückfallen und ihre Portion „Extraenergie" in Form eines Photons abgeben. Dieser Prozess wird rasch verstärkt, da immer mehr Photonen emittiert werden. Es findet nun *stimulierte Emission von Strahlung* statt.

Die Photonen werden zwischen den beiden spiegelnden Flächen reflektiert und immer wieder durch das Gebiet, in dem Besetzungsinversion herrscht, geleitet. Eine solche Anordnung bezeichnet man als *optischen Resonator*; dies ist im Prinzip ein Schwingungsverstärker, in dem es zur

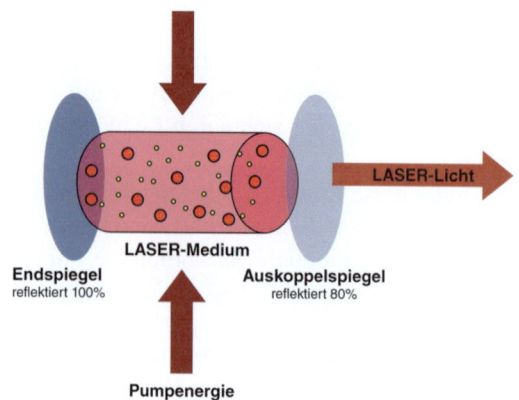

Abb. 6.6 Funktionsweise eines Rubinlasers

Ausbildung stehender Wellen kommt. Hier wird das Licht beim Hin- und Herreflektieren zwischen den beiden Spiegeln immer weiter verstärkt, sodass immer mehr Kollisionen und Emissionen stattfinden. Die in den Rubinmolekülen gespeicherte Energie wird in sehr kurzer Zeit in Form eines Rotlichtimpulses freigesetzt. Völlig identische Photonen mit gleicher Wellenlänge, Frequenz und Polarität treten an der transparenten Seite des Rubinstabes aus: Laserlicht mit einer Wellenlänge von 694,3 nm. Gaslaser wie HeNe-Laser funktionieren in Prinzip gleich, nur ist hier das „lasernde" Material ein Gasgemisch in einem Rohr (Abb. 6.6).

6.4.2 Funktionsweise eines Halbleiterlasers

Bei diesem Lasertyp werden Halbleiterdioden verwendet, die nach Anlegen einer Spannung aus der Sperrschicht heraus Licht emittieren. Halbleiter sind Feststoffe, deren elektrische Leitfähigkeit zwischen der von elektrischen Leitern und der von Nichtleitern liegt. Diese Dioden bestehen aus Halbleiterverbindungen, wobei am häufigsten die III/V-Halbleiter verwendet werden. Das sind Elemente aus der 3. und 5. Gruppe des Periodensystems (die Gruppe zwischen den Metallen und den Isolatoren). Der Grund hierfür ist, dass die energetischen Verhältnisse in diesen Halbleitern gerade so sind, dass bei der sog. Rekombination eines Elekt-

6.4 Aufbau eines Lasers

rons mit einem Loch Licht entsteht. Die Wellenlänge des Lichtes wird bestimmt durch die Art der Halbleiterstoffe und deren Verhältnis zueinander. Wichtig in diesem Zusammenhang sind die sog. Dotierungen: bestimmte Fremdatome, welche dem Halbleitermaterial hinzugefügt werden, um die Leitfähigkeit dieser Halbleiter gezielt zu beeinflussen. Es handelt sich dabei meistens um Stoffe wie Galliumphosphid (GaP), Aluminiumgalliumarsenid (AlGaAs) oder Indiumgalliumnitrid (InGaN).

Bei den Halbleiterlasern werden Übergänge im Halbleiter zur Besetzungsinversion verwendet. Das funktioniert wie folgt: Ein Typ-n-Halbleiter ist dotiert mit einem Elektronendonor. Das bedeutet, dass einem Element, zum Beispiel dem 4-wertigen Silizium, zur gezielten Änderung der Leitfähigkeit Fremdatome beigefügt wurden. Dazu verwendet man ein Fremdatom, das mehr Valenzelektronen besitzt als das verwendete Halbleitermaterial, zum Beispiel das 5-wertige Arsen (das rote „As" in Abb. 6.7a). Das Halbleitermaterial Silizium hat 4 Valenzelektroden in der äußersten Schale, und diese 4 Außenelektronen werden zum Einbau in den Halbleiterkristall benötigt (Elektronenpaar-Bindung). Das Fremdatom Arsen von der Dotierung hat 5 Valenzelektronen und das 5. Außenelektron ist nur noch sehr schwach an den positiven Atomrumpf des Arsen-Atoms gebunden, es werden ja nur deren 4 benötigt. Das 5. Elektron kann sich schon bei geringster Energiezufuhr vom Arsen-Atom lösen. Ein solcher n-Halbleiter leitet einen Strom, ähnlich wie es normalerweise über einer Stromleitung gehen würde, über die durch den Donor (das Arsen) gelieferten Elektronen. Man nennt diese Halbleiter „n-Halbleiter", weil ihre elektrische Leitfähigkeit von den negativen Donorelektronen herrührt.

Ein p-Halbleiter leitet den Strom über sog. Löcher. Damit meint man Bereiche im Material, in denen ein Elektronenmangel existiert, weil das Material mit einem Fremdatom dotiert wurde mit weniger Valenzelektronen, zum Beispiel dem 3-wertigen Indium (das grüne „In" in Abb. 6.7b).

Das Indium holt sich nun zur Festigung der Bindung aus der Umgebung ein Elektron (also vom Arsen), und dieses vom Indium „geklaute" Elektron fehlt nun woanders im Kristallgitter. Die Bereiche, an denen das Elektron fehlt, sind nun relativ positiv geladen, weil das Indium dem Halbleiter ja ein Elektron weggenommen hat. Das Indium wird deshalb als „Akzeptor" bezeichnet. Die Löcher finden sich nicht immer an derselben Stelle, sondern „wandern". Halbleiter mit solchen beweglichen (positiv geladenen) Löchern nennt man deshalb p-Halbleiter.

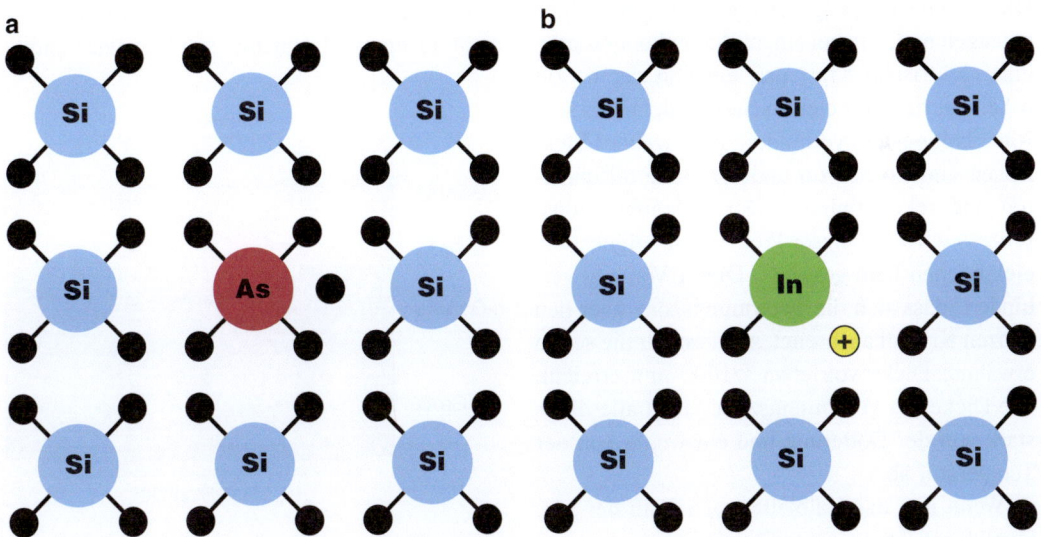

Abb. 6.7 (a) n-dotiertes Silizium, (b) p-dotiertes Silizium

Fügt man einen n-Halbleiter und einen p-Halbleiter zusammen, erhält man eine Halbleiterdiode. An der Grenzfläche, dem p/n-Übergang, zwischen den beiden Materialien dringen Elektronen aus dem n-Teil in den p-Teil des Halbleiters ein, und im p-Teil werden die Elektronen von den positiv geladenen Löchern angezogen. Sobald ein Elektron so einen freien Platz, ein Loch, füllt, sind dieses Elektron und das Loch als bewegliche Ladung nicht mehr vorhanden. Man nennt diesen Vorgang Rekombination.

Ebenso bewegen sich Löcher in den n-Teil hinein und rekombinieren mit den freien Elektronen. Nahe der Grenzfläche verschwinden also im p-Teil die Löcher und im n-Teil die freien Elektronen. Beidseits der Grenzfläche sind keine beweglichen Ladungsträger mehr vorhanden. Es entsteht eine dünne Schicht nahezu ohne bewegliche Ladungsträger. Man nennt diese Schicht die Verarmungszone. Sie ist etwa 1 µm = 1/1000 mm breit.

Das Eindringen von Elektronen in den p-Teil bzw. von Löchern in den n-Teil hat noch etwas anderes zur Folge: In der Verarmungszone ist die Ladungsbilanz nicht mehr ausgeglichen. Da ein Teil der Elektronen aus dem ursprünglich elektrisch neutralen n-Teil abgewandert ist, hinterlassen diese eine dünne Schicht mit einem Überschuss an positiver Ladung. Im p-Teil entsteht entsprechend ein negativer Ladungsüberschuss. Die beiden entgegengesetzt geladenen Schichten erzeugen nun, wie bei einem Plattenkondensator, eine elektrische Kraft und ein von der n- zur p-Seite gerichtetes elektrisches Feld. Dieses sog. Raumladungsfeld verhindert, dass weitere Elektronen und Löcher zur anderen Seite diffundieren und rekombinieren. Der Rekombinationsprozess wird auf diese Weise vom aufgebauten elektrischen Feld gestoppt. Dieser Vorgang verhindert, dass sich die Verarmungszone über den ganzen Kristall ausbreitet, sondern nur die schon erwähnte Dicke von etwa 1/1000 mm erreicht. Die Dicke der Verarmungszone hängt allerdings stark von der Dotierung und ein wenig von der Temperatur ab.

Wenn nun das Halbleitermaterial in der sog. Durchlassrichtung unter Spannung gesetzt wird (n-Seite negativ, p-Seite positiv gepolt), bewegen sich die Löcher im p-Teil von der Anode weg in die Verarmungszone hinein. Auf der p-Seite wird so die Verarmungszone dünner. Ebenso wandern auf der n-Seite Elektronen von der Kathode in Richtung Verarmungszone. Diese wird also auf beiden Seiten schmaler und verschwindet bei genügender Spannung sogar ganz.

Die Donorelektronen der n-Zone überqueren die Grenzfläche und rekombinieren laufend mit Löchern aus der p-Zone. Dabei wird selbstverständlich die Energie frei, welche für die Erzeugung eines Elektron-Loch-Paars aufgewendet worden ist. Die Energie wird von einer Spannungsquelle geliefert. Je nach Halbleiter wird diese freigesetzte Energie als Licht emittiert, so wie zum Beispiel bei einer LED. Das LED-Licht ist monochrom, aber nicht kohärent, so wie bei einer Laserdiode. Das LED-Licht wird sozusagen „chaotisch" in alle Richtungen ausgestrahlt (Abb. 6.8 und 6.9).

Die Endflächen einer Laserdiode sind wie beim Rubinlaser reflektierend. Zwischen diesen Flächen bildet sich auf diese Weise ein optischer Resonator, ähnlich wie beim oben beschriebenen Rubinlaser. Die Photonen werden darin wie beim Rubinlaser reflektiert und treten aus dem partiell durchlässigen Ende der Diode aus. Dieses Licht ist im Gegensatz zum Licht einer LED kohärent: Laserlicht.

Eine LED funktioniert ähnlich. Das durch die Rekombination entstandene Licht kommt aber nicht in einen Resonator, sondern wird direkt

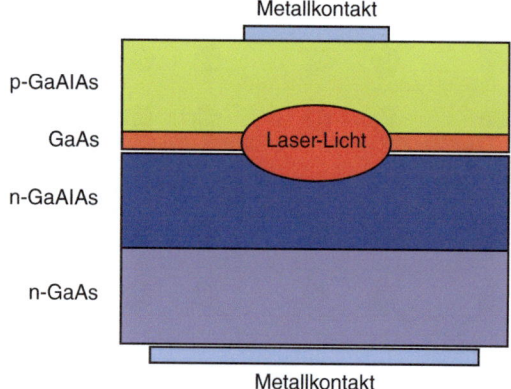

Abb. 6.8 Schematische Darstellung einer Laserdiode. In Wirklichkeit sind die Chips äußerst dünn

6.5 Wirkung des Laserlichts auf das Gewebe

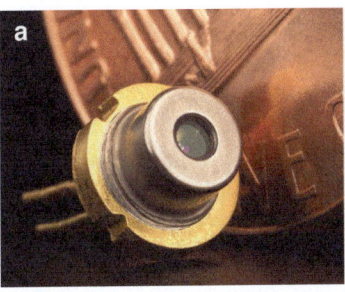 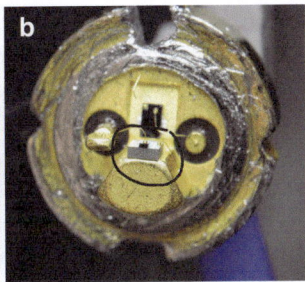 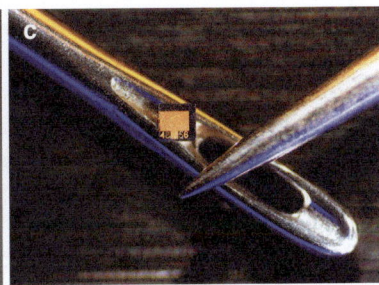

Abb. 6.9 (**a**) Laserdiode. Jet Propulsion Laboratory, Wikimedia Commons, lizenziert unter CreativeCommons-Lizenz by-sa-2.0-de, http://creativecommons.org/licenses/by-sa/2.0/de/legalcode. (**b**) Dieselbe Diode, die Vorderseite wurde entfernt. Der Laserchip ist eingekreist. John Maushammer, Wikimedia Commons, lizenziert unter CreativeCommons-Lizenz by-sa-2.0-de, http://creativecommons.org/licenses/by-sa/2.0/de/legalcode. (**c**) Der Laserchip. Wikimedia Commons, lizenziert unter CreativeCommons-Lizenz by-sa-2.0-de, http://creativecommons.org/licenses/by-sa/2.0/de/legalcode

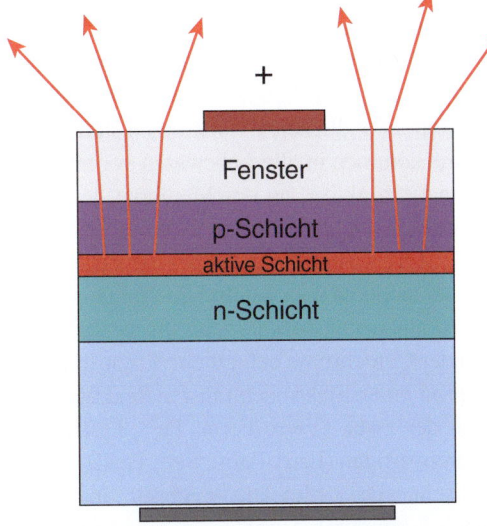

Abb. 6.10 Schematische Darstellung einer LED

ausgestrahlt. Über der leuchtenden Schicht liegt eine Linse (das Fenster in Abb. 6.10). Diese Linse dient dazu, den empfindlichen Chip zu schützen, und verteilt das entstandene Licht. Die Farbe des abgestrahlten Lichtes wird bestimmt durch die Zusammenstellung des Halbleitermaterials, wobei zum Beispiel Galliumarsenid (GaAs) bzw. Galliumarsenidphosphid (GaAsP) für rotes bzw. infrarotes Licht verwendet werden. In der Therapie werden meistens Galliumaluminiumarsenid (GaAlAs)-Laser verwendet. Durch Variation des Ga/Al-Verhältnisses können verschiedene Wellenlängen emittiert werden, welche kontinuierlich oder pulsierend abgegeben werden können. Manchmal werden mehrere Laserdioden oder LEDs in einem sog. Cluster zusammengefügt, sodass größere Areale behandelt werden können.

Laserdioden sind heute die mit Abstand am häufigsten benutzten Laser. Die Vorteile dieser Dioden sind klar: Sie sind kompakt, sehr wirksam und die Stromversorgung ist einfach und sehr modulierbar. Zudem sind die Geräte ziemlich robust, in einer Physiotherapiepraxis ein nicht zu unterschätzender Vorteil. In der PBM werden aber zunehmend LEDs eingesetzt und es wird zwischen den Befürwortern des Lasers und denen des LEDs seit vielen Jahren zum Teil recht emotional darüber gestritten, ob nicht doch Laser gewisse einzigartige Eigenschaften besitzt, welche die Lasertherapie effektiver machen (Heiskanen und Hamblin 2018). Die Zukunft wird es zeigen. Ein großer Vorteil der LEDs ist jedenfalls, dass die Kosten pro mW Leistung um ein Hundertfaches niedriger sind als bei Laserdioden und dass die Dinger praktisch gefahrlos von Patienten zu Hause verwendet werden können.

6.5 Wirkung des Laserlichts auf das Gewebe

Es gibt eine enorme Verschiedenheit von Laserquellen mit einer entsprechenden Diversität an Applikationsweisen, Wellenlängen und Leistung. Die Behandlungsparameter werden in Studien leider nicht immer erwähnt und es besteht kein klarer Konsens darüber, wie die Dosierung beschrieben werden soll, mehr dazu weiter unten. Auch die Patientengruppen sind hinsichtlich ihrer Diagnosen oft sehr heterogen. Deshalb sind viele Studien leider nicht miteinander vergleichbar.

Dies macht die Beurteilung der therapeutischen Wirkung des Lasers sehr schwierig. Trotzdem ist die Wirksamkeit der Laserbehandlung bei einer Vielzahl von Pathologien heute unumstritten (Bjordal et al. 2003, 2006; Huang et al. 2009, 2011). Es geht heute auch nicht mehr darum, den Nachweis zu erbringen, *dass* Laser funktioniert, man hat sogar eine sehr gute Vorstellung davon, *wie* Laser funktioniert. Dies ist vor allem ein großer Verdienst der Forscherin Tiina Karu und ihres Teams, die in den 1980er- und 1990er-Jahren die Grundlagen für das Verständnis der Wirkungsmechanismen des Laserlichts gelegt haben.

Die Auswirkung von Licht auf spezialisierte Photorezeptoren wie Rhodopsin, den Sehfarbstoff in der Retina der Augen von Wirbeltieren, und auf Chlorophyll, den Farbstoff, der Pflanzen ihre grüne Farbe gibt und mit denen sie bei der Photosynthese Lichtenergie in eine für sie nutzbare Form umwandeln, ist besonders gut untersucht. Kurz und bündig: Das Licht wird absorbiert und löst eine chemische Reaktion aus. Bestrahlung von Zellen ohne solche spezifischen Photorezeptoren mit Licht von bestimmten Wellenlängen kann aber ebenso gewisse zelluläre biochemische Reaktionen beeinflussen.

Diese Reaktionen werden vermittelt durch sog. Photoakzeptoren (Karu 1999, 2010) und bilden die Basis für die bei der PBM beobachteten Effekte. Photoakzeptoren sind nicht auf die Aufnahme und Verarbeitung von Licht spezialisiert wie die Photorezeptoren, ihre Funktion kann aber dennoch durch Lichtenergie beeinflusst werden. Man muss dabei aber beachten, dass es sich bei der photochemischen Konversion durch lichtabsorbierende Moleküle nicht um eine spezifische Wirkung des Laserlichts handelt. Die gleichen Reaktionen treten auf bei der Bestrahlung mit Lichtquellen wie LEDs, wenn man die entsprechenden Wellenlängen benutzt.

Der Laser ist ein sehr praktisches Applikationsmittel, weil die Geräte heute meistens nicht viel größer als ein sehr dicker Filzschreiber sind und außerdem kein Vermögen mehr kosten. Es ist aber sehr gut vorstellbar, dass man in Zukunft anstatt Laser die deutlich kostengünstigeren LEDs benutzen wird. Ob die LEDs überall bei den gleichen Affektionen eingesetzt werden können wie Laser, wird die Forschung zeigen (Laakso et al. 1993; Chaves et al. 2014; Heiskanen und Hamblin 2018).

Die photobiologische Reaktion basiert auf der Absorption von Photonen mit einer bestimmten Wellenlänge durch ein Molekül, das aufgrund seiner chemischen Zusammensetzung durch Bestrahlung mit Licht angeregt werden kann, ein sog. Photoakzeptormolekül.

Die Absorption des (Laser-)Lichts in den Zellen findet in den sich in der Mitochondrienmembran befindlichen Cytochromen statt. Cytochrome kommen in alle Lebewesen vor und sind enzymatisch aktive, an der Membran der Mitochondrien gebundene farbige Proteine (daher der Name: Zellfarbstoff), welche bei der Zellatmung und bei anderen biochemischen Vorgängen als Redoxkatalysator wirken. Das im aktiven Zentrum der Cytochrome befindliche Eisen-Ion kann während einer Elektronentransfer-Reaktion zwischen der zwei- (Ferro-Form, Fe^{2+}, Fe(II)) und der dreiwertigen (Ferri-Form, Fe^{3+}, Fe(III)) Form wechseln. Das Molekül wechselt in seiner Fe(III)-Form durch Aufnahme eines Elektrons in den reduzierten Fe(II)-Zustand. Das Gleiche passiert mit dem Kupfer-Ion, welches mit der Aufnahme und Abgabe eines Elektrons zwischen Cu(II) und Cu(I) wechseln kann. Im reduzierten Zustand dieser Ionen können die Elektronen an den nächsten Überträger weitergegeben werden und so weiter, deshalb die Bezeichnung Elektronentransportkette. Die biologische Funktion der Cytochrome besteht also in der Elektronenübertragung, man nennt sie dann auch „Elektronencarrier".

Weil Cytochrome über anregbare Elektronen verfügen, können sie mit Licht stimuliert werden, dies obwohl die Cytochrome für ihre Funktion nicht von einer Lichtbestrahlung abhängig sind: Sie funktionieren selbstverständlich auch im

Dunkeln. Jede Zelle im menschlichen Körper besitzt solche Cytochrome und kann deshalb mit Licht stimuliert werden. Es gibt viele Hinweise dafür, dass bestimmte Wellenlängen eine spezifische „Alles-oder-Nichts"-Auswirkung auf solche Photoakzeptoren haben und deshalb enzymspezifische Effekte auslösen können (Karu 1987, 1988, 1989, 1990, 1999, 2010; Karu et al. 1984, 1995, 2005). Das Licht muss dazu, wie erwähnt, nicht kohärent sein: Im Prinzip hat jedes monochromatische Licht mit einer bestimmten Wellenlänge bei adäquater Intensität die gleiche Auswirkung.

Die Hauptwirkung ist die Stimulation des Zellstoffwechsels, wobei das Licht durch Enzyme der Atmungskette absorbiert wird. Es hat sich gezeigt, dass es für diese Stimulation ein „Dosisfenster" gibt: Eine Über- und Unterdosierung hat keinen oder sogar einen hemmenden (sog. biosuppressiven) Effekt (Karu 1990; Huang et al. 2009, 2011). Auch wurde nachgewiesen, dass Zellen, in denen bereits optimale Stoffwechselbedingungen bestehen, nicht weiter stimuliert werden können. Dies ist wahrscheinlich auch ein Grund dafür, dass manche Studien keine Wirkung haben nachweisen können: Es gibt in einer bereits optimal ablaufende Reaktion wahrscheinlich nichts zu stimulieren.

6.5.1 Die Atmungskette

Die Zelle macht aus Glucose und Sauerstoff Kohlendioxid und Wasser. Dieser Prozess ist exotherm, es kommt dabei Energie frei. Diese Energie wird in ATP „gespeichert". Die Atmungskette ist die letzte Stufe des Glucose-Abbaus, wobei das Ziel dieses Abbaus die Synthese von ATP ist. Der Vorgang wird auch oxidative Phosphorylierung genannt. In der letzten Phase dieses Prozesses verbindet sich Sauerstoff mit Wasserstoff zu Wasser und dabei wird Energie freigesetzt. Diese Reaktion bezeichnet man als *Knallgasreaktion*. Wir kennen diese Reaktion aus dem Chemieunterricht: Der Lehrer produzierte mittels einer Elektrolyse H_2 und O_2 und führte diese Gase in einem Reagenzglas zusammen. Danach zündete er das Gemisch an und es machte „pfüüüt" im Reagenzglas, wobei Energie in Form von Wärme und Licht und etwas Schall freigesetzt wurde. Und etwas Wasser selbstverständlich. Dasselbe ist 1937 dem Hindenburg in Lakehurst passiert.

Damit also die Zelle bei dieser Reaktion nicht zerstört wird, lässt Mutter Natur sie in einer sog. Elektronentransportkette in mehreren harmlosen Teilschritten ablaufen, wobei auf jeder Stufe nur wenig Energie freigesetzt wird. Die Netto-Energieausbeute bleibt aber gleich groß. Diese Energie wird u. a. dazu benutzt, aus ADP und Phosphat ATP zu synthetisieren.

Man ist sich heute ziemlich sicher, dass Laser primär eine Beschleunigung des Elektronentransports bewirkt. Elektronen sind nämlich im Anregungszustand weniger stark an das Fe- und Cu-Ion gebunden als im stabilen Grundzustand. Die Energie der absorbierten Photonen wird chemisch auf die Redoxzentren der Enzyme der Atmungskette übertragen, wodurch die Oxidation leichter verläuft und die ATP-Synthese gesteigert wird. Zudem wird eine thermische Aktivierung der Enzyme diskutiert, diese ist in vivo aber vernachlässigbar klein. Speziell das an der Atmungskette beteiligte Cytochrom-c-Oxidase reagiert auf eine Laserstimulation mit einer erhöhten Aktivität (Abb. 6.11). Eine Stimulation dieses intrazellulären Prozesses löst eine Vielzahl unterschiedlicher sekundärer Reaktionen aus, wie zum Beispiel eine verstärkte RNA- und Proteinsynthese – Prozesse, die ablaufen, lange nachdem die Bestrahlung aufgehört hat.

6.5.2 Lasereffekte

Es werden vier Haupteffekte des Lasers beschrieben (Tab. 6.1):

- eine vermehrte Zellproliferation,
- ein entzündungshemmender Effekt,
- ein antiödematöser Effekt,
- ein analgetischer Effekt.

Speziell für den entzündungshemmenden Effekt gibt es viele Belege: Die Bildung von PGE2, TNF-alpha und IL1 wird gehemmt, ebenso die

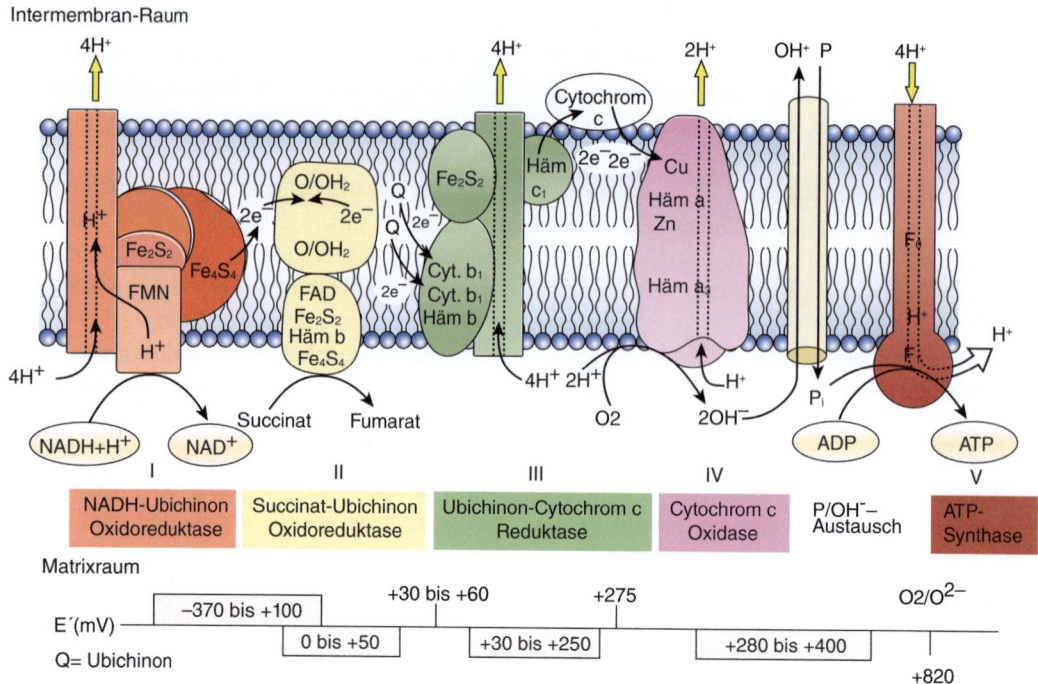

Abb. 6.11 Die Atmungskette. Die PBM wirkt auf den Schritt mit Cytochrom ein (IV). © Spektrum, Heidelberg, mit freundlicher Genehmigung

Tab. 6.1 Lasereffekte

Effekt	Autoren
Abnahme PGE_2, Hemmung COX-2	Honmura et al. (1993a, b), Shimizu et al. (1995), de Jesus et al. (2015), Prianti et al. (2014), Freitas und Hamblin (2016)
Stimulation Angiogenese	Ihsan (2005), Kipshidze et al. (2001), Agaiby et al. (2000)
Abnahme Ödem	Honmura et al. (1992), Medrado et al. (2003), Albertini et al. (2004)
Entzündungshemmung	Aimbire et al. (2005, 2006, 2007), Pessoa et al. (2004), Medrado et al. (2003)
Entzündungshemmung, vergleichbar mit NSAR	Honmura et al. (1993a, b), Campana et al. (1999), Aimbire et al. (2005), Albertini et al. (2004)
Freisetzung β-Endorphin, ACTH	Laakso et al. (1994)
Freisetzung Serotonin	Ceylan et al. (2004)

Cyclooxygenase-2 (COX2). Die entzündungshemmende Wirkung von PBM ist sogar ebenso ausgeprägt wie die von Indometacin, Celecoxib und Diclofenac. Die verwendete Dosierung lag bei diesen Untersuchungen um 7,5 J/cm^2 (0,7–19 J/cm^2). Diese Wirkungen haben in den ersten 72 h nach einer Verletzung Einfluss auf die Ödembildung und dadurch auf die Durchblutung sowie auf die Bildung von Nekrosen und Hämatomen. Bjordal (2006) empfiehlt, nach Ablauf dieser Zeit die Wundheilung mit einer Dosis von 2 J/cm^2 pro Punkt zu beeinflussen. Nebenbei: In Untersuchungen mit negativen Ergebnissen wurde durchwegs unterdosiert: deutlich weniger als 5 J/cm^2 Gesamtdosis.

Den analgetischen Effekt führt man auf einer Freisetzung von β-Endorphin zurück (Laakso et al. 1994). Das Laserlicht setzt aus den Mastzellen und Makrophagen u. a. Interleukin-1 frei. Das Interleukin aktiviert die Freisetzung von CRH aus dem Hypothalamus und damit die Hypothalamus-Hypophysen-Nebennierenrinden-

Achse (Sapolski et al. 1987). Das CRH bewirkt im Hypophysenvorderlappen eine Aufspaltung von Proopiomelanocortin (POMC) in ACTH und β-Endorphin. Laakso konnte die Beteiligung von β-Endorphinen aber nicht mit Sicherheit bestätigen, da Naloxon die Schmerzlinderung nur geringfügig herabsetzte. Bjordal (2006) zweifelt die Beteiligung von β-Endorphinen bei der Schmerzlinderung deshalb an.

Eine weitere Erklärung der Schmerzlinderung geht von der Beteiligung von Serotonin aus (Ceylan et al. 2004). Die Untersucher haben festgestellt, dass nach einer Behandlung mit einem HeNe-Laser die 5-Hydroxyindolessigsäure-Konzentration im Urin stark erhöht war, und zwar einige Tage vor Eintritt der Schmerzlinderung. Das 5HIAA ist ein Metabolit von Serotonin.

Laser wird in der Dermatologie bei der Behandlung schlechtheilender Wunden und Ulcera eingesetzt. Ebenso erfolgreich ist der Einsatz von Laser bei der Behandlung von Problemen aus der Orthopädie und Rheumatologie, wie zum Beispiel bei Arthritiden, Bursitiden, in der Triggerpunkt-Therapie und bei der Stimulation von Akupunkturpunkten.

6.5.3 Lasertypen

PBM-Geräte gibt es in unterschiedlichen Ausführungen. Man versteht unter PBM die therapeutische Anwendung von Laser mit Licht von so niedriger Intensität, dass es zu keinem Zeitpunkt zu einer Gewebeschädigung kommt. Laserlicht soll stimulieren, aber nicht erwärmen. In der Praxis bedeutet das, dass die Leistungsdichte unter 5 mW/mm² bzw. unter 500 mW/cm² bleiben muss. Dieser Wert ist der niedrigste Wert, bei dem je eine Gewebeerwärmung festgestellt wurde.

Grundsätzlich gibt es Laser, die ihre Energie kontinuierlich abgeben, und solche, die pulsieren. Zudem gibt es Laser, die ihre Energie im unsichtbaren Infrarot-Bereich (IR) abgeben, und solche, die sichtbares Rotlicht produzieren. Andersfarbige Laser sind für die Therapie nicht interessant, weil diese eine äußerst geringe Penetrationstiefe haben. Die Wellenlängenbereiche zwischen 670 und 690 nm (Rotlicht) sowie zwischen 760 und 900 nm (IR) beeinflussen den Redoxprozess der Atmungskette positiv (Chung et al. 2012; de Freitas und Hamblin 2016), deshalb sollte ein Therapielaser zumindest einen dieser Bereiche abdecken. Diese positive Wirkung wurde zuerst rein zufällig festgestellt, später wurde die Wirkung anhand der Erstellung sog. Aktionsspektren (auch Wirkungsspektren genannt) bestätigt. Ein solches Aktionsspektrum zeigt die Größe eines biologischen Effekts in Abhängigkeit von der benutzten Wellenlänge, zum Beispiel gemessen an der O_2-Produktion. Ein Absorptionsspektrum ist die grafische Darstellung des Absorptionsvermögens zum Beispiel von Enzymen in Abhängigkeit von der Wellenlänge des Lichtes. Dieses Spektrum deckt sich größtenteils mit dem Aktionsspektrum (Abb. 6.12). Anhand des Aktionsspektrums kann das Enzym identifiziert werden, welches für einen bestimmten Prozess verantwortlich ist. Wenn man nun das Aktionsspektrum eines bestimmten Enzyms kennt, kann man dessen Funktion mit der entsprechenden Wellenlänge stimulieren (Karu und Kolyakov 2005).

Auch IR-Laser mit einer Wellenlänge ab etwa 780 nm sind therapeutisch wirksam, jedoch werden mit zunehmender Wellenlänge die therapeutischen Effekte angeblich schwächer, anders ausgedrückt: Die erforderliche Leistungsdichte wird größer. Dafür hat das im Vergleich zum Rotlicht langwelligere IR-Licht die größere Penetrationstiefe von etwa 3 mm, bei Rotlichtlaser beträgt diese Tiefe etwa 1 mm. Die Penetrationstiefe ist die Tiefe, in der die Energie noch 37 % der abgegebenen Intensität beträgt. Manche Autoren (Laakso et al. 1993) behaupten allerdings, dass der 830 nm IR-Laser bis zu 5 cm tief eindringt und die Endorphinproduktion stärker anregt als ein Rotlichtlaser. Da auch die Aktionsspektren bei 800 nm eine erhöhte RNA-Synthese zeigen (allerdings etwas weniger ausgeprägt als bei 600 nm), ergibt es durchaus Sinn, einen solchen Laser einzusetzen.

Ob sich die Wirkung eines Rotlichtlasers wesentlich unterscheidet von der eines IR-Lasers, ist unklar. Man vermutet neben der Sti-

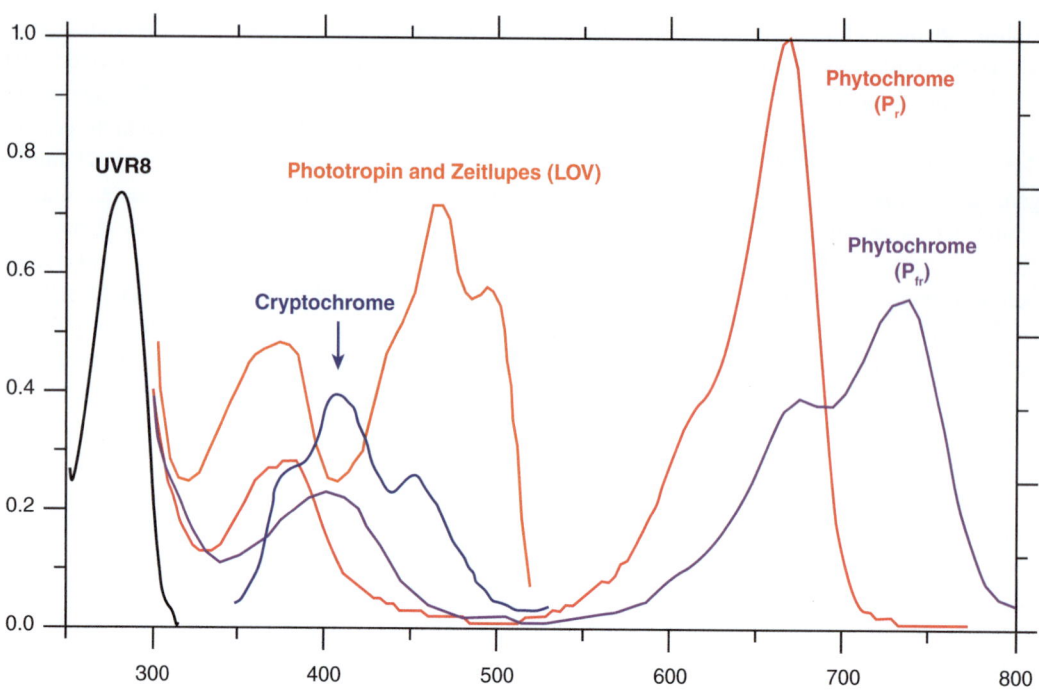

Abb. 6.12 Aktionsspektrum. Abszisse: Wellenlänge in nm, Ordinate: relative Absorption. Die in diesem Beispiel beobachteten Reaktionen von mehreren photosynthetischen Pigmenten von Pflanzen werden stimuliert mit verschiedenen Wellenlängen, zum Beispiel Phytochrome (Pr) mit 650 nm. Mit freundlicher Genehmigung, Eichhorn Bilodeau et al. 2019, https://creativecommons.org/licenses/by/4.0/

mulation der Atmungskette einen Einfluss auf Membranmoleküle, wie zum Beispiel die Transient Receptor Potential (TRP) Ca^{2+}-Ionenkanäle, welche aktiviert werden mit 980 nm IR-Licht (Wang et al. 2016). Dies könnte dann einen Einfluss auf die Ca^{2+}-Konzentration im Zytosol und in den Mitochondrien haben. Es scheint aber eher unwahrscheinlich, dass es eine scharfe Grenze zwischen den Wirkungsmechanismen im sichtbaren und infraroten Bereich gibt. Es wäre natürlich genauso gut möglich, dass solche photophysikalischen Prozesse beim Rotlichtlaser eine Rolle spielen.

Nahe an der Laserquelle nimmt die Energie exponentiell ab. Untersuchungen haben gezeigt, dass die Leistungsabnahme weiter von der Quelle entfernt (im Gewebe) nahezu linear ist. Die Energie eines 200 mW GaAlAs-Lasers betrug in einer Untersuchung nach 15 mm im Gewebe nur noch 16 mW. Tiefer im Gewebe nahm die Leistung langsam ab, bis diese auf 34 mm noch 1,4 mW betrug.

6.5.4 Lasertyp und Wellenlänge

Es gibt ein sog. optisches Fenster im Gewebe, das definiert, welche Wellenlängen optimal penetrieren können (Abb. 6.13). Wellenlängen kürzer als 650 nm werden stark absorbiert durch Hämoglobin und Melatonin, Wellen aus dem langwelligen IR-Bereich ab etwa 1200 nm werden durch das Wasser im Gewebe stark absorbiert. So entsteht ein Fenster für Wellenlängen zwischen 650 nm und 1200 nm, und das ist der Grund, weshalb für die Therapie fast ausschließlich Rotlicht- und Infrarotlaser aus dem nahen IR-Bereich verwendet werden (Huang et al. 2009).

Bei den in der Therapie eingesetzten Lasern handelt es sich der Regel um Indiumlaser. Meistens betrifft es hier den Gallium-Aluminium-Indium-Phosphid-Laser, abgekürzt GaAlInP, wobei die Buchstabenreihenfolge variiert. Dieser Halbleiterlaser gibt (wie der Helium-Neon = HeNe-Gas-Laser) sichtbares rotes Licht

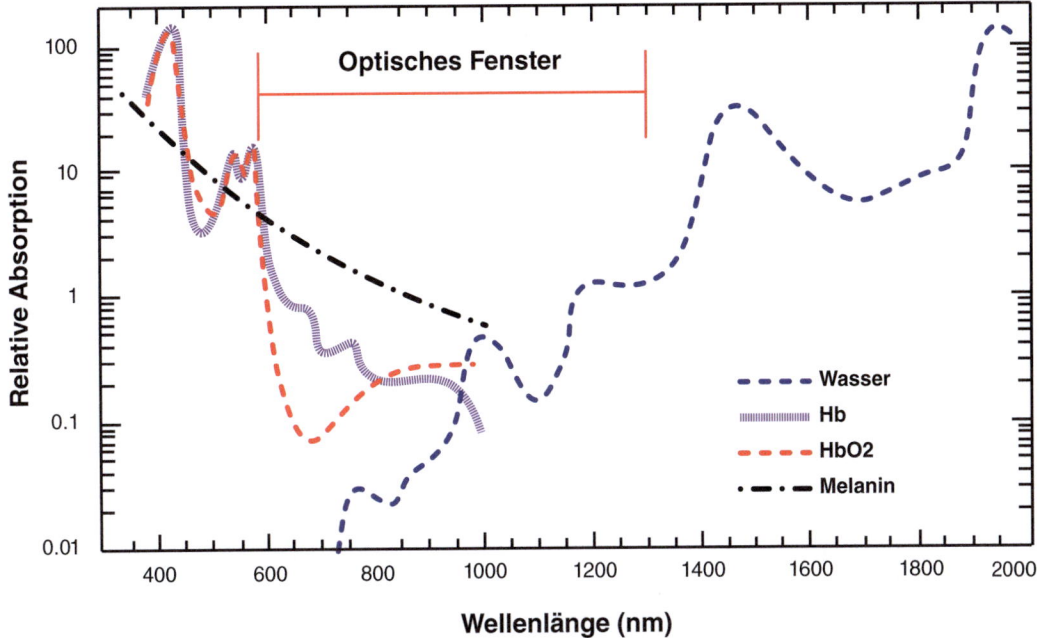

Abb. 6.13 Optisches Fenster. Wellenlängen < 650 nm und > 1200 nm werden zu stark absorbiert. Nach Chung et al. 2012, mit freundlicher Genehmigung

im Wellenlängenbereich 630–670 nm ab und ist am wirksamsten bei Problemen der Haut und Schleimhäute, u. a. Herpes und bei Gürtelrose, Fazialisparese, Trigeminusneuralgie, offenen Beinen, varikösen Beinulcera und Dekubitus.

Ein zweiter Lasertyp ist der Aluminiumlaser. Die vollständige Bezeichnung ist Gallium-Aluminium-Arsenid, abgekürzt GaAlAs. Die Wellenlänge liegt zwischen 780 und 890 nm, also im unsichtbaren nahen Infrarotbereich. Dieser Halbleiterlaser arbeitet meist kontinuierlich, kann aber gepulst werden und hat in vitro eine Penetrationstiefe von maximal 2 mm (Kolari und Airaksinen 1993). Er eignet sich am besten für die Behandlung von Sehnen, kann aber auch bei der Behandlung von Hauterkrankungen wie offenen Beinen und Herpes Zoster eingesetzt werden.

Der dritte Typus ist der Galliumlaser. Die vollständige Bezeichnung ist Gallium-Arsenid-Laser, abgekürzt GaAs. Dieser Halbleiterlaser gibt unsichtbare Infrarotstrahlung mit einer Wellenlänge von 904 nm ab. Er arbeitet immer gepulst mit extrem kurzen Pulsen (supergepulst, 100–200 ns. 1 ns = 1 Nanosekunde = 1 milliardstel Sekunde = 1×10^{-9} = 0,000000001 s) von hoher Intensität (1–20, bis manchmal 50 W Spitzenleistung), ungefähr wie eine Blitzlampe. Die Tiefenwirkung wird dadurch bedeutend größer als bei einem Laser mit derselben Wellenlänge, der nicht supergepulst ist. Messungen zeigen, dass je nach Anwendungstechnik und Gewebe die Penetrationstiefe 3–5 cm beträgt. Dieser Laser ist am besten für tiefliegende Probleme in Rücken, Nacken, Schultern und Knien, bei Sehnenentzündungen, Arthrosen und myofaszialen Schmerzen geeignet. Das tiefere Eindringen erklärt man sich mit einer Art „Ausbleich-Phänomen" (photobleaching phenomenon = fading): Der erste Impuls bleicht das Gewebe aus (genauer: die Chromophoren, also Molekülteile, die für deren Farbe verantwortlich sind), sodass der zweite Impuls tiefer eindringen kann, dann kommt der dritte Impuls und so weiter (Kusnetzow et al. 2001; Joensen et al. 2012).

6.6 Anwendung des Lasers

Die Anwendung des Lasers ist denkbar einfach. Es sind natürlich die Vorschriften aus den jeweiligen Gebrauchsanleitungen zu beachten.

Bei der Schmerzpunktbehandlung (myofasziale Triggerpunkte, Tenderpoints, Ah-Shi-Punkte usw.) wird der Laser mit mehr oder weniger Druck, nach Maßgabe der Beschwerden, senkrecht auf den Schmerzpunkt gehalten. Der Druck bewirkt eine lokale Minderdurchblutung, in der Folge wird weniger Laserlicht durch das Hämoglobin absorbiert und es kann mehr Energie in tiefere Schichten eindringen. Die Behandlungszeit wird am Gerät oder an der Sonde eingestellt.

Bei der Behandlung von Arthritiden werden je nach Gelenkgröße mehrere Punkte am Gelenk behandelt (siehe dazu die Aufzählung unter „Dosierung" 6.7.6).

Allgemein gilt, dass die Dosis erhöht werden soll, wenn keine Reaktion auftritt. Wie auch bei anderen Therapien ist die Methode abzubrechen, wenn nach etwa 5–6 Behandlungen keine Besserung eintritt. Dies selbstverständlich unter Berücksichtigung der Pathologie. Nebenbei: Aufpassen bei Tattoos im Behandlungsareal. Erstens wird hier durch die verwendeten Pigmente das Licht sehr stark absorbiert und damit die Wirkung massiv herabgesetzt. Zweitens sind Tattoos zu teuer, als dass der Patient eine eventuelle Farbveränderung akzeptieren würde.

6.7 Behandlungsparameter

Parameter sind die Wellenlänge, die Dosis, die Pulsfrequenz, die Häufigkeit der Behandlungen, die Leistungsdichte, die Pulsstruktur, die Polarisierung, die Kohärenz und die Behandlungsmethode.

6.7.1 Wellenlänge

Siehe oben unter „Lasertyp und Wellenlänge" (Abschn. 6.5.4).

6.7.2 Behandlungsdosis

Die Leistung („Stärke") eines Lasers entscheidet vor allem über die Länge der Behandlungsdauer pro Punkt. Eine bestimmte Dosis wird schneller mit einem starken Laser als mit einem schwachen erreicht. Die Leistung ist aber für ein gutes Resultat nicht ausschlaggebend. Mit einem starken Laser könnte man aufgrund einer zu kurzen Bestrahlungsdauer sogar weniger gute Resultate erzielen.

Die Leistungsdichte (power density) gibt an, wieviel Leistung (in Watt) pro cm^2 abgegeben wird. Manche Forscher bevorzugen die Bezeichnung „Irradiance" oder Beleuchtungsstärke (Huang et al. 2009, 2011). Wenn ein Laser zum Beispiel eine Leistung von 250 mW hat und diese auf eine Fläche von 0,2 cm^2 abgibt, ist die Leistungsdichte 100-mal größer, als wenn dieselbe Energie auf einer Fläche von 20 cm^2 abgegeben wird.

Licht kann zirkulär oder linear polarisiert sein. Oder auch nicht. Es ist nicht klar, ob dies Einfluss auf die Behandlung hat. Jedenfalls ist die Polarisierung verschwunden, sobald das Licht in die Haut eindringt, und ob das Polarisieren eine spezifische Wirkung auf das Gewebe hat, ist unklar.

Die Pulsstruktur bezeichnet die maximale Energie in Watt, die Pulsfrequenz (Hz), die Pulsdauer (s) und das Tastverhältnis (Puls-Pause-Verhältnis, duty cycle, %). Bei einem gepulsten Laser sollte außer der maximalen Energie auch die durchschnittlich abgegebene Energie angegeben werden. Diese berechnet man wie folgt:

$$\text{Durchschnittliche Energie (W)} = \text{Maximalleistung (W)} \times \text{Pulsdauer (s)} \times \text{Pulsfrequenz (Hz)}$$

$$\text{Maximalenergie (W)} = \text{Pulsenergie (Joule)} \times \text{Pulsfrequenz (Hz)}$$

Bitte beachte: Bei der Berechnung wird die Energie in Watt angegeben, nicht in mW (Milliwatt).

6.7 Behandlungsparameter

Beträgt die Leistung 10 W bei einer Pulsdauer von 150 ns und einer Frequenz von 100 Hz, ist die mittlere Leistung 0,15 mW. Ein einziger Impuls hat in diesem Beispiel eine Energie von 1,5 µJ. Bei einer Frequenz von 1000 Hz beträgt die mittlere Leistung 1,5 mW. Falls mit einem solchen Laser eine Dosis von 4 J/Punkt erreicht werden soll, beträgt die Behandlungszeit bei 1000 Hz 2666 s (etwa 45 min), bei 30.000 Hz (falls am Gerät möglich) beträgt die mittlere Leistung 45 mW, die Behandlungszeit pro Punkt beträgt hier 88 s.

6.7.3 Pulsfrequenz

Bei einem Galliumlaser muss immer die gewünschte Pulsfrequenz eingestellt werden. Niedrige Frequenzen (10–100 Hz) sollen stärker schmerzlindernd sein und hohe Frequenzen (2500–5000 Hz) haben angeblich den größten Effekt auf entzündliche Prozesse. Mittelhohe Frequenzen (500–1000 Hz) scheinen sich am besten zur Behandlung von Ödemen und Schwellungen sowie zum Beispiel für Knochenneubildung zu eignen. Zu diesem Thema braucht es aber noch einiges an Forschung (Hashmi et al. 2010).

6.7.4 Dosisberechnung

Die durch das Gewebe aufgenommene Energie während einer Behandlung, auch Dosis genannt, wird ausgedrückt in Joule (J) und üblicherweise berechnet mit der Formel:

$$\text{Dosis}\,(J) = \text{Laserleistung}\,(W) \times \text{Behandlungszeit}\,(s)$$

$$\text{Oder}: \text{Dosis}\,(J) / \text{Leistung}\,(W) = \text{Behandlungszeit}\,(s)$$

Falls die Dosis aber nur in Joule angegeben wird, führt dies zu Problemen. Beispiel: Man möchte einen Triggerpunkt mit 5 J behandeln. Diese Dosis hat man mit einem 1000 mW Laser nach 5 s erreicht. Mit einem 250 mW Laser hat man die gleiche Dosis nach 20 s erreicht. Das bedeutet aber nicht, dass der therapeutische Effekt derselbe ist (van Breugel und Bär 1992). Laseranwender kennen dieses Phänomen aus der Praxis, es scheint für die Behandlung einen gewissen Soft-Spot zu geben. Es gibt tatsächlich eine Vielzahl von Prozessen, wobei man eine nichtlineare Dosis-Wirkungs-Beziehung (englisch: biphasic dose response) beobachten kann (Huang et al. 2009, 2011; Hamblin et al. 2019). Eine zu niedrige Energiedichte oder zu kurze Bestrahlung hat keinen Effekt auf die Pathologie, eine zu hohe Energiedichte oder zu lange Bestrahlungszeiten können hemmend wirken oder sogar schädlich sein. Huang et al. listen in ihre Übersicht aus dem Jahre 2011 eine Vielzahl von Untersuchungen auf, die diese Beobachtung unterstützen; wir verzichten aus Platzgründen auf deren Publikation. Die Erklärung für dieses Phänomen sehen Huang et al. in der intrazellulären Produktion von ROS (Reactive Oxygen Species, reaktive Sauerstoffspezies, veraltet „Sauerstoffradikale"). Die Untersucher meinen, es seien zwei Typen dieser Verbindung an diesem Phänomen beteiligt, der eine Typus wird produziert unter Einfluss von eher niedrigen Leistungsdichten und im Zusammenhang mit der stimulierten Funktion der Atmungskette. Diese ROS stimulieren viele intrazelluläre Prozesse, die für das Überleben der Zelle wichtig sind (Ristow 2014; Shadel und Horvath 2015). Bei höheren Leistungsdichten, also wenn mehr Energie „reingepumpt" wird, entsteht eine zweite ROS-Spitze, die eine Schädigung der Mitochondrien verursacht mit schlussendlich eine Apoptose. Noch ist unklar, ob es sich dabei um unterschiedliche chemische Verbindungen handelt oder ob die „Radikale" einfach in einer größeren Menge auftreten.

Bei Dosisangaben muss man also die Leistung und Wellenlänge des Lasers nennen, die abgegebene Energie pro cm^2, die Leistungsdichte in J/cm^2 und die Bestrahlungsdauer in Sekunden.

Die Leistung eines Lasers wird direkt an der Diode gemessen und diese Leistung wird normalerweise vom Hersteller am Gerät vermerkt. Es gibt aber Laser, bei denen das Laserlicht seinen Weg durch eine mehr oder weniger lange Optik zurücklegen muss, bevor es aus der Sonde herauskommt. Je nach Eigenschaften dieser Optik können bis zur Austrittstelle Leistungsverluste von bis zu 50 % auftreten. Nicht ganz unwichtig.

6.7.5 Dosierungsempfehlung für chronische Gelenkprobleme

Die Dosisvorschläge in Tab. 6.2 basieren auf einer gründlichen Literaturrecherche von Bjordal und Mitarbeitern aus dem Jahre 2003.

Mal ganz allgemein: Wenn man über „Dosis pro Punkt" spricht, entspricht ein Punkt meistens, aber nicht immer, 1 cm^2. In gut gemachten Studien wird die Fläche genau definiert. Bei myofaszialen Triggerpunkten wird je nach Tiefe eine Dosis von 1–4 J/Punkt empfohlen, bei der Behandlung von Akupunkturpunkten empfiehlt man 0,5–2 J/Punkt.

Für die Behandlung entzündlicher Prozesse werden Dosen zwischen 0,4 und 19 J bei einer Leistungsdichte von 5–21 mW/cm^2 empfohlen. Bei einer solchen Behandlung müssen die Tiefe des Problems und die Größe der zu behandelnden Fläche eingerechnet werden.

Die Autoren gehen davon aus, dass beim Passieren der Haut enorm große Energieverluste auftreten: Bei einem HeNe-Laser 90 %, bei einem GaAlAs-Laser 80 % und bei einem pulsierenden GaAs-Laser 50 % Energieverlust. Danach nimmt die Energie für Infrarotlaser pro mm um weitere (geschätzte) 5 % ab. Die Energieabnahme für HeNe-Laser beträgt pro mm Gewebe 10 %.

In PBM-Studien betreffend Entzündungshemmung, die zu einem positiven Resultat kamen, wurden generell Dosierungen wie in Tab. 6.2 angewandt. In Studien mit einem negativen Ergebnis wurde in der Regel (stark) unterdosiert. Bei Dosen, die deutlich höher sind als oben erwähnt (5- bis 10-mal), erhält man eine schwächere biologische Wirkung (zum Beispiel bei Wundheilung und Entzündungen). Bei noch höheren Dosen erreicht man den sog. biosuppressiven Bereich und muss mit hemmenden Effekten rechnen. Die oben erwähnten Dosierungen zeigen aber, dass eine solche Hemmung offensichtlich einiges an Energie braucht.

Tab. 6.2 Dosierungsempfehlungen nach Bjordal et al. (2003)

	Dosis pro Punkt
Finger-, Zehengelenke, Kiefergelenk, Tiefe etwa 1,5–5 mm (Haut bis Synovialmembran), 1 Punkt behandeln	
GaAlAs und Nd:YAG (Infrarot, kontinuierlich), Wellenlänge 820, 830, 1060 nm, Leistungsdichte (LD) 15–105 mW/cm^2	0,5–15 J
GaAs (Infrarot, gepulst), Wellenlänge 904 nm, LD 6–42 mW/cm^2	0,2–1,4 J
HeNe (Rot, kontinuierlich), Wellenlänge 632 nm, LD 30–210 mW/cm^2	6–30 J
Kniegelenk, anteromedial und anterolateral, Tiefe etwa 1,5–5 mm, 3 Punkte behandeln	
GaAlAs und Nd:YAG (Infrarot, kontinuierlich), Wellenlänge 820, 830, 1060 nm, Leistungsdichte (LD) 30–210 mW/cm^2	6–180 J
GaAs (Infrarot, gepulst), Wellenlänge 904 nm, LD 12–60 mW/cm^2	1,2–84 J
HeNe (Rot, kontinuierlich), Wellenlänge 632 nm, LD 90–500 mW/cm^2	9–2700 J
HWS, Tiefe der Zygapophysealgelenke etwa 12 mm (8–20 mm), 3 Punkte behandeln	
GaAlAs und Nd:YAG (Infrarot, kontinuierlich), Wellenlänge 820, 830, 1060 nm, Leistungsdichte (LD) 50–350 mW/cm^2	11–360 J
GaAs (Infrarot, gepulst), Wellenlänge 904 nm, LD 24–60 mW/cm^2	0,8–56 J
HeNe (Rot, kontinuierlich), Wellenlänge 632 nm, LD 150–500 mW/cm^2	5–150 J
LWS, Tiefe der Zygapophysealgelenke etwa 30 mm (25–35 mm), 3 Punkte behandeln	
GaAlAs und Nd:YAG (Infrarot, kontinuierlich), Wellenlänge 820, 830, 1060 nm, Leistungsdichte (LD) 180–500 mW/cm^2	48–480 J
GaAs (Infrarot, gepulst), Wellenlänge 904 nm, LD 30–210 mW/cm^2	15–105 J
HeNe	Unmöglich

6.7.6 Dosierungsempfehlung der World Association of Photobiomodulation Therapy (WALT)

Für 780–860 nm Laser

Die WALT (World Association for Photobiomodulation Therapy, früher die World Association for Laser Therapy) empfiehlt, entweder 2 Wochen lang täglich oder 3–4 Wochen lang jeden 2. Tag zu behandeln. Die Behandlung sollte mit der vorgeschlagenen Dosis begonnen werden. Wenn eine Besserung eintritt, sollte die Dosis um 30 % reduziert werden (Tab. 6.3, 6.4, 6.5, und 6.6). Die Vorschläge können von der Webseite der WALT heruntergeladen werden (WALT Dosierungsvorschläge 2020). Die WALT überprüft die Angaben regelmäßig und passt sie ggf. an neue Erkenntnisse an. Die im Nachfolgenden aufgeführten Vorschläge wurden vom Autor im Oktober 2024 überprüft, es ist empfehlenswert, die Seite der WALT regelmäßig zu besuchen. Es handelt sich hier um Mindestempfehlungen, die auf klinischen Studien basieren. Eventuell müssen die Anzahl der Punkte und die Dosis erhöht werden. Die Studien wurden durchgeführt mit Personen mit einer hellen Haut. Für Patienten mit einer dunkleren Haut müssen die Dosierungen nach oben angepasst werden. Der Autor übernimmt keine Verantwortung für die Richtigkeit der Vorschläge.

Tab. 6.3 Dosierungsvorschläge für 780–860 nm GaAlAs-Laser, Klasse 3B. Kontinuierlich oder gepulst. Die Behandlungszeit sollte 20–300 s betragen

Tendinitiden	Punkte oder cm^2	Joules (780–860 nm)	Beachten
Karpaltunnelsyndrom	2–3	8	Minimal 4 J/Punkt
Epicondylitis lat/med	1–2	4	Maximal 100 mW/cm^2
Caput longum Biceps brachii	1–2	6	–
Supraspinatus	2–3	8	Minimal 4 J/Punkt
Infraspinatus	2–3	8	Minimal 4 J/Punkt
Trochanter major	2–4	8	–
Patellasehne	2–3	8	–
Tractus iliotibialis	1–2	4	Maximal 100 mW/cm^2
Achillodynie	2–3	8	Maximal 100 mW/cm^2
Fasziitis plantaris	2–3	8	Minimal 4 J/Punkt
Triggerpunkte	–	1–4	= Dosis pro Punkt
Akupunkturpunkte	–	0,5–2	= Dosis pro Punkt
Wundbehandlung	–	0,1–1	= Dosis pro cm^2

Tab. 6.4 Dosierungsvorschläge für 780–860 nm GaAlAs-Laser, Klasse 3B. Kontinuierlich oder gepulst. Die Behandlungszeit sollte 20–300 s betragen

Arthritiden	Punkte oder cm^2	Joules (780–860 nm)	Beachten
MCP, PIP, DIP	1–2	4	Fuß dito
Handgelenk	2–4	8	–
Radiohumeral	1–2	4	–
Ulnohumeral	2–4	8	–
Glenohumeral	2–4	8	Minimal 4 J/Punkt
Acromioclavicular	1–2	4	–
Temperomandibular	1–2	4	–
HWS	4–12	16	Minimal 4 J/Punkt
BWS	Es liegt keine Empfehlung der WALT vor		
LWS	4–8	16	Minimal 4 J/Punkt
Hüfte	2–4	12	Minimal 6 J/Punkt
Knie je Seite	3–6	12	Minimal 4 J/Punkt
OSG	2–4	8	–

Tab. 6.5 Dosierungsvorschläge für 904 nm GaAs-Laser, Klasse 3B. Maximale Pulsenergie > 1 W, durchschnittliche Leistung > 5 mW, 5 mW/cm^2. Behandlungsdauer 30–600 s

Tendinitiden	Punkte oder cm^2	Joules (904 nm)	Beachten
Karpaltunnelsyndrom	2–3	4	Minimal 2 J/Punkt
Epicondylitis lat/med	2–3	2	Maximal 100 mW/cm^2
Caput longum Biceps brachii	2–3	2	–
Supraspinatus	2–3	4	Minimal 2 J/Punkt
Infraspinatus	2–3	4	Minimal 2 J/Punkt
Trochanter major	2–3	2	–
Patellasehne	2–3	2	–
Tractus iliotibialis	2–3	2	Maximal 100 mW/cm^2
Achillodynie	2–3	2	Maximal 100 mW/cm^2
Fasziitis plantaris	2–3	4	Minimal 2 J/Punkt
Triggerpunkte	–	1–4	= Dosis pro Punkt
Akupunkturpunkte	–	0,5–2	= Dosis pro Punkt
Wundbehandlung	–	0,01–0,1	= Dosis pro cm^2

Tab. 6.6 Dosierungsvorschläge für 904 nm GaAs-Laser, Klasse 3B. Maximale Pulsenergie > 1 W, durchschnittliche Leistung > 5 mW, Energiedichte 5 mW/cm^2. Behandlungsdauer 30–600 s

Arthritiden	Punkte oder cm^2	Joules (904 nm)	Beachten
MCP, PIP, DIP	1–2	1	Fuß dito
Handgelenk	2–3	2	–
Radiohumeral	2–3	2	–
Ulnohumeral	2–3	2	–
Glenohumeral	2–3	2	Minimal 1 J/Punkt
Acromioclavicular	2–3	2	–
Temperomandibular	2–3	2	–
HWS	4	4	Minimal 1 J/Punkt
BWS	Es liegt keine Empfehlung der WALT vor		
LWS	4	4	Minimal 1 J/Punkt
Hüfte	2	4	Minimal 2 J/Punkt
Knie je Seite	4–6	4	Minimal 1 J/Punkt
OSG	2–4	2	–

Für GaAs-Laser 904 nm

Aufgrund des Photobleaching-Effektes soll das pulsierende infrarote GaAs-Laserlicht tiefer penetrieren. Deshalb gelten hier laut einigen Autoren andere Dosisvorschläge. Zudem sollte die Pulsfrequenz berücksichtigt werden (siehe Abschn. 6.7.3).

6.7.7 Wundbehandlung

Laser stimuliert nicht nur die postoperative Wundheilung (Woodruff et al. 2004; Gál et al. 2018) und schlechtheilende Wunden (Machado et al. 2017), sondern ist auch effektiv bei der Behandlung von äußerst schmerzhaften Aphten (Suter et al. 2017), insbesondere wie sie bei einer Chemotherapie häufig auftreten (He et al. 2018).

Bei der Wundbehandlung geht man wie folgt vor: Der 632,8 nm (Enwemeka et al. 2004) und der 658 nm Laser (Machado et al. 2017) scheinen für die Wundbehandlung am effektivsten zu sein. Die zu behandelnde Fläche wird in ein Zentimeterraster eingeteilt und jeder cm^2 wird separat ohne Kontakt mit der Wunde bestrahlt. Dies ist die beste Methode, weil man die Dosis auf diese Weise am besten kontrollieren kann. Die Sonde wird ohne direkten Kontakt so nahe wie möglich an die Wunde gehalten (0,5 cm Abstand). Eine Art Gitter aus feinen Drähten wäre hier sehr hilfreich. Eine Idee für die Gerätehersteller?

Eine zweite, weniger genaue Methode ist das sog. Scannen: Man bewegt die Sonde in geringem Abstand (0,5 cm) „schwebend" über der Wundfläche und versucht, die Bestrahlung so gleichmäßig wie nur möglich auszuführen. Dazu muss man zuerst die Größe der Wundfläche bestimmen und die entsprechende Behandlungszeit einstellen. Man muss besonders aufpassen, nicht zu „verkannten", sonst wird ein unbekannt großer Teil der Laserstrahlung reflektiert und folglich stimmt die Dosierung nicht. Das direkt an der Wunde angrenzende Gewebe wird mit der gleichen Methode behandelt wie bereits unter „Anwendung des Lasers Abschn. 6.6" beschrieben. Es ist eine Selbstverständlichkeit, dass man äußerst hygienisch arbeitet!

Aphten

Für die Behandlung von schmerzhaften Entzündungen im Mund, wie sie bei einer Chemotherapie oft auftreten, wird folgendes Behandlungsprotokoll empfohlen (Zecha et al. 2016): Wellenlänge 633–685 oder 780–830 nm, Leistung zwischen 10 und 150 mW, Energiedichte 2–3 J/cm^2, aber nicht mehr als 6 J/cm^2. 2- bis 3-mal wöchentlich bis täglich. Die Behandlung von einzelnen Punkten auf der Schleimhaut funktioniert besser als das Scannen über die gesamte Schleimhautoberfläche. Anwendung kontinuierlich oder gepulst (< 100 Hz). Niederfrequentes gepulstes Licht scheint für die Wundheilung in diesem Fall effektiver zu sein. Extraoral verabreichtes PBM kann für die Behandlung der Wangenschleimhaut, des Vestibulum und der inneren Epitheloberflächen der Lippen wirksam sein, dies in Kombination mit einer intraoralen Behandlung.

An dieser Stelle sei auf die Arbeit von Birger Kaada hingewiesen (Kap. 5, TENS). Es ergibt durchaus Sinn, eine lokale Lasertherapie mit einer Kaada-Stimulation zu kombinieren. Selbstverständlich ist der Verlauf zu protokolieren. Siehe dazu die Ausführungen zur Wundheilung unter „TENS" Abschn. 3.5.

6.7.8 Wirkungstiefe, Penetrationstiefe

Es gibt keine exakte Eindringgrenze für das Laserlicht. Laserlicht verbreitet sich in allen Richtungen und wird im Gewebe absorbiert. Die Lichtstärke wird in der Folge schwächer, je weiter man sich vom Auftreffpunkt an der Oberfläche entfernt. Es gibt eine Grenze, an der die Lichtintensität so gering wird, dass das Licht keine biologische Wirkung mehr hervorruft. Diese Grenze wird als Wirkungstiefe bezeichnet. Die Wirkungstiefe ist von verschiedenen Faktoren abhängig: Wellenlänge des Lichtes, Art des Gewebes (Haut und Fettgewebe sind „transparenter" als die gut durchblutete Muskulatur) und Pigmentierung. Laserlicht dringt sogar durch Knochen (ungefähr wie durch Muskelgewebe).

Ein wichtiger Faktor ist das Verdrängen von Blut im Gewebe. Wenn man mit einer Lasersonde leicht gegen die Haut drückt, wird das Blut zur Seite gepresst. Das Gewebe vor der Sonde wird blutleer, und da das Hämoglobin im Blut der lichtabsorbierende Faktor ist, wird hierdurch die Penetration deutlich verbessert.

Andere wichtige Faktoren sind die Leistungsdichte und die Behandlungstechnik (Behandlung mittels Hautkontakt oder auf Abstand). Sog. Scanner haben eine nur sehr geringe Leistung und verlangen, je nach Größe der Behandlungsfläche, teilweise extrem lange Behandlungszeiten.

6.7.9 Behandlungstechnik

Man unterscheidet zwischen Lokalbehandlung und Systembehandlung. Normalerweise wird lokal behandelt, d. h. direkt im Problembereich. Systembehandlung bedeutet, dass man Stellen behandelt, die entfernt vom eigentlichen Problembereich liegen. Ein Beispiel von Systembehandlung ist die Behandlung sog. Triggerpunkte: Nicht das ganze schmerzhafte Gebiet wird behandelt, sondern nur der Punkt, der für die Schmerzsymptomatik verantwortlich ist. Ein weiteres Beispiel ist Laserpunktur, wobei man anstelle von Nadeln einen oder mehrere Akupunkturpunkte mit Laserlicht stimuliert.

Laserpunktur
Die Laserpunktur (Laserakupunktur) erfreut sich großer Beliebtheit (Law et al. 2015). Die Methode ist steril und schmerzfrei und wird daher von „nadelscheuen" Patienten gerne akzeptiert. Speziell die schmerzhafte Nadelung im Gesicht kann sehr gut durch die Laserpunktur ersetzt werden. Sowohl Laserpunktur als auch konventionelle Akupunktur können nachgewiesenermaßen über AP-Punkte eine Wirkung erzielen, obwohl nicht immer die gleiche Wirkung eintritt. Sie können einander aber ergänzen, vergleichbar mit der AP-Punkt-Behandlung mit TENS.

6.7.10 Behandlungsintervalle

Bjordal et al. (2003) erwähnen, dass angemessene Zeitintervalle zwischen den Behandlungen wirksamer sind als allzu dicht aufeinanderfolgende Behandlungen. Ebenso konnte gezeigt werden, dass der Effekt von Laserbehandlung kumulativ ist (d. h., die Dosis einer Behandlung summiert sich zur Dosis der vorherigen). Deshalb ist es wichtig, dass die Behandlungen nicht zu dicht aufeinanderfolgend ausgeführt werden. Gewöhnlich wird man während zwei Wochen jeden zweiten oder dritten Tag behandeln, danach eher in größeren Intervallen. Akute Probleme sprechen in der Regel rascher auf die Behandlung an. Chronische Beschwerden werden in der Regel mit längeren Intervallen behandelt. Hauterkrankungen werden meist täglich behandelt.

6.8 Risiken und Nebenwirkungen

Entsprechend ihrer Gefährlichkeit für den Menschen sind die Laser in Geräteklassen eingeteilt (Tab. 6.7). Die Klassifizierung nach DIN EN 60825-1 erfolgt durch den Hersteller.

Tab. 6.7 Klassifizierung von Lasern nach DIN EN 60825-1 (2004)

Laserklasse	Beschreibung
1	Die zugängliche Laserstrahlung ist ungefährlich (zum Beispiel CD-Player)
1M	Die zugängliche Laserstrahlung ist ungefährlich, solange keine optischen Instrumente wie Lupen oder Ferngläser verwendet werden
2	Die zugängliche Laserstrahlung liegt nur im sichtbaren Spektralbereich (400–700 nm). Sie ist bei kurzzeitiger Bestrahlungsdauer (bis 0,25 s) ungefährlich auch für das Auge. Eine längere Bestrahlung wird durch den natürlichen Lidschlussreflex verhindert (*)
2M	Wie Klasse 2, solange keine optischen Instrumente wie Lupen oder Ferngläser verwendet werden (*)
3R	Die zugängliche Laserstrahlung ist gefährlich für das Auge
3B	Die zugängliche Laserstrahlung ist gefährlich für das Auge und in besonderen Fällen auch für die Haut
4	Die zugängliche Laserstrahlung ist sehr gefährlich für das Auge und gefährlich für die Haut. Auch diffus gestreute Strahlung kann gefährlich sein. Die Laserstrahlung kann Brand oder Explosionen verursachen

*Anmerkung zu Laserklasse 2 und 2M: Durch wissenschaftliche Untersuchungen (FH Köln) wurde festgestellt, dass der Lidschlussreflex (dieser tritt im Übrigen innerhalb von 0,25 s auf; eine längere Bestrahlung schädigt das Auge) nur bei weniger als 20 % der Testpersonen gegeben war. Vom Vorhandensein des Lidschlussreflexes zum Schutz der Augen darf somit in der Regel nicht ausgegangen werden. Daher sollte man, falls Laserstrahlung der Klasse 2 oder 2M ins Auge trifft, bewusst die Augen schließen oder sich sofort abwenden. Des Weiteren ist zu beachten, dass der Lidschlussreflex nur bei sichtbarem Licht erfolgt. Laserstrahlung zum Beispiel im Infrarotbereich führt nicht zu einem Lidschluss, da die Strahlung vom Auge nicht wahrgenommen wird. Deshalb ist ein besonders vorsichtiger Umgang mit unsichtbarer Laserstrahlung wichtig

Zur Vermeidung eventueller Probleme sollten der Patient und der Therapeut immer eine Schutzbrille tragen. Lassen Sie also niemals einen Patienten starr in eine Lasersonde blicken, die gegen die Augen gerichtet ist. Sollte dies allerdings aus Versehen während eines Augenblicks passieren, zieht es in der Regel glücklicherweise keine ernsten Konsequenzen nach sich.

6.8.1 Nachfolgendes bitte besonders beachten

- Spezielle Laserschutzbrillen, die auf einen gewissen Laserwellenlängenbereich abgestimmt sind, sind für andere Wellenlängen völlig wertlos. Gewöhnliche Sonnenbrillen gewähren keinerlei Schutz, sondern können stattdessen das Risiko für Augenschäden erhöhen, weil der Träger fälschlicherweise annimmt, es könne nichts passieren.
- In den meisten Behandlungsräumen gibt es außer Spiegeln noch viele andere reflektierende Oberflächen: Bitte nicht hineinbeamen.
- An der Eingangstür des Behandlungsraumes ist ein Laser-Warnschild anzubringen (Abb. 6.14).
- Viele Lasergeräte sind mit einem Schloss gegen unerlaubte Benutzung gesichert. Im Rahmen eines guten Risikomanagements ist der Schlüssel nach einer Behandlung unbedingt herauszuziehen und an einem sicheren Ort aufzubewahren.
- Lasergeräte sind (wie alle Geräte in der Therapie) zwingend regelmäßig auf Sicherheit und Leistung zu kontrollieren. Die Kontrolle muss schriftlich dokumentiert werden und sollte jährlich stattfinden. Wenn eine Lasersonde einmal zu Boden gegangen ist, bringt sie sehr wahrscheinlich nicht mehr die erwünschte Leistung und sollte ohne eine Kontrolle durch eine qualifizierte Fachperson nicht mehr verwendet werden.

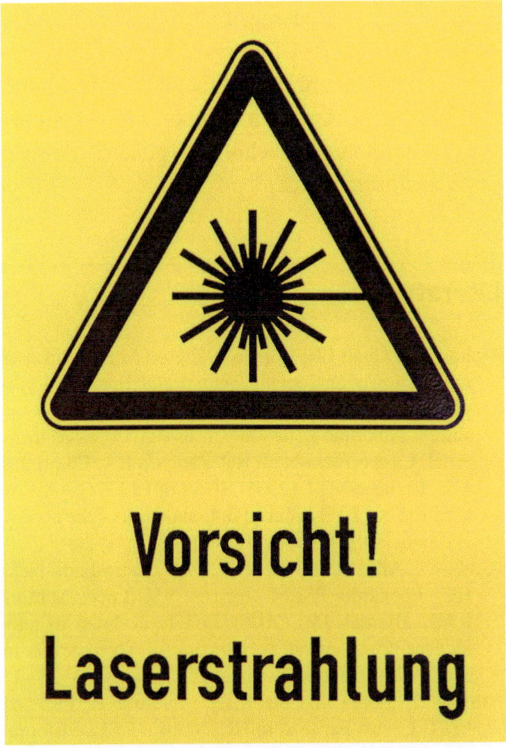

Abb. 6.14 Laser-Warnschild

6.8.2 Reaktionen auf die Behandlung

Es kann vorkommen, dass ein Schmerz fast unmittelbar nach einer Laserbehandlung verschwindet. In einem solchen Fall ist es wichtig, dass die geschädigte Stelle nicht überbelastet wird. Es ist sehr wichtig, dass der Patient darüber informiert wird, dass solche Zustände von „Scheingesundheit" auftreten können und dass der Patient eine Überbelastung unbedingt vermeiden soll.

Häufig erwähnen Patienten nach einer Laserbehandlung, dass sie während oder nach einer Behandlung große Müdigkeit verspüren. Dies könnte auf einer Endorphinausschüttung basieren.

Es passiert vor allem bei der Behandlung chronischer Probleme ziemlich häufig, dass ein Patient am Tag nach der Behandlung mehr Schmerzen hat. Dies ist darin begründet, dass das Problem in ein „Akutstadium" tritt, wenn die Heilung beginnt. Dieses Phänomen ist vergleichbar mit der Reaktion auf andere Behandlungen, zum Beispiel TENS oder Akupunktur, und basiert meistens nicht auf einer Überdosierung. Die Reaktion ist als positive Antwort auf die Behandlung zu werten, und Patienten müssen über diese mögliche Schmerzreaktion informiert werden. Verunsicherte Patienten könnten diese Reaktion als „Laserschaden" interpretieren.

6.9 Indikationen

Die PBM mutet manchmal an wie eine Art Universalmittel gegen alle möglichen Beschwerden ohne Risiken und Nebenwirkungen. Laser hat eine primär lokale Wirkung, die eine Anzahl sekundärer Wirkungen nach sich zieht, welche sich auch von der Stimulationsstelle entfernt auswirken können. Aus diesem Grund kann die Behandlung lokal und systemisch stimulierend, entzündungshemmend und schmerzlindernd wirken. Deshalb kann mit Laser eine Vielzahl von Pathologien behandelt werden.

Falls ein Patient nicht auf die Behandlung reagiert, sind die verschiedenen Behandlungsparameter zu überprüfen. Ein ausgebliebener Effekt kann seine Ursache in einem ungeeigneten Lasertyp, in zu niedriger oder zu hoher Dosis, falscher Diagnose, zu wenig Behandlungen, falscher Pulsfrequenz, falscher Leistungsdichte, einem defekten Gerät usw. haben. Patienten reagieren außerdem unterschiedlich empfindlich auf eine bestimmte Dosis und sprechen ganz unterschiedlich auf die Laserbehandlung an. Manche können den Laser „bis in die Zehenspitzen" fühlen, andere scheinen völlig unbeeinflussbar zu sein, vergleichbar mit den „Respondern" und „Nicht-Respondern" bei der Akupunktur. Je mehr Erfahrung der Therapeut mit der Laserbehandlung hat, desto mehr Erfolg wird er erzielen. Es muss vor allem auch erwähnt werden, dass die Lasertherapie nur eine Therapie unter vielen ist.

6.10 Kontraindikationen

Viele absolute Kontraindikationen für Behandlung mit PBM gibt es nicht.

- Tumoren, die Augen, die Hoden und aktive Epiphysenfugen werden selbstverständlich nicht behandelt.
- Außerdem, wie in der Physiotherapie allgemein üblich, alle unklaren Pathologien, Patienten in einem schlechten Allgemeinzustand oder mit Fieber.
- In älterer Laserliteratur wird oft erwähnt, dass zum Beispiel Herzschrittmacher, Schwangerschaft, Epilepsie u. a. m. Kontraindikationen für Laserbehandlung seien.
  - Schrittmacher sind von Metall umhüllt und von Licht völlig unbeeinflussbar und stellen deshalb keine Kontraindikation dar.
  - Bezüglich Schwangerschaft gilt die normale medizinische Beurteilung des Zustandes der Mutter. Laserlicht an sich beeinflusst den Fötus nicht, weil nur sehr wenig Licht durchdringt. Bei der Behandlung von Akupunkturpunkten bei Schwangeren sind aber die entsprechenden Kontraindikationen einzuhalten (siehe EAP/Triggerpunktbehandlung Abschn. 3.7.3.3).
  - Von der Epilepsie weiß man, dass gepulstes sichtbares Licht, vor allem mit Pulsfrequenzen im Bereich 5–10 Hz, epileptische Anfälle auslösen kann. Deshalb muss man selbstverständlich mit Instrumenten, die blinkendes sichtbares Licht erzeugen, aufpassen. Es kommt aber selten vor, dass PBM-Lasergeräte gepulstes sichtbares Licht abgeben. Es gibt in der Literatur keine Angaben darüber, dass gepulstes unsichtbares Licht epileptische Anfälle auslösen könnte.

Literatur

Agaiby AD, Ghali LR, Wilson R, Dyson M (2000) Laser modulation of angiogenic factor production by T-Lymphocytes. Lasers Surg Med 26(4):357–363

Aimbire F, Albertine R, de Magalhães RG, Lopes-Martins RAB, Castro-Faria-Neto HC, Zângaro RA, Chavantes MC, Pacheco MTT (2005) Effect of LLLT Ga–Al–As (685 nm) on LPS-induced inflammation of the airway and lung in the Rat. Lasers Med Sci 20:11–20

Aimbire F, Albertini R, Pacheco MTT, Castro-Faria-Neto HC, Leonardo PSLM, Iversen VV, Lopes-Martins RAB, Bjordal JM (2006) Low-level laser therapy induces dose-dependent reduction of TNFα levels in acute inflammation. Photomed Laser Surg 24(1):33–37

Aimbire F, Lopes-Martins RAB, Albertini R, Pacheco MTT, Castro-Faria-Neto HC, Martins PSLL, Bjordal JM (2007) Effect of low-level laser therapy on hemorrhagic lesions induced by immune complex in rat lungs. Photomed Laser Surg 25(2):112–117

Albertini R, Aimbire FSC, Correa FI, Ribeiro W, Cogo JC, Antunes E, Teixeira SA, De Nucci G, Castro-Faria-Neto HC, Zângaro RA, Lopes-Martins RAB (2004) Effects of different protocol doses of low power Gallium–Aluminum–Arsenate (Ga–Al–As) laser radiation (650 nm) on Carrageenan Induced Rat Paw Oedema. J Photochem Photobiol 74(2–3):101–107

Anders JJ, Lanzafame RJ, Arany PR (2015) Low-level light/laser therapy versus photobiomodulation. Photomed Laser Surg 33(4):183–184

Bjordal J, Couppé C, Chow R, Tuner J, Ljunggren EA (2003) A systematic review of low laser therapy with location-specific doses for pain and chronic joint disorders. Aust J Physiother 49:107–116

Bjordal JM, Johnson MI, Iversen V, Aimbre F, Lopes-Martins RAB (2006) Low-level laser therapy in acute pain: a systematic review of possible mechanisms of action and clinical effects in randomized placebo-controlled trials. Photomed Laser Surg 24(2):158–168

van Breugel HHFI, Bär PRD (1992) Power density and exposure time of He-Ne laser irradiation are more important than total energy dose in photo-biomodulation of human fibroblasts in vitro. Lasers Surg Med 12:528–537

Bryson B (2004) A short history of nearly everything, 1. Aufl. (September 14). Broadway Books, Portland, ISBN-13: 978-0767908184

Campana VR, Moya M, Gavotto A, Soriano F, Juri HO, Spitale LS, Simes JC, Palma JA (1999) The realtive effects of He-Ne laser and Meloxicam on experimentally induced inflammation. Laser Ther 11:36–41

Ceylan Y, Hizmetli S, Siliğ Y (2004) The effects of infrared laser and medical treatments on pain and serotonin degradation products in patients with myofascial pain syndrome. A controlled trial. Rheumatol Int 24(5):260–263

Chaves MEA, Araújo AR, Costa Cruz Piancastelli A, Pinotti M (2014) Effects of low-power light therapy on wound healing: LASER x LED. An Bras Dermatol 89(4):616–623

Chung H, Dai T, Sharma SK, Huang Y, Carroll JD, Hamblin MR (2012) The nuts and bolts of low-level laser (light) therapy. Ann Biomed Eng 40:516–533

Eichhorn Bilodeau S, Wu BS, Rufyikiri AS, MacPherson S, Lefsrud M (2019) An update on plant photobiology and implications for cannabis production. Front Plant Sci 10:296

Enwemeka CS, Parker JC, Dowdy DS, Harkness EE, Sanford LE, Woodruff LD (2004) The efficacy of low-power lasers in tissue repair and pain control: a meta-analysis study. Photomed Laser Surg 22(4):323–329

Ferreira DM, Zângaro RA, Balbin Villaverde A, Cury Y, Frigo L, Picolo G, Longo I, Barbosa DG (2005) Analgesic effect of He-Ne (632.8 nm) low-level laser therapy on acute inflammatory pain. Photomed Laser Surg 23(2):177–181

Freitas de Freitas L, Hamblin MR (2016) Proposed mechanisms of photobiomodulation or low-level light therapy. IEEE J Sel Top Quantum Electron 22(3):7000417

Gál P, Stausholm MB, Kováč I, Erik Dosedla E, Luczy J, Sabol F, Bjordal JM (2018) Should open excisions and sutured incisions be treated differently? A review and meta-analysis of animal wound models following low-level laser therapy. Lasers Med Sci 33(6):1351–1362

Hamblin MR (2016) Photobiomodulation or low-level laser therapy. Biophotonics 9(11–12):1122–1124

Hamblin MR, Huang YY, Heiskanen V (2019) Non-mamalian hosts and photobiomodulation: do all lifeforms respond to light? Photochem Photobiol 95(1):126–139

Hashmi JT, Huang YY, Osmani BZ, Sharma SK, Naeser MA, Hamblin MR (2010) Role of low-level laser therapy in neurorehabilitation. PM R Dec 2(12 Suppl 2):S292–S305

He M, Zhang B, Shen N, Wu N, Sun JA (2018) Systematic review and meta-analysis of the effect of Low-Level Laser Therapy (LLLT) on chemotherapy-induced oral mucositis in pediatric and young patients. Eur J Pediatr 177(1):7–17

Heiskanen V, Hamblin MR (2018) Photobiomodulation: lasers vs. light emitting diodes? Photochem Photobiol Sci 17(8):1003–1017

Honmura A, Yanase M, Obata J, Haruki E (1992) Therapeutic effect of Ga-Al-As diode laser irradiation on experimentally induced inflammation in rats. Lasers Surg Med 12(4):441–449

Honmura A, Akemi Ishii A, Yanase M, Obata J, Haruki E (1993a) Analgesic effect of Ga-Al-As diode laser irradiation on hyperalgesia in carrageen induced inflammation. Lasers Surg Med 13(4):463–469

Honmura A, Ishii A, Yanase M, Obata J, Haruki E (1993b) Therapeutic effect of GaAlAs diode laser on experimentally induced inflammation in rats. Lasers Surg Med 13:463–469

Huang YY, Chen ACH, Carroll JD, Hamblin MR (2009) Biphasic dose response in low level light therapy. Dose-Response 7:358–383

Huang YY, Sharma SK, Carroll J, Hamblin MR (2011) Biphasic dose response in low level light therapy – an update. Dose Response 9(4):602–618

Ihsan FRM (2005) Low-level laser therapy accelerates collateral circulation and enhances microcirculation. Photomed Laser Surg 23(3):289–294

de Jesus JF, Spadacci-Morena DD, dos Anjos Rabelo ND, Pinfildi CE, Fukuda TY, Plapler H (2015) Low-Level Laser Therapy in IL-1β, COX-2, and PGE2 modulation in partially injured Achilles Tendon. Lasers Med Sci 30(1):153–158

Joensen J, Ovsthus K, Reed RK, Hummelsund S, Iversen VV, Lopes-Martins RÁ, Bjordal JM (2012) Skin penetration time profiles for continuous 810 nm and Superpulsed 904 nm lasers in a rat model. Photomed Laser Surg 30(12):688–694

Karu T (1987) Photobiological fundamentals of low power laser therapy. IEEE J Quantum Electron 23(10):1703–1717

Karu T (1988) Molecular mechanisms of the therapeutic effect of low-level laser therapy. Lasers Life Sci 2(1):1245–1249

Karu T (1989) Photobiology of low-power laser effects. Health Phys 56(5):691–704

Karu T (1990) Effects of visible radiation on cultured cells. Photochem Photobiol 52(6):1089–1098

Karu T (1999) Primary and secondary mechanisms of action of visible to near-IR radiation on cells. J Photochem Photobiol 49:1–17

Karu T (2010) Multiple roles of cytochrome c oxidase in mamalian cells under action of red and IR-A radiation. IUBMB Life 62:607–610

Karu T, Kolyakov M (2005) Exact action spectra for cellular responses relevant to phototherapy. Photomed Laser Surg 23(4):355–361

Karu T, Tiphlova O, Fedoseyeva G (1984) Biostimulating action of low-intensity monochromatic visible light: is it possible? Laser Chem 5:19–25

Karu T, Pyatibrat L, Kalendo G (1995) Irradiation with He-Ne laser increases ATP-levels in cells cultivated in vitro. J Photochem Photobio 27:219–223

Karu T, Pyatibrat L, Kolyakov S, Afanasyeva N (2005) Absorption measurements of a cell monolayer relevant to phototherapy: reduction of cytochrome C oxidase under near IR radiation. J Photochem Photobiol 81:98–106

Kipshidze N, Nikolaychik V, Keelan MH, Shankar LR, Khanna A, Kornowski R, Leon M, Moses J (2001) Low-power helium:neon laser irradiation enhances production of vascular endothelial growth factor and promotes growth of endothelial cells in vitro. Lasers Surg Med 28(4):355–64N

Kolari PJ, Airaksinen O (1993) Poor penetration of infrared and helium neon low power laser light into the dermal tissue. Acupunct Electrother Res 18(1):17–21

Kusnetzow A, Dukkipati A, Babu KR, Singh D, Vought BW, Knox BE, Birge RR (2001) The photobleaching sequence of a short-wavelength visual pigment. Biochemistry 40(26):7832–7844

Laakso EL, Richardson C, Cramond T (1993) Quality of light – is laser necessary for effective photobiostimulation? Aust J Physiother 39:87–92

Laakso EL, Cramond T, Richardson C, Galligan JP (1994) Plasma ACTH and β-endorphin levels in response to Low Level Laser Therapy (LLLT) for myofascial trigger points. Laser Therapy 6:133–142

Law D, McDonough S, Bleakley C, Baxter GD, Tumilty S (2015) Laser acupuncture for treating musculoskeletal pain: a systematic review with meta-analysis. J Acupunct Meridian Stud 8(1):2–16

Machado RS, Viana S, Sbruzzi G (2017) Low-level laser therapy in the treatment of pressure ulcers: systematic review. Lasers Med Sci 32(4):937–944

Medrado ARAP, Pugliese LS, Reis SRA, Andrade ZA (2003) Influence of low level laser therapy on wound healing and its biological action upon myofibroblasts. Lasers Surg Med 32(3):239–244

Mester E, Szende B, Gärtner P (1968) The effect of laser beams on the growth of hair in mice. Radiobiol Radiother 9(5):621–626

Pessoa ES, Melhado RM, Theodoro LH, Garcia VGA (2004) Histologic assessment of the influence of low-intensity laser therapy on wound healing in steroid-treated animals. Photomed Laser Surg 22(3):199–204

Planck M (1900) On the theory of the energy distribution law of the normal spectrum. Verhandl Dtsch phys Ges 2: 237. http://www.ffn.ub.es/luisnavarro/nuevo_maletin/Planck%20(1900),%20Distribution%20Law.pdf. Zugegriffen im Januar 2008.

Prianti AC Jr, Silva JA Jr, Dos Santos RF, Rosseti IB, Costa MS (2014) Low-level laser therapy (LLLT) reduces the COX-2 mRNA expression in both subplantar and total brain tissues in the model of peripheral inflammation induced by administration of carrageenan. Lasers Med Sci Jul 29(4):1397–1403

Ristow M (2014) Unraveling the truth about antioxidants: mitohormesis explains ROS-induced health benefits. Nat Med 20:709–711

Sapolski R, Rivier C, Yamamoto G, Plotsky P, Vale W (1987) Interleukin-1 stimulates the secretion of hypothalamic corticotropin-releasing factor. Science 238(4826):522–524

Shadel GS, Horvath TL (2015) Mitochondrial ROS signaling in organismal homeostasis. Cell 163:560–569

Shimizu N, Yamaguchi M, Goseki T, Shibata Y, Takiguchi H, Iwasawa T, Abiko Y (1995) Inhibition of prostaglandin E2 and interleukin-1 beta production by low power laser irradiation in stretched human periodontal ligament cells. J Dent Res 74:1382–1388

Suter VGA, Sjölund S, Bornstein MM (2017) Effect of laser on pain relief and wound healing of recurrent aphthous stomatitis: a systematic review. Lasers Med Sci 32(4):953–963

Walt Dosierungsvorschläge. https://waltza.co.za/documentation-links/recommendations/dosage-recommendations/. Zugegriffen am 13.06.2020.

Wang Y, Huang YY, Wang Y, Lyu P, Hamblin MR (2016) Photobiomodulation of human adipose-derived stem cells using 810 nm and 980 nm lasers operates via different mechanisms of action. Biochim Biophys Acta 2:441–449

Woodruff LD, Bounkeo JM, Brannon WM, Dawes KS, Barham CD, Waddell DL, Enwemeka CS (2004) The efficacy of laser therapy in wound repair: a meta-analysis of the literature. Photomed Laser Surg 22(3):241–247

Zecha JAEM, Raber-Durlacher JE, Nair RG, Epstein JB, Elad S, Hamblin MR, Barasch A, Migliorati CA, Milstein DMJ, Genot MT, Lansaat L, van der Brink R, Arnabat-Dominguez J, van der Molen L, Jacobi I, van Diessen J, de Lange J, Smeele LE, Schubert MM, Bensadoun RJ (2016) Low-level laser therapy/photobiomodulation in the management of side effects of chemoradiation therapy in head and neck cancer: part 2: proposed applications and treatment protocols. Support Care Cancer 24(6):2793–2805

Hochfrequenztherapie (HF)

7.1 Definition Hochfrequenztherapie

Hochfrequenztherapie (HF) bezeichnet den Einsatz elektromagnetischer Wellen mit einer Frequenz höher als 300 kHz bis maximal, je nach Autor, 100 GHz. Die obere Grenze wird gewählt, da ungefähr hier der Infrarotbereich beginnt und der Radiowellenbereich aufhört, wobei der Übergang fließend ist. Die Radiowellen lösen im Gewebe keine Aktionspotenziale aus und auch keine elektrochemischen Prozesse wie solche, die zum Beispiel bei einem Gleichstrom entstehen. Die Wellen erzeugen Wärme und vermutlich hat die elektromagnetische Energie zusätzlich einen Einfluss auf bestimmte physiologische Prozesse. Da die Wärme eher tief im Gewebe erzeugt wird, wird die Therapie auch als Diathermie bezeichnet, was wörtlich „Durchwärmung" bedeutet. Der Name ist, wie wir später sehen werden, etwas unglücklich gewählt. Die Methode ist nicht gerade neu, sie geht zurück auf Anwendungen, die der französische Physiker und Arzt Jacques-Arsène d'Arsonval bereits 1892 empfohlen hat (Kowarschik 1926). HF wird nicht nur in der Physiotherapie benutzt. Man setzt die Methode auch ein zum Koagulieren von Gefäßen und zum Schneiden in der Chirurgie, zur Erwärmung von Personen, die zum Beispiel in einer Lawine stark unterkühlt wurden (Hébette 2012), oder nach Thoraxchirurgie, bei der der Patient stark abgekühlt wurde (Schmicke 1984), sowie zur Entfernung von Warzen. Auch wird HF in der Krebstherapie zur Hyperthermie eingesetzt, wobei der ganze Körper oder ein Körperteil auf 40–43° C erwärmt wird.

Auf internationalen Konferenzen im Jahre 1947 in Atlantic City (USA) und 1959 in Genf (Schweiz) hat man einige Frequenzen exklusiv für medizinische Zwecke reserviert. Hätte man dies nicht gemacht, so wäre es zu unvorstellbar chaotischen Situationen gekommen, da es bei den Geräten, die zur Therapie benutzt werden, um sehr leistungsfähige Sender geht, die in der weiten Umgebung den normalen Funkverkehr und Radio- und Fernsehempfang stören könnten. Nur zum Beispiel: Ein Hobbyfunker in Deutschland kann mit seinem kleinen Jedermannfunkgerät mit einer Leistung von 0,5–12 W je nach Antenne bis 80 km weit Gespräche führen. Ein modernes Kurzwellengerät für die Therapie hat eine Spitzenleistung von 1000 W (gepulst). Die Behauptung, dass in den 1960er-Jahren ein KW-Gerät in einer Klinik in der Schweizer Jura den Flugfunkverkehr gestört hat, mag eine „Urban Legend" sein, möglich wäre es allemal.

Ergänzende Information Die elektronische Version dieses Kapitels enthält Zusatzmaterial, auf das über folgenden Link zugegriffen werden kann [https://doi.org/10.1007/978-3-662-70732-6_7].

Die Frequenzen, die therapeutisch benutzt werden, sind:

- 27,12 MHz, mit einer Wellenlänge von 11,06 m, Kurzwelle (KW) genannt
- 433,92 MHz, Wellenlänge 69 cm, auch Dezimeterwelle (DM) genannt (aus der Mode geraten)
- 2450 MHz, Wellenlänge 12,5 cm, auch Radar, Mikrowelle (MW) oder Zentimeterwelle genannt

Im Nachfolgenden wird die kontinuierliche Kurzwellenanwendung als „KW" bezeichnet und die pulsierende KW-Anwendung als „puls-KW". Auf die Anwendung der Dezimeterwellen wird nicht speziell eingegangen. Die Tiefenwirkung betreffend liegt die Anwendung näher an der MW als an der induktiven KW-Anwendung.

Wenn man die Frequenz f kennt, kann man die Wellenlänge λ berechnen mit der Formel $c = \lambda \times f$, wobei c die Ausbreitungsgeschwindigkeit im jeweiligen Medium ist. Wenn für c die Lichtgeschwindigkeit im Vakuum angenommen wird, beträgt die Wellenlänge von KW im Vakuum 11,06 m. Im menschlichen Körper ändern sich die Wellenlängen je nach Gewebeart. Die Frequenzen bleiben dabei gleich. Deshalb ziehen es manche Autoren vor, die Anwendungen mit deren Frequenz und nicht mit der Wellenlänge zu bezeichnen.

Die drei erwähnten Anwendungen haben vergleichbare physiologische Effekte, deshalb werden sie im Nachfolgenden gemeinsam besprochen. Die physikalischen Eigenschaften, insbesondere die Eindringtiefen, unterscheiden sich, und dies hat Konsequenzen für den Einsatzbereich. Dies wird in den entsprechenden Abschnitten besprochen.

7.2   Pulsieren

HF ist a priori eine Wärmetherapie. Die Entwicklung eines Pulsmechanismus im Jahre 1935, bei dem die kontinuierliche Energieabgabe regelmäßig unterbrochen wird, ermöglichte den Einsatz auch bei Pathologien, bei denen Wärme kontraindiziert ist. Man sprach zum ersten Mal von „athermischen Effekten" (Ginsberg 1961). Die Pausen zwischen den Pulsen bewirken einen langsameren Temperaturanstieg und erlauben es dem Kreislauf, die Wärme abzutransportieren. Dabei ist die Pulsintensität in Watt frei wählbar, ebenso wie die Pulsfrequenz. Manche Geräte erlauben es zudem, die Pulsdauer zu wählen. Eine niedrige Frequenz mit kurzen Impulsen und einer niedrigen Intensität führt logischerweise zu einer geringeren Energieabgabe und folglich zu einem reduzierten thermischen Effekt. Dabei ist bei der Anwendung unbedingt zu beachten, dass es da, wo ein großer Teil der Energie abgegeben wird, keine Thermorezeptoren gibt. Ein Patient spürt also erst Wärme, wenn diese durch Konduktion und Konvektion nach einiger Zeit die Haut erreicht. Es ist nicht auszuschließen, dass die physiologischen Effekte, die im „athermischen" Pulsbetrieb beobachtet werden, aufgrund schwacher thermischer Effekte auftreten (Kitchen und Partridge 1992; Low 1995; Bricknell und Watson 1995; Draper et al. 1999; Al-Mandeel und Watson 2010). Übrigens zeigt sich hier, dass die Bezeichnung Diathermie etwas unglücklich ist. Eine „athermische Diathermie" ist ein Oxymoron.

7.3   Wärmeentwicklung

Die Wärme im Gewebe wird durch ein mit hoher Frequenz wechselndes elektrisches Feld erzeugt. Dieses elektrische Feld kommt auf drei unterschiedliche Weisen zustande, mit einem Kondensator (kapazitiv) oder mit einer Spule (induktiv) bei der KW, mit einem Topfkreis-Generator bei der DW und mit einem Magnetron bei der MW.

7.3.1   Konsensatorfeldmethode

Ein Plattenkondensator besteht aus zwei parallel angeordneten Elektroden mit einem isolierenden Material dazwischen, dem sog. Dielektrikum. Die Platten sind mit einer Stromquelle verbunden und können Ladung speichern. Das führt dazu, dass zwischen den Platten ein elektrisches Feld

7.3 Wärmeentwicklung

entsteht. Die sich im Dielektrikum befindlichen polaren Moleküle wie Wasser und Proteine richten sich ihrer Ladung entsprechend in diesem elektrischen Feld aus, das nennt man Orientierungspolarisation. Kehrt man die Richtung des elektrischen Feldes um, so richten sich diese Moleküle neu aus, das nennt man Relaxationsprozess. Bei apolaren Molekülen verschiebt sich die Ladung im Molekül, das nennt man Verschiebungspolarisation. Beide Prozesse zusammen bezeichnet man als elektrische Polarisation. Bei der KW-Kondensatorfeldmethode passiert dieses Ausrichten 27.120.000-mal pro Sekunde, und das führt im Dielektrikum zur Wärmeproduktion durch Reibung. Bei einer therapeutischen Anwendung ist der Patient, bzw. ein Teil von ihm, das Dielektrikum. Die Wärmeproduktion hängt nun einerseits von den physikalischen Eigenschaften der unterschiedlichen Gewebearten ab, andererseits von der Anordnung der Elektroden (den Kondensatorplatten) und den Gewebeschichten. Das wechselnde elektrische Feld setzt außer polaren und nichtpolaren Molekülen auch Ionen in Bewegung, und zwar ebenso mit der Frequenz des wechselnden Feldes. Dies wird als elektrische Leitung bezeichnet und trägt auch über Reibung zur Wärmeentwicklung bei.

Polare Moleküle sind solche, bei denen die elektrische Ladung nicht gleichmäßig verteilt ist, wie zum Beispiel beim Wassermolekül, das eine positiv und eine negativ geladene Seite hat; es ist ein Dipol. Bei apolaren Molekülen ist die elektrische Ladung gleichmäßig verteilt. Unter Einfluss des elektrischen Feldes wird die Ladungsverteilung in solch einem apolaren Molekül aber so geändert, dass es sich wie ein polares verhält, es erhält ein sog. temporäres Dipolmoment.

Wie durchlässig ein Material oder Gewebe für elektrische Felder ist, besagt die relative Permittivität, auch dielektrische Leitfähigkeit genannt. Die Permittivität ist das Produkt aus der Permittivität eines Vakuums ε_0 und der relativen Permittivität ε_r. Je größer die Zahl, desto mehr lassen sich die Dipole im Gewebe ausrichten, wenn sie einem elektrischen Feld ausgesetzt werden. Muskelgewebe hat bei 27 MHz eine ε_r von 108, die von Fett beträgt 20. Im Idealfall könnte man mit dieser Methode in einem Gewebe mit einem hohen Anteil an Dipolen (Wasser), wie dies bei Muskulatur der Fall ist, sehr effektiv Wärme erzeugen. Nun kommen aber die Elektrodenplatzierung und die Anatomie ins Spiel. Bei einer transversalen Applikation, zum Beispiel mit je einer Elektrode medial und lateral am Knie, steht das elektrische Feld nahezu senkrecht auf dem Verlauf der Gewebeschichten. Dies wird in Abb. 7.1 stark vereinfacht dargestellt.

Das elektrische Feld wird die meiste Energie da abgeben, wo der elektrische Widerstand am größten ist: in der Haut und im subkutanen Fett. Außerdem tritt an den Grenzen der verschiedenen Gewebearten eine Ladungskumulation aufgrund der elektrischen Polarisation auf. Dies führt schließlich dazu, dass die tiefergelegenen Schichten praktisch abgeschirmt werden und dass die meiste Energie sehr oberflächlich, in die Haut und in das subkutane Fettgewebe, abgegeben wird. Die spezifische Absorptionsrate (SAR, in

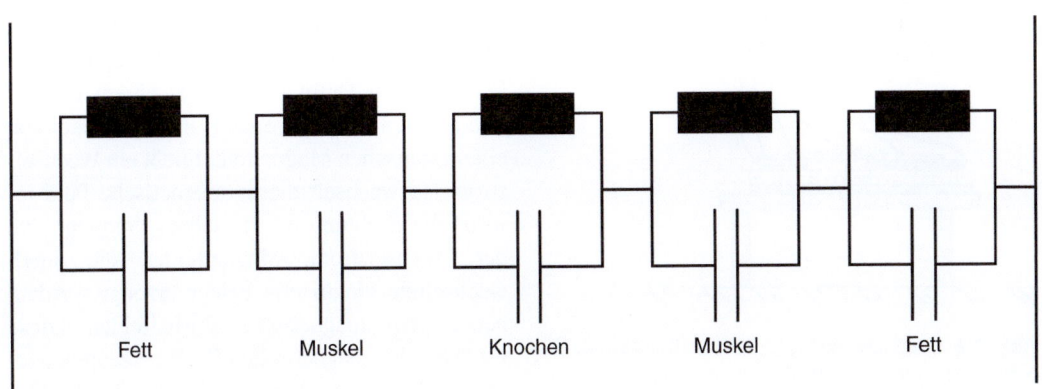

Abb. 7.1 Serienschaltung im Gewebe

W/kg) ist in diesem Fall für Muskelgewebe etwa 10-mal niedriger als für die Haut und das Fettgewebe. Der starke lokale oberflächliche Temperaturanstieg kann rasch zu Schmerzen führen, was dazu führt, dass man gezwungen ist, eher niedrige Intensitäten zu verwenden. Deshalb ist bei dieser Anwendung eine große Tiefenwirkung mit Temperaturen im therapeutischen Bereich (40–44 °C) nicht zu erwarten (Lehmann 1990). Eine eventuelle Erwärmung der Gelenkkapsel eines etwas tiefergelegenen Gelenks wird nur auftreten aufgrund der Konvektion und Konduktion der oberflächlich erzeugten Wärme. Würde man die Anwendung als „Längsapplikation" einsetzen (Abb. 7.2), so würde der Strom, der durch das elektrische Feld erzeugt wird, den Weg des geringsten Widerstandes durch die Muskulatur wählen.

Theoretisch wäre die SAR für die Muskulatur in diesem Fall 20- bis 30-mal höher als für die oberflächlichen Schichten. Dies funktioniert in der Praxis aber leider nicht, da ja die ersten Schichten, die überwunden werden müssen, auch senkrecht auf den Elektroden stehen. Es gibt bei der Längsapplikation sogar Bereiche, in denen gar keine Wärme erzeugt wird. So wird zum Beispiel bei einer solchen Anwendung am Unterschenkel (eine Elektrode proximal am Knie, eine unter dem Fuß) vor allem irgendwo ventral am distalen Unterschenkel eine Temperaturzunahme auftreten, bestimmt nicht im ganzen Unterschenkel. Die Kondensatorfeldmethode eignet sich also vor allem für eher oberflächlich lokalisierte Pathologien.

Eine kleine Untersuchung an 10 Probanden durch Oosterveld et al. (1992) zeigte Folgendes: Nach einer KW-Anwendung (kontinuierlich, 15 min, 180 W, Schliephake-Elektroden Ø 13 cm, medial und lateral am Knie, Elektroden-Haut-Abstand 3 cm) war die Hauttemperatur durchschnittlich von 27,6 °C auf 30 °C angestiegen und die intraartikuläre Temperatur von 32,5 °C auf 33,9 °C. Dieser 1,4 °C-Anstieg reicht gerade aus, um Stoffwechselprozesse zu stimulieren (Lehmann 1990). Die 30 °C-Hauttemperatur liegt weit unter der Grenze von etwa 44 °C der thermischen Nozizeptoren in der Haut. Allerdings vermochte eine Lignoparaffin-Packung (50 °C, 10 min) die intraartikuläre Temperatur von 32,5 auf 36 °C anzuheben (ΔT 3,5 °C). So viel zur Tiefenwirkung der KW-Kondensatorfeldmethode.

7.3.2 Spulenfeldmethode

Wenn durch einen Draht ein elektrischer Strom fließt, erzeugt dieser Strom ein magnetisches Feld um den Draht herum. Bei einem Gleichstrom spricht man von einem Gleichfeld oder von einem statischen Magnetfeld. Fließt ein Wechselstrom, so wechselt dieses magnetische Feld jeweils die Richtung mit derselben Frequenz wie der Wechselstrom. Magnetfelder, die durch wechselnde elektrische Felder erzeugt werden, nennt man magnetische Wirbelfelder. Diese wechselnden magnetischen Felder erzeugen wieder wechselnde elektrische Felder und die Geschichte wiederholt sich, die Welle pflanzt sich

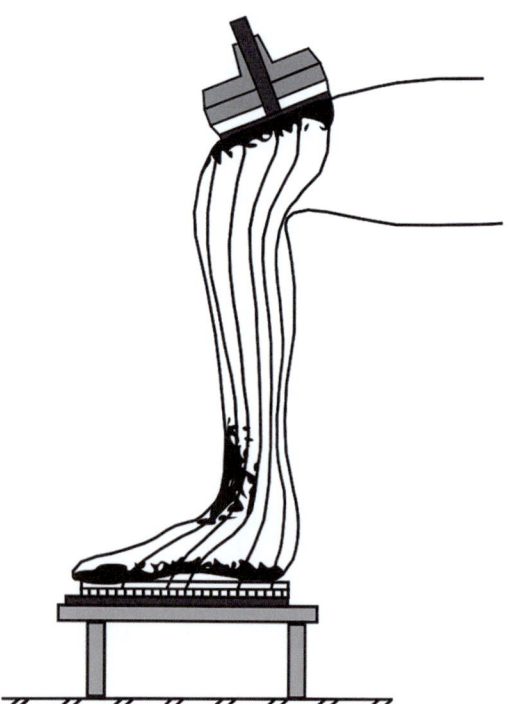

Abb. 7.2 Längsanwendung. Eine Schalenelektrode am Knie, eine Gummielektrode unter dem Fuß. © Enraf-Nonius, Delft, Niederlande, mit freundlicher Genehmigung

7.3 Wärmeentwicklung

fort. Man spricht in diesem Zusammenhang von elektromagnetischen Wellen. Diese Wellen haben, je nach Parameter und Erzeugungsart, interessante Eigenschaften. Man kann damit Gespräche übermitteln oder sein Essen aufwärmen. Dass man die mit Kondensatorplatten erzeugten wechselnden elektrischen Wellen zur Erwärmung menschlichen Gewebes einsetzen kann und damit therapeutische Effekte auslöst, wurde bereits erwähnt. Eine Spule kann das auch, funktioniert aber etwas anders.

Wechselstrom, der weniger als 3000-mal pro Sekunde seine Richtung ändert (Frequenz unter 3000 Hz), bezeichnet der Physiker als niederfrequenten Strom. Wechselstrom, der dies mehr als 3000-mal pro Sekunde macht (Frequenz über 3000 Hz), bezeichnet er als hochfrequenten Strom. Alle Funkanwendungen gehören in den Hochfrequenzbereich. Hochfrequenter Strom kann über Antennen als elektromagnetische Welle abgestrahlt werden. Man spricht deshalb auch von hochfrequenter elektromagnetischer Strahlung (manchmal wird die Schwelle zur Hochfrequenz bei 30.000 Hz [30 kHz] oder bei 100.000 Hz [100 kHz] angegeben).

Zur Erzeugung von wechselnden Magnetfeldern verwendet man Wechselstrom, der durch einen Draht fließt, denn jeder Stromfluss erzeugt ein Magnetfeld. Bildet man aus dem Draht eine Schlaufe, entsteht innerhalb der Schlaufe ein Magnetfeld. Nimmt man zwei oder mehr solcher Schlaufen, spricht man von einer Spule. In einer Spule summieren sich die Magnetfelder der einzelnen Schlaufen, es entsteht im Innern der Spule ein relativ starkes Magnetfeld und dies erzeugt dann wieder ein elektrisches Feld. In der HF-Therapie spricht man in diesem Falle von einem Strahler, zum Beispiel einer Minode, Monode oder Diplode/Flexiplode. In elektrisch leitfähigem Gewebe induzieren diese wechselnden Magnetfelder nun Wirbelströme und es sind wiederum diese elektrischen Ströme, die für die Wärmeerzeugung im Gewebe verantwortlich sind. Im Vergleich zum elektrischen Feld ist der Einfluss von Magnetfeldern auf polare Moleküle im Gewebe vernachlässigbar gering.

Dies hängt zusammen mit der sog. magnetischen Suszeptibilität, und diese hängt zusammen mit der magnetischen Permeabilität. Letztere ist für menschliches Gewebe gleich wie für ein Vakuum und gleich null. Für den geneigten Leser sei an dieser Stelle der „Tipler" (Tipler et al. 2019) empfohlen.

Ein magnetisches Feld kann, wie oben dargelegt, im Gegensatz zum elektrischen Feld problemlos in tieferliegendes Gewebe eindringen und hier ein elektrisches Feld induzieren. Wenn nun die Spule so konstruiert wird, dass das durch das wechselnde magnetische Feld erzeugte elektrische Feld parallel zur tieferliegenden Muskulatur entsteht, wird hier eindeutig mehr Wärme erzeugt als mit der Kondensatorfeldmethode unter Entlastung der Haut und der oberflächlichen Fettschicht.

Dabei ist unbedingt zu beachten, dass das magnetische Feld in der Mitte der Spule am schwächsten ist, das erzeugte elektrische Feld folglich ebenso. Deshalb tritt die stärkste Erwärmung *neben* der zentralen Achse der Spule auf. Konsequenz: Die Mitte des Applikators soll nicht auf die zu behandelnde Stelle ausgerichtet werden, sondern etwas daneben. Die Gebrauchsanleitung gibt dazu nähere Auskünfte.

Es entsteht auch bei einer Spule ein elektrisches Feld, das eine starke oberflächliche Erwärmung auslöst. Eine Methode, die Wirkung des elektrischen Feldes zu reduzieren, ist die Konstruktion einer Art Faraday'schen Käfigs an einer Monode, wie dies zum Beispiel bei der Circuplode® der Fall ist. Dieses vorne am Applikator angebrachte Metallgitter leitet einen Teil des elektrischen Feldes ab und reduziert auf diesem Wege die Oberflächenbelastung der kapazitiven Wirkung, was eine größere Energieabgabe in tiefere Schichten ermöglicht (Abb. 7.3).

Das elektrische Wirbelfeld existiert immer, unabhängig davon, ob leitfähiges Gewebe vorhanden ist oder nicht. Der elektrische Strom entsteht aber nur in leitfähigem Gewebe. Falls ein Gewebe nicht homogen leitfähig ist, sondern besser und schlechter leitende Bereiche aufweist, wie zum Beispiel ein Muskel, wird der Wirbelstrom den Weg des geringsten Widerstandes wählen und hier die stärkste Erwärmung auslösen. Das führt zu einer ungleichmäßigen und vor allem unvorhersagbaren Erwärmung.

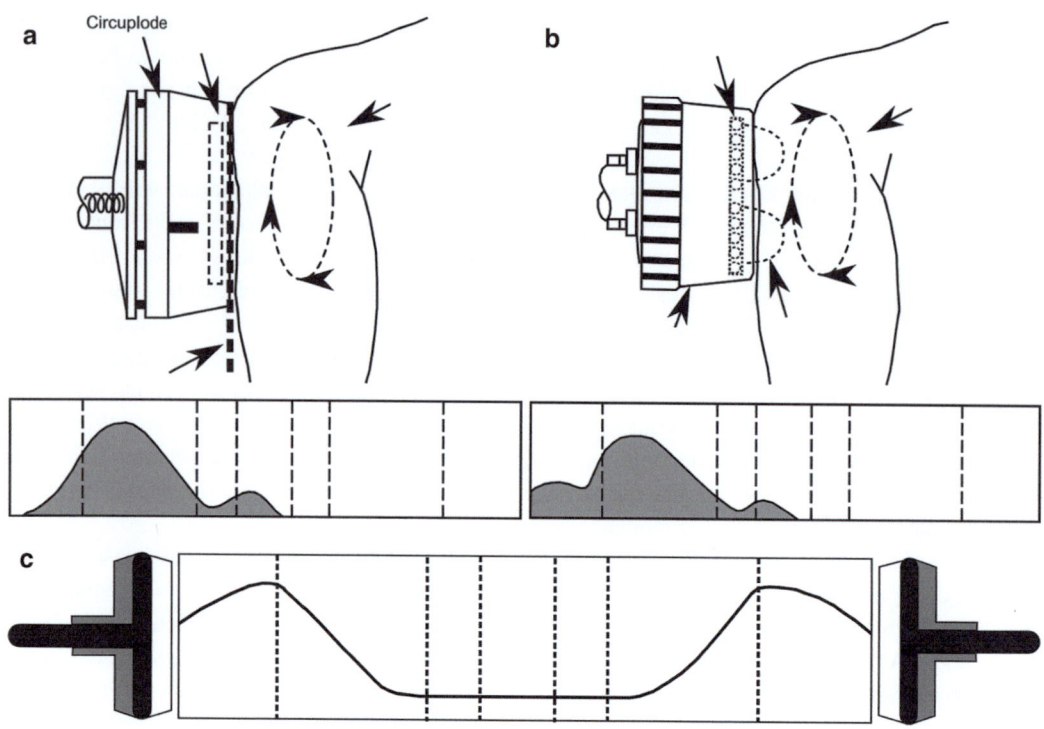

Abb. 7.3 (**a**) Energieverteilung bei einer Circuplode® (induktiv). Man beachte die geringe Fettbelastung; (**b**) Energieverteilung bei einer normalen Spule (Monode, induktiv); (**c**) Energieverteilung bei der Verwendung von 2 Schalenelektroden (kapazitive Methode). Man beachte die hohe Fettbelastung im Vergleich zur induktiven Methode. © Enraf-Nonius, Delft, Niederlande, mit freundlicher Genehmigung

7.4 Anwendung der Hochfrequenztherapie

Therapeutische Effekte von Wärme treten auf, wenn das zu behandelnde Gewebe eine Temperatur von 40–44°C erreicht und diese Temperatur während mindestens 5 min gehalten wird (Lehmann 1990). Dies gilt für die Durchblutungsverbesserung, für die Verbesserung der viskoelastischen Eigenschaften von verschiedenen Gewebearten, für das Herabsetzen der Muskelspannung und für die Schmerzlinderung.

7.4.1 Durchblutungsverbesserung

Dass eine Temperaturzunahme sich auf die Durchblutung auswirkt, ist bekannt (McMeeken 1994; Malanga et al. 2015). Lehmann et al. haben in diesem Zusammenhang die kühlende Wirkung des verstärkten Blutkreislaufs auf elegante Weise bestätigt (Lehmann 1990). Bei einem gesunden Probanden wurde am Oberschenkel mit einer Spule eine KW-Anwendung durchgeführt und die Temperatur auf verschiedenen Tiefen gemessen. Der Abstand Spule-Haut betrug 3,5 cm. Die Intensität wurde so eingestellt, dass die Person nach 12 min „lediglich leichte Schmerzen" erfuhr, angeblich war dies die höchste Einstellung am Gerät (400 W). Die Anwendung dauerte 22 min. Während der ersten 12 min stieg die Temperatur der Haut an von 32 auf etwa 42 °C, auf einer Tiefe von 0,7 cm von 34 auf 44 °C und auf 1,6 cm Tiefe von 35 auf 43 °C. Nach 12 min nahm die Temperatur rasch um jeweils etwa 2° C ab. Nachdem die Zirkulation mit einem Tourniquet unterbunden wurde, stieg die Temperatur in etwa 2 min rasch wieder bis zum höchsten Wert an und verharrte hier auch einige Minuten, nachdem das Gerät abgestellt wurde. Fazit: Nachdem eine kritische Temperatur erreicht wurde, wahrscheinlich 44 °C, hat die verstärkte Durchblutung die Wärme effizient abtransportiert. In einer weiteren Untersuchung mit den gleichen Parametern, aber mit der Direktkontaktmethode mit einem Frottiertuch als Zwischenschicht, wurde die Temperatur von 44 °C auf 1,2 cm Tiefe bereits nach 6 min erreicht, und man konnte dasselbe Phänomen der kühlenden Wirkung der Durchblutung beobachten. Außerdem zeigte sich, dass die oberflächliche Erwärmung mit der Kontaktmethode in diesem Fall im Vergleich zu der „Abstandmethode" eindeutig stärker ist. Weil bei einigen Probanden zu starke Schmerzen auftraten, musste bei ihnen die Untersuchung abgebrochen werden. Al-Mandeel und Watson haben an Gesunden die Auswirkung von puls-KW (27,12 MHz) auf die Durchblutung im Unterschenkel und auf die Hauttemperatur untersucht und haben festgestellt, dass nach einer durchschnittlichen Energieabgabe von 24 W während 10 min die Durchblutung verdoppelt war (Al-Mandeel und Watson 2010). Die Hauttemperatur war dabei um knapp 2 °C angestiegen. Lediglich 11 von 31 Probanden hatten die Temperaturzunahme wahrgenommen. Später dazu mehr.

7.4.2 Viskoelastische Eigenschaften

Wir wissen, dass Kollagen sich bei Körpertemperatur unter Zug elastisch verhält. Wird die Temperatur über 50 °C erhöht, schrumpft das Gewebe, wonach es sich verflüssigt. Bei Temperaturen bis zu 44 °C ändert sich die Viskosität und unter Zug kommt es zu einer plastischen Anpassung, die Struktur erfährt eine anhaltende Verlängerung um einige wenige Prozent. Manche Autoren gehen aber davon aus, dass die Effekte auftreten, wenn die Temperatur um einen bestimmten Wert erhöht wird. So verbessere sich die Dehnbarkeit von Kollagen, wenn die lokale Temperatur um etwa 4 °C zunimmt. Wenn aber die Ausgangstemperatur, wie bei zum Beispiel bei einem Kniegelenk, etwa 31 °C beträgt und die Temperatur bis auf 35 °C erhöht wird, ist diese Temperatur weit unter dem erforderlichen therapeutischen Bereich und vermag lediglich den lokalen Metabolismus zu stimulieren. Es gibt allerdings Untersuchungen, die zeigen, dass diese 4 °C-Zunahme als Vorbehandlung für eine Mobilisation ausreicht (Draper et al. 2004a, b; Seiger und Draper 2006). Lehmanns Werte sind demnach nicht in Stein gemeißelt.

Peres et al. (2002) haben an Gesunden gezeigt, dass nach einer Vorbehandlung mit puls-KW (Spule 200 cm^2, 15 min, 800 Hz, 400 μs Puls, max. 150 W, Ø 48 W, 43,2 kJ, 216 J/cm^2) die passive Beweglichkeit des Sprunggelenks deutlich verbessert war. Draper et al. (2004a, b) haben an gesunden Probanden gezeigt, dass eine Vorbehandlung mit puls-KW (Spule 200 cm^2, 15 min, 800 Hz, 400 μs Puls, max. 150 W, Ø 48 W, 43,2 kJ, 216 J/cm^2) die Dehnbarkeit der Hamstrings deutlich verbessert. Außerdem gibt es Publikationen von der Gruppe um Draper, die beschreiben, wie puls-KW erfolgreich als Vorbehandlung bei der Mobilisation von in der Beweglichkeit eingeschränkten Gelenken eingesetzt werden kann, sogar bei liegendem Osteosynthesematerial (Draper et al. 2004a, b; Seiger und Draper 2006). Robertson et al. (2005) haben an gesunden Probanden gezeigt, dass eine KW-Anwendung am Unterschenkel (Gummielektroden 12 × 17 cm, beidseits am Unterschenkel, 15 min „angenehm warm") die Dehnbarkeit deutlich mehr verbesserte als ein Hotpack (25 × 30 cm, 80 °C, 2 Schichten Frottiertuch, 15 min). Wright und Johns haben bereits 1960 an Patienten mit einer rheumatoiden Arthritis objektiv festgestellt, dass deren (Hand- und Finger-) Gelenke nach Erwärmung bis 43 °C deutlich weniger steif waren. Jeder Patient kann dies bestätigen, es musste aber einfach mal objektiviert werden. Bäcklund und Tiselius haben die Korrelation zwischen den subjektiven und objektiven Befunden bestätigt (Bäcklund und Tiselius 1967). In diesem Falle ist selbstverständlich zu beachten, dass bei einer aktiven Synovitis bzw. Arthritis enzymatische Prozesse, die den Knorpel zerstören, bei Temperaturen um 35–36 °C aktiviert werden (Harris und McCroskery 1974). Interessanterweise nimmt in vitro die Aktivität von solchen destruktiven Enzyme nach einer anfänglichen Zunahme ab 38 °C markant ab, wahrscheinlich weil die Proteine denaturiert werden.

Dass eine stärkere Erwärmung eines entzündeten Gelenks zu einer Besserung führt, erscheint kontraintuitiv, die Idee ist aber nicht neu (Weinberger et al. 1988; Jeziorski 2018) und die Methode wurde bereits mit Erfolg angewandt bei Patienten mit einer Gonarthrose (Takahashi et al. 2011). Obwohl von der Ganzkörperhyperthermie Daten über erfolgreiche Behandlungen zum Beispiel bei Bechterew-Patienten vorliegen, ist über die lokale Behandlung nur wenig bekannt.

7.4.3 Muskeltonus

Mense hat 1978 nachgewiesen, dass bei einer Erwärmung „im therapeutischen Bereich" die Muskelspindelaktivität abnimmt, und dies kann zu einer Tonussenkung führen (Mense 1978). Wenn eine Wärmeanwendung eine Schmerzlinderung bewirkt, kann sich dies ebenfalls normalisierend auf den Muskeltonus auswirken (Malanga et al. 2015).

7.4.4 Schmerzlinderung

Wärme wirkt auf verschiedene Weise schmerzlindernd (Malanga et al. 2015): über eine Durchblutungsverbesserung (Charkoudian 2010), über die Verbesserung des Metabolismus (Nadler et al. 2004), über eine Verbesserung der Mobilität aufgrund einer Veränderung der viskoelastischen Eigenschaften von Kollagen und der Synovialflüssigkeit (Bleakley und Costello 2013) und über eine Stimulation von Hautrezeptoren und konsekutive Aktivierung deszendierender Schmerzhemmungsmechanismen (Palazzo et al. 2008).

7.4.5 Metabolismus

Bei der Stimulation von Stoffwechselprozessen gilt das van't Hoff'sche Gesetz, wonach jede chemische Reaktion um einen Faktor 2–3 stimuliert wird, wenn man die Temperatur um 10° C erhöht (Abramson et al. 1961; Atkins und De Paula 2014). Das bedeutet, dass jedes Grad Temperaturanstieg die metabolen Prozesse um etwa 13 % beschleunigt, selbstverständlich nur innerhalb gewisser physiologischer Grenzen. Dies kann man ausnutzen bei der Behandlung von schlechtheilenden Wunden oder bei der Stimulation von chronifizierten „ausgebrannten" Pathologien.

7.5 Messungen der Temperatur

Es liegen leider nur sehr wenige Untersuchungen vor, bei denen die Temperaturzunahme in vivo am Menschen gemessen wurde. Die Untersuchungen von Lehmann bezüglich der Temperaturzunahme im Oberschenkel wurden bereits erwähnt, in den Tab. 7.1 und 7.2 werden die verschiedenen Werte im Detail aufgeführt. Die Untersuchungen beschreibt Lehmann in seinem Buch (1990). Der Autor erwähnt, dass die Intensität maximal war, was für das benutzte Gerät (Siemens Ultratherm® 608 auf Stufe 5) einer Leistung von 400 W entspricht. Die Größe des Applikators ist unbekannt, Abbildungen in seinem Buch lassen auf eine Monode mit einer Fläche von etwa 200 cm^2 schließen. Das impliziert eine Energieabgabe nach 6 min von etwa 144 kJ (720 J/cm^2) und nach 12 min von etwa 290 kJ (1450 J/cm^2). Nachdem eine Temperatur von 44°C erreicht wurde, nahm die Temperatur aufgrund der verbesserten Durchblutung um 2 °C ab (Tab. 7.1 und 7.2).

Draper et al. haben ebenfalls Untersuchungen zum Temperaturanstieg in vivo mit pulsierender Kurzwelle durchgeführt. Die Wahl der Parameter scheint eher willkürlich, vermutlich wurden diese in Vorversuchen eruiert. Seine Ergebnisse (Draper et al. 1999) mit der induktiven Methode: „Spule" (nicht genauer definiert, wahrscheinlich faradisch abgeschirmt) 200 cm^2, Spule-Haut-Distanz 2,5 cm, Kunststoffgehäuse in Kontakt mit der Haut ohne Frottierstoff o. Ä.

Messung auf 3 cm Tiefe im Gastrocnemius, 800 Hz, 400 µs Bursts, 850 µs Burst-Intervall, maximale Intensität 150 W/Burst, durchschnitt-

7.5 Messungen der Temperatur

Tab. 7.1 27,12 MHz, Spule, Oberschenkelmuskulatur. Intensität 400 W, Distanz Spule-Haut 3,5 cm, 0,6 cm Fettschicht, nach 12 min „leichte Schmerzen"

Messtiefe in cm	Temperatur Beginn °C	Temperatur nach 12 Min °C	Δt °C
Haut	32	41,8	9,8
1,07	34	44	10
1,60	34,8	43,4	8,6
2,54	35,8	43,3	7,5
3,47	36	38,2	2,2
4,14	36,2	39,2	3

Tab. 7.2 27,12 MHz, Spule, Oberschenkelmuskulatur. Intensität 400 W, Distanz Spule-Haut 0,3 cm, 1 cm Fettschicht, nach 6 min bei einigen Probanden Abbruch wegen „starker Schmerzen"

Messtiefe in cm	Temperatur Beginn °C	Temperatur nach 7 Min °C	Δt °C
Haut	30,8	42,2	11,4
0,6	32,4	43,8	11,4
1,2	34	44,2	10,2
3,22	35,8	41	5,2
3,48	37	41,2	4,2
3,89	37,2	41	3,8

liche Energieabgabe 48 W. Nach 5 min entspricht das einer Energieabgabe von etwa 14,5 kJ = 72 J/cm^2, 10-mal weniger als bei Lehmann.

Temperaturzunahmen:

- Ausgangstemperatur 35,84 °C ± 0,93 °C
- nach 5 Min Δt 1,36 °C ± 0,9 °C
- nach 10 Min Δt 2,87 °C ± 1,44 °C
- nach 15 Min Δt 3,78 °C ± 1,19 °C
- nach 20 Min Δt 3,49 °C ± 1,13 °C
- maximal also 39,80 °C

Dies entspricht in etwa dem Ergebnis einer Ultraschallanwendung mit 1 MHz, 1,5 W/cm^2, 10 min, 2-mal ERA (10 cm^2), wobei man mit dieser Spule einen deutlich größeren Bereich effizient erwärmen kann (Peres et al. 2002).

Bei Lehmann war die Temperatur auf etwa 3 cm nach 6 min (144 kJ, 720 J/cm^2) um gut 5 °C angestiegen, bei Draper waren es auf 3 cm Tiefe nach 5 min (14,5 kJ = 72 J/cm^2) knappe 1,5 °C. Das sind immerhin Daten, mit denen man in der Klinik etwas anfangen kann.

In einer Untersuchung, bei der die Erwärmung mit puls-KW und Ultraschall des Gastrocnemius verglichen wurde (Garrett et al. 2000), bestätigte sich, dass Ultraschall für die Erwärmung großer Flächen völlig ungeeignet ist. Parameter: puls-KW gleich wie oben bei Draper et al. (1999). Ultraschall: 1 MHz, 1,5 W/cm^2, ERA 5 cm^2, 20 min, kontinuierlich, Fläche = 40-mal die ERA (200 cm^2!). Es wurde an drei verschiedenen Stellen auf 3 cm Tiefe gemessen. Erwärmung mit puls-KW nach 20 min: zwischen 3,02 °C ± 1,02 °C und 4,58 °C ± 0,87 °C (im Zentrum des Behandlungsareals). Mit Ultraschall: 0,17 °C ± 0,40 °C bis 0,43 °C ± 0,41 °C. Fast wie Handauflegen.

Martin und Herrick haben eine In-vivo-Untersuchung mit MW (2450 MHz) durchgeführt. Es wurde dabei die Temperatur im Quadrizeps auf 5 cm Tiefe nach 20 min MW-Anwendung gemessen (Martin und Herrick 1955). Leider wurden keine technischen Details erwähnt oder Angaben zur Intensität gemacht. Die Autoren erwähnen lediglich, dass die Leistung anhand der maximal tolerierten Intensität der Probanden bestimmt wurde und 50–100 % der Geräteleistung entsprach, auch diese ist unbekannt. Sie halten fest, dass die Temperaturzunahmen von 3–5 °C bei unterschiedlichen Dicken der subkutanen Fettschicht (4–25 mm) auftraten. Über die genauen Korrelationen von Fettschicht, Intensität und Temperaturzunahme ist nichts bekannt. Immerhin zeigte sich, dass das Muskelgewebe auf einer Tiefe von 5 cm adäquat erwärmt werden kann, dies aber vermutlich mit heutzutage eher unüblich hohen Intensitäten.

Al-Mandeel und Watson haben 2010 die Auswirkung von puls-KW (27,12 MHz) auf die Durchblutung im Unterschenkel und die Hauttemperatur bei 31 gesunden Probanden unterschiedlichen Alters untersucht. Dabei wurden die Effekte einer „hohen" Intensität (durchschnittliche Energieabgabe 24 W) und einer „niedrigen" Intensität (Ø 3 W) mit einer Placebogruppe (Ø 0,05 W) verglichen. Applikator: faradisch abgeschirmte Spule, 200 cm².
Parameter:

- 24 W: max. Intensität 150 W, 200 µs Puls, 800 Hz, 10 min (14,4 kJ, 72 J/cm²)
- 3 W: max. Intensität 150 W, 100 µs, 200 Hz, 10 min (1,8 kJ, 9 J/cm²)
- Placebo 0,05 W: 150 W, 20 µs, 50 Hz, 10 min (0,03 kJ, 0,15 J/cm²)

Ergebnisse:

- Die Durchblutung in der 24 W-Gruppe war im behandelten Unterschenkel und auf der kontralateralen Seite mehr als verdoppelt (es wurden nur relative Werte erwähnt).
- Die Durchblutung in der 3 W-Gruppe nahm sehr leicht zu, aber nur auf der behandelten Seite.
- Die Hauttemperatur in der 24 W-Gruppe nahm auf der behandelten Seite um 1,96 °C zu, kontralateral um 0,45 °C.
- Die Hauttemperatur in der 3 W-Gruppe nahm auf der behandelten Seite um 0,34 °C zu, kontralateral nahm sie um 0,13 °C ab.
- Die Placebogruppe und die Kontrollgruppe zeigten keine signifikanten Durchblutungs- und Temperaturänderungen.

Die induktive Methode mit der erwähnten Spezialelektrode (Typ Circuplode®) erzeugt vor allem in tieferen gut durchbluteten Schichten eine Erwärmung, diese Wärme erreicht erst nach einer gewissen Zeit die Thermorezeptoren in der Haut. Wenn also die Hauttemperatur um fast 2 °C angestiegen war, impliziert dies eine stärkere Erwärmung in tieferen Schichten, womöglich im Bereich von 3–4 °C oder mehr.

Sehr bemerkenswert war, dass in der 24 W-Gruppe lediglich 11 der 31 Probanden den Temperaturanstieg wahrgenommen haben, in der 3 W-Gruppe war es nur eine Person von 31. Man beachte, dass es hier um gesunde Probanden ging, bei denen vorab die Sensibilität überprüft wurde! Pulsierende Kurzwelle wird bevorzugt eingesetzt bei akuten Pathologien, bei denen man eine Erwärmung vermeiden möchte. Die Ergebnisse dieser Untersuchung zeigen zwei Probleme bei der Bestimmung der Intensität: Erstens haben die Untersucher gezeigt, dass es sogar bei sehr niedrigen Intensitäten (Ø 3 W) zu thermischen Effekten kommt, und zweitens, dass man sich beim Bestimmen der Intensität bei diesem sog. athermischen Einsatz nicht auf die Aussagen des Patienten verlassen kann. Nicht gerade trivial.

Mikrowellen, 2450 MHz (MW)

Nachdem die US-Amerikaner nach dem Zweiten Weltkrieg die erforderliche Technologie von den Briten bekommen hatten, haben die Spezialisten angeblich lange gebraucht, bis sie die Physik dahinter verstanden haben. Nachfolgend eine stark vereinfachte Erklärung der Wirkung für den geneigten Kollegen. Wer's ganz genau wissen möchte, dem sei der Tipler (2019) empfohlen.

Mikrowellen werden, ob in der Küche oder beim Militär, mit einem Magnetron erzeugt. Ein Magnetron besteht aus einem Hohlraum aus Metall mit einer sog. Glühkathode in der Mitte (Abb. 7.4). Die Außenwand des Hohlraums ist die Anode. Fließt nun ein Strom, dann beginnt die Kathode zu glühen und es entweichen Elektronen. Diese bewegen sich zur positiv geladenen Außenwand. Zwei Magnete, einer oben und einer unten, erzeugen ein Magnetfeld im Hohlraum, und dies zwingt die Elektronen in eine spiralförmige Kreisbewegung um die Kathode herum. Irgendwann kreisen sie an den Hohlräumen in der Außenwand vorbei. Dadurch treten in den Hohlräumen wechselnde Ladungsverschiebungen auf und in der Folge werden elektromagnetische Felder erzeugt, wobei die Größe der Hohlräume deren Frequenz bestimmt. Manche

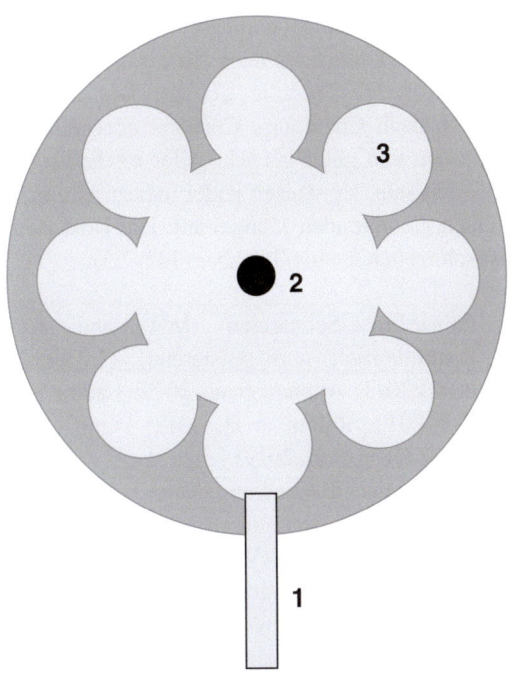

Abb. 7.4 Magnetron, schematisch. 1 = Antenne, 2 = Kathode im Wechselwirkungsraum, 3 = Resonator

Elektronen werden während ihres Fluges abgebremst, manche werden beschleunigt. Dadurch bilden sich Gruppen von Elektronen, eine Art Muster, das aussieht wie ein Speichenrad, das um die Kathode herumdreht. Dies verstärkt die Erzeugung der Mikrowellen. Die MW werden über eine Antenne nach außen geleitet und abgestrahlt.

Wie bereits erwähnt, ist die Penetrationstiefe von elektromagnetischen Wellen frequenzabhängig: je höher die Frequenz, desto geringer die Tiefenwirkung. MW-Energie wird (wie DW) bevorzugt abgegeben in gut leitendes, wasserreiches Gewebe wie Muskulatur und kann Fettgewebe relativ verlustarm penetrieren. Dabei wird aber in vivo ein unbekannt großer Teil der Energie an dem Fett-Muskel-Übergang reflektiert, was durch die Bildung von stehenden Wellen zu einer relativ starken Erwärmung im Fettgewebe führen kann, mit entsprechend großen Energieverlusten. Die restliche Energie dringt im Muskelgewebe nicht sehr tief ein, manche Autoren erwähnen eine Halbwerttiefe von maximal etwa 1 cm bei der MW, DW sind da theoretisch etwas besser. Die MW-Therapie hat im Vergleich zur induktiven KW-Anwendung einige Nachteile. Erstens können wie erwähnt aufgrund der Reflexionen an Grenzschichten im Gewebe stehende Wellen auftreten, die zu Hotspots mit lokalen Temperaturspitzen führen. Wann und wo diese Hotspots auftreten, ist unvorhersehbar. Ebenso unvorhersehbar ist, wie viel Energie tatsächlich in das Gewebe eindringt und wie viel als Streuenergie verloren geht und an die Umgebung abgegeben wird. Dies ist aus heutiger Sicht im Zusammenhang mit der Strahlungshygiene etwas problematisch und kann außerdem zu Störungen an Geräten in der näheren Umgebung führen. Die Diskussion, ob die Energie dieser Radiofrequenzen auf Dauer nun gesundheitsschädlich sei oder nicht, wird weiterhin geführt. Tatsache ist, dass sämtliche Autoren davon abraten, sich der Strahlung längere Zeit auszusetzen (Delpizzo und Joyner 1987; Shields et al. 2004; Andrikopoulos et al. 2017).

7.6 Indikationen

HF-Therapie wurde (und wird) bei einer Vielzahl Pathologien eingesetzt, die nicht typischerweise zum physiotherapeutischen Alltag gehören. Dazu zählen zum Beispiel Pathologien aus der Dermatologie, der inneren Medizin, aus dem HNO-Bereich und aus der Gynäkologie. Ein Großteil der Literatur zu diesen Behandlungen stammt aus den Anfangsjahren der KW-Therapie und wie bei jeder neuen Therapie ist es verständlich, dass die Anwendung anno dazumal einen richtigen Hype auslöste, selbstverständlich auch, weil die medikamentösen Optionen damals ganz anders waren als heute. Dementsprechend gibt es wenig, was nicht behandelt wurde, und manche Indikationen haben aus eher traditionellen als aus rationalen Überlegungen in den Indikationslisten überdauert. Es gibt dennoch zu einigen „ungewöhnlichen" Indikationen Literatur neueren Datums, die trotz der üblichen methodischen Mängel den Einsatz von HF-Therapie rechtfertigen, und zwar:

- Sinusitis maxillaris (Shinde und Jayawant 2012; Heggannavar et al. 2017)
- Dysmenorrhoe (Jo und Lee 2018; Machado et al. 2019)
- Chronische Beckenaffektionen (Lamina et al. 2011)

HF wird heute vor allem bei Pathologien am Bewegungsapparat eingesetzt, und zwar posttraumatisch, postoperativ, degenerativ und entzündlich. Außerdem hat man Erfolge festgestellt bei der Behandlung von Hautdefekten (McGaughey et al. 2009) und neurologischen Affektionen wie dem Karpaltunnelsyndrom (Fu et al. 2019).

Die HF-Anwendung im kontinuierlichen Betrieb ist eindeutig eine Thermotherapie, wobei es verständlicherweise unmöglich ist, thermische Effekte von nichtthermischen Effekten zu unterscheiden.

Bei den nachfolgenden Pathologien hat sich in klinischen Untersuchungen eine positive Wirkung von HF-Therapie gezeigt. Die Studien mögen nach Cochrane-, Consort- oder PEDro-Kriterien von guter bis sehr guter methodischer Qualität sein, sie weisen leider nahezu alle denselben gravierenden Mangel auf: Die Dosierung ist sehr selten nachvollziehbar (Tab. 7.3):

- Gonarthrose-Schmerzen (MW und KW kontinuierlich und pulsierend) (Takahashi et al. 2011; Atamaz et al. 2012; Laufer und Dar 2012; Rabini et al. 2012; Wang et al. 2017; Ozen et al. 2019)
  - Bei der Behandlung von Gonarthrose-Schmerzen sind die Ergebnisse des Einsatzes von puls-KW oder KW kontrovers. Ozen et al. und Wang et al. fanden eine positive Auswirkung von puls-KW, Laufer et al. (2005) konnten keine Wirkung feststellen.

Tab. 7.3 Kritik an den Studien betreffend Hochfrequenztherapie

Die Intensität wird bei den pulsierenden Anwendungen fast immer als „athermisch" angegeben, bei den kontinuierlichen meistens als „angenehm warm" oder „je nach Toleranz", ohne genauere Leistungsangaben	Al-Mandeel und Watson haben 2010 gezeigt, wie unzuverlässig diese Information ist
Manche Autoren erwähnen, dass das von ihnen benutzte Gerät eine bestimmte maximale Leistung hat, die benutzte Intensität wird aber selten erwähnt, oft bekommt man Informationen wie: „nach Vorgabe des Herstellers"	Die Information ist wertlos. Wenn der Hersteller erwähnt wird, hat man die Möglichkeit, die Intensität zu eruieren
Die wenigsten Autoren erwähnen den Applikator, geschweige denn dessen Fläche in cm^2	Wenn man die Intensität kennt und die Fläche, kann man die Energie pro cm^2 berechnen, was die Studienergebnisse vergleichbar macht. 50 kJ auf 12 cm^2 sind ja schon etwas anderes als 50 kJ auf 200 cm^2
Die Elektroden-Haut-Abstand und der Abstand der Spule zur Haut werden selten erwähnt	Lehmann hat mit In-vivo-Messungen gezeigt, wie stark die Energieabgabe in tieferen Schichten abhängig ist von der Spule-Haut-Distanz
Die lokalen anatomischen Verhältnisse (Fettschicht) werden nicht erwähnt	Eine dicke Fettschicht „schluckt" mehr Energie als eine dünne
Die Behandlungsdauer variiert von 10 bis 60 min	Dies erschwert den Vergleich der Behandlungen bzw. deren Ergebnisse
Es wird hauptsächlich mit der induktiven Methode gearbeitet	Wenn man Glück hat, wird irgendwo in der Publikation „drum" (deutsch: „Fass", hier: Spule) oder „capacitive" (kapazitiv, Kondensatorfeld) erwähnt. Manchmal kann man es erraten, weil bestimmte Geräte immer nur Spulen verwenden oder weil die Publikation Bilder enthält

- Gonarthrose-Synovitis (puls-KW) (Jan et al. 2006)
- Wundheilung, Druckulcera (puls-KW) (Goldin et al. 1981; Masayoshi et al. 1991; McGaughey et al. 2009)
- Epicondylitis lateralis (KW) (Babaei-Ghazani et al. 2020)
- Postoperative Bewegungseinschränkungen (puls-KW) (Draper 2011)
- CTS (KW und MW) (Fu et al. 2019)
- Bursitis subacromiodeltoidea mit Kalzifizierung (KW) (Ginsberg 1961)
- Subakromiales Impingement (KW) (Akyol et al. 2012; Yilmaz Kaysin et al. 2018)
- Posttraumatische Zustände (puls-KW) (Wilson 1972, 1974; Pennington et al. 1993)

Solche unvollständigen Angaben machen es unmöglich, die Ergebnisse der Untersuchungen zu vergleichen und eine Dosis-Wirkungs-Beziehung herzustellen.

7.7 Pulsierende Hochfrequenz

Der Einsatz von pulsierender HF erfreut sich großer Beliebtheit, obwohl bis heute nicht klar ist, ob und wie die Methode wirkt. Einerseits ist es möglich, dass es sich hier um einen schwachen Wärmereiz handelt, mit allen bekannten Folgen (Lehmann 1990; Bricknell und Watson 1995; Low 1995; Malanga et al. 2015). Die Temperatur muss zur Verbesserung des Metabolismus lokal ja lediglich um 1 °C angehoben werden, damit dieser angeregt wird. Der Patient verspürt dabei nichts. Macht das die Behandlung athermisch? Andererseits gibt es Theorien, die besagen, dass die Elektromagnetische EM-Energie direkt Prozesse an und in der Zellmembran beeinflusst, wobei die bei einem entzündlichen Prozess gestörten Membraneigenschaften durch die HF-Energie „normalisiert" werden (Luben 1997; Cleary 1997). Die Untersucher haben nachweisen können, dass die Energie an der Membran absorbiert wird und es in der Folge zu einer Verbesserung von intrazellulären Prozessen kommt. Dies würde entweder durch Einfluss auf den Ionentransport oder durch Aktivierung der verschiedenen Pumpmechanismen geschehen (Panagopoulos et al. 2002; Pall 2013). Hier zwingt sich der Vergleich mit der Anwendung von elektromagnetischen Wellen in einem anderen Bereich auf (siehe Kap. 6 zur Lasertherapie/Photobiomodulation).

7.8 Methodik

Das Behandlungsergebnis wird durch viele Faktoren beeinflusst. Uns stehen außer Behandlungsdauer, Behandlungsfrequenz, Behandlungsintensität und Anzahl an Behandlungen nachfolgende Variablen zur Verfügung:

- Frequenz: 27,12 MHz (KW), 433,92 MHz (DW) oder 2450 MHz (MW)
- Methode:
  - kapazitiv oder induktiv
  - kontinuierlich oder pulsierend
- Applikationsart:
  - Elektroden
    Schalenelektroden, auch Schliephake-Elektroden genannt
    Weichgummielektroden
    Solenoidkabel
  - Spulen, Strahler
    Minode, Monode, Diplode/Flexiplode, Circuplode®
    Rundfeld-, Langfeld-, Mulden-Strahler (Pyrodor)
    Spezialelektroden: Achsel-, Rektal-, Vaginalelektrode

Die Applikatoren

Für die kapazitive Anwendung der KW gibt es die Schalenelektroden. Diese bestehen aus einer Elektrodenplatte aus Metall in einem Kunststoffgehäuse. Die Platten lassen sich bewegen, sodass der Elektroden-Haut-Abstand (EHA) eingestellt werden kann. Eine größere Distanz führt zu einer besseren Verteilung der Feldlinien, was zu einer homogeneren Erwärmung führt. Eine geringe EHA führt zu einer starken Oberflächenwirkung, wodurch nur niedrige Intensitäten möglich sind. Dies schränkt die Tiefenwirkung ein. Man kann mit einer asymmetrischen Einstellung versuchen, die HF-Energie auf einer Seite eines Gelenkes zu konzentrieren. Selbstverständlich ist es einfacher, in solch einem Fall eine Spule zu verwenden. Es gibt auch flexible Plattenelektroden aus Gummi, die sich mit Fixationsbändern etwas an die Körperform anpassen lassen. Der EHA wird hier mit Filzplatten von etwa 1 cm Dicke (nur wenn sie neu sind!) eingestellt, siehe Abb. 7.6. Für die induktive Anwendung gibt es Spulen in verschiedenen Ausführungen. Es gibt die relativ kleine Minode und die größere Monode. Es gibt Hersteller, die eine Monode mit einem Metallgitter versehen, damit ein Teil des elektrischen Feldes abgeleitet wird und dadurch die Oberflächenbelastung abnimmt, ein Beispiel ist die Circuplode®. Die Diplode oder Flexiplode ist eine Spule, die aus beweglichen Teilen besteht und deshalb geeignet ist, um zum Beispiel um eine Schulter oder ein Knie herum positioniert zu werden. Das Induktionskabel kann man zu einem „Pfannkuchen" aufrollen und so eine relativ große Fläche behandeln, oder man wickelt es um eine Extremität herum (Abb. 7.5).

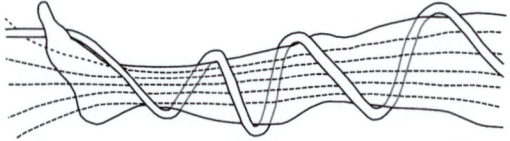

Abb. 7.5 Solenoidkabel. © Enraf-Nonius, Delft, Niederlande, mit freundlicher Genehmigung

Dabei darf man nicht erwarten, dass die ganze Extremität gleichmäßig erwärmt wird, die Wirkung ist sehr oberflächlich. Für DW und MW gibt es Applikatoren, die man auch Antennen oder Strahler nennen darf. Es gibt Rundfeld- und Langfeldstrahler und Mulden- oder Hohlfeldstrahler, die zum Beispiel für großflächige Anwendungen am Rumpf geeignet sind. Manche MW-Strahler sind Kontaktstrahler (zum Beispiel der Fokusstrahler), andere verlangen eine bestimmte Distanz zum Körper, zum Beispiel die Lang- und Rundfeldstrahler. Siehe dazu die jeweilige Gebrauchsanleitung.

Die Größe des zu behandelnden Areals bestimmt die Größe des Applikators. Die induktive Spulenfeldmethode mit einer Spezialelektrode, bei der das elektrische Feld reduziert wird, ist am besten geeignet für die Behandlung von tieferliegenden Strukturen und wird seit vielen Jahren bevorzugt eingesetzt. Generell gilt: je höher die Frequenz, umso oberflächlicher die Energieabgabe. Deshalb sind MW mit kleinen, fokussierten Kontaktstrahlern am besten geeignet für die Behandlung von lokalen, eher oberflächlichen muskulären Pathologien (Abb. 7.6).

7.8 Methodik

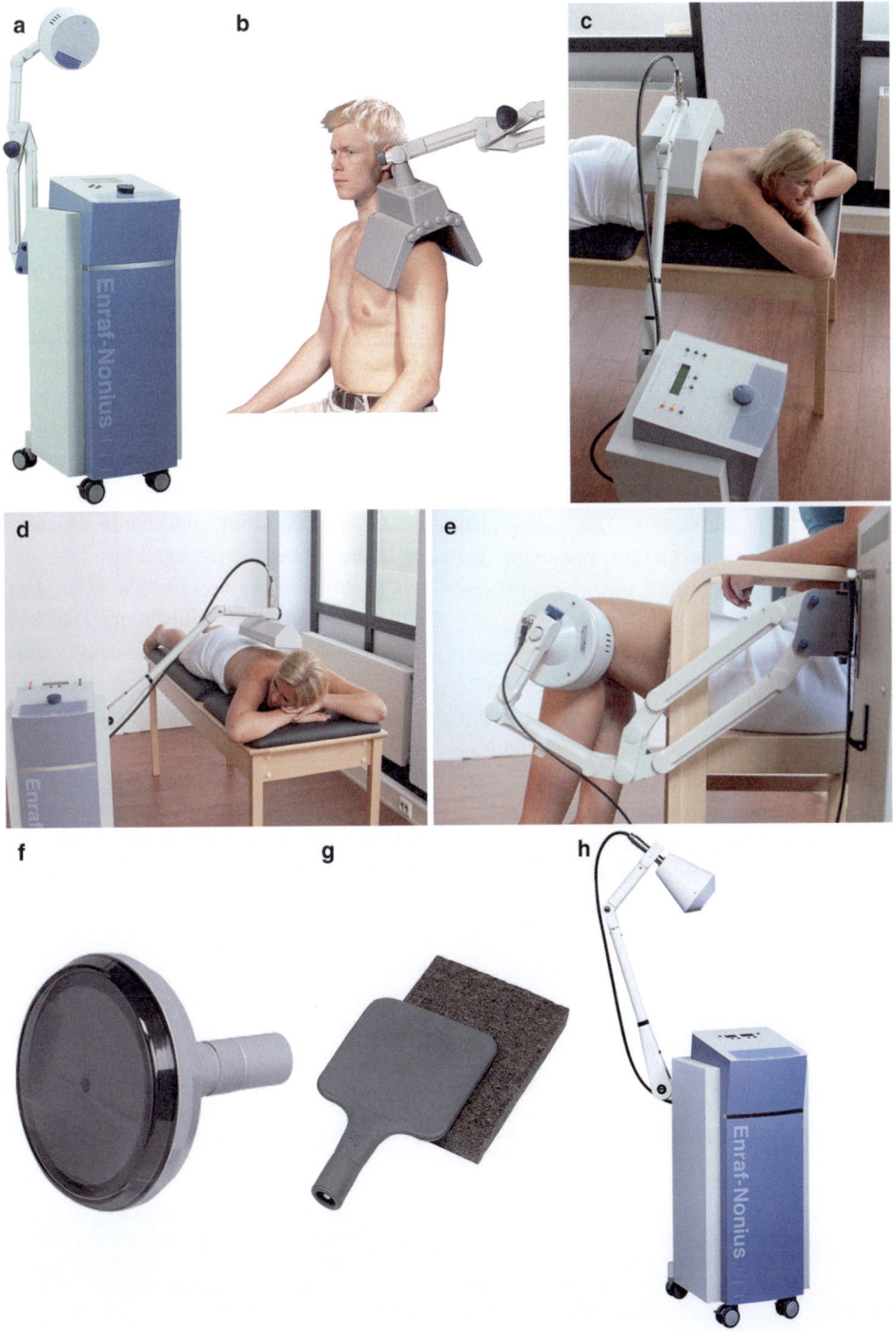

Abb. 7.6 (**a**) Modernes KW-Gerät; (**b**) Flexiplode oder Diplode für die KW; (**c**) Hohlraum- oder Muldenstrahler, Mikrowelle; (**d**) Langfeldstrahler, Mikrowelle; (**e**) Spule, Kurzwelle; (**f**) Schalen- oder Schliephake-Elektrode für KW; (**g**) flexible Gummielektrode für KW mit Filzplatte; (**h**) Mikrowellengerät. © Enraf-Nonius, Delft, Niederlande, mit freundlicher Genehmigung

7.9 Dosierung

Es gibt verschiedene Methoden, die Intensität einzustellen, alle sind subjektiv und entsprechend unzuverlässig. Das größte Problem dabei ist, dass es da, wo die Wärme entstehen soll – in der Tiefe –, keine Wärmerezeptoren gibt. Das Wärmegefühl tritt erst auf, wenn durch Konvektion und Konduktion die Hautrezeptoren gereizt werden. Dies bedingt eine intakte Sensibilität und ist bei Patienten mit kognitiven Defiziten problematisch.

Ganz klassisch nach Schliephake (1960) gibt es 4 Dosisstufen (Tab. 7.4). Nachdem man die Intensität eingestellt hat, muss der Therapeut unbedingt alle paar Minuten nachfragen, wie das Wärmegefühl sich entwickelt. Dies mag umständlich erscheinen, die Gefahr einer Überdosierung ist aufgrund der unvorhersehbaren Energieabgabe sehr reell.

Edel gibt an, dass es trotz seiner Bemühungen, mit gesunden Probanden eine annähernd objektive Dosierungsmatrix zu erstellen – wobei die Schliephak'schen Stufen je nach Behandlungsareal in Watt ausgedrückt werden –, zu Dosierungsproblemen kommen wird (Edel 1977). Wir wissen eben immer noch nicht, wie warm es in einer bestimmten Tiefe bei einer bestimmten Einstellung mit einer bestimmten Methode wird.

Lehmann geht bei seinen Dosierungsvorschlägen eher aggressiv vor. Er argumentiert, dass eine normale Durchblutung durchaus in der Lage sei, eine starke Temperaturzunahme (bis 44° C) in der Tiefe auszugleichen. Bei Gesunden funktioniert dieser Mechanismus (Lehmann 1990). Außerdem argumentiert er, dass der Patient normalerweise Schmerzen, die aufgrund einer Überwärmung entstehen, gut wahrnimmt. Wenn man das Gewebe mit therapeutisch wirksamen Temperaturen stimulieren möchte, liegt die erwünschte Temperatur bei 40–44 °C. (Ausnahme: Anregung von Stoffwechselprozessen, hier reichen 1–2 °C aus). Die relevanten Nozizeptoren der TRPV-Familie reagieren beim Gesunden ab etwa 43 °C. Wenn nun der Patient bei der Behandlung leichte Schmerzen angibt, bedeutet dies, dass in der Tiefe mit Sicherheit eine höhere Temperatur erzeugt wurde. Höchste Zeit, die Intensität herunterzuregeln!

Das Problem bei dieser Methode ist, dass viele Pathologien mit einer schlechteren Durchblutung einhergehen, deshalb kann man dem schützenden Ausgleichmechanismus der Zirkulation nur bedingt trauen. Zudem ist nach wie vor aufgrund der Inhomogenität der Strukturen, die wir behandeln, völlig unklar, wo genau wie viel Wärme erzeugt wird. Falls lokal ein entzündlicher Prozess vorliegt, sind die relevanten Nozizeptoren sensibilisiert und feuern bereits bei deutlich niedrigeren Temperaturen, manchmal sogar bei Körpertemperatur. Auch dies erschwert das Einstellen der Intensität.

Tab. 7.4 Dosisstufen nach Schliephake (1960)

Dosisstufe I	Dies ist die schwächste Dosierung, bei der der Patient keine Wärme spürt. Die Intensität wird hochgeregelt, bis der Patient nach 1–2 min gerade etwas Wärme wahrnimmt, wonach man die Intensität wieder etwas herunterregelt	Dies bedeutet definitiv nicht, dass in tieferen Schichten keine Wärme erzeugt wird. Sie wird nur nicht wahrgenommen
Dosisstufe II	Schliephake nennt dies eine „schwache Dosierung". Der Patient spürt eine leichte, gerade wahrnehmbare Wärme	Dass hier in tieferen Schichten bereits eine recht hohe Temperatur entstehen kann, haben Al-Mandeel und Watson 2010 gezeigt. Details werden im Text erörtert
Dosisstufe III	Dies ist eine „mittlere Dosierung". Der Patient spürt eine deutliche, angenehme Wärme	Hier entsteht in der Tiefe mehr als eine „deutliche Wärme"
Dosisstufe IV	Nach Schliephake ist dies eine „starke Dosierung", wobei der Patient eine deutliche, aber nicht unangenehme Wärme spürt	Hier muss damit gerechnet werden, dass in tieferen Schichten eine sehr starke Erwärmung auftritt

7.9 Dosierung

Wir verfügen mit HF also über eine Anwendung, bei der sehr effizient größere Bereiche bis zu 3–5 cm Tiefe erwärmt werden können. Wir haben aber ein Dosierungsproblem.

De facto können wir HF nur subjektiv dosieren. Aber wir können uns, wie bereits beschrieben, bezüglich der Wärmeempfindung nicht einmal auf die Aussagen von gesunden Probanden verlassen. Ebenso wenig wissen wir, wie die Hauttemperatur mit der Temperatur tiefer im Gewebe korreliert. Es gibt gewissenhaft durchgeführte klinische Studien, die der HF-Therapie eine Wirkung bescheinigen; der Autor hat mehrere Hundert davon durchgearbeitet. Wenn aber wichtige Angaben zur Methode, Intensität und Dauer fehlen, sind diese Studien im Prinzip wertlos.

Großangelegte Reviews sind nutzlos, wenn nur die Methodik beurteilt wird und man die Angaben zu den Parametern ungenügend überprüft, obwohl das CONSORT-Statement dies ausdrücklich verlangt. In der Liste der Cochrane-Kriterien werden die Parameter nicht einmal erwähnt. Auch sollte man das Ergebnis mit der Dosierung korrelieren. Die Forscher im Bereich der Photobiomodulation können davon ein trauriges Lied singen (Stausholm et al. 2017). Bjordal hat bereits 2003 nachgewiesen, dass in Studien mit schlechten Laser-Therapie-Ergebnissen stark unterdosiert wurde (Bjordal et al. 2003, 2006) und dass die Reviewer keineswegs immer neutral sind (Bjordal und Demmink 2004; Bjordal et al. 2008; Haslerud et al. 2015). Hier hilft es nur, selbst die Originaltexte genau zu studieren.

Wir wissen, dass es für gewisse therapeutische Effekte einer lokalen Temperatur von 40–44 °C bedarf. Die Messungen von Lehmann (1990) zeigen, dass diese Temperatur im Muskelgewebe auf etwa 2,5–3 cm Tiefe mit einer Spule und KW mit einer Leistung von 400 W nach etwa 10 min erreicht werden kann. Draper hat gezeigt, dass es auf 3 cm Tiefe in einem Muskel mit puls-KW nach 20 min mit einer durchschnittlichen Leistung von 48 W etwa 3,5° C wärmer wird, außerdem erwähnt Draper die Fläche des Applikators: 200 cm². Das ist schon mal etwas. Über die Erwärmung von Kollagen ist leider nichts bekannt, im Gegensatz zur Ultraschallanwendung. Dennoch: Möchte man HF als Thermotherapie anwenden, darf man vorsichtig behaupten, dass die Temperatur im Zielgewebe im therapeutischen Bereich angekommen ist, wenn der Patient eine leichte angenehme Wärme verspürt. Dies selbstverständlich unter dem Vorbehalt, dass man sämtliche notwendigen Vorsichtsmaßnahmen berücksichtigt und den Patienten gut überwacht. Derweil warten wir auf bessere Studien.

Dosierung (puls-)KW

Wie ist das aber mit der pulsierenden, angeblich athermischen Anwendung? Hier gibt es leider auch nur sehr wenige Publikationen mit vollständigen Angaben zu den verwendeten Parameter. Für uns interessant sind die Studien von Wilson aus den Jahren 1972 und 1974 und von Pennington et al. aus dem Jahr 1991. Wilson hat Patienten mit akuten Inversionstraumata nach 36 h mit puls-KW oder Placebo behandelt, und seine Behandlungsparameter sind mit etwas Rechnerei nachvollziehbar. Seine Ergebnisse: rascher weniger Schmerzen, weniger Schwellung und bessere Funktion in der Verumgruppe. Dabei ist vor allem eins wichtig: seine Dosierung. Seine Patienten bekamen, umgerechnet, pro Sitzung 140 kJ HF-Energie verabreicht, die Patienten spürten dabei keine Wärme. Seine Parameter: 975 W maximal Leistung, 65 µs Pulsdauer, 600 Hz, 60 min, das entspricht etwa Ø 38 W, also knapp 140 kJ nach 60 min. Er hat einen induktiven Applikator benutzt mit einer Fläche von etwa 300 cm², dies entspricht einer Energiedichte von etwa 120 mW/cm² bzw. 460 J/cm² nach 60 min.

Berechnung: Pulsdauer (s) × Frequenz (Hz) × maximale Leistung (W) = durchschnittliche Leistung (Ø W) Gesamtenergie: Leistung (W) × Zeit (s) = W/s = Joule. Kennt man die Elektrodenfläche, so kann man die Energie pro cm² berechnen, wie dies bei Ultraschall und Low-Level-Lasertherapie üblich ist.

Wilson hatte viele Nachfolger, die seine Untersuchung an Patienten mit vergleichbaren posttraumatischen Pathologien wiederholt haben. Einer davon war Pennington, der 1991 Wilsons Untersuchung exakt wiederholt hat, mit dem gleichen guten Ergebnis. Die Untersucher waren Ärzte der USA-Armee und freuten sich, ihre am Sprunggelenk verletzten Soldaten rascher wieder ins Feld schicken zu können. Andere Untersucher verwendeten völlig andere Parameter, leider ohne Erfolg. Ihr Fazit: Pulsierende KW sei wirkungslos bei den erwähnten Pathologien. Nun kommt aber die Dosierung ins Spiel. Pasila et al. haben es Wilson nachgemacht und konnten keine signifikanten Änderungen feststellen (Pasila et al. 1978). Ihre Parameter: Leistung Ø 38 W und 40 W während 20 min, bzw. 45 und 48 kJ, keine weitere Angaben, Applikator unbekannt. Etwa 30 % von Wilsons Dosis. Es waren ja auch 20 min Behandlungszeit statt deren 60. Laufer et al. (2005) haben bei Patienten mit einer Gonarthrose die Wirkung von „hoch-" und „niedrig-" dosierten puls-KW verglichen und konnten keinerlei Wirkung feststellen. Ihre Parameter: eine „hochdosierte thermische" Gruppe, Circuplode® (150 cm^2), 300 µs Pulsdauer, 300 Hz, 200 Wmax., Ø 18 W während 20 min. Entspricht 21,6 kJ (144 J/cm^2), 30 % von Wilsons Dosis. Die Patienten spürten eine angenehme Wärme. Die „athermische" Gruppe: der gleiche Circuplode®, 82 µs Pulsdauer, 110 Hz, 200 Wmax., Ø 1,8 W, 20 min. Entspricht 2,1 kJ (10,5 J/cm^2), etwa 2 % von Wilsons Dosis. Diese Patienten verspürten keine Wärme.

Babaei-Ghazani et al. (2020) haben Patienten mit einer Epicondylitis lateralis behandelt, eine Gruppe bekam zusätzlich zur „üblichen" Behandlung (dehnen, kräftigen, Deep Frictions, Gelenkschutzinstruktion) KW und zwar „kapazitiv", 40–70 W während 15 min, das sind 36 kJ bis 63 kJ. Die Patienten spürten eine „milde Wärme". Die KW-Gruppe schnitt eindeutig besser ab. Der Unterschied zu der Gonarthrose-Studie liegt hier in der Methode und in der Größe der verwendeten Applikatoren. Die Forscher haben Schalenelektroden benutzt, die normalerweise eine Fläche von entweder 130 cm^2, 50 cm^2 oder 12 cm^2 haben. Das bedeutet, dass man hier Energiedichten von etwa 480 J/cm^2 bis 5200 J/cm^2 erreichen konnte. Die 480 J/cm^2 entsprechen Wilsons 460 J/cm^2, die 5200 J/cm^2 sind eher unwahrscheinlich, weil die Erwärmung zu stark gewesen wäre. Die Autoren waren für einen Kommentar nicht erreichbar. Der Unterschied zu Laufers wirkungslosen 144 J/cm^2 ist eindeutig. Liegt hier der Schlüssel zum Erfolg?

Eines scheint beim Einsatz von KW und MW eindeutig: Ob im pulsierenden oder kontinuierlichen Einsatz – bei Studien, welche die HF-Anwendung negativ beurteilen, wurde eindeutig unterdosiert.

Selbstverständlich kann man ein frisches Inversionstrauma nicht mit einem Tennisellenbogen oder einem arthrotischen Kniegelenk vergleichen. Bis wir über bessere Studien verfügen, können wir uns nur an erfolgversprechende Dosierungen halten und sollten uns nicht von Forschern entmutigen lassen, die aus unklaren Gründen ihre Teilnehmer mit wirkungslosen Einstellungen behandeln.

Wie viel Energie tatsächlich im Gewebe aufgenommen wird, ist unklar, aber wir haben keine andere Möglichkeit, das Behandlungsergebnis mit der Dosis zu korrelieren, als mit den oben beschriebenen Berechnungen. Die erwähnten Dosisangaben mögen als Basis dienen für eine systematische Herangehensweise beim Einsatz von HF-Therapie. Ausgehend von diesen Angaben kann man sich anschließend über mehrere Therapiesitzungen auf der Basis einer genauen Verlaufskontrolle an die für den einzelnen Patienten optimalen Parameter herantasten.

Was wir unbedingt brauchen, sind Studien mit genauen Angaben zu den Behandlungsparametern, wobei die Angabe der Energie in Joule pro cm^2 sehr wünschenswert ist (Tab. 7.5).

Tab. 7.5 Wunschliste Behandlungsparameter Hochfrequenztherapie

Parameter	Gewünschte Angabe(n)
Frequenz	KW, DW oder MW
Methode	kapazitiv, induktiv
Applikator, Art und Größe	cm^2
Applikator-Position, Platzierung	Beschreiben, evtl. Bild
Elektroden-/Applikator Haut-Abstand	cm
Behandlungsintensität	maximal und durchschnittlich, Watt
Pulsdauer	µs
Pulsfrequenz	Hz
Behandlungsdauer	Minuten
Behandlungsserie	Anzahl Sitzungen gesamt
Behandlungsfrequenz	Anzahl Sitzungen pro Tag und pro Woche
Energie pro Sitzung oder pro 24 Std	kJ
Energie pro cm^2	J/cm^2
Empfindung des Patienten	Wärmegefühl, VAS?
Ergebnismessung	Fragebogen, Medikamente-Bedarf, Tests wie timed up and go, Gehstrecke usw.

7.10 Kontraindikationen

Im Nachfolgenden wird bei den Kontraindikationen nicht unterschieden zwischen HF im pulsierenden oder im kontinuierlichen Betrieb. Dies, weil bis heute nicht mit Sicherheit feststeht, ob pulsierende HF-Anwendungen rein athermisch sind. Aufgrund der unklaren Wärmeentwicklungsmuster im Gewebe und der Tatsache, dass die Geräte nicht immer das leisten, was sie sollten (Shields et al. 2003a, b), erscheint es sinnvoll, Vorsicht walten zu lassen. Viele Kontraindikationen für therapeutische Anwendungen basieren nicht auf Studien, sondern auf Annahmen und auf dem Einsatz des gesunden Menschenverstandes, siehe die Fallschirmstudie von Smith und Pell (2006). Außer den Kontraindikationen gibt es bei HF-Anwendungen eine Anzahl von Vorsichtsmaßnahmen zu berücksichtigen. Diese werden separat erörtert unter Abschn. 7.11:

- Metall im Behandlungsareal. Eins vorweg: Metall ist nicht gleich Metall. Rostfreier Stahl hat andere elektrische und magnetische Eigenschaften als Titanlegierungen. Letztere reagieren weniger auf magnetische Felder (wie beim MRT) und sollten sich weniger erwärmen. Ein Freibrief für eine HF-Anwendung ist dies keineswegs.
- Metall leitet ausgezeichnet und wird im elektrischen Feld selbst nicht erwärmt. Da sich die Feldlinien aber auf das Metall konzentrieren, kann das umliegende Gewebe stark erwärmt werden, was zu lokalen Verbrennungen führen kann. Metall im magnetischen Feld kann sich sehr wohl stark erwärmen mit dem gleichen Ergebnis. Aufgrund der Streuung gilt auch Metall im Körper in der Nähe eines Applikators als Kontraindikation. Als Sicherheitsabstand nimmt man dazu 1 m an, weil die Wellenlänge von KW im Körper auf weniger als 1 m reduziert wird. Besonders heikel sind Cerclagen aus Metalldraht, die im Körper als Spule funktionieren und eine starke lokale Auswirkung haben können.
- Intrauterine Kontrazeptiva (IUCs), die Metall enthalten, stellen laut einigen Untersuchern keine Kontraindikation dar (Nielsen et al. 1979; Heick et al. 1991). Nielsen et al. berechneten für ein Modell einer KW-Anwendung (kapazitiv, kontinuierlich, 150 W, 20 min, Elektrodenlage unklar) eine intrauterine Temperaturzunahme von 1,6 °C. Heick et al. stellten bei einer Gruppe von 6 Probandinnen eine intrauterine Temperatur von 38,1 °C fest nach einer Anwendung von 20 min auf „Minode Stufe 3" mit einer Diplode und einer Siemens Ultratherm® 608. Zur Messung wurde der Kupferdraht einer Spirale um einen Thermometer gewickelt. Die Autoren beurteilen die Anwendung als absolut sicher („perfectly safe"). Die Hersteller der HF-Ge-

räte sind dennoch entschieden ganz anderer Meinung. Aus den oben erwähnten Gründen (unklare Wärmeentwicklung, unklare Leistung) und aufgrund der fehlenden groß angelegten Untersuchungen mit verschiedenen HF-Anwendungen betrachtet der Autor das Vorhandensein eines IUC als absolute Kontraindikation für eine lokale HF-Anwendung.
- Wie Kunststoffe im Osteosynthesematerial auf HF reagieren, ist unklar. Rechenmodelle zeigen, dass es wahrscheinlich nicht zu einer Erwärmung kommt. Ob das Material aber strukturell verändert wird, ist unbekannt. Wie resorbierbares Osteosynthesematerial auf HF reagiert, ist ebenso unbekannt. Es wird deshalb empfohlen, auch hier auf lokale HF-Anwendungen zu verzichten.
- Draper hat Fallbeschreibungen publiziert, in denen er Patienten beschreibt, die trotz liegenden Osteosynthesematerials mit pulsierendem KW behandelt wurden, und zwar als Vorbereitung auf eine Mobilisation. Während einer früheren Untersuchung hatte man die Behandlungsparameter an gesunden Probanden ermittelt (Draper et al. 1999).
  - (Draper et al. 2004a) Patientin nach Ellbogentrümmerfraktur, versorgt mit Platten und Schrauben. Behandlungsparameter: 27,12 MHz, 800 Hz, Puls 400 µs, Ø Leistung 48 W, 20 min, Monode (200 cm^2) faradisch abgeschirmt, 57,6 kJ, 288 J/cm^2. Da dies das erste Mal war, dass Draper HF mit Metall im Behandlungsareal einsetzte, wurde die Patientin gut überwacht. Ziel war, das verkürzte Gewebe genügend zu erwärmen, damit es besser dehnbar wird. Dazu muss die Temperatur auf mindestens 40° C erhöht werden. Es wurden keine Temperaturmessungen vorgenommen. Die Patientin verspürte eine milde Wärme („gentle warmth"). Nach etwa 6 Sitzungen (nicht genau aus der Publikation ersichtlich) wurde ein Teil des Osteosynthesematerials entfernt, weil es die Patientin störte, und der Chirurg konnte weder am Material noch am Gewebe irgendwelche Veränderungen feststellen.
  - Seiger und Draper (2006) beschreiben 4 Patienten nach Sprunggelenkfrakturen und postoperativen Bewegungseinschränkungen mit liegendem Osteosynthesematerial. Die Patienten wurden vor der Mobilisation mit puls-KW behandelt, Parameter „Standard Draper" wie oben. Die Patienten erwähnten keine negativen Ereignisse, die Mobilisationen verliefen erfolgreich.
  - Draper (2011) beschreibt die erfolgreiche Mobilisationsbehandlung nach Vorbehandlung mit puls-KW von 7 Patienten mit unterschiedlichen Frakturen und Luxationen, davon zwei mit Metall im Behandlungsareal. Er verwendete immer dieselben Parameter: 27,12 MHz, 800 Hz, Puls 400 µs, Ø Leistung 48 W, 20 min, Monode (200 cm^2), 57,6 kJ, 288 J/cm^2.
  - (Draper 2013) Patient nach Humerusschaftfraktur, Versorgung mit einem Marknagel (O-Ton „metal rod"). Es wurden zwei Thermoelemente platziert, einer auf 2,6 cm Tiefe, angeblich in direktem Kontakt mit dem Metall, was bei einer Marknagelung schwierig gewesen sein dürfte, der zweite Sensor lag gleich tief im Muskelgewebe. Anwendung: 27,12 MHz, 800 µs Puls, 400 Hz, Ø Leistung 100 W, Monode (200 cm^2), 120 kJ, 600 J/cm^2. Nach 20 min gaben beide Sensoren einen Temperaturanstieg von 4,5° C an. Die Parameter muten hier eigenartig an und der Autor dieses Buches meint, es könnte sich hier um einen Druckfehler handeln. Draper hat nämlich immer dieselben Parameter verwendet, hier scheinen die Werte der Pulsdauer und Frequenz verwechselt zu sein. Draper war für einen Kommentar nicht erreichbar. Schade, da die Temperaturmessungen nicht irrelevant sind.

Drapers Untersuchungen relativieren die vermeintlichen Risiken von puls-KW ein wenig. Messungen an Kaninchen mit Implantaten aus Titanlegierungen (Ye et al. 2013) zeigen keine starke lokale Erwärmung nach MW mit

25 W/15 min, Wang et al. (2015) behaupten das Gegenteil und beschreiben Hitzeschäden, allerdings mit einer höheren Dosis (40 W/20 min). Da es aber außer der einen Messung mit Mängeln von Draper (2013) keine seriös gemachten In-vivo-Studien am Menschen zu diesem Thema gibt, betrachtet der Autor in diesem Falle Metall im Behandlungsareal bis auf weiteres als absolute Kontraindikation für eine HF-Anwendung.

- Das Vorhandenseins eines Schrittmachers bzw. eines implantierten Defibrillators (ICD) stellt eine absolute Kontraindikation dar. Solche Geräte sind heutzutage zwar besonders gut abgeschirmt, trotzdem tauchen in der Literatur immer wieder Warnungen auf hinsichtlich Störungen solcher Geräte in elektrischen und magnetischen Feldern (Donnelly et al. 2007; Mattei et al. 2016; Samuels et al. 2020). Patienten mit implantierten Hörgeräten oder Neurostimulatoren wie bei M. Parkinson dürfen ebenfalls nicht behandelt werden. Die Elektroden können sich stark erhitzen; dies hat bei einem Parkinsonpatienten zum Tode geführt (Nutt et al. 2001; Ruggera et al. 2003) und bei einem anderen zu vorübergehenden einseitigen Muskelkrämpfen und Sehstörungen (Roark et al. 2008).
- Durchblutungsstörungen im Behandlungsareal wie Ischämien, ausgeprägte Ödeme, Thrombosen oder eine erhöhte Blutungsneigung wie bei Patienten unter Antikoagulans, nach frischen Verletzungen, Hämophiliepatienten. Falls die Zirkulation die entstandene Wärme nicht abtransportieren kann, kann es zu lokal unerwünscht starken Temperaturanstiegen kommen (Lehmann 1990). Zhang et al. (2011). Fang et al. (2015) beschreiben in diesem Zusammenhang mehrere Fälle von Penisnekrosen nach MW-Behandlung nach einer Zirkumzision.
- Schwangerschaft. Wir wissen aus Tierversuchen, dass hohe HF-Dosen zu Entwicklungsstörungen beim Fetus führen können (Brown-Woodman et al. 1988; Lary et al. 1982). Studien beim Menschen liegen verständlicherweise nicht vor (Shields et al. 2003a, b). Ob es sich hier um einen thermischen oder einen athermischen Effekt handelt, ist unklar. Es gibt in der Literatur eine einzige Publikation, in der der Autor drei Frauen beschreibt, die im ersten Trimester ihrer Schwangerschaft unverhofft mit KW behandelt wurden (Imrie 1971). Zwei hatten eine normale Geburt, die Kinder seien wohlauf. Eine Frau erlitt angeblich eine Fehlgeburt, aber es wurde kein Fetus gefunden. Imrie meint, dass die Gefahr einer solchen HF-Behandlung übertrieben wird, billigt aber trotzdem die Anwendung von KW-Therapie bei Schwangeren nicht.
- Sensibilitätsstörungen im Behandlungsareal. Da es bereits für gesunde Probanden sehr schwierig ist, eine Temperaturzunahme bis 2 °C wahrzunehmen, leuchtet es ein, Patienten mit einer lokal gestörten Warm-kalt-Sensibilität erst gar nicht zu behandeln.
- Akute Infektionen, Fieber. Bakterielle Infektionen könnten sich ausbreiten. Fieber ist eine allgemeine Kontraindikation für viele therapeutische Anwendungen, weil man dem kranken Organismus ja nicht noch mehr Stress zufügen möchte.
- Menstruation ist keine absolute Kontraindikation für eine Behandlung am Rücken oder Bauch, sondern eine relative. Eine Wärmeapplikation (wie Fango auch) könnte die Blutung verstärken. Es gibt Hinweise, dass eine wiederholte KW-Behandlung im Beckenbereich den Menstruationszyklus ändern kann, handfeste Belege hierfür gibt es nicht (Shields et al. 2002).
- Schnellteilendes Gewebe wie Epiphysenfugen und Tumoren. Regionen mit noch aktiven Epiphysenfugen sollten nicht behandelt werden, bis das Wachstum abgeschlossen ist, da es zu Wachstumsstörungen kommen könnte. Die Aktivität der Fugen ist nicht im ganzen Körper gleichzeitig abgeschlossen. So sind zum Beispiel die Epiphysenfugen im proximalen Schulterbereich (Humeruskopf, Akromion usw.) erst ab etwa 20–21 Jahren geschlossen, um den Ellbogen herum ab 15–18, beim Handgelenk ab 17–19 und um das Knie herum ab etwa 19–20 Jahren, ähnlich wie beim oberen Sprunggelenk. Dabei sind die Fugen bei

Mädchen durchweg 2–3 Jahre früher geschlossen. Tumoren im Behandlungsareal, ob maligne oder benigne, sind eine absolute Kontraindikation, da man keine Metastasierung stimulieren möchte. Bei den Hoden sollte man aufpassen, da eine Temperaturzunahme zur Infertilität führen könnte und man nicht genau weiß, wie das schnellteilende Gewebe auf die HF-Anwendung reagiert.
- Gewebe, das mit Röntgenstrahlen behandelt wurde. Damit ist nicht die Diagnostik gemeint. Es hat sich gezeigt, dass solches Gewebe nach einer HF-Behandlung im Sinne einer Sensibilisierung stärker auf die Röntgenstrahlung reagiert (van Rhoon und Visser 1988).
- Patienten mit kognitiven Störungen. Falls ein Patient nicht im Stande ist, zu verstehen, was die Behandlung beinhaltet und wie er im Falle einer Überwärmung zu reagieren hat, ist die Anwendung absolut kontraindiziert.
- Keine HF-Anwendung bei Patienten mit Schmerzen unklarer Genese. Tuberkulose ist in Westeuropa zum Glück selten, aber keineswegs verschwunden. Patienten mit diffusen „Knochenschmerzen" aufgrund einer nicht erkannten chronischen Osteomyelitis kann man durchaus begegnen. Im Zweifelsfall nicht behandeln und den Patienten zum Arzt zurücküberweisen.

7.11 Vorsorgemaßnahmen, allgemeine Sicherheitshinweise

- Wenn die Haut erwärmt wird, fängt man an zu schwitzen. Die Schweißperlen können sich im HF-Feld stark erhitzen. Dies gilt selbstverständlich auch für feuchte Verbände im Behandlungsareal. Kleidungsstücke aus Kunstfasern nehmen den Schweiß in der Regel nicht gut auf und sollten abgelegt werden, wie sonstige Bekleidung des zu behandelnden Bereiches selbstverständlich auch. Der Hinweis, dass Kleidung, welche die Zirkulation im Behandlungsareal einschränkt, abgelegt werden soll, ist wohl überflüssig. Man will ja sehen, was man macht. Eine Narbe kann auf eine Operation hindeuten oder, nicht auszuschließen in der heutigen Zeit, auf Granatsplitter o. Ä. Es gibt Patienten, die eine Operation verneinen und anschließend begeistert von ihrer neuen Hüfte erzählen.
- Aus hygienischen Gründen und wegen der Schweißbildung sollte man ein Tuch aus Frottierstoff zwischen den Applikator und die Haut platzieren. Besonders bei adipösen Patienten kann sich in Hautfalten Schweiß ansammeln. Elektroden und Strahler sind selbstverständlich vor jeder Anwendung zu desinfizieren.
- Personen mit einem Hörapparat oder einer implantierten Hörprothese sollten ihr Gerät abstellen, sobald sie den Raum betreten, in dem ein HF-Gerät betrieben wird. Die Geräte können sonst anfangen, sehr laut zu pfeifen. Während einer Behandlung muss ein Hörgerät entfernt werden. Patienten mit implantierten Hörprothesen dürfen nicht behandelt werden.
- Kreditkarten, ID-Karten mit Chip und dergleichen, Mobiltelefone, e-Reader, Personal-Such-Piepser usw. sind unbedingt von eingeschalteten HF-Geräten fernzuhalten. Ebenso sollten in dem Raum, in dem ein HF-Gerät benutzt wird, gleichzeitig keine anderen Elektrotherapiegeräte betrieben werden, da diese gestört werden können und es zu unangenehmen Intensitätssprüngen kommen könnte.
- Schmuck, wo auch immer am Körper, ist zu entfernen, dazu gehören auch Haarspangen und Uhren, smart oder klassisch, überhaupt alles aus Metall. Bitte den Geldbeutel mit Kleingeld und Kreditkarten aus der Hosentasche entfernen und die entfernten Sachen unbedingt im Blickfeld des Patienten ablegen. Den Patienten seinen Schmuck selbst wieder anlegen lassen (für den Fall, dass später etwas verloren geht).
- KW und wahrscheinlich MW können bei Trägern von Kontaktlinsen lokale Überwärmungen verursachen (Scott 1956). Die Publikation ist schon älter, es gibt aber leider nichts Aktuelles zu diesem Thema. Kontaktlinsenträger sollten bei KW- und MW-

7.11 Vorsorgemaßnahmen, allgemeine Sicherheitshinweise

Anwendungen im Kopfbereich ihre Linsen entfernen.
- Therapeutinnen, die schwanger sind oder es werden möchten, sollten sich nicht in der Nähe eines eingeschalteten HF-Gerätes aufhalten, die Sicherheitsdistanz beträgt 1–2 m. Die Literatur ist hier eindeutig. Die Geräte geben große Mengen Streuenergie ab (Shields et al. 2004; Gryz und Karpowicz 2014; Shah und Farrow 2014; Andrikopoulos et al. 2017; Koutsojannis et al. 2018) und Therapeuten nehmen es mit den Sicherheitsvorkehrungen leider nicht immer allzu genau (Shields et al. 2002, 2003a, b) oder sind zu wenig über die korrekte Handhabung informiert (Guirro et al. 2014). Bei den Streuwerten ist mangelnde Wartung ein wichtiger Faktor, vor allem bei älteren Geräten (Guirro et al. 2014). Es gibt keinen Zusammenhang zwischen dem Ausgesetztsein gegenüber elektromagnetischen Wellen aus beruflichen Gründen und Fehlgeburten, Frühgeburten, Totgeburten und Fertilitätsproblemen (Ouellet-Hellstrom und Stewart 1993). Es wurde aber ein Zusammenhang nachgewiesen zu angeborenen Fehlbildungen und einem niedrigen Geburtsgewicht bei männlichen Neugeborenen (Ouellet-Hellstrom und Stewart 1993; Shields et al. 2003a, b). Larsen (1991) hat in Dänemark 4021 Therapeutinnen hinsichtlich ihrer Schwangerschaft und Arbeitsbedingungen befragt und stellte bei den exponierten Therapeutinnen ebenfalls fest, dass ihre männliche Nachkommen ein niedrigeres Geburtsgewicht hatten und außerdem, dass das Geschlechterverhältnis leicht, aber signifikant in Richtung Mädchen verschoben war. Da diese Zahl von vielen verschiedenen Faktoren abhängig ist und sich seit 1985 jährlich ändert, weist der Autor darauf hin, dass das Ergebnis mit Vorsicht interpretiert werden muss. Feychting hat in ihrem Review das Thema KW- und MW-Therapie und Schwangerschaft nochmals aufgegriffen und erklärt, dass die zur Verfügung stehende Information nicht ausreicht, um irgendwelche Schlüsse zu ziehen (Feychting 2005). Die untersuchten Gruppen seien zu klein gewesen und die retrospektiven Designs hätten zu viele Möglichkeiten für Fehler erlaubt.
- Therapeuten, die häufig mit oder in der Nähe von MW-Geräten arbeiten (> 5 Std/Tag), scheinen sich öfter über Müdigkeit zu beklagen (Anguera und Gianini 2014). Die Autoren konnten nicht ausschließen, dass noch zusätzliche Faktoren eine Rolle spielen. Nur jeder 5. Therapeut in ihrer Stichprobe (n = 193) hatte irgendwelche Sicherheitsmaßnahmen beachtet.
- Adipositas ist keine Kontraindikation für eine HF-Behandlung. Wegen der hohen Energieverluste im Fettgewebe kann aber bei sehr übergewichtigen Patienten nicht mit einer wesentlichen Tiefenwirkung gerechnet werden. Außerdem besteht die Gefahr einer starken oberflächlichen Überhitzung.
- Wegen der Streuung der elektromagnetischen Wellen muss bei der HF-Therapie spezielles Mobiliar benutzt werden. Dazu gibt es Stühle und Liegen, die ohne Metallteile konstruiert sind (Abb. 7.7a). Von der Verwendung herkömmlicher Liegen oder Patientenbetten ist dringend abzuraten.
- Zum Schutz der Augen bei MW-Behandlungen im Kopfbereich, zum Beispiel bei einer Sinusitis, gibt es spezielle „Brillen" aus Draht, die wie ein Faraday'scher Käfig die Augen abschirmen (Abb. 7.7b). Augen seien einerseits gefährdet, weil sie nicht über einen kühlenden Kreislauf verfügen, andererseits scheinen MW an sich, also ohne den thermischen Effekt, das Auge schädigen zu können (Carpenter und van Ummersen 1968). Auch Therapeuten sollten sich der Tatsache bewusst sein, dass MW in hoher Dosierung auf Dauer die Augen schädigen könnten (Cutz 1989).

Elektrodenplatzierung

Man kann anstelle einer eher gleichmäßigen Energieverteilung mit zwei gleichen Elektroden versuchen, die Erwärmung gezielt zu lokalisieren. Dies macht man entweder mit unterschiedlichen EHA, wobei an der Seite mit dem geringeren EHA die Erwärmung an der Ober-

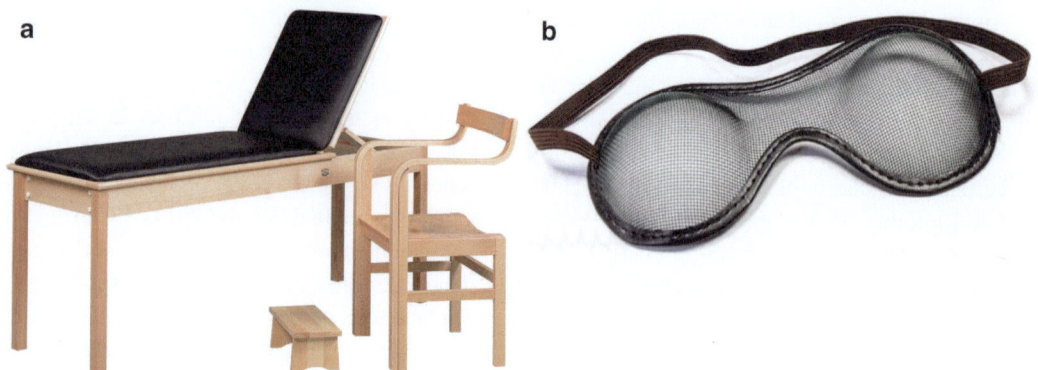

Abb. 7.7 (**a**) Spezielles Mobiliar für Hochfrequenzanwendungen; (**b**) Schutzbrille für die MW-Anwendung. © Enraf-Nonius, Delft, Niederlande, mit freundlicher Genehmigung

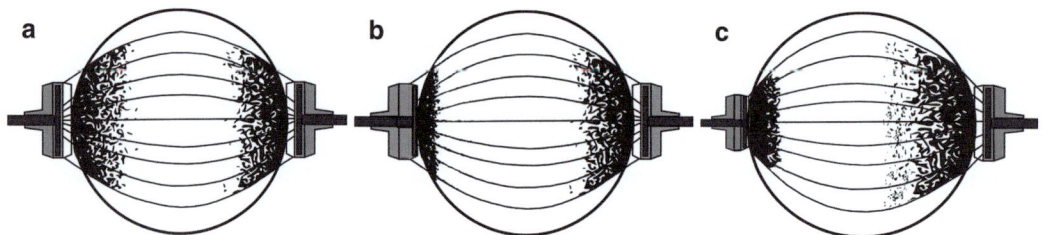

Abb. 7.8 (**a**) Theoretische Energieverteilung mit zwei gleich großen Elektroden und gleichem EHA; (**b**) theoretische Energieverteilung mit zwei gleich großen Elektroden und kleinem (links) und großem EHA; (**c**) theoretische Energieverteilung mit zwei unterschiedlich großen Elektroden und unterschiedlichen EHA. © Enraf-Nonius, Delft, Niederlande, mit freundlicher Genehmigung

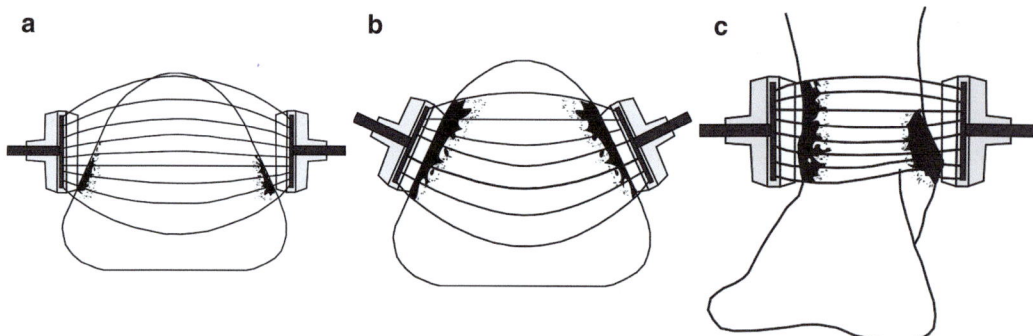

Abb. 7.9 (**a**) Wenn die Elektroden nicht gleichmäßig Kontakt haben, wird die Energie auf einer kleinen Stelle lokalisiert. Dies kann man auch bewusst einsetzen; (**b**) gleichmäßige Energieverteilung bei vollständigem Kontakt; (**c**) Punktwirkung am medialen Malleolus, Achtung Überwärmung! © Enraf-Nonius, Delft, Niederlande, mit freundlicher Genehmigung

fläche stärker ist, oder man nimmt zwei unterschiedlich große Elektroden. Dabei konzentriert sich die Energie auf die Seite der kleineren Elektrode. Abb. 7.8 und 7.9. zeigen einige Beispiele von Elektrodenplatzierungen. Bitte beachten Sie, dass die Energieverteilung in vivo wegen der Inhomogenität des menschlichen Körpers nicht vorhersehbar ist.

Literatur

Abramson DI, Belly Y, Tuck S Jr, Mitchell R, Chandrasekharappa G (1961) Changes in blood flow, oxygen uptake and tissue temperatures produced by therapeutic physical agents. III. Effect of indirect or reflex vasodilatation. Am J Phys Med 40:5–13

Akyol Y, Ulus Y, Durmus D, Canturk F, Bilgici A, Kuru O, Bek Y (2012) Effectiveness of microwave diathermy on pain, functional capacity, muscle strength, quality of life, and depression in patients with subacromial impingement syndrome: a randomized placebo-controlled clinical study. Rheumatol Int 32(10):3007–3016

Al-Mandeel MM, Watson T (2010) The thermal and non-thermal effects of high and low doses of pulsed short wave therapy (PSWT). Physiother Res Int 15(4):199–211

Andrikopoulos A, Adamopoulos A, Seimenis I, Koutsojannis C (2017) Microwave diathermy in physiotherapy units: a survey on spatial and time heterogeneity of the electromagnetic field. J Radiol Prot 37(2):N27–N41

Anguera M, Gianini RJ (2014) Prevalence of fatigue reported by physiotherapists operating diathermy equipment for microwave. Rev Bras Epidemiol 17(3):577–581

Atamaz FC, Durmaz B, Baydar M, Demircioglu OY, Iyiyapici A, Kuran B, Oncel S, Sendur OF (2012) Comparison of the efficacy of transcutaneous electrical nerve stimulation, interferential currents, and shortwave diathermy in knee osteoarthritis: a double-blind, randomized, controlled, multicenter study. Arch Phys Med Rehabil 93(5):748–756

Atkins PW, De Paula J (2014) Physical chemistry. Thermodynamics, structure, and change, 10. Aufl. W. H. Freeman, New York, ISBN-13 : 978-1429290197

Babaei-Ghazani A, Shahrami B, Fallah E, Ahadi T, Forough B, Ebadi S (2020) Continuous shortwave diathermy with exercise reduces pain and improves function in lateral epicondylitis more than sham diathermy: a randomized controlled trial. J Bodyw Mov Ther 24(1):69–76

Bäcklund L, Tiselius P (1967) Objective measurement of joint stiffness in rheumatoid arthritis. Acta Rheumatol Scand 13(4):275–288

Bjordal J, Couppé C, Chow R, Tuner J, Ljunggren EA (2003) A systematic review of low laser therapy with location-specific doses for pain and chronic joint disorders. Australian J Physioth 49:107–116

Bjordal JM, Demmink JH (2004) Review of tennis elbow was biased. BMJ 328(7444):897–898

Bjordal JM, Johnson MI, Iversen V, Aimbre F, Lopes-Martins RAB (2006) Low-level laser therapy in acute pain: a systematic review of possible mechanisms of action and clinical effects in randomized placebo-controlled trials. Photomed Laser Surg 24(2):158–168

Bjordal JM, Lopes-Martins RA, Joensen J, Couppe C, Ljunggren AE, Stergioulas A, Johnson MI (2008) A systematic review with procedural assessments and meta-analysis of low level laser therapy in lateral elbow tendinopathy (tennis elbow). BMC Musculoskelet Disord 9:75

Bleakley CM, Costello JT (2013) Do thermal agents affect range of movement and mechanical properties in soft tissues? A systematic review. Arch Phys Med Rehabil 94(1):149–163

Bricknell R, Watson T (1995) The thermal effects of pulsed shortwave therapy. Br J Ther Rehab 2(8):430–434

Brown-Woodman PD, Hadley JA, Waterhouse J, Webster WS (1988) Teratogenic effects of exposure to radiofrequency radiation (27.12 MHz) from a shortwave diathermy unit. Ind Health 26(1):1–10

Carpenter RL, Van Ummersen CA (1968) The action of microwave radiation on the eye. J Microw Power 3(1):3–19

Charkoudian N (2010) Mechanisms and modifiers of reflex induced cutaneous vasodilation and vasoconstriction in humans. J Appl Physiol 109(4):1221–1228

Cleary SF (1997) In vitro studies of the effects of nonthermal radiofrequency and microwave radiation. Non-Thermal Effects of RF Electromagnetic Fields. Proceedings of the International Seminar on Biological Effects of Non-Thermal Pulsed and Amplitude Modulated RF Electromagnetic Fields and Related Health Risks, Munich, Germany, November 20–21, 1996. Munich: International Commission on Non-Ionizing Radiation Protection; 1997

Cutz A (1989) Effects of microwave radiation on the eye: the occupational health perspective. Lens Eye Toxic Res 6(1–2):379–386

Delpizzo V, Joyner KH (1987) On the safe use of microwave and shortwave diathermy units. Aust J Physiother 33(3):152–162

Donnelly P, Pal N, Herity NA (2007) Perioperative management of patients with implantable cardioverter defibrillators. Ulster Med J 76(2):66–67

Draper DO (2011) Injuries restored to ROM using PSWD and mobilizations. Int J Sports Med 32(4):281–286

Draper DO (2013) Comparison of shortwave diathermy and microwave diathermy. Int J Athl Ther & Train 18(6):13–17

Draper DO, Knight K, Fujiwara T, Castel JC (1999) Temperature change in human muscle during and after pulsed short-wave diathermy. J Ortho Sports Phys Ther 29(1):13–22

Draper DO, Castel CJ, Castel D (2004a) Low-watt pulsed shortwave diathermy and metal-plate fixation of the elbow. Athl Ther Today 9(5):28–32

Draper DO, Castro JL, Feland B, Schulthies S, Eggett D (2004b) Shortwave diathermy and prolonged stretching increase hamstring flexibility more than prolonged stretching alone. J Orthop Sports Phys Ther 34(1):13–20

Edel H (1977) Fibel der Elektrodiagnostik und Elektrotherapie, 4. Aufl. Verlag Theodor Steinkopff, Dresden

Fang DB, Shen YH, Zhu XW, Fang JJ, Mao QQ, Wang C-j, Tan FQ, He QW, Shen BH, Xie LP (2015) Penile necrosis resulting from post-circumcision microwave

diathermy: a report of 9 cases. Zhonghua Nan Ke Xue 21(5):428–431
Feychting M (2005) Non-cancer EMF effects related to children. Bioelectromagnetics 7:69–74
Fu T, Lineaweaver WC, Zhang F, Zhang J (2019) Role of shortwave and microwave diathermy in peripheral neuropathy. J Int Med Res 47(8):3569–3579
Garrett CL, Draper DO, Knight KL (2000) Heat distribution in the lower leg from pulsed short-wave diathermy and ultrasound treatments. J Athl Train 35(1):50–55
Ginsberg AJ (1961) Pulsed short wave in the treatment of bursitis with calcification. Int Rec Med 174:71–75
Goldin JH, Broadbent NR, Nancarrow JD, Marshall T (1981) The effects of Diapulse on the healing of wounds: a double-blind randomised controlled trial in man. Br J Plast Surg 34(3):267–270
Gryz K, Karpowicz J (2014) Environmental impact of the use of radiofrequency electromagnetic fields in physiotherapeutic treatment. Rocz Panstw Zakl Hig 65(1):55–61
Guirro RR, Guirro EC, Alves de Sousa NT (2014) Lack of maintenance of shortwave diathermy equipment has a negative impact on power output. J Phys Ther Sci 26(4):557–562
Harris ED Jr, McCroskery PA (1974) The influence of temperature and fibril stability on degradation of cartilage collagen by rheumatoid synovial collagenase. N Engl J Med 290(1):1–6
Haslerud S, Magnussen LH, Joensen J, Lopes-Martins RA, Bjordal JM (2015) The efficacy of low-level laser therapy for shoulder tendinopathy: a systematic review and meta-analysis of randomized controlled trials. Physiother Res Int 20(2):108–125
Hébette C (2012) Diathermie contre hypothermie. Presentation 30 November 2012, La Léchère, Frankreich
Heggannavar A, Harugop A, Madhale D, Walavalkar L (2017) A randomised controlled study to evaluate the effectiveness of shortwave diathermy in acute sinusitis. Int J Physio Res 5(3):2066–2072
Heick A, Espersen T, Pedersen HL, Raahauge J (1991) Is diathermy safe in women with copper-bearing IUDs? Acta Obstet Gynecol Scand 70(2):153–155
Imrie AH (1971) Pelvic short wave diathermy given inadvertently in early pregnancy. J Obstet Gynaecol Br Commonw 78(1):91–92
Jan MH, Chai HM, Wang CL, Lin YF, Tsai LY (2006) Effects of repetitive shortwave diathermy for reducing synovitis in patients with knee osteoarthritis: an ultrasonographic study. Phys Ther 86(2):236–244
Jeziorski K (2018) Hyperthermia in rheumatic diseases. A promising approach? Reumatologia 56(5):316–320
Jo J, Lee SH (2018) Heat therapy for primary dysmenorrhea: a systematic review and meta-analysis of its effects on pain relief and quality of life. Sci Rep 8(1):16252
Kitchen S, Partridge C (1992) Review of shortwave diathermy continuous and pulsed patterns. Physiotherapy 78(4):243–252
Koutsojannis C, Andrikopoulos A, Adamopoulos A, Seimenis I (2018) Microwave diathermy in physiotherapy: introduction and evaluation of a quality control procedure. Radiat Prot Dosimetry 181(3):229–239
Kowarschik J (1926) Die Diathermie. Springer-Verlag, Berlin/Heidelberg, ISBN 978-3-662-02204-7
Lamina S, Hanif S, Gagarawa YS (2011) Short wave diathermy in the symptomatic management of chronic pelvic inflammatory disease pain: a randomized controlled trial. Physiother Res Int 16(1):50–56
Larsen AI (1991) Congenital malformations and exposure to high-frequency electromagnetic radiation among Danish physiotherapists. Scand J Work Environ Health 17(5):318–323
Lary JM, Conover DL, Foley ED, Hanser PL (1982) Teratogenic effects of 27.12 MHz radiofrequency radiation in rats. Teratology 26(3):299–309
Laufer Y, Dar G (2012) Effectiveness of thermal and athermal short-wave diathermy for the management of knee osteoarthritis: a systematic review and meta-analysis. Osteoarthritis Cartilage 20(9):957–966
Laufer Y, Zilberman R, Porat R, Nahir AM (2005) Effect of pulsed short-wave diathermy on pain and function of subjects with osteoarthritis of the knee: a placebo-controlled double-blind clinical trial. Clin Rehabil 19(3):255–263
Lehmann JF (1990) Therapeutic heat and cold, 4. Aufl. Williams & Wilkins, Baltimore, ISBN 0-683-04908-9
Low J (1995) Dosage of some pulsed shortwave clinical trials. Physiotherapy 81(10):611–616
Luben RA (1997) Effects of microwave radiation on signal transduction processes of cells in vitro. Non-Thermal Effects of RF Electromagnetic Fields. Proceedings of the International Seminar on Biological Effects of Non-Thermal Pulsed and Amplitude Modulated RF Electromagnetic Fields and Related Health Risks, Munich, Germany, November 20–21, 1996. Munich: International Commission on Non-Ionizing Radiation Protection; 1997
Machado AFP, Perracini MR, Rampazo ÉP, Driusso P, Liebano RE (2019) Effects of thermotherapy and transcutaneous electrical nerve stimulation on patients with primary dysmenorrhea: a randomized, placebo-controlled, double-blind clinical trial. Complement Ther Med 47:102188
Malanga GA, Yan N, Stark J (2015) Mechanisms and efficacy of heat and cold therapies for musculoskeletal injury. Postgrad Med 127(1):57–65
Martin GM, Herrick JF (1955) Further evaluation of heating by microwaves and by infrared as used clinically. J Am Med Assoc 159(13):1286–1287
Masayoshi I, Montemayor JS, Matsumoto E, Alice MPA, Lee MHM, Folk F (1991) Healing of pressure ulcers by pulsed high peak power electromagnetic energy (Diapulse). Decubitus 40:24–35
Mattei E, Censi F, Calcagnini G, Falsaperla R, Genovese E, Napolitano A, Cannatà V (2016) Pacemaker and ICD oversensing induced by movements near the MRI scanner bore. Med Phys 43(12):6621

McGaughey H, Dhamija S, Oliver L, Porter-Armstrong A, McDonough S (2009) Pulsed electromagnetic energy in management of chronic wounds: a systematic review. Phys Ther Rev 14(2):132–146

McMeeken J (1994) Tissue temperature and blood flow: a research-based overview of electrophysical modalities. Aust J Physiother 40S:49–57

Mense S (1978) Effects of temperature on the discharges of muscle spindles and tendon organs. Pflügers Arch 374:15–166

Nadler SF, Weingand K, Kruse RJ (2004) The physiologic basis and clinical applications of cryotherapy and thermotherapy for the pain practitioner. Pain Physician 7(3):395–399

Nielsen NC, Hansen R, Larsen T (1979) Heat induction in copper-bearing IUD'S during short-wave diathermy. Acta Obstet Gynecol Scand 58(5):495

Nutt JG, Anderson VC, Peacock JH, Hammerstad JP, Burchiel KJ (2001) DBS and diathermy interaction induces severe CNS damage. Neurology 56(10):1384–1386

Oosterveld FG, Rasker JJ, Jacobs JW, Overmars HJ (1992) The effect of local heat and cold therapy on the intraarticular and skin surface temperature of the knee. Arthritis Rheum 35(2):146–151

Ouellet-Hellstrom R, Stewart WF (1993) Miscarriages among female physical therapists who report using radio- and microwave-frequency electromagnetic radiation. Am J Epidemiol 138(10):775–786

Ozen S, Doganci EB, Ozyuvali A, Yalcin AP (2019) Effectiveness of continuous versus pulsed short-wave diathermy in the management of knee osteoarthritis: a randomized pilot study. Caspian J Intern Med 10(4):431–438

Palazzo E, Rossi F, Maione S (2008) Role of TRPV1 receptors in descending modulation of pain. Mol Cell Endocrinol 286(1–2 Suppl 1):S79–S83

Pall ML (2013) Electromagnetic fields act via activation of voltage-gated calcium channels to produce beneficial or adverse effects. J Cell Mol Med 17(8):958–965

Panagopoulos DJ, Karabarbounis A, Margaritis LH (2002) Mechanism for action of electromagnetic fields on cells. Biochem Biophys Res Commun 298(1):95–102

Pasila M, Visuri T, Sundholm A (1978) Pulsating shortwave diathermy: value in treatment of recent ankle and foot sprains. Arch Phys Med Rehabil 59(8):383–386

Pennington GM, Danley DL, Sumko MH, Bucknell A, Nelson JH (1993) Pulsed, non-thermal, high-frequency electromagnetic energy (DIAPULSE) in the treatment of grade I and grade II ankle sprains. Mil Med 158(2):101–104

Peres SE, Draper DO, Knight KL, Ricard MD (2002) Pulsed shortwave diathermy and prolonged long-duration stretching increase dorsiflexion range of motion more than identical stretching without diathermy. J Athl Train 37(1):43–50

Rabini A, Piazzini DB, Tancredi G, Foti C, Milano G, Ronconi G, Specchia A, Ferrara PE, Maggi L, Amabile E, Galli M, Bernabei R, Bertolini C, Marzetti E (2012) Deep heating therapy via microwave diathermy relieves pain and improves physical function in patients with knee osteoarthritis: a double-blind randomized clinical trial. Eur J Phys Rehabil Med 48(4):549–559

van Rhoon GC, Visser AG (1988) Hyperthermie bij de behandeling van kanker. Klinische Fysica 3:103–112

Roark C, Whicher S, Abosch A (2008) Reversible neurological symptoms caused by diathermy in a patient with deep brain stimulators: case report. Neurosurgery 62:E256

Robertson VJ, Ward AR, Jung P (2005) The effect of heat on tissue extensibility: a comparison of deep and superficial heating. Arch Phys Med Rehabil 86(4):819–825

Ruggera PS, Witters DM, von Maltzahn G, Bassen HI (2003) In vitro assessment of tissue heating near metallic medical implants by exposure to pulsed radio frequency diathermy. Phys Med Biol 48(17):2919–2928

Samuels JM, Overbey DM, Wikiel KJ, Jones TS, Robinson TN, Jones EL (2020) Electromagnetic interference on cardiac pacemakers and implantable cardioverter defibrillators during endoscopy as reported to the US Federal Drug Administration. Surg Endosc. https://doi.org/10.1007/s00464-020-07872-2. Epub ahead of print. PMID: 32804270

Schliephake E (1960) Kurzwellentherapie. Die medizinische Anwendung elektrischer Höchstfrequenzen. 6. überarbeitete Ausgabe. Gustav Fischer Verlag, Stuttgart

Schmicke P (1984) Die Wiedererwärmung von Menschen in tiefer Hypothermie mit einem Kurzwellentherapiegerät. Kasuistische Mitteilung über 3 Fälle Anasth Intensivther Notfallmed 19(1):27–29

Scott BO (1956) Effects of contact lenses on short-wave field distribution. Br J Ophthalmol 40(11):696–697

Seiger C, Draper DO (2006) Use of pulsed shortwave diathermy and joint mobilization to increase ankle range of motion in the presence of surgical implanted metal: a case series. J Orthop Sports Phys Ther 36(9):669–677

Shah SG, Farrow A (2014) Systematic literature review of adverse reproductive outcomes associated with physiotherapists' occupational exposures to non-ionising radiation. J Occup Health 56(5):323–331

Shields N, Gormley J, O'Hare N (2002) Short-wave diathermy: current clinical and safety practices. Physiother Res Int 7(4):191–202

Shields N, O'Hare N, Boyle G, Gormley J (2003a) Development and application of a quality control procedure for short-wave diathermy units. Med Biol Eng Comput 41(1):62–68

Shields N, O'Hare N, Gormley J (2003b) Short-wave diathermy and pregnancy: what is the evidence? Adv Physiother 5:2–4

Shields N, O'Hare N, Gormley J (2004) An evaluation of safety guidelines to restrict exposure to stray radiofrequency radiation from short-wave diathermy units. Phys Med Biol 49(13):2999–3015

Shinde N, Jayawant SK (2012) Efficacy of short wave diathermy in patients with sinusitis. Int J Health Sci Res 2(4):33–41

Smith GC, Pell JP (2006) Parachute use to prevent death and major trauma related to gravitational challenge: systematic review of randomised controlled trials. Int J Prosthodont 19(2):126–128

Stausholm MB, Bjordal JM, Lopes-Martins RAB, Joensen J (2017) Methodological flaws in meta-analysis of low-level laser therapy in knee osteoarthritis: a letter to the editor. Osteoarthritis Cartilage 4:e9–e10.

Takahashi K, Kurosaki H, Hashimoto S, Takenouchi K, Kamada T, Nakamura H (2011) The effects of radiofrequency hyperthermia on pain and function in patients with knee osteoarthritis: a preliminary report. J Orthop Sci 16(4):376–381

Tipler PA, Mosca G, Wagner J (Hrsg) (2019) Physik. 8., korr. u. erw. Aufl. Springer Spektrum, Heidelberg, ISBN 978-3-662-58280-0

Wang G, Xu Y, Zhang L, Ye D, Feng X, Fu T, Bai Y (2015) Enhancement of apoptosis by titanium alloy internal fixations during microwave treatments for fractures: an animal study. PLoS One 10(7):e0132046

Wang H, Zhang C, Gao C, Zhu S, Yang L, Wei Q, He C (2017) Effects of short-wave therapy in patients with knee osteoarthritis: a systematic review and meta-analysis. Clin Rehabil 31(5):660–671

Weinberger A, Fadilah R, Lev A, Levi A, Pinkhas J (1988) Deep heat in the treatment of inflammatory joint disease. Med Hypotheses 25(4):231–233

Wilson DH (1972) Treatment of soft-tissue injuries by pulsed electrical energy. Br Med J 2(5808):269–270

Wilson DH (1974) Comparison of short wave diathermy and pulsed electromagnetic energy in treatment of soft tissue injuries. Physiotherapy 60(10):309–310

Wright V, Johns RJ (1960) Observations on the measurement of joint stiffness. Arth Rheum 3(4):328–340

Ye D, Xu Y, Fu T, Zhang H, Feng X, Wang G, Jiang L, Bai Y (2013) Low dose of continuous-wave microwave irradiation did not cause temperature increase in muscles tissue adjacent to titanium alloy implants–an animal study. BMC Musculoskelet Disord 14:364

Yilmaz Kaysin M, Akpinar P, Aktas I, Unlü Ozkan F, Silte Karamanlioglu D, Cagliyan Hartevioglu H, Vural N (2018) Effectiveness of shortwave diathermy for subacromial impingement syndrome and value of night pain for patient selection: a double-blinded, randomized, placebo-controlled trial. Am J Phys Med Rehabil 97(3):178–186

Zhang H, Xiong EQ, Liu LM, Yan SX, Zhou ZS, Lu GS (2011) Penile necrosis after circumcision owing to inappropriate postoperative treatment. J Pediatr Surg 46(7):1469–1470

Risikomanagement

8

Systematisches Risikomanagement ist im Gesundheitswesen seit einigen Jahrzehnten ein wichtiges Thema. Von besonderer Bedeutung in diesem Zusammenhang ist die Patientensicherheit. Behandlungsfehler können, wenn überhaupt, nur mit großem Aufwand rückgängig gemacht werden und haben für alle Beteiligten Konsequenzen. Ob es sich nun um physische oder psychische Schäden des Patienten handelt, um finanzielle oder ideelle Schäden für das Krankenhaus oder die Praxis oder um juristische Folgen für das Personal: Risikomanagementsysteme ermöglichen es, reaktiv und proaktiv Strategien zur Reduktion von Risiken und ihren Folgen zu entwickeln. Ein Risikomanagement verfolgt im Wesentlichen die gleichen Ziele wie ein Qualitätsmanagement, wobei sich Maßnahmen, Methoden und Ziele oft überschneiden oder sich ergänzen. Das Risikomanagement sollte wie das Qualitätsmanagement einem kontinuierlichen Verbesserungsprozess zugrunde liegen. Risikomanagement kann als elementarer Bestandteil des Qualitätsmanagements betrachtet werden. Gute Qualität kann zu mehr Sicherheit führen und Sicherheit kann zu besserer Qualität führen (Paula 2007). Die optimale Versorgung des Patienten steht dabei immer im Vordergrund.

8.1 Fehlerquellen

Physiotherapeutisches Handeln schließt die Durchführung von risikobehafteten Therapien ein. Dies bedeutet zum Beispiel, dass bei aktiven Methoden wie einer Trainingstherapie oder bei passiven Therapien wie Wärme- und Kälteapplikationen unerwünschte Ereignisse als Nebenwirkung der Anwendung auftreten können. Technisches Material wie Gehhilfen, Trainingsgeräte oder Elektrotherapiegeräte sind potenzielle Quellen für unerwünschte Ereignisse. Der falsche Einsatz von technisch einwandfreien Hilfsmitteln kann ebenso zu Schäden führen wie der korrekte Einsatz von defektem Material. Nicht nur Therapeuten (Crowcroft et al. 1996), sondern auch Elektrotherapiegeräte (Lambert et al. 2000; Schabrun et al. 2006) können Vektoren für nosokomiale Infektionen sein. Die Struktur des Arbeitsbereiches der Physiotherapie ist ein weiterer Grund, aus dem unerwünschte Ereignisse auftreten können. Physiotherapeuten in Krankenhäusern werden in sehr unterschiedlichen Bereichen eingesetzt und arbeiten ausgesprochen interdisziplinär. Kommunikationshindernisse können auch bei ausgewiesenen Experten zu folgenschweren Fehlern führen, eine Tatsache, die 1999 mit dem Fehlschlagen der Mars Climate

© Der/die Herausgeber bzw. der/die Autor(en), exklusiv lizenziert an Springer-Verlag GmbH, DE, ein Teil von Springer Nature 2025
P. van Kerkhof, *Evidenzbasierte Elektrotherapie*, https://doi.org/10.1007/978-3-662-70732-6_8

Orbiter Mission unterstrichen wurde: Ein Team machte Berechnungen mit SI-Einheiten (Newton × Sekunde), ein anderes mit imperialen Einheiten (Pfund × Sekunde). Die Sonde zerschellte auf dem Mars (Mars Climate Orbiter Report 1999). Schließlich spielt beim Auftreten von unerwünschten Ereignissen der Faktor Mensch eine bedeutende Rolle (Paula 2007; Reason 1997, 2008). So stellt zum Beispiel die postoperative Rehabilitation älterer, polymorbider Patienten immer höhere Anforderungen an die fachlichen, kommunikativen und organisatorischen Kompetenzen der Therapeuten. Parallel zu den gestiegenen Anforderungen werden beim Personalbestand Einsparungen vorgenommen. Es besteht eine deutliche Mehrbelastung des Krankenhauspersonals ohne Aussicht auf eine Besserung der Lage. Dies führt auch beim traditionell hoch motivierten Personal in Gesundheitsberufen auf Dauer zu physischer und psychischer Überlastung. Die negativen Auswirkungen auf die Patientensicherheit wurden in der Literatur mehrfach beschrieben (Andersen et al. 2002; Clarke et al. 2002; Carlton und Blegen 2006; Halwani et al. 2006).

Risikomanagement als Teil eines Qualitätsmanagements bedeutet, dass man relevante Risiken identifiziert und Strategien zur Verhinderung und Reduktion von Schäden entwickelt. Die Identifizierung ist wichtig, da Sicherheitsmaßnahmen nur dann entwickelt werden können, wenn die Risiken bekannt sind. Elektrotherapeutische Anwendungen sind risikobehaftet. Der Anwender muss die Risiken kennen, damit er abschätzen kann, ob der erwartete therapeutische Effekt in einem vernünftigen Verhältnis zum Risiko steht. Leider wissen wir sehr wenig über die wahre Risiken von vielen elektrotherapeutischen Anwendungen. Empirische Untersuchungen sind häufig nicht angebracht. Viele Kontraindikationen basieren auf gemachten Erfahrungen oder logischen Annahmen über mögliche biologische oder physikalische Eigenschaften und Effekte. Viele Kontraindikationen und vermeintliche Risiken wurden aus älteren Büchern übernommen und ohne empirische Beweise oder theoretische Rechtfertigung erneut aufgelistet. Aus juristischen Gründen ist anzunehmen, dass weniger Schäden rapportiert werden als tatsächlich auftreten. In Deutschland, Österreich und in der Schweiz besteht die gesetzliche Pflicht, schwerwiegende unerwünschte Ereignisse den zuständigen Behörden zu melden (siehe Medizinprodukteverordnungen für Deutschland, Österreich und die Schweiz im Literaturverzeichnis). Dies gilt für alle Medizinproduktebetreiber, also auch für Physiotherapeuten. Ein SAE (Serious Adverse Event) wird leider nicht einheitlich definiert. Allgemein gilt aber, dass es sich dabei um die schwerwiegende Verschlechterung des Gesundheitszustands eines Patienten, bleibende Körperschäden oder dauerhafte Beeinträchtigung einer Körperfunktion, stationäre Behandlung oder Verlängerung der stationären Behandlung des Patienten oder dessen Tod handelt. Dabei ist es unerheblich, ob das Ereignis von einem Medizinprodukt verursacht wurde. Diese Definition bezieht auch alle Reaktionen ein, die Ergebnisse eines Anwenderfehlers sind. Beim besagten Medizinprodukt handelt es sich auch um Elektrotherapiegeräte und dessen Zubehör. Da Allergien und Verätzungen und dergleichen nicht gerade schwerwiegend sind und deshalb in der Regel nicht gemeldet werden, liegen über die Häufigkeit des Auftretens und das Ausmaß der Folgen solcher Ereignisse keine Zahlen vor, und es besteht keine Grundlage für die wissenschaftliche Analyse dieser Risiken. Dies bedeutet, dass allgemeine Richtlinien zwangsläufig unvollständig sind und kritisch hinterfragt werden sollten, wenn neuere Erkenntnisse zur Verfügung stehen. Das Risiko für gewisse Anwendungen ist wahrscheinlich niedriger, als allgemein angenommen wird. Trotzdem spricht manchmal das Ausmaß potenzieller Schäden gegen die Durchführung einer Anwendung.

Zur Risikoanalyse hat der Autor in PubMed, Cochrane und PEDro Literatur gesucht. Eingeschlossen wurden sämtliche Arbeiten im Zusammenhang mit Risiken von Anwendungen der Elektrotherapie, die in englischer, deutscher oder niederländischer Sprache publiziert wurden. Tierversuche wurden eingeschlossen, da die Ergebnisse teilweise klinische Konsequenzen haben. Die Suche wurde nicht zeitlich eingeschränkt, weil das ein unvollständiges Bild vom

Thema gegeben hätte. Untersuchungen, bei denen die Behandlungsparameter eindeutig nicht der gängigen Praxis entsprachen, wurden ausgeschlossen. Die formulierten Risiken basieren auf Lehrmeinungen hinsichtlich Kontraindikationen für die erwähnten Anwendungen aus aktuellen im deutschsprachigen Raum verbreiteten Lehrbüchern. Die Ergebnisse dieser Recherche wurden in den entsprechenden Kapiteln ausführlich erörtert.

8.2 Konkrete Risiken

Ziel dieser Ausführungen ist es, aufzuzeigen, welche Elektrotherapien tatsächlich risikobehaftet sind und wie sich diese Risiken begründen lassen. Zu den meisten der in den Lehrbüchern erwähnten Risiken und Kontraindikationen gibt es keine Literatur. Nachfolgende Risiken lassen sich mit Literatur belegen:

- Gefahr ausgehend von Hochfrequenzdiathermie bei Patienten mit implantierten Hirnstimulationselektroden (Nutt et al. 2001; Ruggera et al. 2003; Roark et al. 2008)
- Auftreten von Kontaktallergien bei TENS- und NMES-Anwendungen (Castelain und Chabeau 1986; Green und Pye 1991; Dwyer et al. 1994; Corazza et al. 1999)
- Störung von Herzschrittmachern und implantierten Kardioverter-Defibrillatoren durch TENS-, NMES- und Hochfrequenzanwendungen (Valtonen et al. 1975; Weitz et al. 1997; Vlay 1998; Pyatt et al. 2003; Crevenna et al. 2001, 2003; Occhetta et al. 2006; Holmgren et al. 2008; Carlsson et al. 2009; Mattei et al. 2016; Samuels et al. 2020)
- Auftreten von systemischen allergischen Reaktionen nach Iontophorese (Macchia et al. 2002; Foti et al. 2004).
- Auftreten von Muskelschädigungen bei NMES-Anwendungen (Mackey et al. 2008)
- Auftreten von thermischen Schädigungen bei Ultraschallanwendungen (Frye et al. 2007).
- Gefahr ausgehend von nicht gewarteten Ultraschallgeräten (Artho et al. 2002; Pye und Milford 1994; Pye 1996; Zeqiri 1997; Guirro und Britshcy Dos Santos 2002; Daniel und Rupert 2003; Holcomb und Joyce 2003)
- Auftreten von Schädigungen bei Anwendungen mit Interferenzstrom (Ford et al. 2005; Satter 2008).
- Auftreten von Augenschäden bei Laseranwendung (Barkana und Belkin 2000)
- Auftreten von Augenschäden bei MW-Anwendungen (Carpenter und Van Ummersen 1968; Cutz 1989)
- Die Verbreitung nosokomialer Infektionen mittels Elektrotherapiegeräten und deren Zubehör (Gaillot et al. 1998; Lambert et al. 2000; Schabrun et al. 2006; Quick-Alert No 5 2008)
- Einfluss von HF-Anwendungen auf eine bestehende oder geplante Schwangerschaft (Taskinen et al. 1990; Ouellet-Hellstrom und Stewart 1993; Lerman et al. 2001)
- Einfluss auf das Knochenwachstum durch Ultraschall und Hochfrequenztherapie (Lyon et al. 2003; Doyle und Smart 1963)
- Risiko einer starken Erwärmung von metallhaltigen intrauterinen Antikonzeptiva durch HF ist nicht mit Sicherheit auszuschließen (Nielsen et al. 1979; Heick et al. 1991).
- Das Risiko von Ultraschall bei Patienten mit Gefäßerkrankungen ist unklar, obwohl die Gefahr einer Embolie aufgrund einer mechanischen Destabilisierung eines Thrombus realistisch scheint. Literatur dazu gibt es nicht. Dennoch wird bei Gefäßerkrankungen die Dopplersonografie eingesetzt. Atkins und Duck (2003) haben nachgewiesen, dass bei dieser Untersuchung die Gewebetemperatur deutlich mehr ansteigt als während einer therapeutischen Ultraschallbehandlung. Die Behandlung mit Ultraschall bei solchen Gefäßerkrankungen wird von fast allen Autoren deutscher Lehrbücher als kontraindiziert betrachtet. Aufgrund der Sachlage scheint das Risiko ausgehend von einer Ultraschallbehandlung bei solchen Patienten überschätzt zu werden. Da aber keine Daten von groß angelegten Studien vorliegen, ist es besser, hier Vorsicht walten zu lassen.
- Die Anwendung von HF-Elektrotherapie bei liegendem Osteosynthesematerial gilt allge-

mein als riskant und deshalb als absolute Kontraindikation. Das Metall konzentriert das elektromagnetische Feld auf einen kleinen Bereich, was zu einer starken Erwärmung führen könnte. Tierversuche mit Implantaten aus einer Titanlegierung zeigen widersprüchliche Ergebnisse, allerdings mit unterschiedlichen Dosierungen, siehe dazu Kap. 7. Seiger und Draper (2006) und Draper et al. (2004a, b), Draper (2011) setzten pulsierende KW (thermisch) trotz liegenden Osteosynthesematerials erfolgreich als Vorbehandlung bei Mobilisationen ein. Wie in Kap. 7 besprochen, ist die Beweislage bis heute dennoch nicht überzeugend. Bis wir über Ergebnisse von groß angelegten klinischen Studien mit unterschiedlichen HF-Anwendungen verfügen, muss Metall im Behandlungsareal bei HF-Therapie als riskant eingestuft werden und bleibt deshalb eine Kontraindikation.

Zwei Kontraindikationen müssen kritisch hinterfragt werden.

- TENS bei Schwangeren
  - Ketscher et al. haben 1985 und 1987 ihre Ergebnisse über lumbale TENS-Anwendung bei Schwangeren im dritten Trimester publiziert (Ketscher et al. 1985, 1987). Die Parameter entsprachen der üblichen therapeutischen Praxis, siehe dazu Kap. 3. Komplikationen werden keine erwähnt. Schwangerschaft gilt als absolute Kontraindikation für viele Anwendungen im lumbalen und abdominalen Bereich. Aufgrund der Arbeit von Ketcher et al. muss dies für TENS im letzten Trimester kritisch hinterfragt werden. Bei Schwangeren im letzten Trimester, die unter lumbalen Schmerzen leiden, können die Schmerzen oft nicht befriedigend medikamentös angegangen werden. Hier wäre TENS eine gute Alternative. Siehe dazu auch Kap. 3.
- Interferenzstrom bei Endoprothese
  - Einige Autoren von deutschen Lehrbüchern erwähnen, dass Interferenzstrom zu einer Endoprothesenlockerung führen könne.

Dies wird in der Literatur nicht bestätigt und ist außerdem physikalisch nicht begründbar, außer vielleicht, wenn man in einer sehr frühen postoperativen Phase dummerweise extrem starke Kontraktionen der relevanten Muskulatur auslösen würde. Dann liegt es aber nicht am Strom. Diese Kontraindikation ist unbegründet.

Für das Fehlen der Literatur zu Schädigungen gibt es wahrscheinlich mehrere Gründe. Die verschiedenen Gesetze für Medizinproduktebetreiber in deutschsprachigen Länder schreiben vor, dass Vorkommnisse, die zum Tode oder einer schwerwiegenden Verschlechterung des Gesundheitszustandes führen, gemeldet werden müssen. Für geringfügige Schäden gibt es keine Meldepflicht, deshalb können keine Aussagen über deren Auftreten gemacht werden. Zu bestimmten möglichen Risiken wurden bislang keine Untersuchungen durchgeführt, weil solche Untersuchungen überflüssig oder ethisch nicht vertretbar sind. Kontraindikationen wie fieberhafte Zustände, Infektionskrankheiten und unklare Pathologien werden von Experten allgemein auch ohne die Beweisführung akzeptiert, und die Tatsache, dass Hochfrequenzdiathermie und Ultraschall das Knochenwachstum bei Ratten und Kaninchen beeinflussen, reicht aus, um bei Kindern Vorsicht walten zu lassen. Physiotherapeuten sind es nicht gewohnt, über unerwünschte Ereignisse zu publizieren. Bis auf wenige Ausnahmen (3 von 42) wurden die gefundenen Fallbeschreibungen durch Ärzte publiziert. Die Möglichkeit besteht, dass die beobachteten Schäden so gering sind, dass eine Publikation nicht notwendig erscheint. Diese Vorstellung ist falsch. Auch kleine Schäden oder leichte Verletzungen sollten berichtet werden, damit diese wissenschaftlich ausgewertet werden können. Sonst würde eine falsche Sicht auf die möglichen Risiken der Elektrotherapie entstehen. So wird zum Beispiel vom Interferenzstrom immer wieder behauptet, die Methode sei gefahrlos und könne bei liegendem Osteosynthesematerial eingesetzt werden. Es ist natürlich möglich, dass nur selten Schäden auftreten. Nach Aussagen vieler Teilnehmer an Elektrotherapiekursen scheint dies eher unwahrscheinlich. Wahrscheinlicher ist, dass aufgetretene Schäden aufgrund von Unkenntnis nicht mit einer Anwendung in Zusammenhang gebracht werden. Diese Lücke zu schließen, ist Aufgabe der Lehrbuchautoren. Bei den nachfolgenden Punkten besteht hinsichtlich der berücksichtigten Lehrbücher Optimierungsbedarf:

- In Lehrbüchern für Physio- und Ergotherapeuten sollte im Zusammenhang mit nosokomialen Infektionen mit Nachdruck auf Maßnahmen zur Reinigung oder Desinfektion des verwendeten Materials hingewiesen werden.
- Patienten mit kognitiven Problemen sollten explizit als Risikogruppe erwähnt werden.
- Physiotherapeuten setzen traditionell außer der Bewegungstherapie in all ihren Variationen Weichteiltechniken und viele verschiedene physikalische Reize ein. Damit die Physiotherapie sich in Zukunft nicht zur reinen Bewegungstherapie entwickelt, müssen die Grundlagen dieser physikalischen Therapien gründlich untersucht werden. Nur so können deren Einsatz nach den Grundsätzen der Evidence-Based Medicine gerechtfertigt und fragwürdige Anwendungen begründbar abgelehnt werden. Hierzu gehört auch, dass Physiotherapeuten sich kritisch mit den Risiken dieser Anwendungen auseinandersetzen und eine Kultur entwickeln, die es ermöglicht, aus den eigenen Fehlern und denen anderer zu lernen.

8.3 Aufbau eines Risikomanagements

Nachfolgend ein paar Anmerkungen zu Aufbau und Implementierung eines Risikomanagements (RM). Nicht überall wenden die Therapeuten die Elektrotherapie selbst an, sondern delegieren diese Anwendungen. Weshalb würde man ausgerechnet die Elektrotherapieabteilung für den Aufbau eines RM wählen?

- Es handelt sich um eine kleine, übersichtliche Unterabteilung der Physiotherapie. Damit wird der personelle Aufwand reduziert.
- Die Anwendungen in der Elektrotherapie sind weitgehend standardisiert. Dies ermöglicht die Übertragung der Ergebnisse auf andere Krankenhäuser und auf private Physiotherapiepraxen und erhöht somit die klinische Relevanz der Arbeit.
- Die Elektrotherapieabteilung ist mit allen für die Physiotherapie maßgeblichen Abteilungen im stationären und ambulanten Bereich vernetzt. Auf diese Weise können viele allgemeingültige Prozesse beobachtet und analysiert werden. Dies ermöglicht die Übertragung des Risikomanagements auf die gesamte Physiotherapieabteilung.
- Es soll ein Risikoanalyse-Team gegründet werden. Ziel ist es, dass dieses Team das Risikomanagement in der (Elektro-)Therapie kontinuierlich betreut. Dazu werden die Teammitglieder durch einen Projektleiter in die Anwendung von Risikomanagement-Instrumenten wie das Erstellen einer Prozesslandschaft, die Fehlermöglichkeits- und -einflussanalyse (FMEA) und die Fehlerursachenanalyse eingeführt.
- Der Aufbau und die Implementierung eines Risikomanagementsystems in der Elektrotherapie-Abteilung sollen als Grundlagen für ein Risikomanagement für die gesamte Physiotherapieabteilung in der Klinik oder Praxis dienen.
- Die Publikation der Ergebnisse dieser Arbeit soll Physiotherapeuten dazu anregen, sich mit den Risiken ihrer Behandlungen auseinanderzusetzen.

8.4 Praktische Durchführung

Woraus besteht nun die Arbeit eines solchen Risikoanalyse-Teams? Auf die vollständige praktische Durchführung einer solchen Arbeit wird hier nicht eingegangen, das würde den Rahmen dieses Buches sprengen. Damit der Leser aber trotzdem einen allgemeinen Eindruck bekommt, folgt nun eine unvollständige Zusammenfassung.

Nachdem der Projektleiter sämtliche organisatorischen Fragen mit der zuständigen Leitung geklärt hat, besteht die erste Aufgabe des Analyse-Teams aus dem Erstellen der sog. Prozesslandkarte oder Prozesslandschaft. Dies ist keine Darstellung wie ein Organigramm, das die Struktur einer Organisation oder Abteilung zeigt. Die Prozesslandschaft zeigt im Wesentlichen die Arbeitsabläufe. Ein Beispiel: Ein Patient meldet sich an. Wer nimmt die Anmeldung entgegen? Wie und wo wird die Anmeldung festgehalten? Wer erstellt das Patientendossier? Welche Formulare sind dazu notwendig? Wo bekommt man die? Wo wird die Akte abgelegt? Wer bestimmt, welcher Therapeut die Behandlung übernimmt? Gibt es dazu bestimmte Kriterien? Wie wird der Therapeut informiert? Und so geht das weiter, Schritt für Schritt, bis zu dem Moment, in dem der Fall abgeschlossen wird und das Dossier irgendwo (Wo? Von wem? In welcher Form? Wie lange?) abgelegt wird. „Unterwegs" bekommt der Patient bestimmte Behandlungen, und verschiedene Personen werden involviert. Auch hier gilt es, viele Fragen zu beantworten. Auf die Elektrotherapie bezogen könnten das Fragen sein wie: Wo stehen die Geräte? Wer hat Zugang? Wann werden sie geprüft? Wer regelt das? Wo liegt das Zubehör? Wer bestellt Verbrauchsmaterial? Wie wird gereinigt? Wie wenden wir Ultraschall an? Wie wird protokolliert? Was machen wir im Falle einer allergischen Reaktion? Sind alle auf dem letzten Stand mit den lebensrettenden Sofortmaßnahmen? Wissen alle, wie der Defi funktioniert? In einer Klinik gibt es unter anderem Kontakte zum Pflegepersonal und zum Transportdienst, in einer Praxis hat man Kontakte zu Ärzten. Wie laufen diese ab? Es ist sinnvoll, sich solch einen Arbeitsablauf konkret schrittweise vorzustellen und jeden Schritt zu notieren, am besten mit mehreren Personen zusammen. Es tauchen immer Überraschungen auf und kann richtig Spaß machen. Manchmal auch nicht.

Nachdem diese Arbeitsabläufe (die Prozesse) aufgezeichnet wurden, kommt die Phase der Fehlerquellensuche. Was könnte schieflaufen bei der Anmeldung? Was passiert, wenn die Sekretärin ausfällt? Der Therapeut erkrankt? Dem Patienten unwohl wird? Eine Verätzung auftritt? Eine allergische Reaktion? Danach müssen sämtliche Fehlerquellen beurteilt werden im Sinne eines „Reality-Checks". Welche Konsequenzen hat es, wenn ein bestimmter Schritt schiefläuft, und wie schwerwiegend sind diese? Wie einfach oder schwierig ist es, den Fehler zu beheben? Dies nennt man eine FMEA: eine „Failure Mode and Effects Analysis", auf Deutsch „Fehlermöglichkeits- und -einflussanalyse" oder kurz Auswirkungsanalyse, oder auch FMECA (engl. Failure Mode and Effects and Criticality Analysis). Das hört sich kompliziert an, ist es aber nicht. Erfahrene Therapeuten können sehr rasch Prioritäten setzen und mit einer FMEA die Fehlerquellen bewerten.

Nachdem man diese Bewertung durchgeführt hat und seine Prioritäten gesetzt hat, geht es weiter mit der Lösungssuche für die zwei bis drei wichtigsten Themen. Es wäre ein Fehler, zu viel auf einmal angehen zu wollen. In dem berühmten PDCA-Zyklus (Plan, Do, Check, Act), oder Deming-Kreis, ist diese Analyse die „Plan"-Phase (Abb. 8.1). Für die Fehlermöglichkeiten werden Lösungsvorschläge formuliert und danach in der Praxis umgesetzt, das ist die „Do"-Phase. Danach wird eine Zeitlang beobachtet, wie es läuft, und nach einer bestimmten festgelegten Zeit wird das Ergebnis überprüft, der „Check"-Moment. Und dann wird reagiert. Falls notwendig – und es ist immer notwendig –, wird der Prozess etwas angepasst und es werden neue Ziele formuliert, dies ist die „Act"-Phase. Und dann geht das Ganze wieder von vorne los.

Risikomanagement ist wie Qualitätsmanagement: Es ist nie fertig. Deshalb sollte ein Analyse-Team auch fester Bestandteil eines Therapeuten-Teams sein.

Abb. 8.1 Der Deming-Kreis oder PDCA-Zyklus

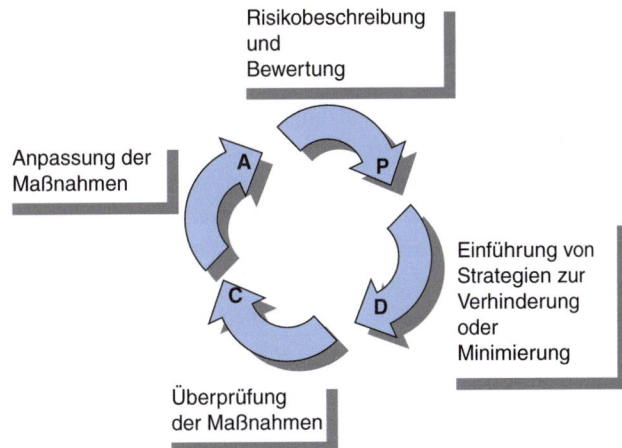

8.5 Fragestellungen

Worin besteht der Nutzen eines Risikomanagements in einer Elektrotherapieabteilung in einem Krankenhaus?

Es handelt sich bei der Elektrotherapieabteilung um eine kleine Unterabteilung einer Physiotherapieabteilung. Die Abteilung ist normalerweise so strukturiert, dass alle beschriebenen Prozesse auf die gesamte Abteilung übertragen werden können. So kann die ganze Abteilung von der Arbeit einiger weniger Personen profitieren. Mit sehr einfachen und kostengünstigen Mitteln können kurzfristig Maßnahmen zur Risikoreduzierung eingeführt werden, wobei die Literaturlage die wissenschaftliche Begründung der meisten dieser Maßnahmen unterstützt. Die Behandlungsabläufe können weitgehend standardisiert werden und lassen sich grafisch mit Flowcharts klar darstellen. Die Einführung eines Dokumentationsformulars und eines Behandlungsalgorithmus kann zur Vereinheitlichung der Anwendungen und deren Dokumentation führen. Die Einführung des Risikomanagements in der Elektrotherapie wird wahrscheinlich bei den Mitarbeitern des gesamten Instituts für Physiotherapie zu einer Sensibilisierung im Hinblick auf das Thema Risiko führen. Themen wie Umgang mit Patientendaten, Rutschsicherheit des Bodens im Therapiebadbereich oder das oftmals schlechte Schuhwerk der Patienten mit Gehstörungen sollen angesprochen werden. Die mit dieser Arbeit gemachten Erfahrungen können dazu angewendet werden, solche und andere Risiken in der Physiotherapie zu analysieren und Strategien zu erarbeiten, damit diese Risiken eliminiert oder ihre Folgen reduziert werden.

Welche Aspekte sind beim Aufbau eines Risikomanagements in einer Elektrotherapieabteilung in einem Krankenhaus zu berücksichtigen?

In diesem Buch werden zum Thema Risiken und Schädigungen viele Publikationen aufgelistet. Diese sind notwendig bei der Begründung zum Aufbau eines RM bei den zuständigen Stellen. Damit ein solcher Antrag auf aktuellen Tatsachen beruht, ist es dennoch unumgänglich, vorab eine ausführliche Literaturrecherche hinsichtlich der Risiken der Elektrotherapie durchzuführen. Die Prozessarbeit sollte mit berufserfahrenen Mitarbeitern aus unterschiedlichen Bereichen durchgeführt werden, die sich mit der Struktur der gesamten Physiotherapieabteilung auskennen. Dies deshalb, weil die Elektrotherapie mit sämtlichen Abteilungen vernetzt ist und nicht alle Prozesse auf den verschiedenen Stationen und Abteilungen gleich ablaufen. Diese unterschiedlichen Abläufe sollten da, wo es möglich ist, zur Vermeidung unerwünschter Ereignisse vereinheitlicht werden. Das verlangt von den Mitarbeitern die Bereitschaft, Änderungen durchzuführen. Ohne die

Unterstützung der Leitung ist dies nicht möglich. Bevor ein auch noch so rudimentäres Risikomanagement eingeführt werden kann, ist es unumgänglich, sich der Unterstützung der Leitung zu vergewissern. Die Zusage zur Unterstützung sollte schriftlich festgehalten werden, wobei konkrete Ziele im Hinblick auf den personellen und finanziellen Aufwand formuliert werden sollten. Dies umfasst die Regelung der Zuständigkeiten, die Anzahl der für die Arbeit vorgesehenen Arbeitsstunden (wobei man unbedingt eine Zeitreserve einplanen soll!) und die Höhe der Ausgaben, die man bereit ist, in Optimierungen zu investieren.

Wie groß ist der finanzielle und personelle Aufwand für den Aufbau eines Risikomanagements?
Der Autor hat eine solche Arbeit in einem größeren Krankenhaus (500 Betten) in der Schweiz durchgeführt. Die Analyse wurde in 4 Monaten mit 5 Angestellten durchgeführt. Mit diesen Personen fanden 9 Sitzungen von jeweils einer Stunde statt, es waren aber nicht immer alle 5 Personen anwesend. Hinzu kamen Interviews mit anderen Berufsgruppenangehörigen wie Ärzten, Sekretärinnen, Pflegepersonal, Laborangestellten und Personal vom technischen Dienst. Der zeitliche Aufwand dafür betrug knapp 58 Arbeitsstunden. Basis für die Berechnung des Personalaufwandes waren die Angaben des Personaldirektors zu den Durchschnittsjahresgehältern inklusive 21 % Sozialleistungen, einer wöchentlichen Arbeitszeit von 42 h und 252 Arbeitstage/Jahr. Hinzu kommt der Arbeitsaufwand im Rahmen dieser Arbeit. Wäre diese Arbeit im Angestelltenverhältnis durchgeführt worden, müssten der Aufwand für die Literaturrecherche, die Abklärungen hinsichtlich der Rechtslage, Abklärungen mit dem Institut für Metrologie und mit anderen Krankenhäusern, die Zeit für die Ausarbeitung der Prozesslandschaft, die Erstellung von Flowcharts für die Behandlungsabläufe, die Erstellung der Checklisten, die Ausarbeitung der Behandlungsalgorithmus, die bakteriologischen Untersuchungen und die Personalschulung hinzugerechnet werden. Dies zeigt, dass der Aufbau und die Pflege eines Risikomanagements nur ernsthaft durchgeführt werden können, wenn eine Person für diese zusätzliche Arbeit freigestellt wird. In einer Abteilung mit 30 Angestellten scheint ein wöchentlicher Arbeitsaufwand von 4 h entsprechend einer 10 %-Stelle angemessen. Für die anschließende Pflege und Erweiterung des RM müssen die Mitglieder des „Risiko-Teams" monatlich mindestens 1–2 h einplanen. Die Größe des Risiko-Teams richtet sich nach der Größe der Therapieabteilung, es sollen aber nicht weniger als 3 Personen aus verschiedenen Bereichen (Ortho, Chirurgie, Innere Medizin, ambulant) sein.

Der personelle und finanzielle Aufwand, der für den Aufbau eines Risikomanagements geleistet werden muss, kann durch die erhöhte Sicherheit gerechtfertigt werden. Pittet et al. schätzten in ihrer Arbeit aus dem Jahr 2000 die Kosten einer Krankenhausinfektion konservativ auf SFr 3500 (zu der Zeit etwa € 3000). Die Autoren konnten mit ihrer Händehygienekampagne in einer Genfer Universitätsklinik jährlich 900 nosokomiale Infektionen verhindern und somit etwa SFr 3.000.000 einsparen. Kilgore und Brossette analysierten 2008 58.381 nosokomiale Infektionen aus 55 Kliniken. Die Autoren berechneten die entstandenen zusätzlichen Kosten für verschiedene Arten von Infektionen. Harnwegsinfektionen, die am häufigsten vorkommen, verursachen die niedrigsten Zusatzkosten: $ 3936 pro Fall. Die teuersten Infektionen sind auch die seltensten. Infektionen des zerebrospinalen Traktes verursachen Mehrkosten von $ 31.573 pro Fall. Broex et al. (2009) kamen in ihrem Review aus dem Jahr 2009 zum Schluss, dass die Behandlungskosten von Patienten mit nosokomialen Infektionen nach chirurgischen Eingriffen im Durchschnitt doppelt so hoch waren wie von Patienten ohne Infektionen ($ 4163–56.607). Der oben erwähnte personelle Aufwand zum Aufbau und zur Implementierung des Risikomanagementsystems betrug etwa 58 Arbeitsstunden. Nach den Angaben der Krankenhausverwaltung entspricht dies grob geschätzt einer einmaligen Ausgabe von SFr 3000. Wenn mit den eingeführten Maßnahmen in den nächsten Jahren bei einem einzigen Patienten eine Infektion verhindert werden kann, hat sich diese Arbeit bereits gelohnt.

Was sind die Konsequenzen des Aufbaus und der Implementierung eines Risikomanagements in einer Elektrotherapieabteilung in einem Krankenhaus?

Gleich zu Beginn der erwähnten Arbeit zeigte sich, dass nahezu alle Optimierungspotenziale für die Elektrotherapie auf das gesamte Institut für Physiotherapie übertragen werden können. Dies gilt insbesondere für die Maßnahmen zur Verhinderung von nosokomialen Infektionen, die einheitliche Dokumentation und den Datenschutz. Außerdem hat sich gezeigt, dass es sinnvoll ist, bei den therapeutischen Ultraschallköpfen eine jährliche Leistungsüberprüfung durchzuführen. Die Messung mit einer solchen Ultraschallwaage ist zwar grob, sie ermöglicht trotzdem eine Aussage darüber, ob eine weitere, genauere Überprüfung notwendig ist. In Gesprächen mit den Therapeuten zeigte sich, dass sich das Risikobewusstsein aller Physiotherapeuten geändert hat, nicht nur im Hinblick auf die Elektrotherapie, sondern auch auf andere Anwendungen. Zum Beispiel wurden im oben erwähnten Fall die mangelnde Rutschsicherheit der Böden im Therapiebadbereich und die schlechte Zugänglichkeit der Behandlungskabinen bei einem Notfall thematisiert.

Was sind die Optimierungspotenziale beim Aufbau und bei der Implementierung eines Risikomanagements in einer Elektrotherapieabteilung in einem Krankenhaus?

Diese Frage ist nur sehr allgemein zu beantworten. Aufgrund vieler Gespräche mit Berufskollegen hat der Autor die nachfolgende Liste erstellt. Diese Aufzählung soll nicht als Kritik verstanden werden, sondern als Denkanstoß. Die Reihenfolge ist beliebig:

- Das Fehlen eines entsprechend ausgebildeten Qualitätsmanagement-Verantwortlichen für die Physiotherapie. Es braucht unbedingt eine Person mit einem klar definierten Aufgaben- und Kompetenzbereich und einem definierten Arbeitspensum, die in einer Klinik bereichsübergreifend mit anderen Qualitätsmanagement-Verantwortlichen zusammenarbeitet. In einer Physiotherapieabteilung einer Klinik ist das logischerweise ein Physiotherapeut. In einer Physiotherapiepraxis soll ein Mitarbeiter oder der Inhaber diese Aufgabe übernehmen und auch Zeit dafür bekommen.
- Mangelndes Risikobewusstsein aufgrund fehlender Informationen über Risiken in der Physiotherapie allgemein und in diesem Fall über Elektrotherapie. Lehrbücher müssen auf Risiken und Maßnahmen zur Verhinderung von deren Folgen hinweisen. Ausbildungsstätten müssen Qualitäts- und Risikomanagement im Unterricht thematisieren.
- Mangelndes Bewusstsein hinsichtlich des Umgangs mit Patientendaten. Patientenkarten dürfen nicht für jedermann zugänglich herumliegen. Es geht nicht an, dass ein Patient auf der Karte seines Zimmernachbars in Fettschrift „HIV" oder „KEINE REA" geschrieben sieht. Passwörter gehören nicht auf Post-it-Zettel am Bildschirm. Bei einer Patientenübergabe für das Wochenende soll man sich gut überlegen, welche Information für die Behandlung notwendig ist und welche nicht.
- Ungenügende Maßnahmen zur Verhinderung der Übertragung von nosokomialen Infektionen mittels Elektrotherapiegeräten und Lagerungsmaterial. Die Erfahrung zeigt, dass in diesem Falle eine 15-minütige Instruktion reicht. Selbige ist allerdings regelmäßig zu wiederholen.
- Fehlende Maßnahmen zur Leistungskontrolle bei therapeutischen Geräten wie Ultraschall und Hochfrequenz. Der Gesetzgeber ist hier in allen deutschsprachigen Ländern unmissverständlich: Wir sind dazu verpflichtet.
- Das Fehlen einer einheitlichen Dokumentationsmethode. Die Erfahrung zeigt, dass in einem Krankenhaus die Therapeuten der verschiedenen Abteilungen meistens unterschiedliche Dokumentationsmethoden benutzen (wenn überhaupt). Dies erschwert die Patientenübergabe bei Abwesenheit des behandelnden Therapeuten.
- Patienten müssen über ihre Behandlung aufgeklärt werden, dabei müssen Risiken und Nebenwirkungen erwähnt werden, auch wenn

es sich dabei nur um einen „gewöhnlichen" Muskelkater handelt. Patienten sollen sich mit der Behandlung einverstanden erklären. In unserem Teil der Welt haben wir zum Glück keine Verklagungskultur, der Klügere beugt aber vor.
- Das Fehlen einer gesunden „Fehlermeldekultur". Dabei müssen unbedingt auch Beinahe-Fehler berücksichtigt werden.

Es ist wichtig, sich in der Physiotherapie mit berufsimmanenten Risiken auseinanderzusetzen. Die Folgen dieser Risiken sind selten sehr ernst, sie könnten aber im komplexen System Krankenhaus als Teil einer Fehlerkette zu ernsten Schäden führen. Als Beispiel für solche ernsthaften Folgen wurde in dieser Arbeit die Verbreitung von nosokomialen Infektionen angesprochen. Andere bekannte Risiken mögen einzeln betrachtet weniger ernste Folgen nach sich ziehen. Wie ihre Auswirkungen in einer unglücklichen Verkettung wären, ist nicht vorhersehbar. Deshalb lohnt es sich trotzdem, auch diese Risiken zu analysieren und Verhinderungsstrategien zu erarbeiten. Auch weniger offensichtliche Risiken und deren Folgen sollten beachtet werden. Das fehlende Bewusstsein im Zusammenhang mit dem Schutz von Patientendaten stellt nach Meinung des Autors ein unterschätztes Problem dar, ebenso die Tatsache, dass Patienten vor einer Therapieanwendung nicht systematisch über Risiken und Nebenwirkungen der Anwendung aufgeklärt werden. Damit es in dieser Zeit, die von einem wachsenden Selbstbewusstsein der Patienten geprägt wird, nicht zu unnötigen juristischen Problemen kommt, müssen diese Themen in das berufliche Selbstverständnis der Physiotherapeuten aufgenommen werden. Mit wenig Aufwand können in einer Physiotherapieabteilung in kurzer Zeit Maßnahmen zur Risikoreduktion eingeführt werden. Das Risikobewusstsein der Mitarbeiter wird somit gesteigert, und in der Folge verbessert sich die Patientensicherheit. Die Einführung von entsprechenden Gesetzen und verbindlichen Vorschriften, Sanktionsmaßnahmen inklusive, könnten dazu beitragen, dass Physiotherapeuten sich intensiver mit dem Thema Patientensicherheit auseinandersetzen. Dies kann dem Berufsstand nur dienlich sein.

Literatur

Andersen BM, Lindemann R, Bergh K, Nesheim BI, Syversen G, Solheim N, Laugerud F (2002) Spread of methicillin-resistant Staphylococcus aureus in a neonatal intensive unit associated with understaffing, overcrowding and mixing of patients. J Hosp Infect 50(1):18–24

Artho PA, Thyne JG, Warring BP, Willis CD, Brismée LNS (2002) A calibration study of therapeutic ultrasound units. Phys Ther 82:257–263

Atkins T, Duck F (2003) Heating caused by selected Doppler and physiotherapy ultrasound beams measured using thermal test objects. Eur J Ultrasound 16:243–252

Barkana Y, Belkin M (2000) Laser eye injuries. Surv Ophtalmol 44:459–478

Broex EC, van Asselt AD, Bruggeman CA, van Tiel FH (2009) Surgical site infections: how high are the costs? J Hosp Infect 72(3):193–201

Carlsson T, Andrell P, Ekre O, Edvardsson N, Holmgren C, Jacobsson F, Mannheimer C (2009) Interference of transcutaneous nerve stimulation with permanent ventricular stimulation: a new clinical problem? Europace 11:364–369

Carlton G, Blegen MA (2006) Medication-related errors: a literature review of incidence and antecedents. Annu Rev Nurs Res 24:19–38

Carpenter RL, Van Ummersen CA (1968) The action of microwave radiation on the eye. J Microw Power 3(1):3–19

Castelain PY, Chabeau G (1986) Contact dermatitis after transcutaneous electric analgesia. Contact Dermatitis 15:32–35

Clarke SP, Sloane DM, Aiken LH (2002) Effects of hospital staffing and organizational climate on needlestick injuries to nurses. Am J Public Health 92(7):1115–1119

Corazza M, Maranini C, Bacilieri S, Virgili A (1999) Accelerated allergic contact dermatitis to a transcutaneous electrical nerve stimulation device. Dermatology 199:281

Crevenna R, Quittan M, Wiesinger GF, Nuhr MJ, Nicolakis P, Pacher R, Fialka-Moser V (2001) Elektrostimulationstherapie bei Patienten mit Herzschrittmachern. Phys Med Rehab Kuror 11:159–164

Crevenna R, Stix G, Pleiner J, Pezawas T, Schmidinger H, Quittan M, Wolzt M (2003) Electromagnetic interference by transcutaneous neuromuscular electrical stimulation in patients with bipolar-sensing implantable cardioverter defibrillators. Pace 26:626–629

Crowcroft N, Maguire H, Fleming M, Peacock J, Thomas J (1996) Methicillin-resistant Staphylococcus aureus: investigation of a hospital outbreak using a case-control study. J Hosp Infect 34:301–309

Cutz A (1989) Effects of microwave radiation on the eye: the occupational health perspective. Lens Eye Toxic Res 6(1–2):379–386

Daniel DM, Rupert RL (2003) Calibration and electrical safety status of therapeutic ultrasound used by chiro-

practic physicians. J Manipulative Physiol Ther 26(3):171–175
Doyle JR, Smart BW (1963) Stimulation of bone growth by short-wave diathermy. J Bone Joint Surg Am 45:15–24
Draper DO (2011) Injuries restored to ROM using PSWD and mobilizations. Int J Sports Med 32(4):281–286
Draper DO, Castel CJ, Castel D (2004a) Low-watt pulsed shortwave diathermy and metal-plate fixation of the elbow. Athl Ther Today 9(5):28–32
Draper DO, Castro JL, Feland B, Schulthies S, Eggett D (2004b) Shortwave diathermy and prolonged stretching increase hamstring flexibility more than prolonged stretching alone. J Orthop Sports Phys Ther 34(1):13–20
Dwyer CM, Chapman RS, Forsyth A (1994) Allergic contact dermatitis from TENS gel. Contact Dermatitis 30:305
Ford KS, Shrader MW, Smith J, Mclean TJ, Dahm DL (2005) Full-thickness burn formation after the use of electrical stimulation for rehabilitation of unicompartmental knee arthroplasty. J Arthroplast 20:950–953
Foti C, Cassano N, Conserva A, Vena GA (2004) Allergic contact dermatitis due to diclofenac applied with iontophoresis. Clin Exp Dermatol 29:91
Frye JL, Johns LD, Tom JA, Ingersoll CD (2007) Blisters on the anterior shin in 3 research subjects after a 1-MHz, 1.5 W/cm^2, continuous ultrasound treatment: a case series. J Athl Train 42(3):425–430
Gaillot O, Maruéjouls C, Abachin E, Lecuru F, Arlet G, Simonet M, Berche P (1998) Nosocomial outbreak of Klebsiella pneumoniae producing SHV-5 extended-spectrum beta-lactamase, originating from a contaminated ultrasonography coupling gel. J Clin Microbiol 36(5):1357–1360
Green T, Pye RJ (1991) Skin reactions to TENS equipment used for pain relief. Br J Dermatol 125(suppl 38):35
Guirro R, Britshcy Dos Santos SC (2002) Evaluation of the acoustic intensity of new ultrasound therapy equipment. Ultrasonics 39(8):553–557
Halwani M, Solaymani-Dodaran M, Grundmann H, Coupland C, Slack R (2006) Cross-transmission of nosocomial pathogens in an adult intensive care unit: incidence and risk factors. J Hosp Infect 63(1):39–46.
Heick A, Espersen T, Pedersen HL, Raahauge J (1991) Is diathermy safe in women with copper bearing IUDs? Acta Obstet Gynecol Scand 70:153–155
Holcomb WR, Joyce CJ (2003) A comparison of temperature increases produced by 2 commonly used ultrasound units. J Athl Train 38:24–27
Holmgren C, Carlsson T, Mannheimer C, Edvardsson N (2008) Risk of interference from transcutaneous electrical nerve stimulation on the sensing function of implantable defibrillators. Pace 31:151–158
Ketscher KD, Retschke U, Kindt J (1985) Die transkutane elektrische Nervenstimuation zur Behandlung der Plazentainsuffizienz. Methodenprinzip und Gerätekombination. Zbl Gynaekol 107:500–502

Ketscher KD, Retschke U, Kindt J (1987) Die transkutane elektrische Nervenstimuation zur Behandlung der Plazentainsuffizienz. Ergebnisse der Behandlung im Vergleich zu einer speziellen Infusionsbehandlung. Zbl Gynaekol 109:850–853
Lambert I, Tebbs SE, Hill D, Moss HA, Davies AJ, Elliott TSJ (2000) Interferential therapy machines as possible vehicles for cross-infection. J Hosp Infect 44:59–64
Lerman Y, Jacubovich R, Green MS (2001) Pregnancy outcome following exposure to shortwaves among female physiotherapists in Israel. Am J Ind Med 39:499–504
Lyon R, Liu X, Meier J (2003) The effects of therapeutic vs. high-intensity ultrasound on the rabbit growth plate. J Orthop Res 21:865–871
Macchia L, Caiaffa MF, Vacca A (2002) General adverse reaction to aspirin administered by transdermal iontophoresis. Eur J Pharmacol 58:641–642
Mackey AL, Bojsen-Moller J, Qvortrup K, Langberg H, Suetta C, Kalliokoski KK, Kjaer M, Magnusson SP (2008) Evidence of skeletal muscle damage following electrically stimulated isometric muscle contractions in humans. J Appl Physiol 105:1620–1627
Mars Climate Orbiter Mishap Investigation Board Phase I Report. https://llis.nasa.gov/llis_lib/pdf/1009464main1_0641-mr.pdf. Zugriff April 2021 10.09.1999. ftp://ftp.hg.nasa,gov./pub/pao/reports/1999/MCO report
Mattei E, Censi F, Calcagnini G, Falsaperla R, Genovese E, Napolitano A, Cannatà V (2016) Pacemaker and ICD oversensing induced by movements near the MRI scanner bore. Med Phys 43(12):6621
Medizinprodukte-Betreiberverordnung in der Fassung der Bekanntmachung vom 21. August 2002 (BGBl. I S. 3396), zuletzt geändert durch Artikel 386 der Verordnung vom 31. Oktober 2006 (BGBl. I S. 2407) 27. http://bundesrecht.juris.de/mpbetreibv/BJNR176200998.html. Zugriff Juni 2020
Medizinprodukteverordnung (MepV) Schweiz vom 1. Juli 2020. https://www.fedlex.admin.ch/eli/oc/2020/552/de. Zugriff Juni 2020
Medizinprodukteverordnung Österreich, Fassung vom 19.02.2021, StF: BGBl. II Nr. 129/2003 https://www.ris.bka.gv.at/GeltendeFassung.wxe?Abfrage=Bundesnormen&Gesetzesnummer=20002557. Zugriff Juni 2020
Nielsen NC, Hansen R, Larsen T (1979) Heat induction in copper-bearing IUD'S during short-wave diathermy. Acta Obstet Gynecol Scand 58(5):495
Nutt JG, Anderson VC, Peacock JH, Hammerstad JP, Burchiel KJ (2001) DBS and diathermy interaction induces severe CNS damage. Neurology 56:1384–1386
Occhetta E, Bortnik M, Magnani A, Francalacci G, Marino P (2006) Inappropriate implantable cardioverter-defibrillator discharches unrelated to supraventricular tachyarrhythmias. Europace 8:863–869
Ouellet-Hellstrom T, Stewart WT (1993) Miscarriages among female physical therapists who report using radio- and microwave-frequency electromagnetic radiation. Am J Epidemiol 138:775–786

Paula H (2007) Patientensicherheit und Risikomanagement im Pflege- und Krankenhausalltag. Springer Medizin Verlag, Heidelberg, ISBN-10 3-540-33726-1

Pyatt JR, Trenbath D, Chester M, Connelly DT (2003) The simultaneous use of a biventricular implantable cardioverter defibrillator (ICD) and transcutaneous electrical nerve stimulation (TENS) unit: implications for device interaction. Europace 5:91–93

Pye S (1996) Ultrasound therapy equipment: does it perform? Physiotherapy 82:39–44

Pye S, Milford C (1994) The performance of ultrasound physiotherapy machines in Lothian Region, Scotland, 1992. Ultrasound Med Biol 4:347–359

Quick-Alert No 5 (2008) Kontaminiertes Ultraschallgel. Stiftung für Patientensicherheit, Schweiz. https://www.patientensicherheit.ch/publikationen/quick-alert/?tx_news_pi1%5B%40widget_0%5D%5BcurrentPage%5D=3&cHash=a5976491d6b3fb10d930e813b-265feb1. Zugegriffen im Dezember 2009.

Reason JT (1997) Managing the risks of organizational accidents. Ashgate Publishing Limited, Aldershot England, ISBN: 978-1-84014-105-4

Reason JT (2008) The human contribution: unsafe acts, accidents, and heroic recoveries. Ash- gate Publishing Limited, Surrey England, ISBN: 978-0-7546-7402-3

Roark C, Whicher S, Abosch A (2008) Reversible neurological symptoms caused by diathermy in a patient with deep brain stimulators: case report. Neurosurgery 62:E256

Ruggera PS, Witters DM, von Maltzahn G, Bassen HI (2003) In vitro assessment of tissue heating near metallic medical implants by exposure to pulsed radio frequency diathermy. Phys Med Biol 48:2919–2928

Samuels JM, Overbey DM, Wikiel KJ, Jones TS, Robinson TN, Jones EL (2020) Electromagnetic interference on cardiac pacemakers and implantable cardioverter defibrillators during endoscopy as reported to the US Federal Drug Administration. Surg Endosc. PMID: 32804270

Satter E (2008) Third-degree burns incurred as a result of interferential current therapy. Am J Dermatopathol 30:281–283

Schabrun S, Chipchase L, Rickard H (2006) Are therapeutic ultrasound units a potential vector for nosocomial infection? Physiother Res Int 11(2):61–71

Seiger C, Draper DO (2006) Use of pulsed shortwave diathermy and joint mobilization to increase ankle range of motion in the presence of surgical implanted metal: a case series. J Orthop Sports Phys Ther 36(9):669–677

Taskinen H, Kyyrönen P, Hemminki K (1990) Effects of ultrasound, shortwaves, and physical exertion on pregnancy outcome in physiotherapists. J Epidmiol Community Health 44:196–201

Valtonen EJ, Lilius HG, Tiula E (1975) Disturbances in the function of cardiac pacemaker caused by short wave and microwave diathermies and pulsed high frequency current. An Chir Gynaecol Fen 64:284–287

Vlay SC (1998) Electromagnetic interference and ICD discharge related to chiropractic treatment. Pace 21:2009

Weitz SH, Tunick PA, McElhinney L, Mitchell T, Kronzon I (1997) Pseudoatrial flutter: artifact simulating atrial flutter caused by a transcutaneous electrical nerve stimulator (TENS). Pace 20:3010–3011

Zeqiri B (1997) Calibration and safety of physiotherapy ultrasound equipment. Physiotherapy 83:559–560

Stichwortverzeichnis

A
Absorption 193
Absorptionsspektrum 255
Acetylcholinesterase 34
acoustic streaming 200
Acupuncture-like TENS (AL-TENS) 85, 94
Acu-TENS 85
Adaptation 88
Adaptationsschwelle 182
Adipositas 293
Adrenocorticotropes Hormon (ACTH) 23
Adrenocorticotropin (ACTH) 14
Ah-Shi-Punkte 111
Aktionspotenzial 30
Aktionsspektrum 255
Akupunkturpunkte 110
Allodynie 10
Amplitudenmodulationsfrequenz (AMF) 118
Anelektrotonus 43, 57
Anionen 36
Ankopplungsmedien 206
Anti Submarine Division Investigation Committee (ASDIC) 195
Aphten 263
Arousal 22
Ascending Reticular Activating System (ARAS) 22
Asymmetrisch 69
Atmungskette 253
Augenschaden 301
Ausbleich-Phänomen 257
Aussie-Stimulation 171
Axonreflex 48

B
Basisstrom 76
Beam Nonuniformity Ratio (BNR) 199
Behandlungsdruck 218
Besetzungsinversion 247
Bewegungsempfinden 160
Bewegungsgeschwindigkeit 218
Biphasisch 69
Brief Intense TENS 102
Brief Intense Transcutaneous Somatic Stimulation 85
Bündel-Inhomogenitätsverhältnis 199
Burst Mode Alternating Current (BMAC) 117, 170
Burst Modulated Biphasic Pulsed Current (BMBPC) 171
Burst TENS 94
  Intensität 103

C
Capsaicin 17, 51
Carbamazepin 20
Chili-High 52
Chronaxie 68, 182
CMH-Rezeptor 12
Constant Current (CC) 41
Constant Voltage (CV) 41
Corticotropin 23
Corticotropin-Releasing Hormone (CRH) 23, 254
Cortisol 14, 23
counterirritation 15
Cutaneous Field Stimulation (CFS) 52
Cytochrom 252
Cytochrom-c-Oxidase 253

D
Dense-Disperse Stimulation 101
Depolarisation 30
De-Qi-Gefühl 95
DF-LP-CP 75
Di4 100
Diathermie 271
Dielektrikum 272
Diffuse Noxious Inhibitory Control (DNIC) 15
Dokumentationsmethode 307
Dopamin 23
Doppelschmerz-Phänomen 13
Dranginkontinenz 162
Dreieckimpulscharakteristik (DIC) 182
Dreiecksimpulskurve 182
Druckwelle 226
Durchlauf 123
duty cycle 258

E

Effective Radiating Area (ERA) 198
Elektrodenplatzierung
  auf spezifischen Reizpunkten 108
  paravertebrale 107
  regionale 107
Elektrolyse 37
Elektromyostimulation (EMS) 147
Elektronentransportkette 252
Elektropalpation 41
Elektrotonus 57
Embolie 301
Endkopf 33
Endoprothese 302
β-Endorphin 9, 14, 254
Enkephalin 9
Entzündung 47
  gekreuzte neurogene 49
  neurogene 17, 47
Entzündungsschmerzen 10
Epinephrin 23
Epiphysenfuge 291
Ergoptrop 22
Ermüdung 154
Extrakorporale Stoßwellentherapie (ESWT) 226

F

Fasertyp I 148
Fasertyp IIA 149
Fasertyp IIB 149
Fasertyp IID (IIX) 149
fast twitch
  glykolytisch (G) 149
  oxidativ (FO) 149
Fast-to-slow-Transformation 155
Fehlermeldekultur 308
Fehlermöglichkeits- und -einflussanalyse (FMEA) 303, 304
Fehlerquellensuche 304
Fernfeld 195
fight or flight 22
Fraunhofer-Zone 195
Frequenz 193
Frequenzmodulation 88
Frequenzspezifität 153
Fresnel-Zone 195
Funktionelle Elektrostimulation (FES) 147

G

GaAlAs 257
GaAlInP 256
GaAs 257
Gabapentin 20
Galvanopalpation 41
Gamma Aminobutyric Acid (GABA) 7
Ganglion stellatum 108
Gate-Control-Theorie (GCT) 5
Gefäßerkrankung 301

Gelpad 208
Gildemeistereffekt 119
Gleichstrom 34, 35
Gleichstromanteil 40
Gleichstromkomponente 40
Glucocorticoide 23

H

Halbleiterlaser 248
Halbwerttiefe (HWT) 193, 218
Handschuhe 208
Han-Stimulation 101
hard shockwave 226
Hauptnutzzeit 68, 182
Hautbelastung 122
Head'sche Zonen 11
Hegu 100
Hennemansches Größenordnungsprinzip 150
Herpes Zoster 74
Herzschrittmacher 301
HiFi-TENS 85, 102
High Frequency Electrical Conduction Block 116
High Frequency Fatigue (HFF) 154
High Frequency TENS 84, 88
  Angst und Intensität 90
  Elektrodenplatzierung 91
  Gewöhnung 89
  praktische Durchführung 89
  Summationseffekt 90
High Frequency-High Intensity TENS 85
High Power Pain Threshold Ultrasound (HPPTUS) 225
High Voltage Galvanic Current Stimulation (HVGC) 113
Hinterwurzelreflex 48
Hirnstimulationselektroden 301
Hochdosis-Capsaicin-Pflaster 20
Hochfrequenzdiathermie 301
Hochfrequenztherapie (HF) 271, 301
Hochvolttherapie 113
Homunculus 160
Hörgerät 291
Hotspot 192
Hydroelektrisches Vollbad 62
5-Hydroxyindolessigsäure 255
Hyperalgesie 10, 12
Hyperpolarisation 30
2/100 Hz EAS-Stimulation 101

I

ICD-Aktivierung 133
Implantierbarer Kardioverter-Defibrillator (ICD) 291, 301
Impuls 69
Impulsströme 34
Infektion, nosokomiale 224, 301
Infrarot 246
Inkontinenz 161
Intensität 88
Intensitätstheorie 4

Interferenz
    endogene 119
    exogene 119
    tetrapolare 119
Interferenzen 192
Interferenzstrom 301
Interleukin-1 254
Intrauterine Antikonzeptiva (IUD) 77, 301
Intrauterine Kontrazeptiva 289
Iontophorese 63, 301
Isoform 148
I/t-Kurve 180

K
Kaada-Stimulation 100, 263
Kaffeegenuss 96
Katecholamine 23
Katelektrotonus 42, 57
Kationen 36
Kavitation 201
    akustische 201
    stabile 203
Kinästhetik 160
Knochenwachstum 301
Koagulationsnekrose 39
Kohärenz 244
Kollimation 244
Kolliquationsnekrose 39
Konfrontationstherapie 90
Konsensatorfeldmethode 272
Kontaktallergie 301
Kontaktdermatitis 131
Kontaktlinsen 292
Kontralateral 92

L
labeled line 3
Laser 243
    Behandlungsintervall 264
    Beleuchtungsstärke 258
    Dosierungsempfehlung 260
    Dosisberechnung 259
    Indikationen 266
    Kontraindikationen 266
    Leistung 258
    Leistungsdichte 258
    Pulsfrequenz 259
    Risiken 264
    Wundbehandlung 262
Laser-Warnschild 265
Leistungskontrolle von Geräten 307
Leitung, elektrische 273
Light-Emitting Diodes (LED) 243
Lokalisationstest 174
Long Term Depression (LTD) 16
Low Intensity Pulsed Ultrasound (LIPUS) 231
Low TENS 85, 94
    Elektrodenplatzierung 97

Intensität 103
    Wirkung 95
Low-Level-Lasertherapie (LLLT) 243

M
Magnetron 280
Mastzelldegranulation 204
Mastzellen 50
Medikamente 99
Membrandestabilisierung 204
Membranpermeabilität 204
Membranpotenzial 30
Menstruation 291
Metastabiler Zustand 247
Metysergid 10
Mickey Mouse TENS (MM-TENS) 86
Microjet 202
Microstreaming 204
Mikroelektrostimulation (MES) 115
Mikrostrom 115
Mikrowellen (MW) 280, 301
10–50–10-Modus 171
Monochromie 244
Monophasisch 69
Motorische Einheit 150
Motorischer Punkt (MP) 109, 172
Motorunit 150
Muskelfasertransformation 155
Muskelfasertypen 148
Muskelreizpunkt 172
Muskelschädigungen 301
Mustertheorie 5

N
Nahfeld 195
Naloxon 10, 15
Naltrindole 10, 15
Neofaradisation 69
Nerveneintrittsstelle (NES) 172
Nervenreizpunkte 108
Neuromodulation 164
Neuromuskuläre elektrische Muskelstimulation (NMES) 147, 301
n-Halbleiter 249
Niederenergetisch gepulste Ultraschalltherapie (NEGU) 231
Niederfrequente Elektrotherapie 34
noninertial cavitation 203
Norepinephrin 23
Nozizeption 10
Nozizeptor, polymodaler 12
Nozizeptorschmerzen 10
Nucleus raphe magnus (NRM) 14

O
Ohmsches Gesetz 40
Opioidrezeptor 9

Orientierungspolarisation 273
Osteosynthesematerial 120, 129, 192, 301

P
Pain Neuroscience Education (PNE) 2
Parallelität 244
Parasympathisch 24
Patientendaten 307
PDCA-Zyklus 304
Percutaneous Posterior Tibial Nerve Stimulation (P-PTNS) 164
Periaquäduktales Grau (PAG) 14
Permittivität 273
  relative 273
p-Halbleiter 249
Phasendauer, optimale 183
Phasisch 149
Phosphorylierung, oxidative 253
Photoakzeptor 252
Photobiomodulation (PBM) 243
photobleaching 257
Photon 245
Photorezeptor 252
Piezoelektrischer Effekt 194
Polarisation, elektrische 273
Potenzialdifferenz, transepitheliale 115
power density 258
Pregabalin 20
Prehabilitation 147
Proopiomelanocortin (POMC) 14, 23, 255
Propylenglycol 131
Prozesslandkarte 304
Prozesslandschaft 304
Pseudoatrophie 159
Pulsbetrieb 219
Pulsieren 272
Pulsstruktur 258

Q
Quant 244
Quantensprung 245

R
Reactive Oxygen Species (ROS) 259
Rechteckimpulscharakteristik (RIC) 182
Rechteckimpulskurve 182
Reflex Neurogenic Inflammation 49
Reflexion 192
Reinnervationstraining 161
Reizblase 162
Reizung
  periodenasynchrone 116
  periodensynchrone 116
  zyklussynchron 116
Rekombination 248, 250
Relaxationsprozess 273
rest and digest 24

Retraining 147
Rheobase 68, 182
Risikoanalyse-Team 303
Risikomanagement (RM) 299
Rotlicht 245
Rubinlaser 248
Ruhemembranpotenzial 29
Ruhepotenzial 30
Russian Stimulation (RS) 170

S
Sauerstoffradikale 259
Saugelektrode 130
Schall 192
Schallkennimpedanz 192
Schallwechseldruck 194
10–20–30-Schema 152
Schmerzen
  neuropathische 11, 17
  projizierte 11
  psychosomatische 12
  reflektorische 12
  übertragene 11
  zentrale 11
Schmerzpunktsuche 41
Schmerzschwelle 69
Schrittmacher 131, 291
Schwangerschaft 134, 291, 301, 302
Schwebung 118
Schwebungsfrequenz 118
Schweißbildung 292
Sensorisch 69
Serious Adverse Event (SAE) 300
Serotonin 255
Serotonin-Wiederaufnahmehemmer (SSRI) 19
SIT-Test 90
slow twitch (ST) 148
Slow-to-fast-Transformation 156
Small Scale Streaming 204
soft shockwave 226
Sonophorese 222
Spannungskonstant 40
Spastik 158
spatial average intensity 199
Spatial Average Temporal Average (SATA) 200
Spatial Average Temporal Peak (SATP) 200
spatial peak intensity 199
Spatial Peak Temporal Average (SPTA) 200
Spatial Peak Temporal Peak (SPTP) 200
Speckles 245
Spektrum 88, 123
Spezifitätstheorie 3
Spule 275
Spulenfeldmethode 274
Stangerbad 62
Stimulierte Emission 246
Stoßwelle 226
Stressinkontinenz 162
Stressreaktion 23

stretching window 212
2–5-Strom 71
Strom
    amplitudenmodulierter mittelfrequenter 118
    frequenzmodulierter mittelfrequenter 117
Stromkonstant 40
Stromstärke 40
Subaqual 207
Subsensorisch 69
Supergepulst 257
Symmetrisch 69
Synapse 33

T
Tapentadol 20
Tastverhältnis 258
Tattoo 258
temporal average 199
temporal peak 199
Therapeutisches Fenster 217
Toleranzgrenze 69
Tonisch 148
Trägerfrequenz 118
Trainingsintensität 152
Trainingsprotokoll 152
Tramadol 20
Transkutane elektrische Nervenstimulation (TENS) 83, 302
Transkutane Elektrostimulation (TES) 147
Triggerpunkte 109
Trizyklische Antidepressiva (TZA, TCA) 19
Trophotrop 24
Twitch 151

U
Übergangssegment 108
Ultrareizstrom 45, 71
Ultraschall 191, 301
Ultraschalltherapie 191
Ultraviolettstrahlung 246

V
van't Hoff'sches Gesetz 278
Vektor 123
Verätzung 39
Verletzungsstrom 115
Verschiebungspolarisation 273
Vesikel 33
vigorous heating 212
Viskosität 277
Voltas Säule 35
Vorläuferprotein 23

W
Wärmegefühl 56
Wedensky 116
Wellen, elektromagnetische 275
Wellenlänge 272
Wide Dynamic Range Neuron (WDR) 13
Widerstand 40
Wundheilung 104, 225

Z
Zellenbad 62
Zirkulation, Verbesserung 159
Zitterrochen 1

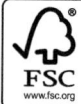

If you have any concerns about our products,
you can contact us on
ProductSafety@springernature.com

In case Publisher is established outside the EU,
the EU authorized representative is:
**Springer Nature Customer Service Center GmbH
Europaplatz 3, 69115 Heidelberg, Germany**

Printed by Libri Plureos GmbH
in Hamburg, Germany